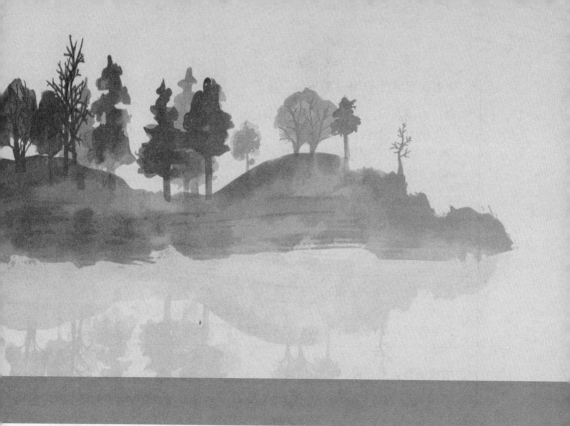

西医中成药合理用药速查丛书　　　总主编　何清湖　刘平安

内科中成药用药速查

主　编　刘平安　刘建和

U0235502

人民卫生出版社

图书在版编目（CIP）数据

内科中成药用药速查 / 刘平安，刘建和主编 .—北京：人民卫生出版社，2020

（西医中成药合理用药速查丛书）

ISBN 978-7-117-29297-9

Ⅰ.①内… Ⅱ.①刘…②刘… Ⅲ.①内科 – 中成药 – 用药法 Ⅳ.①R286

中国版本图书馆 CIP 数据核字（2020）第 112282 号

人卫智网	www.ipmph.com	医学教育、学术、考试、健康，购书智慧智能综合服务平台
人卫官网	www.pmph.com	人卫官方资讯发布平台

西医中成药合理用药速查丛书

内科中成药用药速查

主　　编：刘平安　刘建和

出版发行：人民卫生出版社（中继线 010-59780011）

地　　址：北京市朝阳区潘家园南里 19 号

邮　　编：100021

E - mail：pmph @ pmph.com

购书热线：010-59787592　010-59787584　010-65264830

印　　刷：三河市尚艺印装有限公司

经　　销：新华书店

开　　本：710 × 1000　1/16　印张：28.5

字　　数：497 千字

版　　次：2020 年 7 月第 1 版　2020 年 7 月第 1 版第 1 次印刷

标准书号：ISBN 978-7-117-29297-9

定　　价：69.00 元

打击盗版举报电话：010-59787491　E-mail：WQ @ pmph.com

质量问题联系电话：010-59787234　E-mail：zhiliang @ pmph.com

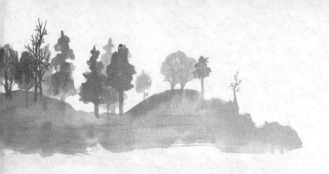

编写委员会

总主编　何清湖　刘平安

主　编　刘平安　刘建和

副主编　邹吉涛　陈　程　吴亦之　黄　巍　丁忠光

编　委（以姓氏笔画为序）

丁忠光	丁新辉	马鸿钧	王　敏	王伟松	王俊捷
毛宗裕	尹　萍	邓满霞	石玲燕	龙　云	叶志松
冉俊宁	冯君	刘　俊	刘秀琴	刘建和	刘越美
刘瑢臻	刘慧慧	孙　涛	寿鑫甜	苏联军	李　立
李苏	李玉馨	李杏瑶	李学思	李渊芳	李舒琪
杨杨	杨成龙	杨艳萍	杨晓丹	肖冰凌	吴亦之
邹吉涛	宋雪云	张　婷	张杼惠	陈　程	陈龙琼
陈永亮	陈雅婷	范建民	周　正	周小明	屈雨贤
赵吉锐	姚福胜	袁　华	袁恒佑	夏晟宁	钱舒乐
唐　飞	唐　云	唐聪聪	黄　巍	曹　辉	曹　蛟
盖亭伊	彭　程	曾　英	谭　彩	谭　琦	谭娣娣
熊　丹	潘建彬				

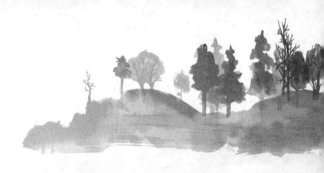

总序

中成药是在中医药理论指导下,以中药材为原料,按规定的处方和标准制成具有一定规格的剂型,可直接用于防治疾病的制剂。因其方便携带和服用,依从性高,在临床中得到广泛的使用,尤其在西医临床科室,中成药的使用更加广泛。但是中成药处方同样是以中医理论为指导,针对某种病证或症状制定的,因此使用时也必须要遵循辨证选药,或辨病辨证结合选药。只是基于不同的理论体系和学术背景,西医医师在使用中成药时存在一些不合理之处,中成药滥用堪比抗生素滥用也并非危言耸听。

中成药使用的历史悠久,临床上若能合理使用,中成药的安全性是较高的。合理使用包括正确的辨证选药、用法用量、使用疗程、禁忌证、合并用药等多方面,其中任何环节有问题都可能引发药物不良事件。合理用药是中成药应用安全的重要保证。中成药使用中出现不良反应的主要原因包括:中药自身的药理作用或所含毒性成分引起的不良反应;特异性体质对某些药物的不耐受、过敏等;方药证候不符,如辨证不当或适应证把握不准确;长期或超剂量用药,特别是含有毒性中药材的中成药;不适当的中药或中西药的联合应用等。

临床面对如此繁多的中成药,由于缺乏较为统一的使用标准和规范,再加上很多西医医师对中医治病和中成药的药理作用特点不是十分了解,这便导致了中成药的使用不当。虽然患者得以治疗,但却无法起到良好的效果,有时甚至会在一定程度上导致病情的加重。2019年6月11日,国家卫生健康委员会《关于印发第一批国家重点监控合理用药药品目录(化药及生物制品)的通知》中,明确要求:"对于中药,中医类别医师应当按照《中成药临床应用指导原则》《医院中药饮片管理规范》等,遵照中医临床基本的辨证施治原则开具中药处方。其他类别的医师,经过不少于1年系统学习中医药专业知识并考核合格后,遵照中医临床基本的辨证施治原则,可以开具中成药处方。"这将进一步规范和促进中成药的合理应用。

本套丛书分为《内科中成药用药速查》《妇科中成药用药速查》《肿瘤科中成药用药速查》《儿科中成药用药速查》《皮肤科中成药用药速查》《男科中成

药用药速查》6个分册，主要针对西医医师。丛书编写过程中始终贯彻临床实用，符合中成药"用药速查"特点，方便临床医师案头查阅。全书内容既有西医关于疾病病因病理、诊断、治疗的要点，更注重体现中医辨证论治思维，尤其在中成药运用上，能简单、明了地指导西医医师开处中成药处方。选择的病种都是中成药在疗效、安全性、依从性等方面具有"相对优势"的病种，中成药的选取则遵循"循证为主、共识为辅、经验为鉴"的指导原则，均来源于《中华人民共和国药典》2015年版及2015年版第一增补本（以下简称《中国药典》）、《国家基本医疗保险、工伤保险和生育保险药品目录》（以下简称《医保目录》）、行业内诊疗指南（以下简称"指南"）、专家共识等推荐使用的中成药。

中成药品种繁多，同一病症有许多中成药可以治疗，同一种中成药也可以治疗许多病症，再加上《中国药典》《医保目录》、指南、专家共识中收录的中成药也不尽相同，疗效评价标准也难于统一，这为我们的搜集整理增添了许多难度。书中挂一漏万之处在所难免，加上编者学术水平有限，书中可能存在不足和疏漏之处，敬请大家批评指正，以利于再版时修订。

何清湖　刘平安
2019年9月

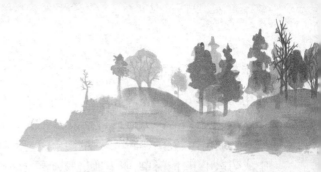

前言

本书为西医中成药合理用药速查丛书的内科分册。目次编排按照西医疾病系统为纲目,主要包括以下九个系统的疾病:呼吸系统疾病、循环系统疾病、消化系统疾病、泌尿系统疾病、血液系统疾病、内分泌与代谢疾病、风湿性疾病、感染性疾病以及神经系统疾病,并将目前已有中医类指南与专家共识的所有疾病收入本书。

具体内容包括以下四个方面:诊断要点、西医治疗要点、中成药应用、单验方。诊断要点与西医治疗要点均参考了最新的疾病指南观点,本书的核心在于中成药的辨证应用,因此对西医的诊断与治疗方案未作过多论述。中成药应用的主要内容为中医病机分析与辨证分型论治,辨证分型论治包括证候、治法、方药和中成药,其中,方剂的具体组成详见方剂索引,另外,中成药说明包括中成药组成、功能主治与用法用量。在中成药的推荐选择上我们参考了目前已有的中医类指南与专家共识,因此有足够的权威性。对有些证型指南没有中成药推荐的,我们根据临床实际使用情况予以推荐,尽量做到每个证型均有中成药可供选择。中成药的来源,我们考虑到临床实用性,优先标注"医保目录"(《国家基本医疗保险、工伤保险和生育保险药品目录》2019 版),其次为"药典"(《中华人民共和国药典》2015 版),若《医保目录》及《药典》中均未检索到该中成药,而在"国家药品监督管理局"网站上已批准生产,则标注为"药监局"。另外需要注意的是,注射剂类中成药均存在风险,需谨慎使用。单验方中推荐的单方及验方主要来源于指南共识以及名老中医验方,临床实际应用时还需辨证论治,切勿盲目使用。

由于编者水平有限,加之时间仓促,疏漏之处在所难免,还望各位读者提出宝贵意见,以便进一步完善。

编　者
2020 年 4 月

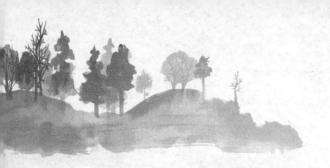

目录

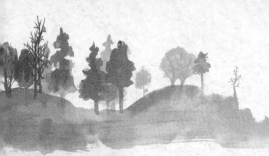

第一章　呼吸系统疾病

第一节　急性上呼吸道感染

　　急性上呼吸道感染简称上感，为外鼻孔至环状软骨下缘包括鼻腔、咽或喉部急性炎症的总称。主要病原体为病毒，少数为细菌。患者发病不分年龄、性别、职业和地区。全年皆可发病，冬春季节多发。可通过含有病毒的飞沫或被污染的用具传播，多数为散发性，常在气候突变时流行。由于发病率高，不仅可影响工作和生活，有时还可伴有严重并发症，并有一定的传染性，应积极防治。

　　本病属于中医学"感冒""伤风""时行感冒"等范畴。

一、诊断要点

　　根据病史、流行情况、鼻咽部发生的症状和体征，结合周围血象和胸部 X 线检查可做出临床诊断。进行细菌培养和病毒分离，或病毒血清学检查、免疫荧光法、酶联免疫吸附法、血凝抑制试验等，可能确定病因诊断。

（一）分类

　　1. 普通感冒　俗称"伤风"，以鼻咽部卡他症状为主要表现。成人多为鼻病毒引起。起病较急，初期有咽干、咽痒或烧灼感。发病同时或数小时后，可有喷嚏、鼻塞、流清水样鼻涕，2~3 天后鼻涕变稠。可伴咽痛，有时由丁耳咽管炎使听力减退，也可出现流泪、味觉迟钝、呼吸不畅、声嘶、轻度咳嗽等。一般无发热及全身症状，或仅有低热、不适、轻度畏寒和头痛。检查可见鼻腔黏膜充血、水肿、有分泌物，咽部轻度充血。如无并发症，一般 5~7 天后痊愈。

　　2. 流行性感冒　简称流感。是由流感性感冒病毒引起。潜伏期 1~2 天，最短数小时，最长 3 天。起病多急骤，症状变化很多，主要以全身症状为主，呼吸道症状轻微或不明显。临床表现和轻重程度差异颇大。

　　（1）单纯型：最为常见，先有畏寒或寒战，发热，继之全身不适，腰背发酸、四肢疼痛，头昏、头痛。部分患者可出现食欲不振、恶心、便秘等消化道症状。

发热可高达 39~40℃,一般持续 2~3 天渐降。大部分患者有轻重不同的喷嚏、鼻塞、流涕、咽痛、干咳或伴有少量黏液痰,有时有胸骨后烧灼感、紧压感或疼痛。年老体弱的患者,症状消失后体力恢复慢,常感软弱无力、多汗,咳嗽可持续 1~2 周或更长。体格检查可见重病容,衰弱无力,面部潮红,皮肤上偶有类似麻疹、猩红热、荨麻疹样皮疹,软腭上有时有点状红斑、鼻咽部充血水肿。本型中较轻者,全身和呼吸道症状均不显著,病程仅 1~2 天,颇似一般感冒,单从临床表现较难确诊。

(2) 肺炎型:常发生在 2 岁以下的小儿,或原有慢性基础疾患以及孕妇、年老体弱者。临床表现为在发病后 24 小时内可出现高热、烦躁、呼吸困难、咳血痰和明显发绀。全肺可有呼吸音减弱、湿啰音或哮鸣音。但无肺实变体征。X 线胸片可见双肺广泛小结节性浸润,近肺门较多,肺周围较少。上述症状可进行性加重,抗菌药物无效。病程 1 周至 1 个月余,大部分患者可逐渐恢复,也可因呼吸循环衰竭在 5~10 天内死亡。

(3) 中毒型:较少见。肺部体征不明显,具有全身血管系统和神经系统损害,有时可有脑炎或脑膜炎表现。临床表现为高热不退,神志不清,成人常有谵妄,儿童可发生抽搐。少数患者由于血管神经系统紊乱或肾上腺出血,导致血压下降或休克。

(4) 肠道型:主要表现为恶心、呕吐和严重腹泻,病程 2~3 天,恢复迅速。

3. 以咽炎为主要表现的感染

(1) 急性病毒性咽炎:主要由流感病毒和腺病毒等引起。临床特征为咽部发痒和灼热感,疼痛不持久,也不突出,咳嗽少见,可有发热和乏力。体检咽部明显充血、水肿,颌下淋巴结肿痛。当有吞咽疼痛时,常提示有链球菌感染。

(2) 急性病毒性喉炎:多由鼻病毒、甲型流感病毒、副流感病毒及腺病毒等引起。临床特征为声嘶、讲话困难、咳嗽时疼痛,常有发热、咽炎或咳嗽。体检可见喉部水肿、充血,局部淋巴结轻度肿大和触痛,可闻及喘鸣音。

(3) 疱疹性咽峡炎:常由柯萨奇病毒 A 引起。表现为明显咽痛、发热,病程约为 1 周。检查可见咽充血,软腭、腭垂、咽及扁桃体表面有灰白色疱疹及浅表溃疡,周围有红晕。多于夏季发病,多见于儿童,偶见于成人。

(4) 咽结膜热:主要由腺病毒、柯萨奇病毒等引起。临床表现有发热、咽痛、畏光、流泪、咽及结合膜明显充血。病程 4~6 天,常发生于夏季,游泳中传播,儿童多见。

(5) 细菌性咽扁桃体炎:多由溶血性链球菌引起,次为流感嗜血杆菌、肺炎链球菌、葡萄球菌等引起。起病急,明显咽痛、畏寒、发热、体温可达 39℃以上。检查可见咽部明显充血,扁桃体肿大、充血,表面有黄色点状渗出物,颌下淋巴结肿大、压痛,肺部无异常体征。

（二）辅助检查

1. 血象　白细胞计数多为正常或偏低,淋巴细胞比例升高提示病毒性感染;白细胞计数和中性粒细胞增多以及核左移现象提示细菌感染。

2. 病毒和病毒抗原的测定　可用免疫荧光法、酶联免疫吸附法、血清学诊断和病毒分离鉴定,以判断病毒的类型,区别病毒和细菌感染;细菌培养可判断细菌类型和进行药物敏感试验。

（三）鉴别诊断

1. 过敏性鼻炎　临床上很像"伤风",不同之处为本病起病急骤、鼻腔发痒、频繁喷嚏、流清水样鼻涕,发作与环境或气温突变有关,有时异常气味亦可引起发作,数分钟或1~2小时内缓解。检查:鼻黏膜苍白、水肿,鼻分泌物可见嗜酸性粒细胞增多。

2. 急性传染病前驱症状　如麻疹、脊髓灰质炎、脑炎、严重急性呼吸综合征(SARS)等在患病初期也可有上呼吸道症状,在这些病的流行季节或流行区应密切观察,并进行必要的实验室检查,以资区别。

二、西医治疗要点

目前尚无特效抗病毒药物,通常以对症治疗为主,同时注意休息、忌烟、多饮水、保持室内空气流通、防治继发细菌感染。

（一）对症治疗

对有急性咳嗽、鼻后滴流和咽干的患者可予伪麻黄碱治疗以减轻鼻部充血,亦可局部滴鼻应用,必要时加用解热镇痛类药物。儿童忌用阿司匹林或含阿司匹林的药物以及其他水杨酸制剂,以防 Reye 综合征。

（二）支持治疗

休息,多饮水,注意营养,饮食要易于消化,儿童和老年患者更应重视。密切观察和监测并发症,抗菌药物仅在明确或有充分证据提示继发细菌感染时有应用指征。

（三）抗病毒药物治疗

目前抗病毒药物主要有以下几类:①神经氨酸酶抑制剂:奥司他韦、扎那米韦、帕拉米韦等能有效治疗和预防甲型、乙型流感病毒,48h 内使用可减轻症状,缩短症状持续时间。②离子通道 M_2 阻滞剂:金刚烷胺及金刚乙胺可用于预防和治疗甲型流感病毒,阻滞其在细胞内的复制。但目前监测资料显示甲型流感病毒对其耐药,《2018年流行性感冒诊疗方案》已指出不建议使用。③其他药物:吗啉胍(ABOB)对流感病毒、腺病毒和鼻病毒等有一定的疗效;广谱抗病毒药利巴韦林对流感病毒、副流感病毒、呼吸道合胞病毒等RNA病毒和DNA病毒均有较强的抑制作用,故主张早期使用。

(四)抗菌药物治疗

如有细菌感染,可酌情选用适当的抗菌药物,如青霉素类、大环内酯类、氟喹诺酮类等。对于单纯病毒感染者不必使用抗菌药物。

三、中成药应用

(一)基本病机

中医认为急性上呼吸道感染的病因病机可归结为因六淫、时行之邪,侵袭肺卫,以致卫表不和,肺失宣肃而为病。其病位在表,病性总属表实证,但有寒热之异。其病初起多以风寒或风热之邪侵袭卫表为主;若风热不解或寒邪郁而化热,则形成肺热证;病邪传里化热而表寒未解,则为表寒里热证;若反复感邪,正气耗散,病性由实转虚,体虚之人复感外邪,则为本虚标实之证。

(二)辨证分型使用中成药

急性上呼吸道感染常用中成药一览表

证型	常用中成药
风寒证	感冒清热颗粒、正柴胡饮颗粒、柴连口服液
风热证	银翘解毒颗粒、金莲清热颗粒、穿心莲内酯滴丸
风燥证	杏苏止咳颗粒、桑菊感冒片、蜜炼川贝枇杷膏
暑湿证	藿香正气滴丸
气虚证	参苏丸、表虚感冒颗粒、补中益气颗粒
气阴两虚证	生脉饮口服液

1. 风寒证

〔证候〕**主症:**鼻塞,流清涕,恶寒,肢体酸楚,甚则酸痛;**次症:**喷嚏,咽痒,咳嗽,发热,无汗,头痛;**舌脉:**舌苔薄白,脉浮或浮紧。

〔治法〕辛温解表,宣肺散寒。

〔方药〕荆防败毒散(《摄生众妙方》)。

〔中成药〕(1)感冒清热颗粒[医保目录](由荆芥穗、薄荷、防风、柴胡、紫苏叶、葛根、桔梗、苦杏仁、白芷、地丁、芦根组成)。功能主治:疏风散寒,解表清热。用于风寒感冒,头痛发热,恶寒身痛,鼻流清涕,咳嗽咽干。用法用量:开水冲服,一次1袋,一日2次。

（2）正柴胡饮颗粒^{（医保目录）}（由柴胡、陈皮、防风、甘草、赤芍、生姜组成）。功能主治:发散风寒,解热止痛。用于外感风寒所致的发热恶寒、无汗、头痛、鼻塞、喷嚏、咽痒咳嗽、四肢酸痛;流感初起、轻度上呼吸道感染见上述证候者。用法用量:开水冲服,一次1袋,一日3次,小儿酌减或遵医嘱。

（3）柴连口服液^{（药典）}（由麻黄、柴胡、广藿香、肉桂、连翘、桔梗组成）。功能主治:解表宣肺,化湿和中,用于感冒风寒夹湿证,症见恶寒发热,头痛鼻塞,咳嗽,咽干,脘闷,恶心。用法用量:饭后半小时口服,一次1支,一日3次,或遵医嘱。

2. 风热证

〔**证候**〕**主症**:发热,恶风,咽干甚则咽痛;**次症**:鼻塞,流浊涕,鼻窍干热,口干,口渴,咽痒,咳嗽,肢体酸楚,头痛;**舌脉**:舌尖红,舌苔薄白干或薄黄,脉浮或浮数。

〔**治法**〕辛凉解表,疏风清热。

〔**方药**〕银翘散（《温病条辨》）合桑菊饮（《温病条辨》）。

〔**中成药**〕（1）银翘解毒颗粒^{（医保目录）}［由金银花、薄荷、淡豆豉、桔梗、甘草、连翘、荆芥、牛蒡子(炒)、淡竹叶组成］。功能主治:疏风解表,清热解毒。用于风热感冒,症见发热头痛、咳嗽口干、咽喉疼痛。用法用量:开水冲服,一次1袋,一日3次。重症者加服1次。

（2）金莲清热颗粒^{（医保目录）}（由金莲花、大青叶、石膏、知母、地黄、玄参、炒苦杏仁组成）。功能主治:清热解毒,生津利咽,止咳祛痰。用于感冒热毒壅盛证,症见高热,口渴,咽干,咽痛,咳嗽,痰稠;流行性感冒、上呼吸道感染见上述证候者。用法用量:口服。成人一次5g,一日4次,高热时每4小时服1次;小儿1岁以内一次2.5g,一日3次,高热时一日4次;1~15岁 次2.5~5g,一日4次,高热时每4小时1次,或遵医嘱。

（3）穿心莲内酯滴丸^{（医保目录）}（主要成分为穿心莲内酯）。功能主治:清热解毒,抗菌消炎。用于上呼吸道感染咽痛较甚者、细菌性痢疾。用法用量:口服,一次1袋,一日3次。

3. 风燥证

〔**证候**〕**主症**:唇鼻干燥,咽干甚则咽痛,干咳;**次症**:口干,咽痒,鼻塞,发热,恶风;**舌脉**:舌尖红,舌苔薄白干或薄黄,脉浮或浮数。

〔**治法**〕辛凉宣透,润燥生津;或疏风散寒,润肺生津。

〔**方药**〕桑杏汤(《温病条辨》)或杏苏散(《温病条辨》)。

〔**中成药**〕(1)杏苏止咳颗粒（由苦杏仁、陈皮、紫苏叶、前胡、桔梗、甘草组成）。功能主治:宣肺散寒,止咳祛痰。用于风寒燥感冒咳嗽,气逆。用法用量:开水冲服,一次1袋,一日3次;小儿酌减。

(2)桑菊感冒片^(医保目录)（由桑叶、菊花、连翘、薄荷素油、苦杏仁、桔梗、甘草、芦根组成）。功能主治:疏风清热,宣肺止咳。用于风热燥感冒初起,头痛,咳嗽,口干,咽痛。用法用量:口服,一次4~8片,一日2~3次。

(3)蜜炼川贝枇杷膏^(医保目录)（由川贝母、枇杷叶、桔梗、陈皮、水半夏、北沙参、五味子、款冬花、杏仁水、薄荷脑、蔗糖、蜂蜜组成）。功能主治:清热润肺,止咳平喘,理气化痰。适用于肺燥之咳嗽,痰多,胸闷,咽喉痛痒,声音沙哑。用法用量:口服,一次22g(约1汤匙),一日3次。

4. 暑湿证

〔**证候**〕**主症**:发热,恶风,身热不扬,汗出不畅,肢体困重,头重如裹,胸闷,纳呆,口黏腻;**次症**:鼻塞,流涕,头痛,无汗,少汗,口渴,心烦;**舌脉**:舌质红,舌苔白腻或黄腻,脉濡或滑或濡数。

〔**治法**〕清暑祛湿解表。

〔**方药**〕藿香正气散(《太平惠民和剂局方》)。

〔**中成药**〕藿香正气滴丸^(药典)（由苍术、姜厚朴、茯苓、生半夏、广藿香油、陈皮、白芷、大腹皮、甘草浸膏、紫苏叶油组成）。功能主治:解表化湿,理气和中。用于外感风寒、内伤湿滞或夏伤暑湿所致的感冒,症见头痛昏重、胸膈痞闷、脘腹胀痛、呕吐泄泻;胃肠型感冒见上述证候者。用法用量:口服,一次1~2袋,一日2次。

5. 气虚证

〔**证候**〕**主症**:鼻塞,流涕,发热,恶风寒,气短,乏力,神疲,自汗,动则加重,平素畏风寒,易感冒;**次症**:脉沉细或细弱;**舌脉**:舌质淡,脉缓。

〔**治法**〕益气解表,调和营卫。

〔**方药**〕参苏饮(《太平惠民和剂局方》)。

〔**中成药**〕(1)参苏丸^(医保目录)[由党参、紫苏叶、葛根、前胡、茯苓、半夏(制)、陈皮、枳壳(炒)、桔梗、甘草、木香组成]。功能主治:益气解表,疏风散寒,祛痰止咳。用于身体虚弱、感受风寒所致感冒,症见恶寒发热、头痛鼻塞、咳嗽痰多、胸闷呕逆、乏力气短。用法用量:口服,一次6~9g,一日2~3次。

(2)表虚感冒颗粒^(医保目录)（由桂枝、葛根、白芍、炒苦杏仁、生姜、大枣组成）。功能主治:散风解肌,和营退热。用于感冒风寒表虚证,症见发热恶风、有汗、头痛项强、咳嗽痰白、鼻鸣干呕、苔薄白、脉浮缓。用法用量:开水冲服,一次 1~2 袋,一日 2~3 次。

（3）补中益气颗粒^(医保目录)（由炙黄芪、党参、炙甘草、当归、炒白术、升麻、柴胡、陈皮、生姜、大枣组成）。功能主治:补中益气,升阳举陷。用于脾胃虚弱、中气下陷所致的泄泻、脱肛、阴挺,症见体倦乏力、食少腹胀、便溏久泻、肛门下坠或脱肛、子宫脱垂。对于感冒反复发作者,在未感冒期间使用。用法用量:口服,一次 1 袋,一日 2~3 次。

6. 气阴两虚证

〔**证候**〕**主症**:鼻塞,流涕,发热,恶风寒,气短,乏力,神疲,自汗,盗汗,手足心热,口干,口渴,平素畏风寒、易感冒;**舌脉**:舌体胖大甚至舌边齿痕或瘦小,舌质淡或红,舌苔薄或花剥,脉沉细或细数。

〔**治法**〕益气滋阴解表。

〔**方药**〕生脉散（《医学启源》）合加减葳蕤汤（《通俗伤寒论》）。

〔**中成药**〕生脉饮口服液^(医保目录)（由红参、麦冬、五味子组成）。功能主治:益气复脉,养阴生津。用于气阴两亏,心悸气短,脉微自汗。用法用量:口服,一次 1 支,一日 3 次。

四、单验方

1. 连须葱白 5 个,生姜 5 片,紫苏叶 10g,淡豆豉 6g,水煎服,每日 1 剂,宜于证属风寒者。（《中医内科疾病诊疗常规》）

2. 连须葱白 2 个,生姜 5 片,陈皮 6g,加红糖 30g,水煎热服,每日 1 剂,用于风寒感冒。（《实用中医内科学》）

3. 大青叶 30g,鸭跖草 15g,桔梗 6g,甘草 6g,水煎服,每日 1 剂,宜于证属风热者。（《实用中医内科学》）

4. 宋建民验方——特效感冒宁　苏叶 10g,薄荷 10g,藿香 10g,防风 10g,荆芥 10g,金银花 12g,苍术 10g,黄芪 10g,甘草 3g。一剂煎 2 次,第一次用清水 200ml,浸药半小时,煎取 100ml 左右,第二次用水 120ml,煎取 80ml 左右,两汁混合,分 3 次分服,一般 3 剂即愈,重症可继服 3 剂。主治感冒时邪。

5. 赵清理验方——健身固表散　黄芪 40g,白术 20g,防风 20g,百合 40g,桔梗 30g。共研细末,每服 9g,每日 2~3 次,开水冲服,7 日为 1 疗程。或改汤剂(前方诸药剂量减半),每日 1 剂,水煎分服。主治气虚自汗,体弱感冒,或慢性鼻炎、气管炎及因表虚而时常感冒,或感冒缠绵不愈者。

流行性感冒 •

流行性感冒,简称流感,是由流感病毒引起的一种急性呼吸道传染病,在世界范围内引起暴发和流行。流感起病急,虽大多为自限性,但部分因出现肺炎等并发症可发展至重症流感,少数重症病例病情进展快,可因急性呼吸窘迫综合征(ARDS)和 / 或多脏器衰竭而死亡。其流行病学最显著的特点是:突然暴发,迅速蔓延,波及面广。其流行具有一定的季节性,我国北方常发生于冬季,而南方多发生在冬夏两季。流感的发病率高,据统计,每年的发病率为10%~30%,人群普遍易感。重症流感主要发生在老年人、年幼儿童、孕产妇或有慢性基础疾病者等高危人群,亦可发生在一般人群。由于流感病毒抗原性变异较快,人类尚无法获得持久的免疫力。

本病属于中医学"时行感冒"等范畴。

一、诊断要点

诊断主要结合流行病学史、临床表现和病原学检查。

(一)临床表现

流感潜伏期一般为 1~7 天,多为 2~4 天。

主要表现为发热、头痛、肌痛和全身不适起病,体温可达 39~40℃,可有畏寒、寒战,多伴有全身肌肉关节酸痛、乏力、食欲减退等全身症状,常有咽喉痛、干咳,可有鼻塞、流涕、胸骨后不适等。亦有颜面潮红,眼结膜充血。感染乙型流感的儿童常以呕吐、腹痛、腹泻为特点。

无并发症者病程呈自限性,多于 3~4 天后体温逐渐降至正常,全身症状好转,但咳嗽、体力恢复常需 1~2 周。

(二)并发症

肺炎是流感最常见的并发症,其他并发症有神经系统损伤、心脏损害、肌炎、横纹肌溶解综合征和脓毒性休克等。出现严重并发症者为重症病例。

1. **肺炎**　可分为原发性流感病毒性肺炎、继发性细菌性肺炎或混合性肺炎。一般于起病后 2~4 天病情加重时出现,或在流感恢复期后病情反而加重,出现高热、剧烈咳嗽、咯脓性痰、呼吸困难,肺部湿性啰音及肺实变体征。外周血白细胞总数和中性粒细胞显著增多,病原菌以肺炎链球菌、金黄色葡萄球菌、流感嗜血杆菌等为主。合并肺炎者,需要与其他肺炎如细菌性肺炎、衣原体肺炎、支原体肺炎、病毒性肺炎、真菌性肺炎、肺结核等相鉴别,根据临床特征可初步判断,通过病原学检查可确诊。

2. 神经系统损伤 主要包括脑炎、脑膜炎、急性坏死性脑病、脊髓炎、吉兰-巴雷综合征等。

3. 心脏损伤 主要有心肌炎、心包炎。临床不常见,但感染流感病毒后,因心肌梗死、缺血性心脏病而住院和死亡的风险明显增加。

4. 肌炎和横纹肌溶解 主要表现有肌痛、肌无力、肾衰竭,血清肌酸激酶、肌红蛋白升高、急性肾损伤等。

5. 脓毒性休克 主要表现为高热、休克及多脏器功能障碍等。

(三) 辅助检查

1. 外周血常规 白细胞总数一般不高或降低,重症病例淋巴细胞计数明显降低。

2. 血生化 部分病例出现低钾血症,少数病例肌酸激酶、天门冬氨酸氨基转移酶、丙氨酸氨基转移酶、乳酸脱氢酶、肌酐等升高。

3. 病原学检查 主要包括病毒核酸检测、快速病毒抗原检测、血清学检测、病毒分离培养等。

病毒核酸检测的特异性和敏感性最好,且能区分病毒类型和亚型;快速病毒抗原检测敏感性低于核酸检测,因此对其结果应结合患者流行病史及临床表现综合考虑,排除其他引起流感样症状的疾病后可临床诊断流感。

检查呼吸道标本分离出流感病毒抗原阳性或流感病毒核酸检测阳性可确诊流感;另外,恢复期患者血清中 IgG 抗体比急性期有 4 倍或以上升高者有回顾性诊断意义。

4. 影像学检查 有并发肺炎者影像学检查可见肺内斑片状、磨玻璃影、多叶段渗出性病灶;病情进展迅速者,可发展为双肺弥漫的渗出性病变或实变,个别患者可见胸腔积液。

二、西医治疗要点

(一) 隔离与住院

对于疑似和确诊患者尽早隔离;对于妊娠中晚期妇女、基础疾病明显加重者、发展为重症流感者以及有严重并发症者应住院治疗;对于非住院患者居家隔离,保持房间通风,密切观察病情变化。

(二) 对症治疗

高热者可进行物理降温,或应用解热药物;咳嗽咳痰严重者可予止咳祛痰药物;对于缺氧患者,根据缺氧程度采用鼻导管、开放面罩或储氧面罩进行氧疗。

（三）抗病毒治疗

应在发病 48 小时内使用。具体抗病毒药物详见急性上呼吸道感染"抗病毒药物治疗"部分。

（四）重症病例的治疗

治疗原则为积极治疗原发病，防治并发症，并进行有效的器官功能支持。若出现低氧血症或呼吸衰竭，及时予以氧疗或机械通气；若出现其他脏器功能损害时，给予相应支持治疗；合并休克时予抗休克治疗；有继发感染时，及时使用抗生素。

三、中成药应用

（一）基本病机

中医认为流行性感冒的病因为感受六淫之外的疫疠之气，其气较六淫邪气致病起病急骤、传染性强、病情笃重，传变迅速、变化多端。病位初起在卫表，由于传变迅速，变化多端，可传入肺胃，或逆传心包，直扰心神。病性常属火热。初起时疫邪毒犯表，邪传入肺则为热毒袭肺，或由太阳卫表循经传入阳明胃腑，致胃肠受损，气机失常，并发吐泻之症，为邪犯胃肠证，上述病情尚轻；病情进一步发展为重症，热毒深重，则为毒热壅肺，若毒热内陷心包，则可出现内闭外脱之证；后期部分患者可有较长时间的气阴两虚证。

（二）辨证分型使用中成药

流行性感冒常用中成药一览表

证型	常用中成药
风热犯卫证	清开灵颗粒、疏风解毒胶囊、银翘解毒颗粒
热毒袭肺证	连花清瘟胶囊、银黄颗粒
邪犯胃肠证	藿香正气水
毒热壅肺证	暂无推荐
毒热内陷，内闭外脱证	参附注射液、安宫牛黄丸、紫雪散
气阴两虚证	生脉注射液、益气复脉胶囊

1. 风热犯卫证

〔**证候**〕**主症**：发病初期，发热或未发热，咽红不适；**次症**：轻咳少痰，无汗；**舌脉**：舌质红，苔薄或薄腻，脉浮数。

〔**治法**〕疏风解表,清热解毒。

〔**方药**〕银翘散(《温病条辨》)合桑菊饮(《温病条辨》)。

〔**中成药**〕(1)清开灵颗粒^(医保目录)(由胆酸、猪去氧胆酸、水牛角、黄芩苷、珍珠母、栀子、板蓝根、金银花组成)。功能主治:清热解毒,镇静安神。用于外感风热时毒、火毒内盛所致高热不退、烦躁不安、咽喉肿痛、舌质红绛、苔黄、脉数者;上呼吸道感染、病毒性感冒、急性化脓性扁桃体炎、急性咽炎、急性气管炎、高热等症属上述证候者。用法用量:口服,一次1~2袋,每日3次。儿童酌减,或遵医嘱。

(2)疏风解毒胶囊^(医保目录)(由虎杖、连翘、板蓝根、柴胡、败酱草、马鞭草、芦根、甘草组成)。功能主治:疏风清热,解毒利咽。用于急性上呼吸道感染属风热证,症见发热、恶风、咽痛、头痛、鼻塞、流浊涕、咳嗽等。用法用量:温开水吞服,一次4粒,一日3次。

(3)银翘解毒颗粒^(医保目录)(详见第一章第一节急性上呼吸道感染)。

〔**附**〕儿童用药推荐:小儿豉翘清热颗粒^(医保目录)(由连翘、淡豆豉、薄荷、荆芥、炒栀子、大黄、青蒿、赤芍、槟榔、厚朴、黄芩、半夏、柴胡、甘草组成)。功能主治:疏风解表,清热导滞。用于小儿风热感冒夹滞证,症见发热咳嗽,鼻塞流涕,咽红肿痛,纳呆口渴,脘腹胀满,便秘或大便酸臭,溲黄。用法用量:开水冲服。6个月~1岁,一次1~2g;1~3岁,一次2~3g;4~6岁,一次3~4g;7~9岁,一次4~5g;10岁以上,一次6g,一日3次。

2. 热毒袭肺证

〔**证候**〕**主症**:高热,咳嗽,痰黏咯痰不爽;**次症**:口渴喜饮,咽痛,目赤;**舌脉**:舌质红,苔黄或腻,脉滑数。

〔**治法**〕清热解毒,宣肺止咳。

〔**方药**〕麻杏石甘汤(《温病条辨》)。

〔**中成药**〕(1)连花清瘟胶囊^(医保目录)(由连翘、金银花、炙麻黄、炒苦杏仁、石膏、板蓝根、绵马贯众、鱼腥草、广藿香、大黄、红景天、薄荷脑、甘草组成)。功能主治:清瘟解毒,宣肺泄热。用于治疗流行性感冒属热毒袭肺证,症见发热,恶寒,肌肉酸痛,鼻塞流涕,咳嗽头痛,咽干咽痛,舌偏红,苔黄或黄腻。用法用量:口服,一次4粒,一日3次。

(2)银黄颗粒^(医保目录)(由金银花提取物、黄芩提取物组成),功能主治:清热疏风,利咽解毒。用于外感风热、肺胃热盛所致的咽干、咽痛、喉核肿大、口渴、发热;急、慢性扁桃体炎,急、慢性咽炎,上呼吸道感染见上述证候者。用法用量:开水冲服,一次0.5~2袋,一日2次。

〔**附**〕儿童用药推荐:(1) 小儿肺热咳喘口服液^(医保目录)(由麻黄、苦杏仁、石膏、甘草、金银花、连翘、知母、黄芩、板蓝根、麦冬、鱼腥草组成)。功能主治:清热解毒,宣肺化痰。用于热邪犯于肺卫所致发热、汗出、微恶风寒、咳嗽、痰黄,或兼喘息、口干而渴。用法用量:口服。1~3 岁一次 1 支,一日 3 次;4~7 岁一次 1 支,一日 4 次;8~12 岁一次 2 支,一日 3 次,或遵医嘱。

(2) 小儿咳喘灵颗粒^(医保目录)(由麻黄、金银花、苦杏仁、板蓝根、石膏、甘草、瓜蒌组成)。功能主治:宣肺,清热,止咳,祛痰,平喘。用于上呼吸道感染、气管炎、肺炎、咳嗽等。用法用量:开水冲服,2 岁以内一次 1/2 袋,3~4 岁一次 3/4 袋,5~7 岁一次 1 袋。一日 3~4 次。

3. 邪犯胃肠证

〔**证候**〕**主症**:突然发作呕吐、腹泻,泻下清稀,量多,发热恶寒,头身疼痛;**次症**:腹胀、腹痛,胸脘满闷,不思饮食;**舌脉**:舌苔白,脉濡缓。

〔**治法**〕解表疏邪,降逆止泻。

〔**方药**〕藿香正气散(《太平惠民和剂局方》)。

〔**中成药**〕藿香正气水^(医保目录)[由苍术、陈皮、厚朴(姜制)、白芷、茯苓、大腹皮、生半夏、甘草浸膏、广藿香油、紫苏叶油组成]。功能主治:解表化湿,理气和中。用于外感风寒、内伤湿滞或夏伤暑湿所致的感冒,症见头痛昏重、胸膈痞闷、脘腹胀痛、呕吐泄泻;胃肠型感冒见上述证候者。用法用量:口服,一次 1/2~1 支,一日 2 次,用时摇匀。

4. 毒热壅肺证

〔**证候**〕**主症**:高热不退,咳嗽重,少痰或无痰,喘促短气,头身痛;**次症**:或伴心悸,躁扰不安;**舌脉**:舌质红,苔薄黄或腻,脉弦数。

〔**治法**〕解毒清热,泻肺活络。

〔**方药**〕宣白承气汤(《温病条辨》)。

〔**中成药**〕指南暂无推荐。可用连花清瘟胶囊、小儿肺热咳喘颗粒(口服液)、小儿咳喘灵颗粒(口服液),若持续高热,热闭神昏可用安宫牛黄丸。

5. 毒热内陷,内闭外脱证

〔**证候**〕**主症**:神识昏蒙、淡漠,胸腹灼热,四肢厥冷,汗出,尿少;**次症**:口唇爪甲紫黯,呼吸浅促,咯粉红色血水;**舌脉**:舌红绛或黯淡,脉沉细数。

〔**治法**〕益气固脱,清热解毒。

〔**方药**〕参附汤(《正体类要》)。

〔**中成药**〕(1) 参附注射液^(医保目录)(由红参、附片组成)。功能主治:回阳救逆,益气固脱。主要用于阳气暴脱的厥脱症(感染性、失血性、失液性休克等);

也可用于阳虚（气虚）所致的惊悸、怔忡、喘咳、胃疼、泄泻、痹证等。用法用量：肌内注射，一次 2~4ml，一日 1~2 次。静脉滴注，一次 20~100ml，（用 5%~10% 葡萄糖注射液 250~500ml 稀释后使用）。静脉推注，一次 5~20ml（用 5%~10% 葡萄糖注射液 20ml 稀释后使用）。或遵医嘱。

（2）安宫牛黄丸^{（医保目录）}（由牛黄、麝香或人工麝香、朱砂、黄连、栀子、冰片、水牛角浓缩粉、珍珠、雄黄、黄芩、郁金组成）。功能主治：清热解毒，镇惊开窍。用于热病，邪入心包，高热惊厥，神昏谵语；中风昏迷及脑炎、脑膜炎、中毒性脑病、脑出血、败血症见上述证候者。用法用量：口服。一次 2 丸（1.5g/ 丸）或 1 次 1 丸（3g/ 丸）；小儿 3 岁以内一次 1/2 丸（1.5g/ 丸）或一次 1/4 丸（3g/ 丸），4~6 岁一次 1 丸（1.5g/ 丸）或一次 1/2 丸（3g/ 丸），一日 1 次；或遵医嘱。

（3）紫雪散^{（药典）}［由石膏、滑石、玄参、沉香、甘草、芒硝（制）、水牛角浓缩粉、人工麝香、北寒水石、磁石、木香、升麻、丁香、硝石（精制）、羚羊角、朱砂组成］。功能主治：清热开窍，止痉安神。用于热入心包、热动肝风证，症见高热烦躁、神昏谵语、惊风抽搐、斑疹吐衄、尿赤便秘。用法用量：口服。一次 1.5~3g，一日 2 次；1 岁小儿一次 0.3g，5 岁以内小儿每增 1 岁递增 0.3g，一日 1 次；5 岁以上小儿酌情服用。

6. 气阴两虚证

〔**证候**〕**主症**：神倦乏力，气短，咳嗽，痰少，纳差；**舌脉**：舌黯或淡红，苔薄腻，脉弦细。

〔**治法**〕益气养阴。

〔**方药**〕沙参麦冬汤（《温病条辨》）。

〔**中成药**〕（1）生脉注射液^{（医保目录）}（由红参、麦冬、五味子组成）。功能主治：益气养阴，复脉固脱。用于气阴两亏，脉虚欲脱的心悸、气短、四肢厥冷、汗出、脉欲绝及心肌梗死、心源性休克、感染性休克等具有上述证候者。用法用量：静脉滴注，一次 25~60ml，用 5% 葡萄糖注射液 250~500ml 稀释后使用，或遵医嘱。

（2）益气复脉胶囊^{（医保目录）}（由红参、麦冬、百五味子组成）。功能主治：益气复脉，养阴生津；能改善冠状动脉循环，降低心肌耗氧量，用于气阴两亏，心悸气短，脉微自汗，冠心病、心绞痛和衰老等症。用法用量：口服，一次 2~4 粒，一日 2 次。

四、单验方

1. 中国人民解放军三七〇医院验方——野草汤　野菊花秧子 1 把，鱼腥草、忍冬藤各 30g。加水 500ml，煎至 200ml。每日服 3 次，每次 20~40ml。用于防治流感。

2. 麦冬根、忍冬藤各等量，薄荷少许。水煎服，每 3 天 1 次，每次 1 碗。用于防治流感。(《全国中草药新医疗法展览会资料选编》)

3. 青蒿 8 份，金银花 6 份，马鞭草 5 份，野菊花 3 份，桑叶 3 份。加水煎熬出浓汁。每次 1 中碗，每日 3 次，连服 3~5 日。用于防治流感。[兰福森，兰玺彬.防治感冒、流行性感冒验方.农村百事通，2011(4)：71-72.]

4. 刘绍勋验方——解毒清热饮　金银花 30g，连翘 30g，菊花 30g，桑叶 20g，薄荷 15g，柴胡 10g，芦根 20g，甘草 15g，黄芩 15g，蝉蜕 15g，生石膏 20~30g，滑石 20~30g。先煎生石膏 20~30 分钟，然后煎群药，早、晚分服。主治流行性感冒、病毒性感冒，高热、低热均可用。

第二节　急性气管-支气管炎

急性气管-支气管炎是由微生物感染、物理刺激、化学性刺激或过敏因素等引起的气管-支气管黏膜的急性炎症。其临床表现以咳嗽为主，一般持续 1~3 周，起病先有鼻塞、流涕、咽痛、声嘶等上呼吸道感染症状和发热、畏寒、头痛、全身酸痛等全身症状。该病多由病毒感染所致，其中成人以流感病毒和腺病毒多见，儿童则以呼吸道合胞病毒或副流感病毒多见。此外，肺炎支原体、肺炎衣原体也是引起本病的常见病原体，值得重视的是该病常在病毒感染的基础上合并细菌或肺炎支原体、肺炎衣原体感染。常见于寒冷季节或气候突变时，也可由急性上呼吸道感染迁延而来。

本病多属于中医学"咳嗽"范畴。

一、诊断要点

根据病史、临床表现往往可得到明确的临床诊断，进行相关的实验室检查则可进一步做出病原学诊断。但须注意与急性上呼吸道感染、流行性感冒、支气管哮喘、肺炎、肺结核、支气管扩张症、肺脓肿、肺癌等鉴别。

(一) 症状

常先有急性上呼吸道感染症状如咳嗽、咯痰，先为干咳或咯少量痰，继而为黏液脓性痰，痰量增多，咳嗽加剧，偶见痰中带血。如支气管发生痉挛，可出现程度不等的气促。咳嗽和咯痰可延续 2~3 周,有时可延长数周。

(二) 体征

全身症状较轻,体温一般不超过 38℃。肺部体征主要有呼吸音增粗、干性啰音、湿性啰音等,支气管痉挛时可闻及哮鸣音,部分患者亦可无明显体征。

(三) 辅助检查

1. 血常规　白细胞计数和分类多无明显改变;细菌性感染时白细胞总数和中性粒细胞比例增高。

2. 痰涂片或培养　可发现致病菌。

3. 胸片　大多数正常或肺纹理增粗。

(四) 鉴别诊断

1. 急性上呼吸道感染　鼻咽部症状明显,咳嗽轻微,一般无痰。肺部无异常体征。胸部 X 线检查正常。

2. 流行性感冒　起病急骤,发热较高,全身中毒症状(如全身酸痛、头痛、乏力等)明显,呼吸道局部症状较轻。流行病史、分泌物病毒分离和血清学检查有助于鉴别。

3. 支气管哮喘　肺功能检查可发现相当一部分急性气管-支气管炎患者气道反应性增高,但通常为一过性,少数患者可闻及干性啰音,应注意与支气管哮喘相鉴别。

4. 其他　肺炎、肺结核、支气管扩张症、肺脓肿、肺癌等疾病有类似的咳嗽、咳痰表现,胸部 X 线检查可发现各自特征性的影像学改变。

二、西医治疗要点

(一) 一般治疗

多休息,多饮水,避免劳累。

(二) 对症治疗

止咳、化痰等对症治疗是本病的主要措施。常用的止咳药有喷托维林,成人每次 25mg,3~4 次 / 日;右美沙芬,成人每次 15~30mg,3~4 次 / 日;可待因,成人每次 15~30mg,3 次 / 日。祛痰剂主要有氯化铵,成人每次 0.03~0.06g,3 次 / 日。氨溴索,成人每次 30mg,3 次 / 日。发生支气管痉挛时可用平喘药如茶碱、$β_2$ 受体激动剂、胆碱能阻滞剂等。发热可用解热镇痛药对症处理。

(三) 抗生素治疗

仅在有细菌感染证据时使用。一般咳嗽 10 天以上,细菌、支原体、肺炎衣原体、鲍特菌等感染的概率较大。可首选新大环内酯类或青霉素类药物,亦可选用头孢菌素类或喹诺酮类等药物。多数患者口服抗生素即可,症状较重者可经肌内注射或静脉滴注给药,少数患者需根据病原体培养结果指导用药。

三、中成药应用

(一)基本病机

中医认为急性气管-支气管炎是由于六淫之邪和吸入烟尘秽浊之气,侵袭肺系而发病。由于四时气候变化的不同,人体感受的外邪亦有所不同,临床上以风寒、风热、风燥为多见。外邪袭于肺系,壅遏肺气而不得宣降,痰邪(痰热、痰湿)内生,肺气上逆而发病。风寒入里可化热或风热袭肺而成痰热内蕴。病久反复,伤及正气;或年老体弱,正气不足,卫外不固,容易受邪而使疾病反复发作且病程较长,常显正虚邪恋,正气不足多表现为肺气虚或气阴两虚。

(二)辨证分型使用中成药

急性上呼吸道感染常用中成药一览表

证型	常用中成药
风寒袭肺证	通宣理肺丸、小青龙合剂
风热犯肺证	感咳双清胶囊、急支糖浆、蛇胆川贝液
燥邪犯肺证	杏苏止咳颗粒、桑菊感冒片、蜜炼川贝枇杷膏
痰热壅肺证	清气化痰丸、肺力咳胶囊、痰热清注射液
痰湿阻肺证	二陈丸、祛痰止咳胶囊
肺气虚证	玉屏风颗粒、生脉饮口服液
气阴两虚证	百合固金丸、生脉饮口服液

1. 风寒袭肺证

〔**证候**〕**主症**:咳嗽,痰白,痰清稀,恶寒;**次症**:鼻塞,流清涕,咽痒,发热,无汗,肢体酸痛;**舌脉**:舌苔薄白,脉浮或浮紧。

〔**治法**〕疏风散寒,宣肺止咳。

〔**方药**〕三拗汤(《太平惠民和剂局方》)合止嗽散(《医学心悟》)。

〔**中成药**〕(1)通宣理肺丸^(医保目录)[由紫苏叶、前胡、桔梗、苦杏仁、麻黄、甘草、陈皮、半夏(制)、茯苓、枳壳(炒)、黄芩组成]。功能主治:解表散寒,宣肺止嗽。用于风寒束表、肺气不宣所致的感冒咳嗽,症见发热、恶寒、咳嗽、鼻塞流涕、头痛、无汗、肢体酸痛。用法用量:口服,水蜜丸一次7g,大蜜丸一次2丸,一日2~3次。

（2）小青龙合剂^{（药典）}（由麻黄、桂枝、白芍、干姜、细辛、炙甘草、法半夏、五味子组成）。功能主治：解表化饮，止咳平喘。用于风寒水饮，恶寒发热，无汗，喘咳痰稀。用法用量：口服，一次10~20ml，一日3次。用时摇匀。

2. 风热犯肺证

〔证候〕**主症**：咳嗽，痰黄，咽干甚则咽痛，发热，恶风；**次症**：痰黏稠，咯痰不爽，鼻塞，流浊涕，鼻窍干热，咽痒，口渴；**舌脉**：舌尖红，舌苔黄，脉浮或浮数。

〔治法〕疏风清热，宣肺化痰。

〔方药〕桑菊饮（《温病条辨》）。

〔中成药〕（1）感咳双清胶囊^{（药监局）}（由黄芩苷、穿心莲内酯组成）。功能主治：清热解毒。用于急性上呼吸道感染、急性支气管炎，症见发热、咳嗽、咽痛、头痛、鼻塞、喷嚏、舌尖边红、苔薄黄等。用法用量：口服。一次2粒，一日3次。

（2）急支糖浆^{（医保目录）}（由鱼腥草、金荞麦、四季青、麻黄、紫菀、前胡、枳壳、甘草组成）。功能主治：清热化痰，宣肺止咳。用于外感风热所致的咳嗽，症见发热、恶寒、胸膈满闷、咳嗽咽痛；急性支气管炎、慢性支气管炎急性发作见上述证候者。用法用量：口服。一次20~30ml，一日3~4次；儿童1岁以内一次5ml，1~3岁一次7ml，3~7岁一次10ml，7岁以上一次15ml，一日3~4次。

（3）蛇胆川贝胶囊^{（医保目录）}（由蛇胆汁、川贝母组成）。功能主治：清肺，止咳，祛痰。用于肺热咳嗽，痰多。用法用量：口服，一次1~2粒，一日2~3次。

3. 燥邪犯肺证

〔证候〕**主症**：干咳，咳嗽，唇鼻干燥，口干，咽干甚则咽痛；**次症**：痰黏难以咯出，口渴，发热，恶风；**舌脉**：舌苔薄，脉浮或舌尖红，舌苔薄黄或薄白干，脉数。

〔治法〕清肺润燥，疏风清热或疏风散寒，润肺止咳。

〔方药〕桑杏汤（《温病条辨》）或杏苏散（《温病条辨》）。

〔中成药〕（1）杏苏止咳颗粒^{（医保目录）}（详见第一章第一节急性上呼吸道感染）。

（2）桑菊感冒片^{（医保目录）}（详见第一章第一节急性上呼吸道感染）。

（3）蜜炼川贝枇杷膏^{（医保目录）}（详见第一章第一节急性上呼吸道感染）。

4. 痰热壅肺证

〔证候〕**主症**：咳嗽，痰黄，痰黏稠；**次症**：痰多，咯痰不爽，口渴，胸闷，发热，大便秘结；**舌脉**：舌质红，舌苔黄腻，脉滑或滑数。

〔治法〕清热化痰，肃肺止咳。

〔**方药**〕清金化痰汤(《杂病广要》引《统旨方》)。

〔**中成药**〕(1) 清气化痰丸^(医保目录)[由黄芩(酒制)、瓜蒌仁霜、半夏(制)、胆南星、陈皮、苦杏仁、枳实、茯苓组成]。功能主治:清肺化痰。用于痰热阻肺所致的咳嗽痰多、痰黄稠黏、胸腹满闷。用法用量:口服,一次 6~9g,一日 2 次;小儿酌减。

(2) 肺力咳胶囊^(医保目录)(由梧桐根、红花龙胆、红管药、前胡、百部、黄芩组成)。功能主治:止咳平喘,清热解毒,降气祛痰。用于咳喘痰多,以及慢性支气管炎见上述症状者。用法用量:口服,一次 3~4 粒,一日 3 次。

(3) 痰热清注射液^(医保目录)(由黄芩、熊胆粉、山羊角、金银花、连翘、丙二醇组成)。功能主治:清热,化痰,解毒。用于风温肺热病痰热阻肺证,症见发热、咳嗽、咯痰不爽、咽喉肿痛、口渴、舌红、苔黄;肺炎早期、急性支气管炎、慢性支气管炎急性发作以及上呼吸道感染属上述证候者。用法用量:常用量成人一般一次 20ml,重症患者一次可用 40ml,加入 5% 葡萄糖注射液或 0.9% 氯化钠注射液 250~500ml,静脉滴注,控制滴数每分钟不超过 60 滴,一日 1 次;儿童按体重 0.3~0.5ml/kg,最高剂量不超过 20ml,加入 5% 葡萄糖注射液或 0.9% 氯化钠注射液 100~200ml,静脉滴注,控制滴数每分钟 30~60 滴,一日 1 次;或遵医嘱。

5. 痰湿阻肺证

〔**证候**〕**主症**:咳嗽,痰多,痰白黏或有泡沫;**次症**:痰易咯出,口黏腻,胸闷,纳呆,食少,胃脘痞满;**舌脉**:舌苔白或白腻,脉滑或舌边齿痕,脉弦或濡。

〔**治法**〕燥湿健脾,化痰止咳。

〔**方药**〕二陈汤(《太平惠民和剂局方》)合三子养亲汤(《韩氏医通》)。

〔**中成药**〕(1) 二陈丸^(医保目录)[由陈皮、半夏(制)、茯苓、甘草、生姜组成]。功能主治:燥湿化痰,理气和胃。用于痰湿停滞导致的咳嗽痰多,胸脘胀闷,恶心呕吐。用法用量:口服,一次 9~15g,一日 2 次。

(2) 祛痰止咳胶囊^(医保目录)[由紫花杜鹃、党参、甘遂(醋制)、水半夏、芫花(醋制)、明矾组成]。功能主治:健脾燥湿,祛痰止咳。主要用于慢性支气管炎及支气管炎合并肺气肿、肺心病所引起的痰多、咳嗽、喘息等症。用法用量:口服,一次 4 粒,一日 2 次;小儿酌减。

6. 肺气虚证

〔**证候**〕**主症**:咳嗽,气短,乏力,自汗,动则加重,畏风寒;**次症**:神疲,易感冒;**舌脉**:舌质淡,舌苔白,脉弱或细或舌苔薄,脉沉或缓。

〔**治法**〕补肺益气,宣肺止咳。

〔**方药**〕补肺汤（《永类钤方》）合玉屏风散（《世医得效方》）。

〔**中成药**〕（1）玉屏风颗粒^{（医保目录）}（由黄芪、白术、防风组成）。功能主治：益气，固表，止汗。用于表虚不固，自汗恶风，面色㿠白，或体虚易感风邪者。用法用量：口服，一次 6~9g，一日 2~3 次。

（2）生脉饮口服液^{（医保目录）}（详见第一章第一节急性上呼吸道感染）。

7. 气阴两虚证

〔**证候**〕**主症**：咳嗽，少痰，干咳，神疲，乏力，动则加重，易感冒，自汗，盗汗；**次症**：气短，畏风，手足心热，口干，口渴；**舌脉**：舌质红、舌苔少，脉细或舌体胖大甚至舌边齿痕或瘦小，舌质淡或红，舌苔薄或花剥，脉沉或数或弱。

〔**治法**〕益气养阴，润肺止咳。

〔**方药**〕生脉散（《医学启源》）合沙参麦冬汤（《温病条辨》）。

〔**中成药**〕（1）百合固金丸^{（医保目录）}（由百合、熟地黄、玄参、当归、桔梗、地黄、麦冬、川贝母、白芍、甘草组成）。功能主治：养阴润肺，化痰止咳。用于肺肾阴虚，燥咳少痰，痰中带血，咽干喉痛。用法用量：口服，水蜜丸一次 6g，小蜜丸一次 9g，大蜜丸一次 1 丸，一日 2 次。

（2）生脉饮口服液^{（医保目录）}（详见第一章第一节急性上呼吸道感染）。

四、单验方

1. 桑叶 30g、梨皮 30g。煮水服，每日 3 次，适用于新感燥热咳嗽。[《急性气管-支气管炎诊疗指南》（2011 版）]

2. 紫苏子、苦杏仁、生姜、红糖各 10g。将紫苏子与苦杏仁捣成泥，生姜切片共煎，取汁去渣，调入红糖再稍煮片刻，令其溶化，每日分 2 次或 3 次饮用。主治外感风寒咳嗽。（《急性气管-支气管炎中医诊疗指南（2015 版）》）

3. 苦杏仁、桑叶、牛蒡子各 9g，桔梗、薄荷叶各 5g。水煎服，每日 2 次。适用于风热咳嗽。（《急性气管-支气管炎中医诊疗指南（2015 版）》）

4. 百合（鲜良者）、枇杷（去核）、鲜藕（洗净，切片）各 30g。将百合、枇杷和藕片合煮汁，调入适量冰糖，代茶频饮。适用于燥热伤肺所致的咳嗽。（《急性气管-支气管炎中医诊疗指南》（2015 版））

5. 百部、生地黄、生姜、百合、麦冬各 10~15g。每日 1 剂，水煎服。适用于阴虚久咳之证。（《急性气管-支气管炎中医诊疗指南（2015 版）》）

6. 川贝母研粉，装胶囊（0.4g/ 粒），每次 5 粒，每日 3 次，口服。治疗咳嗽、咯黄痰、量多等痰热证患者。（《急性气管-支气管炎中医诊疗指南（2015 版）》）

7. 钟一棠验方——沙参银菊汤　南北沙参各 15g，金银花 20g，菊花 10g，薄荷(后下)6g,杏仁 10g,清甘草 2g。每剂煎 2 次,头汁用冷水 500ml 浸泡 20 分钟,后煮沸 5~6 分钟,二汁加冷水 400ml 煮沸 5 分钟;亦可将药物放入热水瓶中用沸水冲泡 1 小时后代茶饮服。

第三节 慢性阻塞性肺疾病

慢性阻塞性肺疾病(COPD)是一种具有气流受限特征的疾病,气流受限不完全可逆,呈进行性发展,与肺部对有害气体或有害颗粒的异常炎症反应有关。COPD 主要累及肺部,但也可引起全身症状,其主要临床表现为咳嗽、咳痰、呼吸困难,在其病程中常出现急性加重,急性加重是促进病程持续进展的主要因素。目前我国 COPD 的总体患病率为 8.2%,随着年龄增加,患病率呈上升趋势。

本病多属于中医学"咳嗽""喘证""肺胀"范畴。

一、诊断要点

结合危险因素接触史、症状、体征及实验室检查资料综合分析确诊。

(一) 危险因素接触史

患者常有吸烟史,或者有粉尘、烟雾或有害气体接触史。

(二) 症状

1. 慢性咳嗽 常为首发症状。随着病程发展可终身不愈,初期咳嗽呈间歇性,晨间较重,以后早、晚或整日均有咳嗽,夜间咳嗽不显著。

2. 咳痰 咳嗽后通常咳少量黏液性或浆液性泡沫性痰,部分患者在清晨较多;合并感染时痰量增多,常有脓性痰。

3. 气短或呼吸困难 是 COPD 的标志性症状,是使患者焦虑不安的主要原因,早期在较剧烈活动时出现,后逐渐加重,以致日常活动甚至休息时也感气短。

4. 喘息和胸闷 部分患者特别是重度患者有喘息;胸部紧闷感通常于劳力后发生。

5. 其他 晚期患者常有体重下降、食欲减退、精神抑郁和 / 或焦虑等,合并感染时可咳血痰或咯血。

（三）体征

早期体征可无异常,随疾病进展出现以下体征:

1. 视诊　胸廓前后径增大,肋间隙增宽,剑突下胸骨下角增宽,呈桶状胸。部分患者呼吸变浅,频率增快,严重者可有缩唇呼吸等。

2. 触诊　双侧语颤减弱。

3. 肺诊　肺部过清音,心浊音界缩小,肺下界和肝浊音界下降。

4. 听诊　双肺呼吸音减弱,呼气期延长,部分患者可闻及干、湿啰音。

（四）辅助检查

1. 肺功能检查　肺功能指标是诊断 COPD 的金标准。第一秒用力呼气量与用力肺活量之比（$FEV_1:FVC$）是 COPD 的一项敏感指标;FEV_1 占预计值的百分比是中、重度气流受限的良好指标,应作为 COPD 肺功能检查的基本项目。吸入支气管舒张剂后 $FEV_1<80\%$ 预计值且 $FEV_1:FVC<70\%$ 者,可确定为不能完全可逆的气流受限。

2. 胸片　早期胸片无明显变化,以后出现肺纹理增多、紊乱等非特异性改变,也可出行肺气肿改变。并发肺动脉高压和肺源性心脏病时,除右心增大的 X 线征外,还可有肺动脉圆锥膨隆,肺门血管影扩大及右下肺动脉增宽等。

3. 胸部 CT　高分辨率 CT（HRCT）可辨别小叶中央型或全小叶型肺气肿及确定肺大泡的大小和数量。

4. 血气分析　血气异常首先表现为轻、中度低氧血症。随疾病进展,低氧血症逐渐加重,并出现高碳酸血症。

5. 其他　低氧血症时,红细胞及血红蛋白可增高。并发感染时,痰涂片可见大量中性粒细胞,痰培养可检出各种病原菌,如肺炎链球菌、流感嗜血杆菌和肺炎克雷伯杆菌等。

（五）分期

1. 急性加重期　急性加重是指患者出现超越日常状况的持续恶化,并需改变 COPD 基础用药者。通常在疾病过程中,短期内患者咳嗽、咳痰、气短和/或喘息加重、痰量增多,呈脓性或黏液脓性,可伴发热等炎症明显加重的表现。根据其严重程度临床又分为 3 级,予分级治疗:Ⅰ级,无呼吸衰竭者;Ⅱ级,无生命危险的急性呼吸衰竭者予普通病方住院处理;Ⅲ级,有生命危险的急性呼吸衰竭者入住 ICU 处理。

2. 稳定期　指患者咳嗽、咳痰、喘息、气短等症状稳定或症状轻微。

（六）严重程度分级

分级	标准	症状
Ⅰ级 （轻度）	FEV_1:FVC<70%； FEV_1≥80% 预计值	伴有或不伴有咳嗽、咳痰
Ⅱ级 （中度）	FEV_1:FVC<70%； 50%≤FEV_1<80% 预计值	有症状进展和气短，运动后气短更为明显
Ⅲ级 （重度）	FEV_1:FVC<70%； 30%≤FEV_1<50% 预计值	气短加剧，并且反复出现急性加重，影响患者的生存质量
Ⅳ级 （极重度）	FEV_1:FVC<70%； FEV_1<30% 预计值	合并有慢性呼吸衰竭，患者生存质量明显下降

二、西医治疗要点

（一）稳定期治疗

稳定期治疗目标：①减轻当前症状：包括缓解症状、改善运动耐量和改善健康状况；②降低未来风险：包括防止疾病进展、防止和治疗急性加重、降低病死率。

1. 教育与管理　教育和劝导患者戒烟；因职业或环境粉尘、刺激性气体所致者，应脱离污染的环境；学会自我判断及控制病情。

2. 药物治疗

（1）支气管舒张剂：可以松弛支气管平滑肌、扩张支气管、缓解气流受限，是控制慢阻肺症状的主要治疗措施，包括短期按需应用以暂时缓解症状及长期规则应用以预防和减轻症状两类。

$β_2$-受体激动剂主要有沙丁胺醇和特布他林等，为短效定量雾化吸入剂；福莫特罗、茚达特罗为长效定量吸入剂。短效抗胆碱药主要有异丙托溴铵气雾剂；长效抗胆碱药主要有噻托溴铵。茶碱类药物可解除气道平滑肌痉挛，在治疗慢阻肺中应用广泛。不同品种的支气管舒张剂联合应用可增强支气管舒张作用，减少不良反应。

（2）糖皮质激素：长期规律吸入激素适用于 FEV_1 占 <50% 预计值（Ⅲ级和Ⅳ级）且有临床症状及反复加重的慢阻肺患者；FEV_1<60% 预计值的患者规律吸入激素和长效 $β_2$-受体激动剂联合制剂比各自单用效果好；指南不推荐慢阻肺患者采用长期口服激素及单一吸入激素治疗。

（3）磷酸二酯酶-4（PDE-4）抑制剂：PDE-4 抑制剂通过抑制细胞内环腺苷

酸降解来减轻炎症,可有效降低既往有急性加重病史患者的急性加重发生率。主要药物为罗氟司特,目前国内尚未上市。

(4)祛痰药:对黏痰不易咳出的患者可应用,常用药物有盐酸氨溴索、乙酰半胱氨酸。

(5)抗氧化剂:慢阻肺患者的气道炎症导致氧化负荷加重,应用抗氧化剂可降低疾病反复加重的频率,常用药物有 N-乙酰半胱氨酸、羧甲司坦。

3. 长期家庭氧疗及通气支持　长期家庭氧疗对于慢阻肺并发慢性呼衰患者可提高生活质量和生存率。无创通气联合长期氧疗对在日间有明显高碳酸血症的患者有一定益处,可改善生存率但不能改善生命质量。

4. 康复治疗　包括呼吸生理治疗、肌肉训练、营养支持、精神治疗和教育等。

(二)急性加重期治疗

急性加重期治疗目标为减轻急性加重的病情,预防再次急性加重的发生。

1. 确定急性加重期的原因及病情严重程度,并根据严重程度予分级治疗。

2. 控制性氧疗　氧疗是慢阻肺急性加重期患者的基础治疗。给氧途径包括鼻导管或文丘里面罩,一般吸氧浓度应为 28%~30%,浓度不宜过高,需注意可能发生潜在的 CO_2 潴留及呼吸性酸中毒。

3. 药物治疗

(1)支气管扩张剂:药物同稳定期,有严重喘息症状者可予较大剂量雾化吸入治疗。

(2)糖皮质激素:全身应用糖皮质激素可缩短康复时间,改善肺功能(FEV_1)和氧合,降低早期反复和治疗失败的风险,缩短住院时间。

(3)抗菌药物:当患者出现呼吸困难加重,痰量增加和痰液变脓,或需要使用机械通气时,可以使用抗菌药物。

三、中成药应用

(一)基本病机

中医认为慢性阻塞性肺疾病是由肺脏感邪,迁延失治,痰瘀稽留,损伤正气,正虚卫外不固,外邪易反复侵袭,诱使本病发作。其病位累及肺脾肾,病性属本虚标实,急性加重期以实为主,稳定期以虚为主。病理变化总属痰阻或痰瘀互阻,常兼气虚或气阴两虚。本病急性加重期常见风寒袭肺、外寒内饮、痰热壅肺、痰湿阻肺、痰蒙神窍等证,稳定期常见肺气虚、肺脾气虚、肺肾气虚、肺肾气阴两虚等证。

（二）辨证分型使用中成药

慢性阻塞性肺疾病急性加重期常用中成药一览表

证型	常用中成药
风寒袭肺证	通宣理肺丸、杏苏止咳颗粒、感冒疏风颗粒
外寒内饮证	风寒咳嗽颗粒、小青龙颗粒
痰热壅肺证	蛇胆川贝液、清气化痰丸、痰热清注射液
痰湿阻肺证	桂龙咳喘宁胶囊、咳喘顺丸、苓桂咳喘宁胶囊
痰蒙神窍证	苏合香丸、安宫牛黄丸、醒脑静注射液

慢性阻塞性肺疾病稳定期常用中成药一览表

证型	常用中成药
肺气虚证	玉屏风颗粒、黄芪颗粒
肺脾气虚证	慢支固本颗粒、玉屏风颗粒
肺肾气虚证	固肾定喘丸、固本咳喘片、百令胶囊
肺肾气阴两虚证	生脉饮口服液、百合固金丸、蛤蚧定喘丸
兼证——血瘀证	血府逐瘀胶囊

急性加重期治疗

1. 风寒袭肺证

〔**证候**〕**主症**:咳嗽,喘息,恶寒,痰白,清稀;**次症**:发热,无汗,鼻塞、流清涕,肢体酸痛;**舌脉**:舌苔薄白,脉紧或浮。

〔**治法**〕宣肺散寒,止咳平喘。

〔**方药**〕三拗汤(《太平惠民和剂局方》)合止嗽散(《医学心悟》)。

〔**中成药**〕(1)通宣理肺丸[医保目录](详见第一章第二节急性气管-支气管炎)。

(2)杏苏止咳颗粒[医保目录](详见第一章第二节急性气管-支气管炎)。

(3)感冒疏风颗粒[医保目录][由麻黄、苦杏仁、桂枝、白芍(酒炙)、紫苏叶、防风、桔梗、谷芽(炒)、甘草、大枣、生姜、独活组成]。功能主治:散寒解表,宣肺和中。用于风寒感冒所致的发热咳嗽,头痛怕冷,鼻流清涕,骨节酸痛,四肢疲倦。用法用量:口服,一次1袋,一日2次。

2. 外寒内饮证

〔证候〕**主症**:咳嗽,喘息气急,痰多,痰白稀薄、泡沫,胸闷,不能平卧,恶寒;**次症**:痰易咯出,喉中痰鸣,无汗,肢体酸痛,鼻塞、流清涕;**舌脉**:舌苔白、滑,脉弦、紧或浮。

〔治法〕疏风散寒,温肺化饮。

〔方药〕小青龙汤(《伤寒论》)合半夏厚朴汤(《金匮要略》)加减。

〔中成药〕(1)风寒咳嗽颗粒^(药典)(由陈皮、法半夏、苦杏仁、紫苏叶、桑白皮、生姜、青皮、麻黄、五味子、炙甘草组成)。功能主治:宣肺散寒,祛痰止咳。用于外感风寒、肺气不宣所致的咳喘,症见头痛鼻塞、痰多咳嗽、胸闷气喘。用法用量:开水冲服,一次1袋,一日2次。

(2)小青龙颗粒^(医保目录)(由麻黄、桂枝、白芍、干姜、细辛、炙甘草、法半夏、五味子组成),功能主治:解表化饮,止咳平喘。用于风寒水饮,恶寒发热,无汗,喘咳痰稀。用法用量:开水冲服,一次1袋,一日3次。

3. 痰热壅肺证

〔证候〕**主症**:咳嗽,喘息,胸闷,痰多,痰黄、白黏干,咯痰不爽;**次症**:胸痛,发热,口渴喜冷饮,大便干结;**舌脉**:舌质红,舌苔黄、腻或厚,脉滑、数。

〔治法〕清肺化痰,降逆平喘。

〔方药〕清气化痰丸(《医方考》)合贝母瓜蒌散(《医学心悟》)。

〔中成药〕(1)蛇胆川贝液^(医保目录)(由蛇胆汁、平贝母、杏仁水、薄荷脑组成)。功能主治:祛风止咳,除痰散结。用于风热咳嗽,痰多,气喘,胸闷,咳嗽不爽或久咳或久咳不止。用法用量:口服,一次1支,一日2次。

(2)清气化痰丸^(医保目录)(详见第一章第二节急性气管-支气管炎)。

(3)痰热清注射液^(医保目录)(详见第一章第二节急性气管-支气管炎)。

4. 痰湿阻肺证

〔证候〕**主症**:咳嗽,喘息,痰多,痰白黏,口黏腻;**次症**:气短,痰多泡沫,痰易咳出,胸闷,胃脘痞满,纳呆,食少;**舌脉**:舌苔白、腻,脉滑或弦。

〔治法〕燥湿化痰,宣降肺气。

〔方药〕半夏厚朴汤(《金匮要略》)合三子养亲汤(《韩氏医通》)。

〔中成药〕(1)桂龙咳喘宁胶囊^(医保目录)(由桂枝、龙骨、白芍、生姜、大枣、炙甘草、牡蛎、黄连、法半夏、瓜蒌皮、炒苦杏仁组成)。功能主治:止咳化痰,降气平喘。用于外感风寒、痰湿阻肺引起的咳嗽、气喘、痰涎壅盛;急、慢性支气管炎见上述证候者。用法用量:口服,一次3粒,一日3次。

(2)咳喘顺丸^(医保目录)[由紫苏子、茯苓、苦杏仁、款冬花、前胡、陈皮、瓜蒌仁、鱼腥草、半夏（制）、桑白皮、紫菀、甘草组成〕。功能主治：宣肺化痰，止咳平喘。用于痰浊壅肺、肺气失宣所致的咳嗽、气喘、痰多、胸闷；慢性支气管炎、支气管哮喘、肺气肿见上述证候者。用法用量：口服，一次5g，一日3次，7日为一个疗程。

（3）苓桂咳喘宁胶囊^{（医保目录）}〔由茯苓、桂枝、白术（麸炒）、甘草（蜜炙）、法半夏、陈皮、苦杏仁、桔梗、龙骨、牡蛎、生姜、大枣组成〕。功能主治：温肺化饮，止咳平喘。本品主治外感风寒，痰湿阻肺，症见咳嗽痰多，喘息胸闷气短等。用法用量：口服，一次5粒，一日3次。

5. 痰蒙神窍证

〔证候〕主症：喘息气促，神志恍惚、嗜睡、昏迷、谵妄；次症：喉中痰鸣，肢体瘛疭甚则抽搐；舌脉：舌质黯红、绛、紫，舌苔白、腻、黄，脉滑、数。

〔治法〕豁痰开窍。

〔方药〕涤痰汤（《奇效良方》）。

〔中成药〕（1）苏合香丸^{（医保目录）}〔由苏合香、冰片、人工麝香、沉香、香附、乳香（制）、白术、朱砂、安息香、水牛角浓缩粉、檀香、丁香、荜茇、诃子肉组成〕。功能主治：芳香开窍，行气止痛。用于痰迷心窍所致的痰厥昏迷、中风偏瘫、肢体不利，以及中暑、心胃气痛。用法用量：口服，一次1丸，一日1~2次。

（2）安宫牛黄丸^{（医保目录）}（详见第一章第一节附　流行性感冒）。

（3）醒脑静注射液^{（医保目录）}（由麝香、郁金、冰片、栀子组成）。功能主治：清热解毒，凉血活血，开窍醒脑。用于气血逆乱，脑脉瘀阻所致中风昏迷，昏迷，偏瘫口喎；外伤头痛，神志昏迷；酒毒攻心，头痛呕恶，昏迷抽搐。脑栓塞、脑出血急性期、颅脑外伤、急性酒精中毒见上述证候者。用法用量：肌内注射，一次2~4ml，一日1~2次；静脉滴注，一次10~20ml，用5%~10%葡萄糖注射液或氯化钠注射液250~500ml稀释后滴注；或遵医嘱。

稳定期治疗

1. 肺气虚证

〔证候〕主症：咳嗽，乏力，易感冒；次症：喘息，气短，动则加重，神疲，自汗，恶风神疲，易感冒；舌脉：舌质淡，舌苔白，脉细、沉、弱。

〔治法〕补肺益气固卫。

〔方药〕人参胡桃汤（《济生方》）合人参养肺丸（《证治准绳》）。

〔中成药〕（1）玉屏风颗粒^{（医保目录）}（详见第一章第二节急性气管-支气管炎）。

（2）黄芪颗粒^{（医保目录）}（由黄芪组成）。功能主治：补气固表，利尿，托毒排脓，生肌。气短心悸,虚脱,自汗,体虚浮肿,久泻,脱肛,子宫脱垂,痈疽难溃,疮口久不愈合。用法用量:开水冲服,一次 1 袋,一日 2 次。

2. 肺脾气虚证

〔证候〕主症:咳嗽,喘息,气短,动则加重,纳呆,乏力,易感冒;次症:神疲,食少,脘腹胀满,便溏,自汗,恶风;舌脉:舌体胖大,齿痕,舌质淡,舌苔白,脉沉、细、缓、弱。

〔治法〕补肺健脾,降气化痰。

〔方药〕六君子汤(《医学正传》)合黄芪补中汤(《医学发明》)。

〔中成药〕(1)慢支固本颗粒(药典)(由黄芪、白术、当归、防风组成)。功能主治:补肺健脾,固表和营。用于慢性支气管炎缓解期之肺脾气虚证,症见乏力,自汗,恶风寒,咳嗽,咯痰,易感冒,食欲不振。用法用量:开水冲服,一次 1 袋,一日 2 次。

(2)玉屏风颗粒(医保目录)(详见第一章第二节急性气管-支气管炎)。

3. 肺肾气虚证

〔证候〕主症:喘息,气短,动则加重,神疲,乏力,腰膝酸软,易感冒;次症:恶风,自汗,面目浮肿,胸闷,耳鸣,夜尿多,咳而遗溺;舌脉:舌体胖大、有齿痕,舌质淡,舌苔白,脉沉、弱、细。

〔治法〕补肾益肺,纳气定喘。

〔方药〕人参补肺饮(《症因脉治》)。

〔中成药〕(1)固肾定喘丸(医保目录)[由熟地黄、牡丹皮、盐补骨脂、车前子、盐益智仁、山药、金樱子肉、附片(黑顺片)、牛膝、砂仁、茯苓、肉桂、泽泻组成]。功能主治:温肾纳气,健脾化痰。用于肺脾气虚、肾不纳气所致的咳嗽、气喘、动则尤甚,慢性支气管炎、肺气肿、支气管哮喘见上述证候者。用法用量:口服,一次 1.5~2.0g,一日 2~3 次,可在发病预兆前服用,也可预防久喘复发,一般服 15 日为一疗程。

(2)固本咳喘片(医保目录)[由党参、白术(麸炒)、茯苓、麦冬、盐补骨脂、炙甘草、醋五味子组成]。功能主治:益气固表,健脾补肾。用于脾虚痰盛、肾气不固所致的咳嗽、痰多、喘息气促、动则喘剧,慢性支气管炎、肺气肿、支气管哮喘见上述证候者。用法用量:口服,一次 3 片,一日 3 次。

(3)百令胶囊(医保目录)(由发酵冬虫夏草菌粉组成)。功能主治:补肺肾,益精气。用于肺肾两虚引起的咳嗽、气喘、咯血、腰背酸痛、面目虚浮、夜尿清长;慢性支气管炎、慢性肾功能不全的辅助治疗。用法用量:口服,一次 5~15 粒(0.2g/粒)或 2~6 粒(0.5g/粒),一日 3 次;慢性肾功能不全一次 10 粒(0.2g/粒)

或一次 4 粒（0.5g/粒），一日 3 次；8 周为一疗程。

4. 肺肾气阴两虚证

〔**证候**〕**主症**：咳嗽，喘息，气短，动则加重，乏力，自汗，盗汗，腰膝酸软，易感冒；**次症**：口干，咽干，干咳，痰少，咯痰不爽，手足心热，耳鸣，头昏，头晕；**舌脉**：舌质红，脉细、数，或舌质淡，舌苔少、花剥，脉弱、沉、缓、弦。

〔**治法**〕补肺滋肾，纳气定喘。

〔**方药**〕保元汤（《博爱心鉴》）合人参补肺汤（《证治准绳》）。

〔**中成药**〕（1）生脉饮口服液^{（医保目录）}（详见第一章第一节急性上呼吸道感染）。

（2）百合固金丸^{（医保目录）}（详见第一章第二节急性气管-支气管炎）。

（3）蛤蚧定喘丸^{（医保目录）}（由蛤蚧、瓜蒌子、紫菀、麻黄、醋鳖甲、黄芩、甘草、麦冬、黄连、百合、炒紫苏子、石膏、炒苦杏仁、煅石膏组成）。功能主治：滋阴清肺，止咳平喘。用于肺肾两虚、阴虚肺热所致的虚劳久咳、年老哮喘、气短烦热、胸满郁闷、自汗盗汗。用法用量：口服，水蜜丸一次 5~6g，小蜜丸一次 9g，大蜜丸一次 1 丸，一日 2 次。

5. 兼证——血瘀证

〔**证候**〕**主症**：口唇青紫；**次症**：胸闷痛，面色紫黯；**舌脉**：舌质黯红、紫黯、瘀斑，舌下静脉迂曲、粗乱，脉涩、沉。

〔**治法**〕活血化瘀。

〔**方药**〕可选用川芎、赤芍、桃仁、红花、莪术等。

〔**中成药**〕血府逐瘀胶囊^{（医保目录）}（由柴胡、当归、地黄、赤芍、红花、炒桃仁、麸炒枳壳、甘草、川芎、牛膝、桔梗组成）。功能主治：活血祛瘀，行气止痛。用于气滞血瘀所致的胸痹、头痛日久、痛如针刺而有定处，内热烦闷，心悸失眠，急躁易怒。用法用量：口服，一次 6 粒，一日 2 次，1 个月为一个疗程。

四、单验方

1. 葶苈子粉，装胶囊，每次 1.5g，每日 2 次，饭后口服，用于痰浊壅肺的咳喘。[《慢性阻塞性肺疾病诊疗指南》（2011）]

2. 鱼腥草、金银花、金荞麦根茎各 15g。水煎服，每日 1 剂，分 2 次服。用于痰热证。[《慢性阻塞性肺疾病中医诊疗指南》（2011 版）]

3. 地龙焙干研末，装胶囊，饭后口服，每次 3g，每日 2 次，用于痰热证。[《慢性阻塞性肺疾病中医诊疗指南》（2011 版）]

4. 董建华验方——加味麦味地黄汤　麦冬 10g，五味子 10g，山萸肉 10g，紫石英(先煎)15g,熟地黄 10g,山药 10g,丹皮 10g,茯苓 10g,泽泻 10g,肉桂3~6g。每日 1 剂,文火久煎,分 2 次温服。主治老年性咳喘。

5. 陆芷青验方——四子平喘汤　葶苈子 12g,炙苏子 9g,莱菔子 9g,白芥子 2g,苦杏仁 9g,浙贝母 12g,制半夏 9g,陈皮 5g,沉香(后下)5g,生地黄 12g,当归 5g,紫丹参 15g。文火水煎,每日 1 剂,分 2 次温服。主治肾虚失纳,痰饮停肺之咳喘。

6. 董漱六验方——冬令咳喘膏　潞党参 120g,炙黄芪 120g,焦白术 120g,青防风 45g,熟地黄 120g,山萸肉 90g,怀山药 120g,麦冬 90g,天冬 90g,五味子 30g,黑附块 90g,川桂枝 30g,云茯苓 120g,炙甘草 45g,净麻黄 45g,紫苏子 90g,苦杏仁 90g,淡干姜 24g,北细辛 24g,益智仁 90g,西砂仁 45g,广陈皮 45g,上沉香 15g,银杏肉 60g,胡桃肉 60g,生晒参 50g(另煎汁),蛤蚧一对(去头足研末),驴皮胶 300g(陈酒烊化冲入收膏)。精选道地药材,严格核对,放入大紫铜锅内,水浸一宿,浓煎两三次,滤取清汁去渣,煎膏浓缩到一定药汁,将烊化驴皮胶倒入锅内,最后冲入参汤、蛤蚧末和冰糖 500g 收膏,以滴水为度。煎膏在冬至前,服膏在冬至后、立春前为宜,每日早、晚各服 1 大食匙,开水冲服,如遇伤风停食勿服。主治老人虚喘之气虚阳虚型。

第四节　支气管扩张

支气管扩张是指支气管树异常扩张,是一种常见的慢性支气管化脓性疾病。常由于感染、理化因素、免疫或遗传等原因所引起的支气管管壁肌肉和弹性支撑组织破坏,导致中等大小的支气管异常扩张和变形。病变主要累及中等大小支气管,左肺下叶最为常见。临床表现为慢性咳嗽、大量脓痰、反复咯血,肺部同一部位反复感染,慢性感染中毒,晚期可并发肺纤维化、肺气肿、肺心病等。

本病多属于中医学"咳嗽""咯血""肺痈""肺痿"范畴。

一、诊断要点

应根据既往病史、临床表现、体征及实验室检查等资料综合分析确定。胸部高分辨率 CT 是诊断支气管扩张的主要手段。

（一）病史

全面采集病史,包括既往史(特别是幼年时下呼吸道感染性疾病的病史)、误吸史、呼吸道症状和全身症状、有害物质接触史等。

（二）症状

1. 咳嗽与咳痰　咳嗽是支气管扩张症最常见的症状,且多伴有咳痰,痰液可为黏液性、黏液脓性或脓性。合并感染时咳嗽和咳痰量明显增多,可呈黄绿色脓痰,重症患者痰量可达每日数百毫升。

2. 呼吸困难　大部分患者伴有呼吸困难,这与支管扩张的严重程度相关,且与 FEV_1 下降及高分辨率 CT 显示的支气管扩张程度及痰量相关。

3. 咯血　半数患者可出现不同程度的咯血,多与感染相关。咯血可从痰中带血至大量咯血,咯血量与病情严重程度、病变范围并不完全一致。部分患者仅有咯血而无咳嗽及咳痰,称干性支气管扩张。

4. 其他　约三分之一的患者可出现非胸膜性胸痛。支气管扩张患者常伴有焦虑、发热、乏力、食欲减退、消瘦、贫血及生活质量下降。

5. 急性加重　支气管扩张常因感染导致急性加重。如果出现至少一种症状加重或出现新症状(发热、胸膜炎、咯血、需要抗菌药物治疗),往往提示出现急性加重。

（三）体征

听诊闻及湿性啰音是支气管扩张症的特征性表现,以肺底部最为多见,多自吸气早期开始,吸气中期最响亮,持续至吸气末。反复感染及大量脓痰者常可见杵状指。部分患者可出现发绀。晚期合并肺心病的患者可出现右心衰竭的体征。

（四）辅助检查

1. 常规胸片检查　疑诊支气管扩张时首先进行胸片检查。绝大多数支气管扩张症患者胸片异常,可表现为灶性肺炎、散在不规则高密度影、线性或盘状不张,也可有特征性的气道扩张和增厚,表现为类环形阴影或轨道征。但胸片的敏感度及特异度均较差,难以发现轻症或特殊部位的支气管扩张。

2. 胸部高分辨率 CT　可确诊支气管扩张。支气管扩张的高分辨率 CT主要表现为支气管内径与其伴行动脉直径比例的变化,此外还可见到支气管呈柱状及囊状改变,气道壁增厚、黏液阻塞、树枝发芽征及马赛克征。根据 CT所见支气管扩张症可分为 4 型,即柱状型、囊状型、静脉曲张型及混合型。

3. 支气管碘油造影　可直接显示扩张的支气管,但由于该检查为有创检查,目前逐渐被胸部高分辨率 CT 取代,已极少应用于临床。

4. 肺功能检查　支气管扩张部位广泛和严重者，可导致阻塞性通气功能障碍。

5. 实验室检查　血炎性标志物反映是否有感染。血清免疫球蛋白提示是否有免疫缺陷。另外，支气管扩张症患者均应行下呼吸道微生物学检查。根据临床表现，可选择性进行血清 IgE 测定、烟曲霉皮试、曲霉沉淀素检查，以除外变应性支气管肺曲霉病（ABPA）。血气分析可用于评估患者肺功能受损状态，判断是否合并低氧血症和 / 或高碳酸血症。必要时可检测类风湿因子、抗核抗体、抗中性粒细胞胞质抗体。

（五）鉴别诊断

若患者以慢性咳嗽、咳痰为主者需要与 COPD、肺结核、慢性肺脓肿等鉴别。出现反复咯血需要与支气管肺癌、结核病以及循环系统疾病进行鉴别。

二、西医治疗要点

治疗目的：确定并治疗潜在病因以阻止疾病进展，维持或改善肺功能，减少急性加重，减少日间症状和急性加重次数，改善患者的生活质量。

1. 物理治疗　物理治疗可促进呼吸道分泌物排出，提高通气的有效性，维持或改善运动耐力，缓解气短、胸痛症状。有效清除气道分泌物（即排痰）是支气管扩张患者长期治疗的重要环节。另外对于合并呼吸困难的患者，通过吸气肌训练可显著改善其运动耐力和生活质量。

2. 抗菌药物治疗　支气管扩张症患者出现急性加重合并症状恶化，即咳嗽、痰量增加或性质改变、脓痰增加和 / 或喘息、气急、咯血及发热等全身症状时，应考虑应用抗菌药物。但值得注意的是，仅有黏液脓性或脓性痰液或仅痰培养阳性不是应用抗菌药物的指征。

3. 咯血的治疗

（1）大咯血紧急处理：首先应保证气道通畅，预防咯血窒息，改善氧合状态，稳定血流动力学状态。

（2）药物治疗：包括垂体后叶激素、氨基己酸、酚磺乙胺、酚妥拉明、普鲁卡因等。

（3）支气管动脉栓塞术或外科手术。

4. 非抗菌药物治疗　黏液溶解剂可促进痰饮排出；合并气流阻塞及气道高反应性的患者可应用支气管舒张剂；另外吸入糖皮质激素可拮抗气道慢性炎症。

5. 手术治疗

（1）手术适应证：①积极药物治疗仍难以控制症状者；②大咯血危及生命或经药物、介入治疗无效者；③局限性支气管扩张，术后最好能保留 10 个以上肺段。

（2）相对禁忌证：非柱状支气管扩张、痰培养铜绿假单胞菌阳性、切除术后残余病变及非局灶性病变。

三、中成药应用

（一）基本病机

中医认为支气管扩张是由外邪袭肺，日久迁延，痰瘀稽留，损伤正气所致。若此时在外感邪诱发或在内肝火扰动，则易导致此病急性发作。其病位病位在肺，且与肝、脾、胃、肾有关。病性肺虚为本，痰、热、瘀为标，虚实夹杂。辨证需辨明虚实侧重，常见有痰热壅肺、肝火犯肺、肺脾气虚、气阴两虚等证。

（二）辨证分型使用中成药

支气管扩张常用中成药一览表

证型	常用中成药
痰热壅肺证	复方鲜竹沥液、云南白药
肝火犯肺证	云南白药、加味逍遥丸
肺脾气虚证	人参健脾丸、玉屏风颗粒
气阴两虚证	百合固金丸、养阴清肺丸

1. 痰热壅肺证

〔证候〕主症：咳嗽痰多，咯吐黄白黏痰或脓性痰，痰中带血或痰血相间，血色鲜红，或有热腥味；次症：兼有发热口渴，胸闷，气急，乏力，失眠，纳呆，头晕；舌脉：舌红苔黄或黄腻，脉数或滑数。

〔治法〕清热泻肺，化痰止血。

〔方药〕泻白散（《小儿药证直诀》）合泻心汤（《金匮要略》）。

〔中成药〕（1）复方鲜竹沥液[医保目录]（由鲜竹沥、鱼腥草、生半夏、生姜、枇杷叶、桔梗、薄荷素油组成）。功能主治：清热化痰，止咳。用于痰热咳嗽，痰黄黏稠。用法用量：口服，一次 20ml，一日 2~3 次。

（2）云南白药[医保目录]（组成保密）。功能主治：化瘀止血，活血止痛，解毒消肿。用于跌打损伤，瘀血肿痛，吐血、咳血、便血、痔血、崩漏下血，手术出血，疮疡肿毒及软组织挫伤,闭合性骨折,支气管扩张及肺结核咳血,溃疡病出血,以及皮肤感染性疾病。用法用量:口服,一次 0.25~0.5g,一日 3 次。

2. 肝火犯肺证

〔证候〕**主症**:气逆咳嗽,咳引胸胁,咳痰带血或咯血鲜红而量多,少量白黏痰;**次症**:口苦咽干,心烦易怒,情绪诱发;**舌脉**:舌红苔薄白或薄黄,脉细弦。

〔治法〕清肝宁肺,凉血止血。

〔方药〕泻白散(《小儿药证直诀》)合黛蛤散(《中国药典》)。

〔中成药〕(1)云南白药^(医保目录)(详见本节"痰热壅肺证")。

(2)加味逍遥丸^(医保目录)[由柴胡、当归、白芍、白术(麸炒)、茯苓、甘草、牡丹皮、栀子(姜炙)、薄荷组成]。功能主治:疏肝清热,健脾养血。用于肝郁血虚,肝脾不和,两胁胀痛,头晕目眩,倦怠食少,月经不调,脐腹胀痛。用法用量:口服,一次 6g,一日 2 次。

3. 肺脾气虚证

〔证候〕**主症**:咳嗽声低,咯黄白黏痰,咯痰无力;**次症**:乏力,自汗,头晕,纳呆,怕冷,耳鸣;**舌脉**:舌淡红苔薄白,脉滑。

〔治法〕健脾益气,化痰止咳。

〔方药〕六君子汤(《医学正传》)合三子养亲汤(《韩氏医通》)。

〔中成药〕(1)人参健脾丸^(医保目录)[由人参、白术(麸炒)、茯苓、山药、陈皮、木香、砂仁、炙黄芪、当归、酸枣仁(炒)、远志(制)组成]。功能主治:健脾益气,和胃止泻。用于脾胃虚弱所致的饮食不化、脘闷嘈杂、恶心呕吐、腹痛便溏、不思饮食、体弱倦怠。用法用量:口服,水蜜丸一次 8g,大蜜丸一次 2 丸,一日 2 次。

(2)玉屏风颗粒^(医保目录)(详见第一章第二节急性气管-支气管炎)。

4. 气阴两虚证

〔证候〕**主症**:咳嗽,咯少量黄黏痰或脓痰,痰难咯出,咳血或痰中带血;**次症**:气急,自汗,盗汗,乏力懒言,口干苦,怕热,午后潮热,面部潮热,纳呆,烦躁,容易感冒,气短;**舌脉**:舌红苔薄白,脉细数。

〔治法〕养阴益气,清泄虚热。

〔方药〕百合固金汤(《慎斋遗书》)或生脉散(《医学启源》)。

〔中成药〕(1)百合固金丸^(医保目录)(详见第一章第二节急性气管-支气管炎)。

(2)养阴清肺丸^(医保目录)(由地黄、麦冬、玄参、川贝母、白芍、牡丹皮、薄荷、甘草组成)。功能主治:养阴润燥,清肺利咽。用于阴虚肺燥,咽喉干痛,干咳少痰或痰中带血。用法用量：口服，水蜜丸一次 6g，大蜜丸一次 1 丸，一日 2 次。

四、单验方

1. 三七粉 3~5g，白及粉 10g，混匀，口服，一次 3g，一日 2~3 次，活血止血。（《中医内科常见病诊疗指南》）

2. 山西省陵川县治疗支气管扩张咯血验方　药用北条参 12g，白术 15g，茯苓 15g，陈皮 15g，半夏曲 12g，甘草 9g，山药 15g，丹皮 10g，白茅根 30g，百合 20g，黄芪 20g，白及粉 10g（另冲），薏苡仁 30g，五味子 10g，生地黄 12g，炒黄芩 12g，三七 6g（另研细冲服）。水煎服，一日 1 剂，一日 2 次。

3. 邵长荣验方——平肝清肺汤　柴胡 9g，前胡 9g，青黛 9g，丹皮 9g，炒蒲黄 9g，六月雪 9g，茜草根 9g，平地木 30g，海蛤壳 12g，野菊花 12g。将药物冷水浸泡 30 分钟，浸透后煎煮，首煎沸后文火 40 分钟，二煎沸后文火 30 分钟。煎好后两煎混合，分 2 次服，于饭后 2 小时温服。主治支气管扩张属肝火犯肺，血逆妄行。

第五节　慢性呼吸衰竭

慢性呼吸衰竭是各种原因引起肺通气或换气功能严重障碍，导致缺氧或伴有二氧化碳潴留，从而引起一系列生理功能和代谢功能紊乱的临床综合征。本病多继发于慢性呼吸系统疾病，尤其是慢性阻塞性肺疾病（COPD）。起病缓慢，机体有一定的代偿能力，但是一旦有呼吸道感染，加重呼吸功能负担，即可出现危重症状。

本病多属于中医学"喘证""喘脱"范畴。

一、诊断要点

根据基础病病史，加上缺氧或伴有 CO_2 潴留的临床表现，结合有关体征以及动脉血气分析，可明确诊断。

（一）症状

1. 呼吸困难　患者呼吸感空气不足，呼吸费力，且与原发病有关。中枢性呼吸衰竭表现为潮式、间歇式或抽泣样呼吸；呼吸器官病变引起的周围性呼吸衰竭，多伴有呼吸肌劳累，辅助呼吸肌参与呼吸，表现为点头或提肩呼吸，发生二氧化碳麻醉时,出现浅慢呼吸。

2. 发绀　口唇、指甲(趾甲)出现发绀,是缺氧的典型体征。

3. 精神神经症状　急性缺氧症状较慢性缺氧明显,可出现精神错乱、躁狂、昏迷、抽搐等症状;慢性缺氧多有智力、定向功能障碍。

4. 血液循环系统的症状　早期心率增快,血压升高。持续严重缺氧及二氧化碳潴留,可使血压下降,心律失常等。

5. 消化和泌尿系统症状　严重呼吸衰竭可明显影响肝肾功能,血清谷丙转氨酶增加,血尿素氮升高,蛋白尿,尿中出现红细胞或管型。严重呼吸衰竭并能引起胃肠道黏膜充血、水肿、糜烂渗血等。

（二）体征

胸部视诊可见肋间隙增宽,桶状胸,呼吸运动度减弱,叩诊呈过清音,听诊呼吸音减低,双肺干、湿性啰音等。

（三）辅助检查

动脉血气分析:$PaO_2<60mmHg$,$PaCO_2>50mmHg$,仅有 PaO_2 降低为Ⅰ型呼吸衰竭,同时伴有 $PaCO_2$ 升高者为Ⅱ型呼吸衰竭。值得注意的是在临床上Ⅱ型呼衰吸氧治疗后,会出现 $PaO_2>60mmHg$,但 $PaCO_2$ 仍高于正常水平的情况。

二、西医治疗要点

1. 氧疗　慢阻肺是导致慢性呼吸衰竭的常见呼吸系统疾病,患者常伴有 CO_2 潴留,氧疗时需注意保持低浓度吸氧,防止血氧含量过高。若吸入高浓度氧,使血氧迅速上升,解除了低氧对外周化学感受器的刺激,便会抑制患者呼吸,造成通气状况进一步恶化,导致 CO_2 上升,严重时陷入 CO_2 麻醉状态。

2. 机械通气　包括无创机械通气或有创机械通气。慢阻肺急性加重早期及时应用无创机械通气可以防止呼吸功能不全加重,缓解呼吸肌疲劳,减少后期气管插管率,改善预后。

3. 抗感染　呼吸道感染是呼吸衰竭最常见的诱因。建立人工气道机械通气和免疫功能低下的患者易反复发生感染,且不易控制。根据痰细菌、真菌结养和药物敏感试验结果等,选择有效的抗生素。

4. 呼吸兴奋剂　呼吸兴奋剂包括尼可刹米、洛贝林、贝美格等,可刺激呼吸中枢或周围化学感受器,增强呼吸驱动,增加呼吸频率和潮气量,改善通气。

5. 纠正酸碱平衡失调和电解质紊乱　呼吸性酸中毒应通过增加通气量来纠正,当以机械通气等方法较为迅速地纠正呼吸性酸中毒时,原已增加的碱储备会使 pH 值升高,对机体造成严重危害,故在纠正呼吸性酸中毒时,应注意同时纠正潜在的代谢性碱中毒,通常给予患者盐酸精氨酸和补充氯化钾。

三、中成药应用

(一)基本病机

中医认为慢性呼吸衰竭是由肺、脾、肾、心、脑虚损,感受外邪而致,肺、脾、肾、心亏虚是其内因,痰、瘀、水、饮、毒为其病理因素。其病性多属本虚标实,虚实错杂。常见辨证分型包括痰热壅肺证、痰浊闭窍证、痰瘀阻肺证、阳虚喘脱证等。

(二)辨证分型使用中成药

慢性呼吸衰竭常用中成药一览表

证型	常用中成药
痰热壅肺证	复方鲜竹沥液、清开灵注射液
痰浊闭窍证	安宫牛黄丸、醒脑静注射液
痰瘀阻肺证	–
阳虚喘脱证	参附注射液

1. 痰热壅肺证

〔**证候**〕**主症:**喘咳气涌,息促气急,鼻翼煽动,胸部胀满,痰多黏稠,色黄或加血丝;**次症:**胸中灼热,身热汗出,口渴喜冷饮,面赤咽干;**舌脉:**舌质红,苔黄或黄腻,脉滑数。

〔**治法**〕清热化痰,肃肺平喘。

〔**方药**〕清气化痰丸(《医方考》)。

〔**中成药**〕(1)复方鲜竹沥液(医保目录)(详见第一章第四节支气管扩张)。

(2)清开灵注射液(医保目录)[由胆酸、珍珠母(粉)、猪去氧胆酸、栀子、水牛角(粉)、板蓝根、黄芩苷、金银花组成]。功能主治:清热解毒,化痰通络,醒神开窍。用于热病,神昏,中风偏瘫,神志不清;急性肝炎、上呼吸道感染、肺炎、脑血栓形成、脑出血见上述证候者。用法用量:肌内注射,一日2~4ml。重症患者静脉滴注,一日20~40ml,以10%葡萄糖注射液200ml或氯化钠注射液100ml稀释后使用。

2. 痰浊闭窍证

〔**证候**〕**主症:**咳逆喘促,意识朦胧,神昏谵语,甚则昏迷抽搐;**次症:**或伴痰鸣;**舌脉:**舌质黯红或淡紫,脉滑数。

〔治法〕涤痰开窍。

〔方药〕菖蒲郁金汤(《温病全书》)。

〔中成药〕(1)安宫牛黄丸^(医保目录)(详见第一章第一节附 流行性感冒)。

(2)醒脑静注射液^(医保目录)(详见第一章第三节慢性阻塞性肺疾病)。

3. 痰瘀阻肺证

〔证候〕**主症**:呼吸不畅,喘促短气,喉间痰鸣如锯,胸憋胸闷,口唇青紫;**次症**:或感咽喉不利,口干面红;**舌脉**:舌质紫黯,或有瘀斑,舌下脉络瘀曲,苔白或黄腻,脉弦滑。

〔治法〕涤痰祛瘀,降气平喘。

〔方药〕三子养亲汤(《韩氏医通》)合血府逐瘀汤(《医林改错》)。

〔中成药〕指南暂无推荐。可参考慢性阻塞性肺疾病之痰湿阻肺证的用药方案并兼用血府逐瘀类中成药。

4. 阳虚喘脱证

〔证候〕**主症**:喘促日久,呼多吸少,心悸气短,动则喘促更甚,汗出肢冷,面青唇黯,精神疲惫;**次症**:时有下肢或颜面水肿;**舌脉**:舌质淡胖,苔白腻,脉沉弱无力。

〔治法〕温阳固脱,纳气平喘。

〔方药〕七味都气丸(《张氏医通》)或真武汤(《伤寒论》)。

〔中成药〕参附注射液^(医保目录)(详见第一章第一节附 流行性感冒)。

四、单验方

1. 胡桃肉60g,补骨脂12g,砂仁(后下)3g,水煎服。治肺肾两虚久咳。(《中医内科常见病诊疗指南》)

2. 人参15g(党参用量加倍),煎水鼻饲,有改善呼吸衰竭患者通气作用。(《中医内科常见病诊疗指南》)

第六节 肺炎

肺炎是指终末气道、肺泡腔及肺间质的炎症,由多种病原体如细菌、病毒、真菌、寄生虫等引起,其中以细菌、病毒最为常见,理化因素、免疫损伤、过敏及药物等也可引起。依据肺炎患病地点和时间的不同而分为社区获得性肺炎(CAP)和医院获得性肺炎(HAP)。本章节我们重点讨论社区获得性肺炎。CAP 是指在医院外罹患的感染性肺实质炎症,包括具有明确潜伏期的病原体感染而在入院后潜伏期内发病的肺炎,临床主要表现为发热、咳嗽、咯痰、气短、胸闷或胸痛等。

本病多属于中医学"风温肺热""咳嗽"范畴。

一、诊断要点

(一)临床表现

1. 急性起病,但可因病原体、宿主免疫状态和并发症、年龄等不同而有差异。

2. 呼吸道症状　咳嗽是最常见症状,大多伴有咳痰;常伴有呼吸困难,胸痛的发生率随年龄增长而减少,呼吸增快的发生率随增龄而增加;部分患者可见咯血。免疫功能低下宿主肺炎的临床表现受免疫损害类型及其程度等因素影响。

3. 全身症状　绝大多数有发热和寒战,但随年龄增长而减少。部分患者出现高热。其他常见症状有乏力、出汗、头痛、肌肉酸痛、厌食。相对少见症状有咽痛、恶心、呕吐、腹泻等。老人肺炎呼吸道症状少,而以精神不振、神志改变、活动能力下降和心血管方面改变为主。

4. 体征　常呈热性病容,重者有呼吸急促、发绀。典型者胸部检查可有患侧呼吸运动减弱、触觉语颤增强、叩诊浊音、听诊闻及支气管呼吸音或支气管肺泡呼吸音,可有湿啰音。如果病变累及胸膜可闻及胸膜摩擦音,出现胸腔积液则有相应体征。注意胸部体征常随病变范围、实变程度、累及胸膜与否等情况而异。心率通常加快,如并发中毒性心肌病变则可出现心音低钝、奔马律、心律失常和周围循环衰竭。老年人心动过速比较常见。

5. 影像学表现　胸部 X 线表现为肺部浸润性病变,呈云雾状、片状或斑片状,充分实变时可见支气管充气征。分布可以是全叶的,亦可仅涉及段或亚段。或呈多叶段分布。有时病变呈现细支气管腺泡渗出,以两下肺为主,称为支气管肺炎。多见于老年和伴随严重基础疾病如 COPD 患者。其他 X 线表现尚可有间质性改变、粟粒或微结节改变、团块状改变、空洞形成等,但均少见。不同病原体所致肺炎其 X 线可以有不同表现。

(二)诊断流程及依据

1. 肺炎初步诊断及诊断依据　①新近出现的咳嗽、咯痰或原有呼吸道疾病症状加重,并出现脓性痰,伴或不伴胸痛。②发热。③肺实变体征和/或闻及湿性啰音。④白细胞数 >10×10⁹/L 或 <4×10⁹/L,伴或不伴细胞核左移。⑤胸部 X 线检查显示片状、斑片状浸润性阴影或间质性改变,伴或不伴胸腔积液。以上①~④项中任何 1 项加第⑤项,并除外肺结核、肺部肿瘤、非感染性肺间质性疾病、肺水肿、肺不张、肺栓塞、肺嗜酸性粒细胞浸润症及肺血管炎等后,可建立初步临床诊断。

2. 评估严重程度

(1)轻症肺炎:符合以下 4 条者,即①体温低于 38℃;②呼吸功能和动脉血气测定正常或与基础值比较无恶化;③白细胞低于 10×10⁹/L;④无其他并发症。

(2)重症肺炎:①意识障碍;②呼吸频率 ≥30 次 /min;③ PaO₂<60mmHg,PaO₂/FiO₂<300,需行机械通气治疗;④收缩压 <90mmHg;⑤并发脓毒性休克;⑥ X 线胸片显示双侧或多肺叶受累,或入院 48h 内病变范围扩大 ≥50%;⑦少尿:尿量 <20ml/h,或 <80ml/4h,或急性肾衰竭需要透析治疗。肺部感染,且上述临床表现中出现 1 项或 1 项以上者即可诊断为重症肺炎。

3. 病原学诊断　初步临床诊断的同时或其后应尽可能明确病原学诊断以便指导治疗。

二、西医治疗要点

1. 经验性抗菌治疗　在正确诊断的前提下,及时经验性抗菌治疗,要求覆盖 CAP 最常见病原体。对于门诊轻症 CAP 患者,建议口服阿莫西林或阿莫西林 / 克拉维酸治疗;对于需要住院的 CAP 患者,推荐单用 β-内酰胺类或联合多西环素、米诺环素 / 大环内酯类或单用呼吸喹诺酮类。

2. 重视病情评估和病原学检查,应力争在初始经验治疗 48~72h 后进行评价。根据呼吸道或肺组织标本的细菌培养和药物敏感性试验结果,选择体外试验敏感的抗生素,予以抗病原体治疗。

3. 对症治疗　包括退热、止咳、化痰,缺氧者予氧气吸入。

4. 并发症的处理　合并胸腔积液者如积液量较多,症状明显者可抽液治疗。

三、中成药应用

(一)基本病机

中医认为 CAP 发病病机包括外邪侵袭、肺卫受邪和正气虚弱、抗邪无力两个方面。风热毒邪,侵袭肺脏,或风寒之邪入里化热,炼津为痰,痰热壅肺。

病理过程中可化火生痰、伤津耗气或风热邪盛而逆传心包,甚至邪进正衰,正气不固而见邪陷正脱。临床常见证包括实证类(风热袭肺证、外寒内热证、痰热壅肺证、痰湿阻肺证)、正虚邪恋类(肺脾气虚证、气阴两虚证)、危重变证类(热陷心包证、邪陷正脱证)等。

（二）辨证分型使用中成药

肺炎常用中成药一览表

证型	常用中成药
风热袭肺证	银翘解毒丸、双黄连合剂、牛黄清感胶囊
外寒内热证	感冒清热颗粒、通宣理肺丸、正柴胡饮颗粒
痰热壅肺证	蛇胆川贝液、复方鲜竹沥液、二母宁嗽丸
痰湿阻肺证	桂龙咳喘宁胶囊、苏子降气丸
肺脾气虚证	玉屏风颗粒、黄芪颗粒
气阴两虚证	生脉饮口服液、百合固金丸、养阴清肺丸
热陷心包证	清开灵注射液、安宫牛黄丸、醒脑静注射液
邪陷正脱证	生脉注射液、参附注射液

1. 风热袭肺证

〔**证候**〕主症:发热、恶风,鼻塞、鼻窍干热、流浊涕,咳嗽,干咳,痰白干黏、黄;次症:咯痰不爽,口干,咽干,咽痛;舌脉:舌苔薄、白、干,脉数,或舌尖红,舌苔黄,脉浮。

〔**治法**〕疏风清热,清肺化痰。

〔**方药**〕银翘散(《温病条辨》)加减。

〔**中成药**〕(1)银翘解毒丸^(医保目录)[由金银花、连翘、薄荷、荆芥、淡豆豉、牛蒡子(炒)、桔梗、淡竹叶、甘草组成]。功能主治:疏风解表,清热解毒。用于风热感冒,症见发热头痛、咳嗽口干、咽喉疼痛。用法用量:用芦根汤或温开水送服,一次 1 丸,一日 2~3 次。

(2)双黄连合剂^(医保目录)(由金银花、黄芩、连翘组成)。功能主治:辛凉解表,清热解毒。用于外感风热引起的发热,咳嗽,咽痛。用法用量:口服,一次 20ml,一日 3 次。

(3)牛黄清感胶囊^(药典)(由黄芩、金银花、连翘、人工牛黄、珍珠母组成)。功能主治:疏风解表,清热解毒。用于外感风热,内郁化火所致的感冒发热,咳

40

嗽,咽痛。用法用量:口服,一次 2~4 粒,一日 3 次;儿童酌减或遵医嘱。

2. 外寒内热证

〔**证候**〕**主症**:发热,恶寒,无汗,咳嗽;**次症**:痰黄,或痰白干黏,咯痰不爽,咽干,咽痛,肢体酸痛;**舌脉**:舌质红,舌苔黄、黄腻,脉数或脉浮。

〔**治法**〕疏风散寒,清肺化痰。

〔**方药**〕麻黄杏仁甘草石膏汤(《伤寒论》)合清金化痰汤(《统旨方》)加减。

〔**中成药**〕(1)感冒清热颗粒^(医保目录)(详见第一章第一节急性上呼吸道感染)。

(2)通宣理肺丸^(医保目录)(详见第一章第二节急性气管-支气管炎)。

(3)正柴胡饮颗粒^(医保目录)(详见第一章第一节急性上呼吸道感染)。

3. 痰热壅肺证

〔**证候**〕**主症**:咳嗽,痰多,痰黄,痰白干黏,胸痛;**次症**:发热,口渴,面红,尿黄,大便干结,腹胀;**舌脉**:舌质红,舌苔黄、腻,脉滑、数。

〔**治法**〕清热解毒,宣肺化痰。

〔**方药**〕贝母瓜蒌散(《医学心悟》)合清金降火汤(《古今医鉴》)加减。

〔**中成药**〕(1)蛇胆川贝液^(医保目录)(详见第一章第三节慢性阻塞性肺疾病)。

(2)复方鲜竹沥液^(医保目录)(详见第一章第四节支气管扩张)。

(3)二母宁嗽丸^(医保目录)[由川贝母、知母、石膏、炒栀子、黄芩、蜜桑白皮、茯苓、炒瓜蒌子、陈皮、麸炒枳实、炙甘草、五味子(蒸)组成]。功能主治:清肺润燥,化痰止咳。用于燥热蕴肺所致的咳嗽、痰黄而黏不易咳出、胸闷气促、久咳不止、声哑喉痛。用法用量:口服,大蜜丸一次 1 丸,水蜜丸一次 6g,一日 2 次。

4. 痰湿阻肺证

〔**证候**〕**主症**:咳嗽,气短,痰多、白黏;**次症**:胃脘痞满,纳呆,食少,痰易咯出,泡沫痰;**舌脉**:舌苔腻或舌质淡,舌苔白,脉滑或弦滑。

〔**治法**〕燥湿化痰,宣降肺气。

〔**方药**〕半夏厚朴汤(《金匮要略》)合三子养亲汤(《韩氏医通》)。

〔**中成药**〕(1)桂龙咳喘宁胶囊^(医保目录)(详见第一章第三节慢性阻塞性肺疾病)。

(2)苏子降气丸^(医保目录)(由炒紫苏子、厚朴、前胡、甘草、姜半夏、陈皮、沉香、当归组成)。功能主治:降气化痰,温肾纳气。用于上盛下虚、气逆痰壅所致的咳嗽喘息、胸膈痞塞。用法用量:口服,一次 6g,一日 1~2 次。

5. 肺脾气虚证

〔**证候**〕**主症**:咳嗽,气短,乏力,纳呆,食少;**次症**:胃脘胀满,腹胀,自汗;**舌脉**:舌体胖大、齿痕,舌质淡,舌苔白、薄,脉沉、细、缓、弱。

〔**治法**〕补肺健脾,益气固卫。

〔**方药**〕参苓白术散(《太平惠民和剂局方》)加减。

〔**中成药**〕(1)玉屏风颗粒^(医保目录)(详见第一章第二节急性气管-支气管炎)。

(2)黄芪颗粒^(医保目录)(详见第一章第三节慢性阻塞性肺疾病)。

6. 气阴两虚证

〔**证候**〕**主症**:咳嗽,无痰,少痰,气短,乏力;**次症**:咯痰不爽,口干或渴,自汗,盗汗,手足心热;**舌脉**:舌体瘦小、苔少,脉细、沉,或舌质淡红,舌苔薄、花剥,脉数。

〔**治法**〕益气养阴,润肺化痰。

〔**方药**〕生脉散(《医学启源》)合沙参麦冬汤(《温病条辨》)加减。

〔**中成药**〕(1)生脉饮口服液^(医保目录)(详见第一章第一节急性上呼吸道感染)。

(2)百合固金丸^(医保目录)(详见第一章第二节急性气管-支气管炎)。

(3)养阴清肺丸^(医保目录)(详见第一章第四节支气管扩张)。

7. 热陷心包证

〔**证候**〕**主症**:咳嗽,甚则喘息、气促,身热夜甚,心烦不寐,神志异常;**次症**:高热,大便干结,尿黄;**舌脉**:舌红、绛,脉数、滑或细。

〔**治法**〕清心凉营,豁痰开窍。

〔**方药**〕清营汤(《温病条辨》)合犀角地黄汤(《外台秘要》)加减。

〔**中成药**〕(1)清开灵注射液^(医保目录)(详见第一章第五节慢性呼吸衰竭)。

(2)安宫牛黄丸^(医保目录)(详见第一章第一节附 流行性感冒)。

(3)醒脑静注射液^(医保目录)(详见第一章第三节慢性阻塞性肺疾病)。

8. 邪陷正脱证

〔**证候**〕**主症**:呼吸短促,气短息弱,神志异常,面色苍白,大汗淋漓,四肢厥冷;**次症**:面色潮红,身热,烦躁;**舌脉**:舌质淡或绛,脉微、细、疾促。

〔**治法**〕益气救阴,温阳固脱。

〔**方药**〕阴竭者以生脉散(《内外伤辨惑论》)加味;阳脱者以四逆加人参汤(《伤寒论》)加味。

〔**中成药**〕(1)生脉注射液^(医保目录)(详见第一章第一节附 流行性感冒)。

（2）参附注射液^(医保目录)（详见第一章第一节附　流行性感冒）。

四、单验方

1. 鱼腥草、鸭跖草、半枝莲各 15g，金银花 12g。水煎服。每日 1 剂，分 2 次服。用于风热犯肺证、痰热壅肺证。[《社区获得性肺炎中医诊疗指南》(2011 版)]

2. 穿心莲、功劳木各 15g，橘皮 6g。水煎服。每日 1 剂，分 2 次服。用于痰热壅肺证。[《社区获得性肺炎中医诊疗指南》(2011 版)]

3. 重楼、败酱草、大青叶、矮地茶各 15g。水煎服。每日 1 剂，分 2 次服。用于痰热壅肺证。[《社区获得性肺炎中医诊疗指南》(2011 版)]

4. 郑惠伯验方——肺炎合剂　麻黄 6g，杏仁 10g，石膏 40g，虎杖 15g，金银花 20g，大青叶 15g，柴胡 15g，黄芩 15g，鱼腥草 20g，青蒿 15g，贯众 15g，草河车 12g，地龙 10g，僵蚕 10g，野菊花 15g，甘草 6g。水煎服，每日 1 剂，早、晚分服，小儿酌减。用于肺炎辨证属肺热喘咳证者。

第七节　慢性肺源性心脏病

慢性肺源性心脏病简称慢性肺心病，是指由肺组织、肺血管、胸廓等慢性疾病引起肺组织结构和 / 或功能异常，肺血管阻力增加，肺动脉压增高，引起右心扩张、肥厚等损害，伴或不伴右心衰竭的心脏病，并排除先天性心脏病和左心病变引起者。本病发展缓慢，除原有肺、胸疾病的临床症状和体征外，主要表现为进行性加重的心、肺功能不全及其他器官受累症状，常表现急性加重和缓解期交替出现。其主要病理变化为肺动脉高压（肺血管的器质性和功能性改变）和心功能的改变（右心功能和左心功能的改变）。我国引起该病的主要原因为慢性阻塞性肺病（COPD），因此防治 COPD 是减少该病患者的关键。本病急性发作以冬、春季多见，以急性呼吸道感染为心肺功能衰竭的主要诱因。

本病多属于中医学"肺胀""喘病""水肿"范畴。

一、诊断要点

（一）病史

有慢性呼吸系统疾病病史，主要是慢性支气管炎、阻塞性肺气肿、肺结核、支气管扩张和胸廓疾病等病史。

（二）症状

咳嗽、咳痰、气促,活动后可有心悸、呼吸困难、乏力和劳动耐力下降。急性期可使上症状加重,可有发热。少有胸痛或咯血。

（三）体征

可有不同程度的发绀,原发肺脏疾病体征,如肺气肿体征,干、湿性啰音,$P_2 > A_2$,三尖瓣区可出现收缩期杂音或剑突下心脏搏动增强,提示有右心室肥厚。部分患者因肺气肿使胸内压升高,阻碍腔静脉回流,可有颈静脉充盈甚至怒张,或使横膈下降致肝界下移。

（四）辅助检查

X线胸片、心电图检查有1项符合诊断标准。有条件可做心电向量图、超声心动图以增加诊断的可靠性。

1. X线胸片　X线诊断标准:具备以下①~④项中1项可提示,2项或以上者可以诊断,具有第⑤项情况者即可诊断。①右肺下动脉干扩张:横径≥15mm;右肺下动脉横径与气管横径比值≥1.07;经动态观察,较原右肺下动脉干增宽2mm以上。②肺动脉段中度凸出或其高度≥3mm。③中心动脉扩张和外周分支纤细形成鲜明对比。④圆锥部显著凸出(右前斜位45°)或锥高≥7mm。⑤右心室增大(结合不同体位判断)。

2. 心电图检查　具有1条主要条件即可诊断,2条次要条件为可疑肺心病的心电图表现。主要条件:①额面平均电轴≥+90°;② V_1 R/S≥1;③重度顺钟向转位(V_5 R/S≤1);④ $RV_1 + SV_5$>1.05mV;⑤ aVR R/S或R/Q≥1;⑥ $V_{1\sim3}$ QS、Qr或qr(除外心肌梗死);⑦肺型P波:P电压≥0.22mV;或电压≥0.2mV呈尖峰型,结合P电轴>+80°,或当低电压时P电压>1/2R,呈尖峰型,结合电轴>+80°。次要条件:①可有肢导连低电压;②右束支完全性或不完全性传导阻滞。

3. 超声心动图检查　凡有胸肺疾病的患者,具有以下2条者(其中必具1条主要条件)均可诊断,仅适用于心前区探测部位。主要条件:①右心室流出道内径≥30mm;②右心室内径≥20mm;③右心室前壁的厚度≥5.0mm,或前壁搏动幅度增强;④左/右心室内径比值<2;⑤右肺动脉内径≥18mm,或肺动脉干内径≥20mm;⑥右心室流出道/左心房内径比值>1.4;⑦肺动脉瓣曲线出现肺动脉高压征象者(a波低平或幅度<2mm,有收缩中期关闭征等)。参考条件:①室间隔厚度≥12mm,搏幅<5mm或呈矛盾运动征象;②右心房增大,直径≥25mm(剑突下区);③三尖瓣前叶曲线DE、EF速度增快,E峰呈尖高型,或有AC间期延长;④二尖瓣前叶曲线幅度低,CE<18mm,CD段上升缓慢、延长、

呈水平位或有 EF 下降速度减慢,<90mm/s。

4. 心电向量图检查　具有右心室和 / 或右心房增大指征。

5. 急性加重期可有发热、血白细胞和 / 或中性粒细胞增高。痰培养或痰涂片可获得有价值的病原。

二、西医治疗要点

治疗原则:纠正缺氧和二氧化碳潴留;控制呼吸衰竭和心力衰竭;预防并发症;改善生活质量。

1. 急性加重期治疗　急性加重的主要原因是呼吸道感染。

(1)控制感染:根据痰培养细菌学及药敏试验选用抗生素或经验用药。

(2)畅通呼吸道:可用物理方法和药物相结合以促进排痰,常用药物有氨溴索、乙酰半胱氨酸。

(3)给氧:鼻导管或面罩低流量吸氧(通常 1~2L/min)。

(4)支气管舒张剂:可选用茶碱、β_2 受体激动剂、胆碱能阻断剂等单用或合用,也可短期应用糖皮质激素。

(5)控制心力衰竭:一般不需要用强心药。纠正缺氧后心力衰竭可自行减轻。如需用洋地黄,应使用快速洋地黄制剂。必要时可用小量排钾利尿剂合用保钾利尿剂,防止低钠、低钾、低氯性碱中毒。

(6)预防并发症:常见并发症如消化道出血。

(7)纠正呼吸衰竭。

(8)纠正水、电解质平衡。

(9)及时发现并纠正心律失常。

(10)补充足够的热量。

2. 缓解期治疗

(1)健康宣教与管理:加强对患者及有关人员对肺心病的防治知识教育,树立信心,配合治疗。

(2)戒烟或避免被动吸烟。

(3)家庭氧疗。

(4)支气管舒张剂:可选用胆碱能阻断剂、β_2 受体激动剂、茶碱等单用或合用,糖皮质激素和 β_2 受体激动吸入剂可单用或与胆碱能阻断剂合用。

(5)祛痰药:常用药物有氨溴索、乙酰半胱氨酸。

(6)抗氧化剂:可选用 N-乙酰半胱氨酸。

(7)营养支持:足够的蛋白质和维生素饮食。

（8）疫苗：多价肺炎疫苗和流感疫苗等。

（9）免疫调节剂。

三、中成药应用

（一）基本病机

中医认为慢性肺心病多由肺脏疾患迁延失治，痰瘀稽留，正虚卫外不固，外邪易反复侵袭，诱使本病反复发作。其病性总属本虚标实、虚实夹杂，本虚多为肺、心、肾的阳气虚损，邪实为痰、饮、火（热）、瘀血。病位以肺、肾、心为主。病情发作时的病机以痰（痰热、痰浊）阻或痰瘀互阻为关键，壅阻肺系，时或蒙扰心脑而致窍闭风动；邪盛正衰，可发生脱证之危候。病情缓解时，痰、瘀、水饮减轻，但痰、瘀稽留，正虚显露而多表现为肺、心、肾虚损，见于心肺气虚、肺肾气虚、心肾阳虚，多兼有痰、瘀。本病辨证大致可分为实证类（寒饮停肺证、痰热壅肺证、痰湿阻肺证、阳虚水泛证、痰蒙神窍证）、虚证类（心肺气虚证、肺肾气虚证、肺肾气阴两虚证）、兼证类（血瘀证）。

（二）辨证分型使用中成药

肺炎常用中成药一览表

证型	常用中成药
寒饮停肺证	小青龙颗粒
痰热壅肺证	丹葶肺心颗粒、肺力咳胶囊、痰热清注射液
痰湿阻肺证	祛痰止咳胶囊
阳虚水泛证	济生肾气丸、参附注射液
痰蒙神窍证	苏合香丸、安宫牛黄丸、醒脑静注射液
心肺气虚证	补心气口服液、补肺活血胶囊
肺肾气虚证	固本咳喘胶囊、右归丸、蛤蚧定喘胶囊
肺肾气阴两虚证	生脉饮口服液、养阴清肺丸、麦味地黄丸
兼证——血瘀证	血府逐瘀胶囊、丹红注射液、苦碟子注射液

1. 寒饮停肺证

〔证候〕**主症：**喘满不得卧，咳嗽，痰多、色白、质清稀或呈泡沫状，气短，恶寒，遇寒发作或加重；**次症：**周身酸痛，发热；**舌脉：**舌质淡，舌体胖大，舌苔白、滑，脉弦、紧。

〔治法〕疏风散寒，温肺化饮。

〔方药〕小青龙汤（《伤寒论》）加减。

〔中成药〕小青龙颗粒（医保目录）（详见第一章第三节慢性阻塞性肺疾病）。

2. 痰热壅肺证

〔证候〕**主症：**喘促，动则喘甚，咳嗽，痰黏稠，痰黄，胸闷，口渴，尿黄，大便秘结；**次症：**发热，烦躁，发绀，不能平卧，纳呆，咯痰不爽，气短；**舌脉：**舌质红，舌苔黄、腻，脉滑、数，或舌苔干燥。

〔治法〕清热化痰，宣降肺气。

〔方药〕清气化痰丸（《医方考》）加减。

〔中成药〕（1）丹葶肺心颗粒^{（医保目录）}［由麻黄（蜜炙）、石膏、鱼腥草、前胡、苦杏仁、浙贝母、葶苈子、桑白皮、枳壳、丹参、川芎、太子参、甘草组成］。功能主治：清热化痰，止咳平喘。用于肺心病（发作期）属痰热证，症见咳嗽喘促，痰黄黏稠，或胸闷、心悸，发热，口唇发绀，便干，舌红，苔黄或黄腻等。用法用量：温开水冲服，每次1袋，一日3次，4周为一个疗程。

（2）肺力咳胶囊^{（医保目录）}（详见第一章第二节急性气管-支气管炎）。

（3）痰热清注射液^{（医保目录）}（详见第一章第二节急性气管-支气管炎）。

3. 痰湿阻肺证

〔证候〕**主症：**喘促，动则喘甚，咳嗽，痰黏稠，痰白，胸闷，胃脘痞满，纳呆，食少；**次症：**咯痰不爽，气短，痰多，痰清稀，乏力，腹胀，便溏；**舌脉：**舌苔白、腻，脉滑，或舌苔薄，脉弦。

〔治法〕燥湿化痰，宣降肺气。

〔方药〕半夏厚朴汤（《金匮要略》）合三子养亲汤（《韩氏医通》）加减。

〔中成药〕祛痰止咳胶囊^{（医保目录）}［由紫花杜鹃、党参、甘遂（醋制）、水半夏、芫花（醋制）、明矾组成］。功能主治：健脾燥湿，祛痰止咳。主要用于慢性支气管炎及支气管炎合并肺气肿、肺心病所引起的痰多、咳嗽、喘息等症。用法用量：口服，一次4粒，一日2次；小儿酌减。

4. 阳虚水泛证

〔证候〕**主症：**咳嗽，喘促，气短，肢体浮肿，痰白，胸闷，不能平卧，乏力，发绀；**次症：**心悸，痰少，肢冷，畏寒，纳呆，神疲，尿少；**舌脉：**舌苔白，或舌苔滑，脉沉、滑、弦。

〔治法〕温补心肾，化饮利水。

〔方药〕真武汤（《伤寒论》）合五苓散（《伤寒论》）加减。

〔中成药〕（1）济生肾气丸^{（医保目录）}［由熟地黄、山茱萸（制）、牡丹皮、山药、茯苓、泽泻、肉桂、附子(制)、牛膝、车前子组成]。功能主治:温肾化气,利水消肿。用于肾阳不足,水湿内停所致的肾虚水肿、腰膝酸重、小便不利、痰饮咳喘。用法用量:口服,水蜜丸一次6g,小蜜丸一次9g,大蜜丸一次1丸,一日2~3次。

(2)参附注射液^(医保目录)(详见第一章第一节附　流行性感冒)。

5. 痰蒙神窍证

〔**证候**〕**主症:**喉中痰鸣,痰黏稠,喘促,动则喘甚,头痛,烦躁,恍惚,嗜睡,谵妄,昏迷,瘛疭甚则抽搐;**次症:**舌苔白、黄;**舌脉:**舌苔腻,脉滑、数。

〔**治法**〕豁痰开窍醒神。

〔**方药**〕涤痰汤(《奇效良方》)加减。

〔**中成药**〕(1)苏合香丸^(医保目录)(详见第一章第三节慢性阻塞性肺疾病)。

(2)安宫牛黄丸^(医保目录)(详见第一章第一节附　流行性感冒)。

(3)醒脑静注射液^(医保目录)(详见第一章第三节慢性阻塞性肺疾病)。

6. 心肺气虚证

〔**证候**〕**主症:**喘促,动则喘甚,胸闷,气短,心悸,怔忡,乏力,动则气短、乏力、心悸加重,神疲,自汗,易感冒;**次症:**咳嗽,脉结、代;**舌脉:**舌质淡,舌苔白。

〔**治法**〕补益心肺。

〔**方药**〕养心汤(《仁斋直指方论》)加减。

〔**中成药**〕(1)补心气口服液^(医保目录)(由黄芪、人参、石菖蒲、薤白组成)。功能主治:补益心气,理气止痛。用于气短、心悸、乏力、头晕,心气虚损型胸痹心痛。用法用量:口服,一次1支,一日3次。

(2)补肺活血胶囊^(医保目录)(由黄芪、赤芍、补骨脂组成)。功能主治:益气活血,补肺固肾。用于肺心病(缓解期)属气虚血瘀证,症见咳嗽气促,或咳喘胸闷,心悸气短,肢冷乏力,腰膝酸软,口唇发绀,舌淡苔白或舌紫黯。用法用量:口服,一次4粒,一日3次。

7. 肺肾气虚证

〔**证候**〕**主症:**喘促、胸闷、气短,动则加重,咳嗽,面目浮肿,头昏,神疲,乏力,易感冒,腰膝酸软,小便频数,夜尿增多;**次症:**痰白,耳鸣,咳时遗尿,舌苔腻,脉细;**舌脉:**舌质淡,舌苔白,脉沉、弱。

〔**治法**〕补肾益肺,纳气平喘。

〔**方药**〕人参补肺饮(《症因脉治》)加减。

〔**中成药**〕(1)固本咳喘胶囊^(医保目录)[由党参、白术、茯苓、麦冬、补骨脂(盐水炒)、炙甘草、五味子(醋制)组成],功能主治:益气固表,健脾补肾。用于脾虚痰盛、肾气不固所致的咳嗽、痰多、喘息气促、动则喘剧,慢性支气管炎、肺气肿、支气管哮喘见上述证候者。用法用量:口服,一次 3 粒,一日 3 次。

（2）右归丸^(医保目录)（由熟地黄、炮附片、肉桂、山药、酒萸肉、菟丝子、鹿角胶、枸杞子、当归、盐杜仲组成。功能主治:温补肾阳,填精止遗。用于肾阳不足,命门火衰,腰膝酸冷,精神不振,怯寒畏冷,阳痿遗精,大便溏薄,尿频而清。用法用量:口服,小蜜丸一次 9g,大蜜丸一次 1 丸,一日 3 次。

（3）蛤蚧定喘胶囊^(医保目录)（由蛤蚧、炒紫苏子、瓜蒌子、炒苦杏仁、麻黄、石膏、甘草、紫菀、醋鳖甲、黄芩、麦冬、黄连、百合、煅石膏组成。功能主治:滋阴清肺,止咳平喘。用于肺肾两虚、阴虚肺热所致的虚劳咳喘、气短胸满、自汗、盗汗。用法用量:口服,一次 3 粒,一日 2 次,或遵医嘱。

8. 肺肾气阴两虚证

〔**证候**〕**主症**:喘促、气短、动则加重,不能平卧,气不得续,胸闷,咳嗽,少痰,咯痰不爽,自汗,盗汗,神疲,乏力,易感冒,手足心热,腰膝酸软;**次症**:面红,耳鸣,头昏,头晕,少气懒言,发绀,舌质淡,舌苔花剥;**舌脉**:舌质红,舌苔少,脉数、沉、细、弱。

〔**治法**〕补肺滋肾,纳气定喘。

〔**方药**〕人参补肺汤（《证治准绳》）合生脉散（《医学启源》）加减。

〔**中成药**〕（1）生脉饮口服液^(医保目录)（详见第一章第一节急性上呼吸道感染）。

（2）养阴清肺丸^(医保目录)（详见第一章第四节支气管扩张）。

（3）麦味地黄丸^(医保目录)（由麦冬、五味子、熟地黄、酒萸肉、牡丹皮、山药、茯苓、泽泻组成）。功能主治:滋肾养肺。用于肺肾阴亏,潮热盗汗,咽干咳血,眩晕耳鸣,腰膝酸软,消渴。用法用量:口服,水蜜丸一次 6g,小蜜丸一次 9g,大蜜丸一次 1 丸,一日 2 次。

9. 兼证——血瘀证

〔**证候**〕**主症**:面色紫黯,唇甲青紫;**次症**:胸闷,胸痛;**舌脉**:舌下脉络迂曲、粗乱,舌质黯红、瘀斑、瘀点、紫黯,脉涩、结、代。

〔**治法**〕活血化瘀。

〔**方药**〕川芎 9g,赤芍 12g,桃仁 9g,红花 9g,莪术 12g 等。

〔**中成药**〕（1）血府逐瘀胶囊^(医保目录)（详见第一章第三节慢性阻塞性肺疾病）。

（2）丹红注射液^(医保目录)（由丹参、红花组成）。功能主治:活血化瘀,通脉舒络。用于瘀血闭阻所致的胸痹及中风,胸痛,胸闷,心悸,口眼㖞斜,言语謇涩,肢体麻木,活动不利等;冠心病、心绞痛、心肌梗死,瘀血型肺心病,缺血性脑病、脑血栓。用法用量:肌内注射,一次 2~4ml,一日 1~2 次;静脉注射,一次 4ml,加入 50% 葡萄糖注射液 20ml 稀释后缓慢注射,一日 1~2 次;静脉滴注,一次 20~40ml,加入 5% 葡萄糖注射液 100~500ml 稀释后缓慢滴注,一日 1~2 次;伴有糖尿病等特殊情况时,改用 0.9% 的生理盐水稀释后使用;或遵医嘱。

(3)苦碟子注射液[医保目录](由抱茎苦荬菜组成)。功能主治:活血止痛,清热祛瘀。用于瘀血闭阻的胸痹,症见胸闷、胸痛,口苦,舌黯红或存瘀斑等。适用于冠心病、心绞痛见上述症状者,亦可用于脑梗死者。用法用量:静脉滴注,一次 10~40ml,一日 1 次;用 5% 葡萄糖或 0.9% 氯化钠注射液稀释至 250~500ml 后应用。14 日为一疗程;或遵医嘱。

四、单验方

1. 查玉明验方——温肾救心汤 炙附子 7.5g,白术 25g,茯苓 25g,白芍 15g,生黄芪 25g,五加皮 25g,细辛 5g,桂枝 7.5g,五味子 10g,甘草 10g,生姜 15g。将药浸泡半小时后水煎煮,首煎沸后 30 分钟,二煎沸后 20 分钟,两煎混合分服,早餐及晚餐后 1 小时温服。主治阴盛于内,水湿内停,上凌心肺引起的心悸怔忡,尿少浮肿,喘不得卧,口唇发青之水气病(相当于西医学之肺心病)。

2. 徐寿仁验方——退肿方 麻黄 10g,桂枝 10g,白术 10g,黄芪 15g,薏苡仁 15g,通草 6g,茯苓皮 15g,赤小豆 30g,冬瓜皮 15g,木香 6g,陈皮 6g,独活 6g。每日 1 剂,水煎分服。主治肺源性心脏病以水肿为主要表现者。

3. 李孔定验方——金水交泰汤 南沙参 50g,黄精 30g,地龙 30g,苏子 30g,赤芍 30g,黄芩 30g,木蝴蝶 10g,制南星 15g,沉香(研末冲服)6g,葶苈 15g,甘草 15g。每日 1 剂,水煎分服。主治慢性肺源性心脏病,中医虚喘、支饮、肺胀、心悸等。

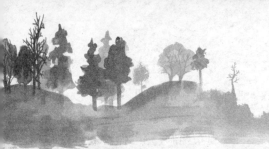

第二章 循环系统疾病

第一节 心力衰竭

心力衰竭是各种心脏结构或功能性疾病导致心室充盈和/或射血功能受损，心排血量不能满足机体组织代谢需要，以肺循环和/或体循环淤血，器官、组织血液灌注不足为临床表现的一组综合征。临床主要表现为呼吸困难、体力活动受限和体液潴留。各种心血管疾病由于心脏长时间负荷过重、心肌损伤及收缩力减弱，都可以导致心功能不全，伴有临床症状的心功能不全称为心力衰竭。本病病情较重，预后较差。由于目前有大量研究表明，中西医结合诊疗措施在慢性心力衰竭防治中有较好的效果，目前已有《慢性心力衰竭中西医结合诊疗专家共识》，但尚未有急性心力衰竭的中医指南，因此本节主要讨论慢性心力衰竭的中西医结合治疗。

本病属于中医学"心水""心悸"等范畴。

一、诊断要点

(一)临床表现

心力衰竭临床上分为左心衰竭、右心衰竭和全心衰竭。心力衰竭开始发生在左侧心脏和以肺充血为主的称为左心衰竭；开始发生在右侧心脏并以肝、肾等器官和周围静脉淤血为主的称为右心衰竭。两者同时存在的称全心衰竭。以左心衰竭开始的情况较多见，大多经过一定时期发展为肺动脉高压而引起右心衰竭。单独的右心衰竭较少见。

1. 左心衰竭

症状：表现为劳力性呼吸困难，阵发性夜间呼吸困难，倦怠乏力，活动后加重，咳嗽咳痰，浮肿，小便量少，严重者呈端坐呼吸，咳嗽及咳粉红色泡沫样痰，呼吸频率增快，鼻翼煽动，大汗淋漓，面色苍白或晦暗。

体征：原有心脏病的体征，左心室增大，心尖搏动向左下移位，心率增快，心尖区有舒张期奔马律，肺动脉瓣区第二心音亢进，其中舒张期奔马律最有诊断价值,在患者心率增快或左侧卧位并做深呼气时更容易听到。左室扩大还可形成相对性二尖瓣关闭不全,产生心尖区收缩期杂音。交替脉,两肺底部有中小水泡音,急性肺水肿时可有一粗大湿啰音,满布两肺,并可伴有哮鸣音。胸水可局限于肺叶间,也可呈单侧或双侧胸腔积液。

2. 右心衰竭

症状:主要有食欲不振,恶心呕吐,上腹饱胀,甚至剧烈腹痛,黄疸,尿量减少、夜尿增多等。

体征:原有心脏病的体征,以右心室增大为主者可伴有心前区抬举性搏动。心率增快,部分患者可在胸骨左缘相当于右心室表面处听到舒张早期奔马律。右心室明显扩大可形成功能性三尖瓣关闭不全,产生三尖瓣区收缩期杂音,吸气时杂音增强。颈静脉充盈,肝肿大和压痛,肝颈静脉反流现象阳性。水肿最早出现在身体的下垂部位,起床活动者以脚、踝内侧和胫前较明显,仰卧者骶部水肿。右心衰竭时,可有双侧或单侧胸水,甚至腹水。心包积液,呼吸急促,不能平卧,发绀。晚期患者可有明显营养不良、消瘦甚至恶病质。

3. 全心衰竭 左、右心衰竭同时存在,患者或以左心衰竭的临床表现为主,或以右心衰竭的临床表现为主。左心衰竭的临床表现可因右心衰竭的发生而减轻。

（二）辅助检查

1. 心电图（ECG） 窦性心动过速;可见二尖瓣 P 波、V_1 导联 P 波终末电势增大和左室肥大劳损等反映左心房、左心室肥大,以及与所患心脏病相应的变化;可有急性、陈旧性心肌梗死或心肌缺血,以及多种心律失常等表现。

2. 胸部 X 线检查 心影增大,右心房、右心室增大,心胸比例增大;可见上腔静脉增宽及搏动,肺门血管影增粗、模糊不清,肺血管分支增粗,或肺叶间淋巴管扩张;可见密度增高的云雾状阴影,有时还可见到局限性肺叶间、单侧或双侧胸水。

3. 超声心动图及彩色多普勒超声检查 可见左或右心房、右心室扩大或全心扩大,或有室壁瘤存在;心脏收缩及舒张功能降低;并可见原发基础心脏病的表现。

4. 6 分钟步行试验 用于评定患者的运动耐力。6 分钟步行距离 <150m 为重度心衰;150~450m 为中度心衰;>450m 为轻度心衰。

5. 实验室检查 全血细胞计数、尿液分析、血生化（包括钠、钾、钙、血尿素氮、肌酐、肝酶和胆红素、铁 / 总铁结合力）、空腹血糖和糖化血红蛋白、血脂谱及甲状腺功能等应列为常规检查。血浆脑钠肽（BNP）和 N 端脑钠肽前体（NT-

proBNP)对诊断心衰的敏感性和特异性有限,但有很高的阴性预测价值,故可用于排除诊断,BNP<35pg/ml,NT-proBNP<125pg/ml 时不支持慢性心衰诊断。

(三) 心功能分级

1. NYHA(美国纽约心脏病协会)心功能分级

分级	症状
Ⅰ(轻度)	体力活动不受限,一般体力活动不引起明显的气促、疲乏、心悸或心绞痛
Ⅱ(轻度)	轻度体力活动受限,休息时无症状,日常活动量可引起明显的气促、疲乏、心悸或心绞痛
Ⅲ(中度)	体力活动明显受限,休息时可无症状,轻于日常活动即引起明显的气促、疲乏、心悸或心绞痛
Ⅳ(重度)	不能进行任何体力活动,休息时也有症状。任何体力活动均会引起不适。如不需要静脉给药,可在室内或床边活动者为Ⅳa级,不能下床并需静脉给药支持者为Ⅳb级

2. 心衰阶段划分

阶段	定义
A(前心力衰竭阶段)	患者为心力衰竭高危人群,尚无心脏结构或功能异常,也无心力衰竭症状和/或体征
B(前临床心力衰竭阶段)	患者从无心力衰竭症状和/或体征,但已发展成结构性心脏疾病;相当于 NYHA Ⅰ级
C(临床心力衰竭阶段)	患者已有基础的结构性心脏疾病,以往或目前有心力衰竭症状和/或体征;相当于 NYHA Ⅱ、Ⅲ及部分Ⅳ级
D(难治性终末期心力衰竭阶段)	患者有进行性结构性心脏疾病,虽积极的内科治疗,休息时仍有症状,且需要特殊干预;相当于部分Ⅳ级

3. Killip 分级

分级	定义
Ⅰ级	无心力衰竭,体检肺部无啰音,无 S_3 及心功能不全症状
Ⅱ级	有轻度至中度的心力衰竭,体检肺部啰音占肺野 50% 以下,有 S_3
Ⅲ级	有严重的心力衰竭、肺水肿,湿性啰音占肺野 50% 以上
Ⅳ级	心源性休克。用于心肌梗死急性期的心功能分级

4. Forrester 分级

分级	定义
Ⅰ级	PCWP≤18mmHg,CI>36.7,无肺淤血,无组织灌注不良
Ⅱ级	PCWP>18mmHg,CI>36.7,有肺淤血
Ⅲ级	PCWP>18mmHg,CI≤36.7,无肺淤血,有组织灌注不良
Ⅳ级	PCWP>18mmHg,CI≤36.7,有肺淤血,有组织灌注不良

注:PCWP 为肺毛细血管压,CI 为心脏指数。

(四) 诊断标准

1. 慢性充血性心力衰竭

主要标准:夜间阵发性呼吸困难或端坐呼吸;颈静脉怒张;肺部啰音;胸片显示心脏增大;急性肺水肿;第三心音奔马律;静脉压增高 >16mmHg;循环时间延长≥25 秒;肝-颈静脉回流征阳性。

次要标准:双侧踝部水肿;夜间咳嗽;日常劳动时发生呼吸困难;肝脏增大;胸腔积液;肺活量较既往最大测值降低 1/3;心动过速(120 次 /min)。

主要或次要标准:治疗 5 日以上时间,体重减轻≥4.5kg。

同时存在以上 2 项主要指标或 1 项主要指标加 2 项次要指标;次要指标只有在不能用其他疾病解释时才可作为心衰的诊断要点。

2. 急性左心衰竭

症状:突发重度呼吸困难,端坐呼吸,吸气时肋间隙和锁骨上窝内陷,呼吸频率增快,烦躁不安,大汗淋漓,皮肤湿冷,面色灰白,发绀,阵发性咳嗽伴哮鸣音,常咳大量白色或粉红色泡沫痰。

体征:呼吸频率增快,口唇发绀,颈静脉怒张,双肺满布湿啰音及哮鸣音,P_2 亢进,心率增快,心尖部可听到舒张期奔马律,心音低钝,心律不齐。开始血压升高,随病情进展,血压常下降,严重者可有心源性休克及阿-斯综合征。

辅助检查:心电图可见心率快或慢,或伴有心律失常,如有心肌缺血或心肌梗死,同时可见相应改变。X 线片可见上肺静脉充盈、肺门增宽呈蝶翼状或大片云雾样阴影,肺纹理增粗和肺小叶间隔增厚。心脏超声可见心脏增大,收缩或舒张功能不全,同时伴见心脏原发病的表现。肺毛细血管楔压 >36mmHg提示即将出现急性肺水肿。

结合患者的病史、典型症状、体征及实验室检查,即可明确诊断。

二、西医治疗要点

（一）一般治疗

1. 消除心衰的诱因,如感染、心律失常,尤其快速型心房颤动、电解质紊乱、肺梗死,以及用药不当。

2. 积极治疗和控制基础心血管病变。

3. 调整生活方式,如限盐、限水、低脂饮食、戒烟,失代偿期须卧床休息。

4. 加强心理疏导,减少各种精神刺激。

（二）分阶段治疗

阶段 A:应积极控制各种危险因素,治疗高血压、冠心病、糖尿病等。有多重危险因素者可应用 ACEI 或 ARB。阶段 B:除阶段 A 的措施外,对于心肌梗死后或 LVEF 低下者可用 ACEI 或 β 受体阻滞剂。阶段 C:适用阶段 A 和 B 的措施,常规应用利尿剂、ACEI、β 受体阻滞剂,还可酌情应用螺内酯等。阶段 D:除上述措施,须应用特殊干预方法。

（三）药物治疗

1. 血管紧张素转换酶抑制药(ACEI) 是治疗心衰的首选药物,所有 LVEF 值下降的心衰患者,都必须且终身使用 ACEI,除非有禁忌证或不能耐受。另外阶段 A 也应考虑应用 ACEI 预防心衰。禁忌证:曾发生致命性不良反应,如喉头水肿、无尿性肾衰竭,妊娠,应禁忌使用。有以下情况者当慎用:双侧肾动脉狭窄,血肌酐 >265.2μmol/L,血钾 >5.5mmol/L,伴症状性低血压(收缩压 <90mmHg),左室流出道梗阻(如主动脉瓣狭窄、梗阻性肥厚型心肌病)等。应用时须从小剂量开始,逐渐递增,直至达到目标剂量。

2. β 受体阻滞剂 长期应用可改善心功能,提高 LVEF,还能延缓或逆转心室重构。结构性心脏病,伴 LVEF 值下降的无症状心衰患者,无论有无心肌梗死,均应用 β 受体阻滞剂,有助于预防发生心衰。Ⅱ度及以上房室传导阻滞、活动性哮喘和反应性呼吸道疾病患者禁用。应用时由小剂量开始,逐渐增加至可耐受的最大剂量。

3. 醛固酮受体拮抗剂(ARA) ARA 适用于 LVEF≤35%,NYHA Ⅱ~Ⅳ级的患者,或已使用 ACEI(或 ARB)和 β 受体阻滞剂治疗,仍持续有症状的患者。急性心肌梗死后 LVEF≤40%,有心衰症状或既往有糖尿病史者,也推荐使用。禁忌证:血钾 >5.0mmol/L、肾功能受损者[(肌酐 >221μmol/L 或 EGFR< 30ml/(min·1.73m^2)]。应用时从小剂量起始,逐渐加量。

4. 血管紧张素受体阻滞药(ARB) 适应证基本与 ACEI 相同,推荐用于不能使用 ACEI 的患者。应用时小剂量开始、逐渐增加至推荐剂量或可耐受的最大剂量。

5. 利尿剂 有液体潴留或曾有过液体潴留的心衰患者均应给予利尿剂。应用时从小剂量开始,逐渐增加剂量直至尿量增加,体重每日减轻 0.5~1.0kg 为宜。一旦症状缓解、病情控制,即以最小有效剂量长期维持,并根据液体潴留的情况随时调整剂量。

6. 地高辛 洋地黄类药物可通过抑制衰竭心肌细胞膜 Na^+-K^+-ATP 酶,提高细胞内 Ca^{2+} 水平,从而发挥正性肌力作用。对于已应用利尿剂、ACEI(或 ARB)、β 受体阻滞剂和醛固酮受体拮抗剂,仍持续有症状的患者,或伴有快速心室率的房颤患者尤为适合。心功能 NYHA Ⅰ 级患者不宜应用地高辛。应用时采用维持量疗法 0.125~0.250mg/d,老年或肾功能受损者剂量减半。

三、中成药应用

(一)基本病机

中医认为心衰的基本中医证候特征为本虚标实、虚实夹杂。本虚以气虚为主,常兼有阴虚、阳虚;标实以血瘀为主,常兼痰、饮等,每因外感、劳累等加重。本虚是心衰的基本要素,决定了心衰的发展趋势;标实是心衰的变动因素,影响着心衰的病情变化,本虚和标实的消长决定了心衰发展演变。根据心衰的发生发展过程,可分为 A、B、C、D 四个阶段,不同阶段的中医证候特点不同,在西医分阶段治疗的基础上,配合中医辨证论治,可以取得更好的防治效果。其中阶段 A、B 主要以原发证候为主,阶段 B 可有心气虚证,阶段 C 以气虚血瘀、阳气亏虚血瘀证、气阴两虚血瘀证为主要证型,可兼见水饮证和痰浊证,阶段 D 病情较重,但常见证候与阶段 C 相似。

(二)辨证分型使用中成药

慢性心力衰竭常用中成药一览表

证型	常用中成药
气虚血瘀证	芪参益气滴丸; 急性加重:黄芪注射液
阳气亏虚血瘀证	芪苈强心胶囊、参附强心丸、心宝丸; 急性加重:参附注射液
气阴两虚血瘀证	生脉胶囊、生脉饮口服液、补益强心片; 急性加重:生脉注射液

续表

证型	常用中成药
兼证——水饮证	五苓胶囊; 急性加重:暂无推荐
兼证——痰浊证	橘红丸、复方鲜竹沥液、祛痰灵口服液; 急性加重:痰热清注射液

1. 气虚血瘀证

〔证候〕**主症**:气短/喘息、乏力、心悸;**次症**:倦怠懒言,活动易劳累、自汗、语声低微、面色/口唇紫黯;**舌脉**:舌质紫黯(或有瘀斑、瘀点或舌下脉络迂曲青紫),舌体不胖不瘦,苔白,脉沉、细或虚无力。

〔治法〕益气活血。

〔方药〕桂枝甘草汤(《伤寒论》)、保元汤(《博爱心鉴》)加减。

〔中成药〕芪参益气滴丸[医保目录](由黄芪、丹参、三七、降香油组成)。功能主治:益气通脉,活血止痛。用于气虚血瘀型胸痹。症见胸闷胸痛,气短乏力、心悸、面色少华、自汗,舌体胖有齿痕、舌质黯或紫黯或有瘀斑,脉沉或沉弦。适用于冠心病、心绞痛见上述症状者。用法用量:餐后半小时服用,一次1袋,一日3次。4周为一疗程或遵医嘱。

〔附〕急性加重可用:黄芪注射液。

黄芪注射液[医保目录](由黄芪、辅料为依地酸二钠、碳酸氢钠、甘油组成)。功能主治:益气养元,扶正祛邪,养心通脉,健脾利湿。用于心气虚损、血脉瘀阻之病毒性心肌炎、心功能不全及脾虚湿困之肝炎。用法用量:肌内注射,一次2~4ml,一日1~2次。静脉滴注,一次10~20ml,一日1次,或遵医嘱。

2. 阳气亏虚血瘀证

〔证候〕**主症**:气短/喘息、乏力、心悸;**次症**:口渴,咽干,自汗,盗汗,手足心热,面色、口唇紫黯;**舌脉**:舌质黯红或紫黯(或有瘀斑、瘀点或舌下脉络迂曲青紫),舌体瘦,少苔,或无苔,或剥苔,或有裂纹,脉细数无力或结代。

〔治法〕益气温阳活血。

〔方药〕参附汤(《正体类要》)、四逆汤(《伤寒论》)加减。

〔中成药〕(1)芪苈强心胶囊[医保目录](由黄芪、人参、黑顺片、丹参、葶苈子、泽泻、玉竹、桂枝、红花、香加皮、陈皮组成)。功能主治:益气温阳,活血通络,利水消肿。用于冠心病、高血压所致轻、中度充血性心力衰竭证属阳气虚乏,络瘀水停证,症见心慌气短,动则加剧,夜间不能平卧,下肢浮肿,倦怠乏力,小便短少,口唇青紫,畏寒肢冷,咳吐稀白痰。用法用量:口服。一次4粒,一日3次。

(2)参附强心丸^(药典)[由人参、附子(制)、桑白皮、猪苓、葶苈子、大黄组成]。功能主治:益气助阳,强心利水。用于慢性心力衰竭而引起的心悸、气短、胸闷喘促、面肢浮肿等症,属于心肾阳衰者。用法用量:口服。大蜜丸一次2丸,水蜜丸一次5.4g,一日2~3次。

(3)心宝丸^(医保目录)(由洋金花、人参、鹿茸、肉桂、附子、三七、冰片、麝香、蟾酥组成)。功能主治:温补心肾,益气助阳,活血通脉。用于治疗心肾阳虚,心脉瘀阻引起的慢性心功能不全;窦房结功能不全引起的心动过缓、病窦综合征以及缺血性心脏病引起的心绞痛及心电图缺血性改变。用法用量:口服,慢性心功能不全按心功能1、2、3级一次分别服用2、4、6粒,一日3次,2个月为一疗程;在心功能正常后改为日维持量1~2粒。病窦综合征病情严重者一次5~10粒,一日3次,3~6个月为一疗程。其他心律失常(期外收缩)及房颤,心肌缺血或心绞痛一次2~4粒,一日3次,1~2个月为一疗程。

〔附〕急性加重可用:参附注射液。

参附注射液^(医保目录)(详见第一章第一节附　流行性感冒)。

3. 气阴两虚血瘀证

〔证候〕**主症:**气短、喘息、乏力、心悸;**次症:**怕冷和/或喜温,胃脘、腹、腰、肢体冷感,冷汗,面色、口唇紫黯;**舌脉:**舌质紫黯(或有瘀斑、瘀点或舌下脉络迂曲青紫),舌体胖大,或有齿痕,脉细、沉、迟、无力。

〔治法〕益气养阴活血。

〔方药〕生脉散(《医学启源》)加减。

〔中成药〕(1)生脉胶囊^(医保目录)(由红参、麦冬、五味子组成)。功能主治:益气复脉,养阴生津。用于气阴两亏,心悸气短,脉微自汗。用法用量:口服。一次3粒,一日3次。

(2)生脉饮口服液^(医保目录)(详见第一章第一节急性上呼吸道感染)。

(3)补益强心片^(药监局)(由人参、黄芪、香加皮、丹参、麦冬、葶苈子组成)。功能主治:益气养阴,活血利水。用于冠心病、高血压性心脏病所致慢性充血性心力衰竭(心功能分级Ⅱ~Ⅲ级),中医辨证属气阴两虚兼血瘀水停证者。症见心悸、气短、乏力、胸闷、胸痛、面色苍白、汗出、口干、浮肿、口唇青紫等。用法用量:口服。每次4片,一日3次,2周为一个疗程。

〔附〕急性加重可用:生脉注射液、注射用益气复脉(冻干)。

生脉注射液^(医保目录)(详见第一章第一节附　流行性感冒)。

4. 兼证——水饮证

〔证候〕**主症:**面浮肢肿,小便不利;**舌脉:**舌苔润滑,或有滑脉。

〔治法〕通阳利水。

〔方药〕五苓散(《伤寒论》)或苓桂术甘汤(《伤寒论》)或葶苈大枣泻肺汤(《金匮要略》)。

〔中成药〕五苓胶囊^(医保目录)(由苍术、姜厚朴、茯苓、生半夏、广藿香油、陈皮、白芷、大腹皮、甘草浸膏、紫苏叶油组成)。功能主治:解表化湿,理气和中。用于外感风寒、内伤湿滞或夏伤暑湿所致的感冒,症见头痛昏重、胸膈痞闷、脘腹胀痛、呕吐泄泻;胃肠型感冒见上述证候者。用法用量:口服。一次 1~2 袋,一日 2 次。

〔附〕急性加重:暂无推荐。

5. 兼证——痰浊证

〔证候〕**主症:**咳嗽,咯痰,胸满,腹胀;**舌脉:**舌苔腻,或有滑脉。

〔治法〕化痰利湿。

〔方药〕二陈汤(《太平惠民和剂局方》)或三子养亲汤(《韩氏医通》)或小陷胸汤(《伤寒论》)或黄连温胆汤(《六因条辨》)。

〔中成药〕(1) 橘红丸^(医保目录)[由化橘红、陈皮、半夏(制)、茯苓、甘草、桔梗、苦杏仁、炒紫苏子、紫菀、款冬花、瓜蒌皮、浙贝母、地黄、麦冬、石膏组成]。功能主治:清肺,化痰,止咳。用于痰热咳嗽,痰多,色黄黏稠,胸闷口干。用法用量:口服。水蜜丸一次 7.2g,小蜜丸一次 12g,大蜜丸一次 2 丸(每丸重 6g)或 4 丸(每丸重 3g),一日 2 次。

(2) 复方鲜竹沥液^(医保目录)(详见第一章第四节支气管扩张)。

(3) 祛痰灵口服液^(医保目录)(由鲜竹沥、鱼腥草组成)。功能主治:清肺化痰。用于痰热壅肺所致的咳嗽、痰多、喘促;急、慢性支气管炎见上述证候者。用法用量:口服。一次 30ml,一日 3 次;2 岁以下一次 15ml,一日 2 次;2~6 岁一次 30ml,一日 2 次;6 岁以上一次 30ml,一日 2~3 次;或遵医嘱。

〔附〕急性加重可用:痰热清注射液。

痰热清注射液^(医保目录)(详见本节"阳气亏虚血瘀证")。

四、单验方

1. 葶苈子,1 日用量6~10g,入煎剂;若用粉剂,1 次 1~2g,水冲服,1 日 3 次。(《中医内科常见病诊疗指南》)

2. 福寿草,粉碎过筛,1 次用量 25mg,水冲服,1 日 1~3 次。(《中医内科常

见病诊疗指南》)

3. 朱锡祺验方——通脉饮 桂枝 6~12g,赤芍 9g,桃仁 12g,川芎 6g,益母草 3g,红花 6~9g,丹参 15g,麦冬 15g,黄芪 15~30g,甘草 6g。水煎服,每日 1 剂,分 2 次服。主治虚实夹杂,气血瘀滞之慢性心衰,症见胸闷气急,心悸咳嗽,颧红唇绀,舌质黯或有瘀斑,脉细弦涩。

4. 高濯风验方——强心汤 红参 9g,黄芪 50g,山萸肉 15g,葶苈子 9g,丹参 30g,甘草 6g。每日 1 剂,水煎分服。功效益气扶阳,化瘀通饮。主治充血性心力衰竭。

第二节 室性期前收缩

室性期前收缩是由房室结以下异位起搏点提前产生的心室激动,是一种最常见的心律失常。正常人与各种心脏病患者均可发生,正常人发生室性期前收缩的机会随年龄的增长而增加。室性期前收缩最常见于冠心病、心肌病、风湿性心脏病、心肌炎与二尖瓣脱垂患者。缺血、缺氧、麻醉、手术和左室假腱索等均可使心肌受到机械、电、化学性刺激而发生室性期前收缩。洋地黄、奎尼丁、三环抗抑郁药中毒发生严重心律失常之前常先有室性期前收缩出现。

本病多属于中医学"心悸""怔忡"范畴。

一、诊断要点

(一)症状

最常见的症状是心悸不适,部分患者还可以出现头晕、乏力、胸闷,甚至晕厥;较轻的室性期前收缩常无症状。

(二)体征

心脏听诊有心搏提前,其后有较长的间歇;室性期前收缩的第二心音减弱或消失,仅能听到第一心音;桡动脉搏动减弱或消失。

(三)心电图检查

1. 形态特征 提前出现的宽大畸形的 QRS 波群,时限 >0.12 秒,其前无 P 波,其后有完全性代偿间期,T 波方向与 QRS 波群主波方向相反。

2. 室性期前收缩的类型 室性期前收缩可孤立或规律出现。每个窦性 P 波后跟随一个室性期前收缩,称为二联律;每 2 个窦性 P 波后出现一个室性期前收缩,称为三联律;连续发生 2 个室性期前收缩,称成对室性期前收缩;连续3 个或以上室性期前收缩称室速;位于 2 个正常窦性心律之间的室性期前收缩称为间位性室性期前收缩。若室性期前收缩的形态与窦性 QRS 波的偶联间期均固定,称为单形性室性期前收缩;同一患者出现 2 种或 2 种以上形态的室性期前收缩,且与窦性 QRS 波的偶联间期存在差异,称为多源性室性期前收缩。

二、西医治疗要点

(一)无结构性心脏病室性期前收缩患者的治疗

对于此类患者,首先对患者进行健康教育,告知其室性期前收缩的良性特性并予以安抚。对于告知后症状仍然不能有效控制的患者,可考虑使用 β 受体阻滞剂或非二氢吡啶类钙通道阻滞药,但疗效与安慰剂无明显差异。近年来有研究显示,中成药参松养心胶囊联合常规抗心律失常药物可以更为有效地减少室性期前收缩发作,且无论是否合并结构性心脏病。

(二)结构性心脏病室性期前收缩患者的治疗

对于此类患者应结合具体临床情况进行合理的危险分层,治疗目的主要是预防心脏性猝死,其次才是缓解症状。对于严重的器质性心脏病如心肌梗死、心力衰竭或心肌肥厚者,Ⅰ 类抗心律失常药物增加死亡率,Ⅲ 类抗心律失常药物胺碘酮不增加死亡率,可以缓解症状。对于药物无效 / 不能耐受 / 拒绝药物,或以单形性为主的室性期前收缩患者,可考虑导管消融治疗。

三、中成药应用

(一)基本病机

中医认为室性期前收缩的病因病机既有先天禀赋不足、饮食劳倦或情志所伤,亦有因感受外邪或药物中毒所致。证候多为虚实相兼,虚者为脏腑气血阴阳亏虚,心神失养;实者多为痰饮、瘀血阻滞心脉和火邪上扰心神致心脉不畅,心神不宁。病位在心,发病与脾、肾、肺、肝功能失调有关,病性总属本虚标实,临床表现多为虚实夹杂。

(二)辨证分型使用中成药

室性期前收缩常用中成药一览表

证型	常用中成药
气阴两虚证	稳心颗粒、生脉胶囊
心阳不振证	–

续表

证型	常用中成药
心脉瘀阻证	血府逐瘀口服液、稳心颗粒
肝气郁结证	舒肝止痛丸
痰湿阻滞证	－

1. 气阴两虚证

〔证候〕主症:心悸怔忡,五心烦热,气短乏力;次症:头晕口干,失眠多梦;舌脉:舌红,少苔,脉细数兼结代。

〔治法〕益气养阴,宁心安神。

〔方药〕生脉散(《医学启源》)加味。

〔中成药〕(1) 稳心颗粒^(医保目录)(由党参、黄精、三七、琥珀、甘松组成)。功能主治:益气养阴,活血化瘀。用于气阴两虚,心脉瘀阻所致的心悸不宁、气短乏力、胸闷胸痛;室性期前收缩、房性期前收缩见上述证候者。用法用量:开水冲服,一次 1 袋,一日 3 次,或遵医嘱。

(2) 生脉胶囊^(医保目录)(详见第二章第一节心力衰竭)。

2. 心阳不振证

〔证候〕主症:心悸怔忡,形寒肢冷;次症:胸闷气短,面色㿠白,畏寒喜温,或伴心痛;舌脉:舌淡,苔白,脉沉迟或结代。

〔治法〕温补心阳。

〔方药〕桂枝甘草龙骨牡蛎汤(《伤寒论》)加减。

〔中成药〕指南暂无推荐。

3. 心脉瘀阻证

〔证候〕主症:心悸怔忡,心前区刺痛、入夜尤甚;次症:面色紫黯,唇甲青紫;舌脉:舌质紫黯或有瘀斑,脉涩或结代。

〔治法〕活血化瘀通脉。

〔方药〕桃仁红花煎(《陈素庵妇科补解》)加减。

〔中成药〕(1) 血府逐瘀口服液^(医保目录)(由柴胡、当归、地黄、赤芍、红花、桃仁、麸炒枳壳、甘草、川芎、牛膝、桔梗组成)。功能主治:活血祛瘀,行气止痛。用于气滞血瘀所致的胸痹、头痛日久、痛如针刺而有定处、内热烦闷、心悸失眠、急躁易怒。用法用量:空腹服,一次 20ml,一日 3 次。

(2) 稳心颗粒^(医保目录)(详见本节"气阴两虚证")。

4. 肝气郁结证

〔证候〕**主症**:心悸怔忡,胸闷胁胀,情绪变化可诱发或加重;**次症**:嗳气叹息,心烦失眠,大便不畅;**舌脉**:舌质黯红,苔薄黄,脉弦或结代。

〔治法〕疏肝解郁,调畅气机。

〔方药〕柴胡疏肝散(《景岳全书》)加减。

〔中成药〕舒肝止痛丸^(医保目录)[由柴胡、当归、黄芩、白芍、赤芍、香附(醋制)、郁金、木香、延胡索(醋制)、白术(炒)、半夏(制)、川楝子组成],功能主治:疏肝理气,和胃止痛。用于肝胃不和,肝气郁结,胸胁胀满,呕吐酸水,脘腹疼痛。用法用量:口服,一次 4~4.5g,一日 2 次。

5. 痰湿阻滞证

〔证候〕**主症**:心悸怔忡,胸脘胀满;**次症**:口黏纳呆,大便黏而不爽;**舌脉**:舌质黯红,苔白厚腻或黄腻,脉滑。

〔治法〕燥湿健脾,化痰通络。

〔方药〕瓜蒌薤白半夏汤(《金匮要略》)合温胆汤(《三因极一病证方论》)加减。

〔中成药〕指南暂无推荐。

四、单验方

1. 李振华验方 1——养阴益心汤 红人参 6g,麦冬 15g,生地黄 12g,阿胶 10g,丹参 15g,桂枝 1~3g,茯苓 15g,远志 10g,节菖蒲 10g,龙骨 15g,炙甘草 6g。每日 1 剂,水煎分服。用于室性期前收缩,气阴亏虚型。临床以心悸胸闷,气短易躁,口燥咽干,失眠多梦,头晕或面色不华,舌质微红少苔,脉结代为主症。

2. 李振华验方 2——豁痰宁心汤 党参 10g,白术 10g,茯苓 15g,橘红 10g,半夏 10g,节菖蒲 10g,远志 10g,枳壳 6g,厚朴 10g,郁金 10g,砂仁 8g,桂枝 6g,薏苡仁 30g,甘草 3g。每日 1 剂,水煎分服。用于室性期前收缩,痰湿阻滞型。临床以胸闷心悸,气短喘促,体倦乏力,四肢沉重,或逐渐肿胖,脘腹胀满,大便溏薄,头晕头沉,口干不欲饮,嗳气,舌质淡黯,舌体肿大,边有齿痕苔白腻,脉弦滑或濡缓为主症。

3. 杨百茀验方——杨氏养心汤 炙甘草 15g,丹参 15g,麦冬 15g,阿胶 10g,党参 10g,茯神 10g,枸杞子 10g,女贞子 10g,墨旱莲 10g,五味子 6g。每日 1 剂,水煎分服。主治心阴虚所致的心律失常。

4. 魏汉林验方——振心复脉汤 桂枝 10g,炙甘草 15g,太子参 15g,大枣

5枚,茯苓10g,茯神10g,远志6g,生龙骨(先煎)30g,生牡蛎(先煎)30g,珍珠母(先煎)30g。水煎服,每日1剂,首煎与复煎各取200ml混合后分2次温服。主治心阳不振之室性期前收缩。

5. 卢尚岭验方——舒解汤　柴胡20g,白芍24g,枳实15~30g,郁金15g,莪术15g,白头翁20g,黄连15~30g,苦参20~30g,紫石英30g,栀子15~30g,远志12g,柏子仁20g。每日1剂,水煎分服。主治室性期前收缩,证属肝经郁火,火邪扰心。症见胸胁胀满,憋闷,情绪不畅,心悸不宁,心跳间歇,情绪变化或劳累可诱发或加重舌质红,苔薄黄或薄白,脉沉弦结代。

第三节　高血压

高血压是一种以体循环动脉压升高为主要特征的临床综合征,可分为原发性和继发性两大类。原因不明者,称为原发性高血压,占高血压患者的95%以上;在不足5%的患者中,血压升高是某些疾病的一种临床表现,有明确而独立的病因,称为继发性高血压。临床主要表现为头晕头痛,时发时止,或头重脚轻,耳鸣心悸,血压升高。

本病多属于中医学"眩晕""头痛"范畴。

一、诊断要点

(一)临床表现

1. 缓进型高血压　多数患者无症状,有些伴有头晕头痛、头胀耳鸣、眼花健忘、注意力不集中、失眠烦闷、心悸乏力、四肢麻木等症状。若血压长期高,则可出现脑、心、肾、眼底等器质性损害和功能障碍,并出现相应的临床表现。甚至发生脑卒中、心肌梗死。

2. 急进型高血压　其表现基本上与缓进型高血压相似,但症状明显,如头痛剧烈病情严重,发展迅速,视网膜病变和肾功能很快衰竭,血压迅速升高,常于数月至1~2年内出现严重的脑、心、肾损害,发生脑血管意外、心力衰竭和尿毒症;并常有视力模糊和失明,最后因尿毒症而死亡,也可死于脑血管意外和心力衰竭。

3. 高血压危重症

(1)高血压危象:剧烈头痛头晕、恶心呕吐、胸闷心悸、气急易怒、视力模糊、腹痛腹胀、尿频尿少、排尿困难等,有的伴随自主神经功能紊乱症状,如发热口干、出汗兴奋、皮肤潮红或面色苍白、手足发抖等;严重者,在伴有靶器官病变时,可出现心绞痛、肺水肿、肾衰竭、高血压脑病等。一般历时短暂,控制血压后病情迅速缓解。

(2)高血压脑病:剧烈头痛头晕、恶心呕吐、烦躁不安,可呼吸困难或减慢,视力障碍、黑蒙、抽搐,意识模糊,甚至昏迷,也可出现短暂性偏瘫、失语、偏身感觉障碍等。

（二）辅助检查

1. 常规检查　血生化(血钾、空腹血糖、血清总胆固醇、甘油三酯、高密度脂蛋白胆固醇、低密度脂蛋白胆固醇、尿酸、肌酐);全血细胞计数,血红蛋白和血细胞比容;尿液分析(尿蛋白、糖和尿沉渣镜检);心电图;糖尿病和慢性肾病患者应每年至少查一次尿蛋白。

2. 其他检查　超声心动图、颈动脉和股动脉超声、餐后血糖(当空腹血糖≥6.1mmol/ 或 110mg/dl 时测量)、高敏 C 反应蛋白、微量白蛋白尿(糖尿病患者必查)、尿蛋白定量(若纤维素试纸检查为阳性者检查此项目)、眼底检查和胸片、睡眠呼吸监测(怀疑睡眠呼吸暂停综合征者)。

对怀疑继发性高血压者,根据需要分别进行以下检查:血浆肾素活性、血及尿醛固酮、血及尿儿茶酚胺、动脉造影、肾和肾上腺超声、CT 或 MRI。

（三）诊断依据

1. 以静息、非药物状态下 2 次或 2 次以上非同日多次重复血压测定所得平均值作为依据。目前我国采用 1999 年 WHO/ISH 的标准,即收缩压≥140mmHg和 / 或舒张压≥90mmHg 即诊断为高血压。

2. 成人血压水平分级　若患者的收缩压与舒张压分属不同的级别时,则以较高的分级为准。单纯收缩期高血压也可按照收缩压水平分为 1、2、3 级。

类别	收缩压(mmHg)	舒张压(mmHg)
正常血压	<120	<80
正常高值	120~139	80~89
高血压:1 级高血压(轻度)	140~159	90~99
2 级高血压(中度)	160~179	100~109
3 级高血压(重度)	≥180	≥110
单纯收缩期高血压	≥140	<90

二、西医治疗要点

(一) 治疗原则

达标、平稳、综合管理。治疗高血压的主要目的是降低心脑血管并发症的发生和死亡风险。

1. 降压达标　不论采用何种治疗,将血压控制在目标值以下是根本。

2. 平稳降压　告知患者长期坚持生活方式干预和药物治疗,保持血压长期平稳至关重要;此外,长效制剂有利于每日血压的平稳控制,对减少心血管并发症有益,推荐使用。

3. 综合干预管理　选择降压药物时应综合考虑其伴随合并症情况;此外,对于已患心血管疾病患者及具有某些危险因素的患者,应考虑给予抗血小板及调脂治疗,以降低心血管疾病再发及死亡风险。

(二) 降压目标

1. 高血压患者降压目标　收缩压 <140mmHg 且舒张压 <90mmHg。

2. 年龄 ≥80 岁且未合并糖尿病或慢性肾脏疾病的患者降压目标　收缩压 <150mmHg 且舒张压 <90mmHg。

(三) 改善生活方式

通过改变不良的生活方式来控制血压,即"健康生活方式六部曲",适用于所有高血压患者(包括正常高值血压)。主要措施为"限盐,减重,多运动,戒烟,限酒,心态平",具体包括:①减少钠盐摄入(WHO 推荐每日食盐摄入量应少于 5g),增加钾盐摄入;②合理膳食(多吃蔬菜水果,少吃动物脂肪),控制体重(包括控制能量摄入和增加体力活动,重度肥胖者应在医师指导下减肥);③戒烟;④限制饮酒;⑤体育运动(中等以下强度,每周 3~5 次,每次 30 分钟);⑥减轻精神压力,保持心态平衡。

(四) 药物治疗

对于慢性高血压患者,降压药物治疗是控制血压、减少靶器官损害和预防心血管事件的重要手段。目前常用的降压药物主要有 5 类:钙通道阻滞药(CCB)、血管紧张素转换酶抑制药(ACEI)、血管紧张素受体阻滞药(ARB)、利尿药和 β 受体阻滞剂。选择时应当结合高血压患者的病史(并发症和降压药物的使用经验)、年龄、病理生理特点、伴随的其他危险因素、靶器官损害、合并其他临床疾病(尤其代谢异常)的情况以选择具体的抗高血压药物以及起始剂量。

三、中成药应用

(一)基本病机

中医认为高血压主要由于七情六欲过度、饮食劳伤及年老体衰引起机体阴阳平衡失调,脏腑、经络、气血功能紊乱,导致风、火、痰、瘀扰乱清窍;或气血、髓海不足,脑失所养,形成眩晕、头痛。病位在心、肝、脾、肾,病性有实有虚,也有虚实夹杂者。临床主要有肝火上炎证、痰湿内阻证、瘀血内阻证、阴虚阳亢证、肾精不足证、气血两虚证、冲任失调证等证。

(二)辨证分型使用中成药

高血压常用中成药一览表

证型	常用中成药
肝火上炎证	泻青丸、当归龙荟丸
痰湿内阻证	眩晕宁片
瘀血内阻证	心脉通片、心安宁片
阴虚阳亢证	清脑降压片、脑立清胶囊
肾精不足证	益龄精
气血两虚证	-
冲任失调证	龟鹿补肾胶囊

1. 肝火上炎证

〔**证候**〕**主症**:头晕胀痛、面红目赤、烦躁易怒;**次症**:耳鸣如潮、胁痛口苦、便秘溲黄;**舌脉**:舌红,苔黄,脉弦数。

〔**治法**〕清肝泻火。

〔**方药**〕龙胆泻肝汤(《医方集解》)加减。

〔**中成药**〕(1)**泻青丸**[药典](由龙胆、酒大黄、防风、羌活、栀子、川芎、当归、青黛组成)。功能主治:清肝泻火。用于肝火上炎所致耳鸣耳聋,口苦头晕,两胁疼痛,小便赤涩。用法用量:口服,水蜜丸一次7g,大蜜丸一次1丸,一日2次。

(2)**当归龙荟丸**[医保目录][由酒当归、龙胆(酒炙)、芦荟、青黛、栀子、酒黄连、酒黄芩、盐黄柏、酒大黄、木香、人工麝香组成]。功能主治:泻火通便。用于肝胆火旺,心烦不宁,头晕目眩,耳鸣耳聋,胁肋疼痛,脘腹胀痛,大便秘结。用法用量:口服,一次6g,一日2次。

2. 痰湿内阻证

〔证候〕**主症**:头重如裹;**次症**:胸脘痞闷、纳呆恶心、呕吐痰涎、身重困倦、少食多寐;**舌脉**:苔腻,脉滑。

〔治法〕化痰祛湿,和胃降浊。

〔方药〕半夏白术天麻汤(《医学心悟》)加减。

〔中成药〕眩晕宁片(医保目录)[由泽泻、白术、茯苓、半夏(制)、女贞子、墨旱莲、菊花、牛膝、陈皮、甘草组成,辅料为淀粉、二氧化硅、微晶纤维素、硬脂酸镁、滑石粉、薄膜包衣预混剂]。功能主治:健脾利湿,滋肾平肝。用于痰湿中阻、肝肾不足引起的头昏头晕。用法用量:口服,一次 2~3 片,一日 3~4 次。

3. 瘀血内阻证

〔证候〕**主症**:头痛如刺、痛有定处;**次症**:胸闷心悸、手足麻木、夜间尤甚;**舌脉**:舌质黯,脉弦涩。

〔治法〕活血化瘀。

〔方药〕通窍活血汤(《医林改错》)加减。

〔中成药〕(1)心脉通片(医保目录)(由当归、决明子、钩藤、牛膝、丹参、葛根、槐花、毛冬青、夏枯草、三七组成)。功能主治:活血化瘀,通脉养心,降压降脂。心脉通片用于高血压、高脂血症等。用法用量:口服,一次 4 片,一日 3 次。

(2)心安宁片(药典)[由葛根、山楂(制)、何首乌、珍珠粉组成]。功能主治:养阴宁心,化瘀通络,降血脂。用于血脂过高,心绞痛以及高血压引起的头痛、头晕、耳鸣、心悸。用法用量:口服,一次 4~5 片。一日 3 次。

4. 阴虚阳亢证

〔证候〕**主症**:眩晕、耳鸣、腰酸膝软、五心烦热;**次症**:头重脚轻、口燥咽干、两目干涩;**舌脉**:舌红,少苔,脉细数。

〔治法〕平肝潜阳,清火息风。

〔方药〕天麻钩藤饮(《中医内科杂病证治新义》)加减。

〔中成药〕(1)清脑降压片(医保目录)[由磁石、熟酒曲、冰片、牛膝、珍珠母、酒曲、薄荷脑、赭石、清半夏、猪胆汁(或猪胆粉)组成]。功能主治:平肝潜阳。用于肝阳上亢所致的眩晕,症见头晕、头痛、项强、血压偏高。用法用量:口服,一次 4~6 片,一日 3 次。

(2)脑立清胶囊(医保目录)[由柴胡、当归、黄芩、白芍、赤芍、香附(醋制)、郁金、木香、延胡索(醋制)、白术(炒)、半夏(制)、川楝子组成]。功能主治:平肝潜阳,醒脑安神。用于肝阳上亢,头晕目眩,耳鸣口苦,心烦难寐;高血压见上述证候者。用法用量:口服,一次 3 粒,一日 2 次。

5. 肾精不足证

〔**证候**〕**主症:**心烦不寐、耳鸣腰酸;**次症:**心悸健忘、失眠梦遗、口干口渴;**舌脉:**舌红,脉细数。

〔**治法**〕滋养肝肾,益精填髓。

〔**方药**〕左归丸(《景岳全书》)加减。

〔**中成药**〕益龄精^(药监局)[由制何首乌、金樱子肉、桑椹、女贞子、荭草(蜜酒蒸)、川牛膝、菟丝子组成]。功能主治:补肝肾,益精髓。主治头晕目眩、夜尿频数、耳鸣心悸、失眠多梦、疲乏无力等衰老症状及有上述所见的老年病辅助治疗。用法用量:口服,一次10ml,一日2~3次。

6. 气血两虚证

〔**证候**〕**主症:**眩晕时作、短气乏力、口干心烦;**次症:**面白、自汗或盗汗、心悸失眠、纳呆、腹胀便溏;**舌脉:**舌淡,脉细。

〔**治法**〕补益气血,调养心脾。

〔**方药**〕归脾汤(《济生方》)加减。

〔**中成药**〕指南暂无推荐。临床上可用归脾丸类中成药。

归脾丸^(医保目录)[由党参、炒白术、炙黄芪、炙甘草、茯苓、制远志、炒酸枣仁、龙眼肉、当归、木香、大枣(去核)组成]。功能主治:益气健脾,养血安神。用于心脾两虚,气短心悸,失眠多梦,头昏头晕,肢倦乏,食欲不振,崩漏便血。用法用量:用温开水或生姜汤送服,水蜜丸一次6g,小蜜丸一次9g,大蜜丸一次1丸,一日3次。

7. 冲任失调证

〔**证候**〕**主症:**妇女月经来潮或更年期前后出现头痛、头晕;**次症:**心烦、失眠、胁痛、全身不适等症,血压波动;**舌脉:**舌淡,脉弦细。

〔**治法**〕调摄冲任。

〔**方药**〕二仙汤(《妇产科学》)加减。

〔**中成药**〕龟鹿补肾胶囊^(药监局)[由菟丝子(炒)、淫羊藿(蒸)、续断(蒸)、锁阳(蒸)、狗脊(蒸)、酸枣仁(炒)、制何首乌、炙甘草、陈皮(蒸)、鹿角胶(炒)、熟地黄、龟甲胶(炒)、金樱子(蒸)、蜜黄芪、山药(炒)、覆盆子(蒸)组成]。功能主治:壮筋骨,益气血,补肾。用于身体虚弱,精神疲乏,腰腿酸软,头晕目眩,夜多小便,健忘失眠。用法用量:口服。一次2~4粒,一日2次。

四、单验方

1. 决明子饮 炒决明子15g,捣碎加水煎煮15分钟,代茶饮。可清肝明目、

清热降压。适用于高血压早期患者。《食物本草》中亦有蜂蜜决明茶,此基础上冲入蜂蜜可润肠通便。(《江西草药》)

2. 平肝清热茶 龙胆 1.5g,醋柴胡 1.8g,甘菊花 3g,生地黄 3g,川芎 1.8g。共研粗末,加水煎汁或沸水冲泡,代茶饮,1 日 1~2 剂。可平肝清热。适用于肝胆实火、肝火上炎型高血压,伴头痛头晕、口干口苦、尿赤便秘等症。适用于高血压早期患者。(《慈禧光绪医方选议》)

3. 淡菜镇肝滋阴汤 淡菜 500g,怀牛膝 15g,天麻 6g,荸荠 300g,木耳 60g。食盐少许煎汤服。适用于阴虚阳亢之高血压中期患者。(《食疗本草》)

4. 周次清验方——八味降压汤 何首乌 15g,白芍 12g,当归 9g,川芎 5g,炒杜仲 18g,黄芪 30g,黄柏 30g,钩藤 30g。每日 1 剂,两煎混合取 250~300ml,分 3 次服,饭后 2 小时左右温服。主治因阴血亏虚所致,头痛、眩晕、神疲乏力、耳鸣心悸等症为主要表现的原发性高血压、肾性高血压以及更年期综合征、心脏神经官能症等。

5. 王乐善验方——调络饮 桑寄生 15g,生地黄 15g,丹皮 15g,白芍 15g,黄芩 15g,菊花 15g,夏枯草 30g,杜仲 15g,牛膝 15g,桑枝 15g,桂枝 15g,生石决明 30g,甘草 15g。每日 1 剂,水煎分服。主治缓进型高血压,症见头晕目眩,甚则头胀头痛,每因恼怒而加剧,脉象弦数有力,严重时手足麻木。

6. 郭士魁验方——清肝汤 葛根 12g,钩藤 12g,白薇 12g,黄芩 12g,茺蔚子 12g,白蒺藜 12g,桑寄生 12g,磁石 30g,牛膝 12g,泽泻 12g,川芎 12g,野菊花 12g。每日 1 剂,水煎分服。主治高血压、颈椎病、梅尼埃病属肝阳上亢,阴虚阳亢之眩晕症。

第四节 动脉粥样硬化

动脉粥样硬化是一组称为动脉硬化的血管病中常见且重要的一种,在动脉内膜积聚的脂质外观呈黄色粥样。脂质代谢障碍为动脉粥样硬化病变的基础,其特点是受累动脉病变从内膜开始,一般先有脂质和复合糖类积聚、出血及血栓形成,进而纤维组织增生及钙质沉着,并有动脉中层的逐渐蜕变和钙化,导致动脉壁增厚变硬、血管腔狭窄。病变常累及大、中肌性动脉,一旦发展到足以阻塞动脉腔,则该动脉所供应的组织或器官将缺血或坏死。动脉粥样硬化是心脑血管疾病的病理基础,全球每年约有 2 000 万人死于动脉粥样硬化性疾病。随着现代医学药物治疗、手术治疗、介入治疗等方法的不断发展,动脉粥样硬化病死率呈现下降趋势,但死亡总数仍在不断增加。

本病多属于中医学"眩晕""头痛""痴呆""中风""胸痹""真心痛""脉痹"范畴。

一、诊断要点

(一)临床分期

分期	定义
无症状期(亚临床期)	从早期的病理变化到动脉粥样硬化形成,但尚无器官或组织受累的临床表现
缺血期	由于血管狭窄而产生器官缺血的症状
坏死期	由于血管内急性血栓形成,使管腔闭塞而产生器官组织坏死的表现
纤维化期	长期缺血,器官组织纤维化萎缩而引起症状

(二)临床表现

1. 分类　按受累动脉部位分类,有主动脉及其分支、冠状动脉、颈动脉、脑动脉、肾动脉、肠系膜动脉和四肢动脉硬化等类别。

2. 症状　主要是有关器官受累后出现的症状。一般表现可有脑力和体力衰退,触诊桡动脉等体表动脉时可发现变粗、变长、迂曲和变硬。

(1)主动脉粥样硬化:大多数无特异症状,胸部 X 线检查可发现主动脉结向左上方凸出,有时可见片状或弧状钙质沉着阴影。

(2)冠状动脉粥样硬化:可引起心绞痛、心肌梗死、心肌纤维化等。

(3)脑动脉粥样硬化:脑缺血可引起眩晕、晕厥等症状,脑动脉血栓形成或破裂时引起脑血管意外。

(4)肾动脉粥样硬化:可引起肾萎缩或顽固性高血压,可出现肾动脉血栓形成。

(5)四肢动脉粥样硬化:以下肢较多见,可出现间歇性跛行、下肢疼痛,触诊下肢动脉搏动减弱或消失,动脉完全闭塞可引起脱疽。

(三)诊断依据

早期不容易诊断,高龄患者如检查发现血脂异常,X 线、超声及动脉造影发现血管狭窄性或扩张性病变应首先考虑本病。若发展到相当程度,尤其是器官明显病变时,可结合X线、多普勒超声、CT血管造影、磁共振显像血管造影、动脉造影诊断。

二、西医治疗要点

(一)治疗原则

早期干预危险因素,保护器官免受损害。有关器官受累后,则按照相应疾病的防治指南规范治疗。

(二)一般治疗

1. 合理饮食　饮食总热量不应过高,防止超重。减少饱和脂肪酸和糖类摄入。增加可溶性纤维的摄入。

2. 坚持适量的体力活动　根据自身情况、活动习惯、心脏功能设定活动强度,循序渐进。

3. 控制易患因素　糖尿病患者应及时控制血糖,包括饮食控制;高血压患者应给予降压药;血胆固醇增高者应控制胆固醇,适当给予降脂药物。

4. 其他　合理安排工作及生活。提倡不吸烟,避免二手烟,少饮酒。

(三)药物治疗

1. 调节血脂治疗　能显著降低血清低密度脂蛋白胆固醇(LDL-C)水平和增高高密度脂蛋白胆固醇(HDL-C)水平,稳定或消退粥样硬化斑块,降低主要不良心血管事件的发病率,常用药物主要为他汀类药物。不良反应有横纹肌溶解、血转氨酶和肌酸激酶水平升高、胃肠道症状等。

2. 抗血小板治疗　可抗血小板黏附和聚集,防止血栓形成,有助于防止血管阻塞性病变的发展,用于预防冠心病和脑动脉血栓栓塞。常用药物主要为阿司匹林、氯吡格雷、替格瑞洛等。不良反应主要为消化道症状和出血。

3. 抗凝和溶栓治疗　对动脉内形成血栓导致管腔狭窄或阻塞者,可用溶栓药物,如尿激酶、链激酶、重组组织型纤溶酶原激活剂等,继而用抗凝药物或新型口服抗凝药物,常用药物有肝素、低分子肝素、达比加群、利伐沙班等。

4. 扩血管治疗　扩血管治疗可解除血管痉挛和促进侧支循环。冠心病心绞痛时应用血管扩张药,主要为硝酸酯类和长效钙通道阻滞药,不仅能扩张冠状动脉,改善心肌供血,还能扩张外周血管,减轻心脏负荷,主要不良反应有低血压、心率增快等。

5. 抗氧化治疗　抗氧化治疗可延缓LDL氧化,改善内皮细胞及平滑肌细胞的功能,抑制病变的发展,药物包括维生素C、维生素E、丙丁酚(普罗布考）等。

6. 抗炎治疗　炎性反应是引起粥样斑块不稳定的关键因素,抗炎治疗可阻止血管炎症的发生和发展,改善粥样斑块的稳定性和患者的预后以及相关临床症状。抗炎药物包括他汀类药物、阿司匹林、血管紧张素转换酶抑制药（ACEI）等。

7. 介入或手术治疗　患者病变严重,特别是冠状动脉、主动脉、肾动脉和四肢动脉出现明显管腔狭窄或闭塞,可采取介入或手术治疗,如经皮腔内球囊扩张术、支架植入术、旁路移植术等。

三、中成药应用

（一）基本病机

中医认为动脉粥样硬化因禀赋不足,年老体衰,肾精亏损,或过食肥甘,脾胃受损,或情志过极,五志所伤,或毒邪侵犯机体,造成脏腑功能紊乱,津液不能正常输布代谢,痰滞体内,毒邪煎熬、熏蒸血液,血凝成瘀。本病属本虚标实之证。本虚包括气虚、阴虚、阳虚;标实包括血瘀、痰浊、寒凝、气滞、热毒。动脉粥样硬化的主要证候包括痰瘀互结证、气阴两虚证、气虚血瘀证和气滞血瘀证。

（二）辨证分型使用中成药

动脉粥样硬化常用中成药一览表

证型	常用中成药
痰瘀互结证	血脂康胶囊、丹蒌片、荷丹片
气阴两虚证	生脉注射液
气虚血瘀证	通心络胶囊、芪参胶囊、养心氏片
气滞血瘀证	麝香保心丸、速效救心丸、心可舒片

1. 痰瘀互结证

〔证候〕**主症**:局部刺痛,胸闷多痰;**次症**:或肢体麻木、痿废;**舌脉**:舌紫黯或有斑点,苔腻,脉弦涩。

〔治法〕活血化痰,理气止痛。

〔方药〕瓜蒌薤白半夏汤（《金匮要略》）合桃红四物汤（《医宗金鉴》）。

〔中成药〕（1）血脂康胶囊[医保目录]（主要成分为红曲）。功能主治:化浊降脂,活血化瘀,健脾消食。用于痰阻血瘀所致的高脂血症,症见气短、乏力、头晕、头痛、胸闷、腹胀、食少纳呆;也可用于高脂血症及动脉粥样硬化所致的其他心脑血管疾病的辅助治疗。用法用量:口服。一次2粒,一日2次,早、晚饭后服用;轻、中度患者一日2粒,晚饭后服用。或遵医嘱。

(2)丹蒌片^(医保目录)(由瓜蒌皮、薤白、葛根、川芎、丹参、赤芍、泽泻、黄芪、骨碎补、郁金组成)。功能主治:宽胸通阳,化痰散结,活血化瘀。用于痰瘀互结所致的胸痹心痛,症见胸闷胸痛,憋气,舌质紫黯,苔白腻;冠心病心绞痛见上述证候者。用法用量:饭后服用,一次5片,一日3次。

(3)荷丹片^(医保目录)(由荷叶、丹参、山楂、番泻叶、盐补骨脂组成)。功能主治:化痰降浊,活血化瘀。用于高脂血症属痰浊夹瘀证候者。用法用量:饭前口服,糖衣片一次5片,薄膜衣片一次2片,一日3次。8周为一疗程,或遵医嘱。

2. 气阴两虚证

〔证候〕主症:神疲乏力,口干少饮;舌脉:舌质红或淡,脉细弱。

〔治法〕益气养阴,活血通脉。

〔方药〕生脉散(《医学启源》)合人参养荣汤(《三因极一病证方论》)加减。

〔中成药〕生脉注射液^(医保目录)(详见第一章第一节附　流行性感冒)。

3. 气虚血瘀证

〔证候〕主症:身倦乏力,气少懒言,疼痛如刺,常见于胸胁,痛处固定不移,拒按;次症:面色淡白或晦滞;舌脉:舌淡黯或有紫斑,脉沉涩。

〔治法〕益气活血,祛瘀止痛。

〔方药〕保元汤(《博爱心鉴》)合血府逐瘀汤(《医林改错》)。

〔中成药〕(1)通心络胶囊^(医保目录)[由人参、水蛭、全蝎、赤芍、蝉蜕、土鳖虫、蜈蚣、檀香、降香、乳香(制)、酸枣仁(炒)、冰片组成]。功能主治:益气活血,通络止痛。用于冠心病心绞痛属心气虚乏、血瘀络阻证,症见胸部憋闷,刺痛、绞痛,固定不移,心悸自汗,气短乏力,舌质紫黯或有瘀斑,脉细涩或结代。亦用于气虚血瘀络阻型中风病,症见半身不遂或偏身麻木,口舌歪斜,言语不利。用法用量:口服,一次2~4粒,一日3次。

(2)芪参胶囊^(医保目录)(由黄芪、丹参、人参、茯苓、三七、水蛭、红花、川芎、山楂、蒲黄、制何首乌、葛根、黄芩、玄参、甘草组成)。功能主治:益气活血,化瘀止痛。用于冠心病稳定型劳累型心绞痛Ⅰ、Ⅱ级,中医辨证属气虚血瘀证者,症见胸痛、胸闷,心悸气短,神疲乏力,面色紫黯,舌淡紫,脉弦而涩。用法用量:饭后温开水送服,一次3粒,一日3次。42日为一疗程。

(3)养心氏片^(医保目录)(由黄芪、党参、丹参、葛根、淫羊藿、山楂、地黄、当归、黄连、醋延胡索、灵芝、人参、炙甘草组成),功能主治:益气活血,化瘀止痛。用于气虚血瘀所致的胸痹,症见心悸气短、胸闷、心前区刺痛;冠心病心绞痛见于上述证候者。用法用量:口服,一次4~6片(每片0.3g);一次2~3片(每片0.6g),一日3次。

4. 气滞血瘀证

〔**证候**〕**主症**:局部胀闷,走窜疼痛,甚则刺痛、拒按;**次症**:或有肿块坚硬,局部青紫肿胀;或有情志抑郁,急躁易怒;或有面色紫黯,皮肤青筋暴露;**舌脉**:舌质紫黯或见瘀斑,脉涩。

〔**治法**〕疏肝理气,活血通络。

〔**方药**〕血府逐瘀汤(《医林改错》)。

〔**中成药**〕(1)麝香保心丸^(医保目录)(由人工麝香、人参提取物、人工牛黄、肉桂、苏合香、蟾酥、冰片组成)。功能主治:芳香温通,益气强心。用于气滞血瘀所致的胸痹,症见心前区疼痛、固定不移;心肌缺血所致的心绞痛、心肌梗死见上述证候者。用法用量:口服,一次1~2丸,一日3次;或症状发作时服用。

(2)速效救心丸^(医保目录)(由川芎、冰片组成)。功能主治:行气活血,祛瘀止痛,增加冠脉血流量,缓解心绞痛。用于气滞血瘀型冠心病、心绞痛。用法用量:含服,一次4~6丸,一日3次;急性发作时,一次10~15丸。

(3)心可舒片^(医保目录)(由丹参、葛根、三七、山楂、木香组成)。功能主治:活血化瘀,行气止痛。用于气滞血瘀引起的胸闷、心悸、头晕、头痛、颈项疼痛;冠心病心绞痛、高脂血症、高血压、心律失常见上述证候者。用法用量:口服。一次4片(每片0.31g)或一次2片(每片0.62g),一日3次,或遵医嘱。

四、单验方

1. 治动脉粥样硬化方 黄精30g、山楂25g、何首乌25g,水煎服,每日1剂。[黄精小验方.湖南中医杂志,2014,30(5):115.]

2. 张琪验方1——张琪血脉通Ⅰ号方 由淫羊藿30g,生首乌20g,黄芪20g,赤芍15g,泽泻15g,葛根15g组成。有温补肾元,泄浊化瘀之功。适用于肾阳(气)亏虚,痰瘀互结引起的颈动脉粥样硬化。

3. 张琪验方2——张琪血脉通Ⅱ号方 由制首乌20g,黄精15g,水蛭冻干粉5g,川芎15g,赤芍10g,僵蚕10g,泽泻15g。有滋阴补肾,祛瘀泄浊之功。适用于肾阴不足,痰瘀内停引起的颈动脉粥样硬化。

第五节 稳定型心绞痛

心绞痛为冠心病最常见的临床类型,是由冠状动脉供血不足,心肌急剧的、暂时的缺血与缺氧所引起的临床综合征。主要表现为胸骨后或心前区疼痛,常放射至左臂内侧或咽喉、颈项,兼见胸闷、呼吸不畅、汗出等症。其中,稳定型心绞痛的症状常发生于劳力负荷增加时,持续数分钟,休息或用硝酸酯类药物后疼痛消失。疼痛发作的程度、频率、性质及诱发因素在数周内无明显变化。多数慢性稳定型心绞痛患者的预后相对较好,研究显示平均年死亡率为2%~3%。

本病多属于中医学"胸痹""心痛"范畴。

一、诊断要点

根据典型的发作特点和体征,休息或含用硝酸甘油后缓解,结合年龄和存在的冠心病危险因素,除外其他疾病所致的心绞痛,即可诊断。

(一) 症状

以发作性胸痛为主要临床表现,其疼痛的特点为:

1. 疼痛部位 典型部位是在前胸正中的胸骨后,而不是在胸部表面。有时疼痛部位可偏左或偏右,偏左者多见,范围如拳头或本人手掌大小。近半数患者胸痛同时向左肩背、左上肢内侧和左手小指侧放射,少数可向上腹部、颈咽部,甚至面颊部放射,引起相应部位不适或疼痛。

2. 性质 常呈压迫性,紧缩样或压榨性,伴有发闷甚至窒息感,也可呈烧灼样,但不尖锐,不像针刺或刀扎样痛。疼痛时常伴濒死的恐惧感。有些患者仅觉胸闷不适而非胸痛。发作时,患者往往被迫停止正在进行的活动,直至症状缓解。

3. 诱因 发作常由体力劳动或情绪激动(如愤怒、焦急、过度兴奋等)所诱发,饱食、排便用力、寒冷、吸烟、心动过速、卧位、贫血、休克等亦可诱发。疼痛多发生于劳力或激动的当时,而不是在劳累之后。典型的心绞痛常在相似的条件下重复发生,但有时同样的劳力只在早晨而不在下午引起心绞痛,提示与晨间交感神经兴奋性增高等昼夜节律变化有关。

4. 持续时间 疼痛出现后常逐步加重,达到一定程度后持续一段时间,然后逐渐消失,心绞痛一般持续数分钟至十余分钟,多为3~5分钟,很少超过30分钟。

5. 缓解方式 一般在停止原来诱发症状的活动后即可缓解;舌下含服硝酸甘油等硝酸酯类药物也能在几分钟内缓解,胸痛缓解后患者常无任何不适感觉。

（二）体征

平时一般无异常体征。心绞痛发作时常见心率增快、血压升高、表情焦虑、皮肤冷或出汗,有时出现第四或第三心音奔马律。可有暂时性心尖部收缩期杂音,是乳头肌缺血以致功能失调引起二尖瓣关闭不全所致。

（三）辅助检查

1. 实验室检查 血糖、血脂检查可了解冠心病危险因素;胸痛明显者需查血清心肌损伤标志物包括心肌肌钙蛋白 I 或 T、肌酸激酶（CK）及同工酶（CK-MB）,以与急性冠状动脉综合征（ACS）相鉴别;查血常规注意有无贫血;必要时检查甲状腺功能。

2. 心电图 包括静息心电图、连续心电图监测及负荷运动试验。这些是发现心肌缺血、诊断心绞痛最常用的检查方法。

3. 评价冠状动脉病变的检查 包括 CTA、冠状动脉造影,是冠心病诊断方法中最可靠的"金指标"。

（四）鉴别诊断

以胸痛为主要表现,临床上应与非心源性胸痛疾病（如肋间神经痛、带状疱疹等）、X 综合征、心脏神经官能症、急性心肌梗死、心肌桥、主动脉瓣病变引起的心绞痛等进行鉴别。

二、西医治疗要点

治疗原则是改善冠脉血供和降低心肌耗氧以改善患者症状,提高生活质量,同时治疗冠脉粥样硬化,预防心肌梗死和死亡,以延长生存期。

（一）一般治疗

1. 一般治疗 发作时立刻停止活动,一般患者在休息后症状即可消除。

2. 控制易患因素 平时应尽量避免各种诱发因素,如过度的体力活动、情绪激动、饱餐等,冬天注意保暖,避免油腻饮食,戒烟限酒。

3. 治疗可加重心绞痛的疾病 治疗高血压、糖尿病、血脂异常、贫血、甲状腺功能亢进等相关疾病。

（二）心绞痛治疗

1. 药物治疗

（1）改善症状、减轻缺血发作的药物治疗：心绞痛发作时，轻度心绞痛患者，可选用 β 受体阻滞剂或合并硝酸酯类药物。严重心绞痛者，必要时加用除短效二氢吡啶类外的钙通道阻滞药。

（2）改善预后的药物治疗：包括抗血小板药物、ACEI/ARB、β 受体阻滞剂以及调脂药物。

2. 介入治疗　对心绞痛症状不能药物控制，或无创检查提示较大面积心肌缺血，且冠状动脉病变适合经皮冠状动脉介入治疗（PCI）者，可行冠状动脉内支架术（包括药物洗脱支架）治疗。对相对高危患者和多支血管病变的患者，PCI 缓解临床症状更为显著，但生存率获益还不明确。对低危患者，药物治疗在减少缺血事件和改善生存率方面与 PCI 一样有效。

3. 冠状动脉旁路移植术（CABG）　通过取患者自身的大隐静脉作为旁路移植材料，一端吻合在主动脉，另一端吻合在有病变的冠状动脉段的远端。术后心绞痛症状改善者可达 80%~90%，且 65%~85% 的患者生活质量有所提高。但手术创伤较大有一定的风险，目前仍有 1%~4% 围术期死亡率，死亡率与患者术前冠脉病变、心功能状态及有无其他并发症有关。糖尿病伴多支血管病变、严重左心室功能不全和无保护左主干病变患者，CABG 疗效优于 PCI。

（三）冠状动脉粥样硬化性心脏病的二级预防

1. 非药物干预

（1）戒烟限酒：吸烟会导致冠状动脉痉挛，降低 β 受体阻滞剂的抗缺血作用，故应彻底戒烟，并远离烟草环境。并严格控制酒精摄入。

（2）运动和控制体重：建议每日进行 30~60 分钟中等强度的有氧运动，每周至少坚持 5 天。将 BMI 控制在 $24kg/m^2$ 以下。

（3）情绪管理：注重患者的双心健康，评估患者的精神心理状态。

2. 药物治疗

（1）抗血小板：阿司匹林可降低心肌梗死、脑卒中或心血管性死亡的风险，最佳剂量范围为 75~150mg/d。氯吡格雷主要用于 PCI（尤其是药物洗脱支架术）后，以及阿司匹林有禁忌证患者。

（2）ACEI/ARB：若无禁忌所有伴有左心室收缩功能不全（LVEF<40%）、高血压、糖尿病或慢性肾脏疾病的患者均应长期服用 ACEI。不能耐受 ACEI 者，可改用 ARB 类药物。

（3）β 受体阻滞剂：可降低心肌梗死后患者的死亡率。

3. 控制心血管危险因素

（1）控制血压：血压≥140/90mmHg 的患者应给予降压治疗，首选 β 受体阻滞剂、ACEI 或 ARB，必要时加用其他种类降压药物。对于一般患者，应将其血压控制于 <140/90mmHg，合并糖尿病或慢性肾病者应将血压控制于 <130/80mmHg。

（2）调脂治疗：所有患者无论血脂水平如何若无禁忌证或不能耐受均应坚持使用他汀类药物，将 LDL-C 控制在 <2.6mmol/L，并可考虑达到更低的目标值（<1.8mmol/L）。

（3）血糖管理：对所有患者均应常规检测空腹和餐后血糖。对于确诊糖尿病的患者，在积极控制饮食并改善生活方式的同时，考虑应用降糖药物治疗，糖化血红蛋白控制在 7% 以下。

三、中成药应用

（一）基本病机

中医认为冠心病稳定型心绞痛的发生与寒邪内侵、饮食不节、情志失调、劳倦内伤、年迈体虚等因素有关。本病病位在心，涉及肝、脾、肾等脏，以“阳微阴弦”为基本病机，病性属本虚标实之证，本虚为气、血、阴、阳亏虚，心脉失养；标实为寒凝、气滞、血瘀、痰浊等痹阻胸阳、阻滞心脉。主要证候要素包括血瘀证、气虚证、阴虚证、痰浊证、气滞证、阳虚证、寒凝证等。

（二）辨证分型使用中成药

稳定型心绞痛常用中成药一览表

证型	常用中成药
心血瘀阻证	精制冠心片、复方龙血竭胶囊、冠心舒通胶囊
气滞血瘀证	冠心丹参滴丸、乐脉丸、银丹心脑通软胶囊
痰浊闭阻证	丹蒌片
寒凝心脉证	冠心苏合丸
气虚血瘀证	通心络胶囊、正心泰片、脑心通胶囊
气阴两虚证	参松养心胶囊、益心舒丸
心肾阴虚证	心元胶囊
心肾阳虚证	–

1. 心血瘀阻证

〔**证候**〕**主症**:胸痛以固定性疼痛为特点;**次症**:症见面色紫黯,肢体麻木,口唇紫黯或黯红;**舌脉**:舌质黯红或紫黯,舌体有瘀点瘀斑,舌下静脉紫黯,脉涩或结代。

〔**治法**〕活血化瘀,通络止痛。

〔**方药**〕冠心 2 号方(中国中医科学院方)。

〔**中成药**〕(1)精制冠心片^(药典)(由丹参、赤芍、川芎、红花、降香组成)。功能主治:活血化瘀。用于瘀血内停所致的胸痹,症见胸闷、心前区刺痛;冠心病心绞痛见上述证候者。用法用量:口服,一次 6~8 片,一日 3 次。

(2)复方龙血竭胶囊^(药典)(由龙血竭、三七、冰片组成)。功能主治:活血化瘀,通窍止痛。用于稳定性劳力性冠心病心绞痛Ⅰ、Ⅱ级,中医辨证为心血瘀阻证,症见胸闷刺痛、绞痛,固定不移,入夜更甚,时或心悸不宁,舌质紫黯,脉沉。用法用量:口服,一次 3 粒,一日 3 次。饭后半小时服用。

(3)冠心舒通胶囊^(医保目录)(由广枣、丹参、丁香、冰片、天竺黄组成)。功能主治:活血化瘀,通经活络,行气止痛。用于胸痹心血瘀阻证,症见胸痛、胸闷、心慌、气短;冠心病、心绞痛见上述证候者。用法用量:口服,一次 3 粒,一日 3 次;4 周为一疗程。

2. 气滞血瘀证

〔**证候**〕**主症**:胸痛以胸闷胀痛,多因情志不遂诱发为特点;**次症**:善太息,脘腹两胁胀闷,得嗳气或矢气则舒;**舌脉**:舌紫或黯红,脉弦。

〔**治法**〕行气活血,通络止痛。

〔**方药**〕血府逐瘀汤(《医林改错》)。

〔**中成药**〕(1)冠心丹参滴丸^(医保目录)(由丹参、三七、降香油组成)。功能主治:活血化瘀,理气止痛。用于气滞血瘀所致的胸痹心痛,症见胸闷、胸痛,心悸气短;冠心病心绞痛见上述证候者。用法用量:舌下含服,一次 10 粒,一日 3 次。

(2)乐脉丸^(医保目录)(由丹参、川芎、赤芍、红花、香附、木香、山楂组成)。功能主治:行气活血,化瘀通脉。用于气滞血瘀所致的头痛、眩晕、胸痛、心悸;冠心病心绞痛、多发性脑梗死见上述证候者。用法用量:口服,一次 1~2 袋,一日 3 次;或遵医嘱。

(3)银丹心脑通软胶囊^(医保目录)(由银杏叶、丹参、灯盏细辛、绞股蓝、山楂、大蒜、三七、艾片组成)。功能主治:活血化瘀,行气止痛,消食化滞。用于气滞血瘀引起的胸痹,胸闷,气短,心悸等;冠心病心绞痛、高脂血症、脑动脉硬化、中风、中风后遗症见上述证候者。用法用量:口服,一次 2~4 粒,一日 3 次。

3. 痰浊闭阻证

〔证候〕主症:胸痛以胸闷痛为特点;次症:痰多体胖,头晕多寐,身体困重,大便黏腻不爽;舌脉:舌苔厚腻,脉滑。

〔治法〕通阳泄浊,豁痰开结。

〔方药〕瓜蒌薤白半夏汤(《金匮要略》)。

〔中成药〕丹蒌片(医保目录)(详见第二章第四节动脉粥样硬化)。

4. 寒凝心脉证

〔证候〕主症:胸痛以卒然心痛如绞,感寒痛甚为特点;次症:形寒肢冷,冷汗自出,面色苍白,心悸气短;舌脉:苔薄白,脉沉紧。

〔治法〕温经散寒,活血通痹。

〔方药〕宽胸丸(《新医药学杂志》)。

〔中成药〕冠心苏合丸(医保目录)〔由苏合香、冰片、乳香(制)、檀香、土木香组成〕。功能主治:理气,宽胸,止痛。用于寒凝气滞、心脉不通所致的胸痹,症见胸闷、心前区疼痛;冠心病心绞痛见上述证候者。用法用量:嚼碎服,一次 1 丸,一日 1~3 次;或遵医嘱。

5. 气虚血瘀证

〔证候〕主症:胸痛以胸痛胸闷、劳则诱发为特点;次症:气短乏力,身倦懒言,心悸自汗,面色淡白或晦暗;舌脉:舌胖淡黯,脉沉涩。

〔治法〕益气活血,补虚止痛。

〔方药〕八珍汤(《瑞竹堂经验方》)加减或双和散(《仁斋直指方论》)。

〔中成药〕(1) 通心络胶囊(医保目录)(详见第二章第四节动脉粥样硬化)。

(2) 正心泰片(医保目录)(由黄芪、葛根、槲寄生、丹参、山楂、川芎组成)。功能主治:补气活血,化瘀通络。用于气虚血瘀所致的胸痹,症见胸痛、胸闷、心悸、气短、乏力;冠心病心绞痛见上述证候者。用法用量:口服,一日次 4 片,一日 3 次。

(3) 脑心通胶囊(医保目录)(由黄芪、赤芍、丹参、当归、川芎、桃仁、红花、醋乳香、醋没药、鸡血藤、牛膝、桂枝、桑枝、地龙、全蝎、水蛭组成)。功能主治:益气活血,化瘀通络。用于气虚血滞、脉络瘀阻所致中风中经络,半身不遂、肢体麻木、口眼歪斜、舌强语謇及胸痹心痛、胸闷、心悸、气短;脑梗死、冠心病心绞痛属上述证候者。用法用量:口服,一次 2~4 粒,一日 3 次。

6. 气阴两虚证

〔证候〕主症:胸痛以胸闷隐痛、遇劳则甚为特点;次症:气短口干,心悸倦怠,眩晕失眠,自汗盗汗;舌脉:舌胖嫩红少津,脉细弱无力。

〔**治法**〕益气养阴,活血通络。

〔**方药**〕生脉散(《医学启源》)加味。

〔**中成药**〕(1) 参松养心胶囊^(医保目录)(由人参、麦冬、山茱萸、桑寄生、土鳖虫、赤芍、黄连、南五味子、龙骨组成)。功能主治:益气养阴,活血通络,清心安神。用于治疗冠心病室性期前收缩属气阴两虚,心络瘀阻证,症见心悸不安,气短乏力,动则加剧,胸部闷痛,失眠多梦,盗汗,神倦懒言。用法用量:口服,一次 2~4 粒,一日 3 次。

(2) 益心舒丸^(医保目录)(由人参、麦冬、黄芪、五味子、丹参、川芎、山楂组成)。功能主治:益气复脉,活血化瘀,养阴生津。用于气阴两虚,瘀血阻脉所致的胸痹,症见胸痛胸闷,心悸气短,脉结代;冠心病心绞痛见上述证候者。用法用量:口服,一次 1 袋,一日 3 次。

7. 心肾阴虚证

〔**证候**〕**主症**:胸痛以疼痛时作时止为特点;**次症**:腰膝酸软,心悸失眠,五心烦热,口燥咽干,潮热盗汗;**舌脉**:舌红少苔,脉细数。

〔**治法**〕滋阴清热,养心安神。

〔**方药**〕左归饮(《景岳全书》)。

〔**中成药**〕心元胶囊^(医保目录)(由制何首乌、丹参、地黄等组成)。功能主治:滋肾养心,活血化瘀。用于胸痹心肾阴虚、心血瘀阻证,症见胸闷不适、胸部刺痛或绞痛、或胸痛彻背、固定不移、入夜更甚、心悸盗汗、心烦不寐、腰酸膝软、耳鸣、头晕;冠心病稳定型劳累性心绞痛、高脂血症见上述证候者。用法用量:口服,次 3~4 粒,一日 3 次。

8. 心肾阳虚证

〔**证候**〕**主症**:胸痛以胸闷痛,遇寒加重为特点;**次症**:畏寒肢冷,心悸怔忡,自汗神倦,面色㿠白,便溏,肢体浮肿;**舌脉**:舌淡胖,苔白,脉沉迟。

〔**治法**〕补益阳气,温振心阳。

〔**方药**〕参附汤(《正体类要》)合右归饮(《景岳全书》)。

〔**中成药**〕指南暂无推荐。可参考慢性心力衰竭中阳虚证的中成药方案。

(三)胸痛发作期常用中成药

心绞痛发作时,中医药干预治疗能够缓解胸痛症状,改善心功能和生活质量。

一般可选用速效救心丸,10~15 粒 / 次,舌下含服,以行气活血,祛瘀止痛。复方丹参滴丸,5~10 粒 / 次,舌下含服,以活血化瘀,理气止痛。

胸痛兼畏寒肢冷患者,可选用麝香保心丸,2~4 粒 / 次,舌下含服,以芳香温通,益气强心。宽胸气雾剂,将瓶倒置,喷口对准口腔,喷 2 次或 3 次,以辛温通阳,理气止痛。

〔中成药〕(1)速效救心丸^(医保目录)(详见第二章第四节动脉粥样硬化)。

(2)复方丹参滴丸^(医保目录)(由丹参、三七、冰片组成)。功能主治:活血化瘀,理气止痛。用于气滞血瘀所致的胸痹,症见胸闷、心前区刺痛;冠心病心绞痛见上述证候者。用法用量:吞服或舌下含服,一次 10 丸,一日 3 次。28 日为一个疗程;或遵医嘱。

(3)麝香保心丸^(医保目录)(详见第二章第四节动脉粥样硬化)。

(4)宽胸气雾剂^(医保目录)(由细辛油、檀香油、高良姜油、荜茇油、冰片组成)。功能主治:辛温通阳,理气止痛。用于阴寒阻滞、气机郁痹所致的胸痹,症见胸闷、心痛、形寒肢冷;冠心病心绞痛见上述证候者。用法用量:将瓶倒置,喷口对准舌下喷,一日 2~3 次。

四、单验方

1. 人参三七散　人参粉、三七粉各等分,每次 3~5g,1 日 3 次,适用于冠心病心绞痛气虚血瘀者。(《中医内科常见病诊疗指南》)

2. 活血心痛散　乳香、没药、血竭、冰片各等分为散,每次 2~3g,1 日 3 次。(《中医内科常见病诊疗指南》)

3. 王鸿士验方——行气活血汤　瓜蒌 30g,薤白 9g,桂枝 4.5g,当归 9g,丹参 15g,枳壳 9g,赤芍 12g,川芎 6g,檀香 6g,桃仁 9g,鸡血藤 30g,天仙藤 12g,甘草 4.5g。每日 1 剂,水煎分服。可行气散结,活血化瘀,温经通络。主治冠心病心绞痛,证属气滞血瘀型,症见心胸刺痛,痛处不移,胸闷短气,遇怒则不舒加重,心悸怔忡,急躁易怒,苔薄白,舌质紫黯,脉象弦涩或结代。

4. 路志正验方——健脾涤痰汤　半夏 6~10g,陈皮 3~9g,茯苓 9~15g,菖蒲 6~10g,郁金 6~10g,瓜蒌 10~15g,枳实 6~12g,黄连 1.5~6g,竹茹 9~12g,旋覆花(包)6~12g,甘草 3~6g。每日 1 剂,水煎分服。主治冠心病心绞痛,痰浊壅盛证,症见胸部窒闷而痛,或胸痛彻背。胸满咳喘,心下痛闷,恶心欲呕,肢体沉困酸楚,形体丰腴,舌淡红略黯,苔厚腻,脉弦滑或沉伏。

5. 邵念方验方——保元丹参饮　黄芪 30g,党参 20g,麦冬 30g,丹参 30g,檀香 12g,砂仁 10g,炒枣仁 30g,葛根 24g,石菖蒲 12g,甘草 6g。每日 1 剂,水煎分服。可补肺益气,养阴活血,理气化痰。主治冠心病心绞痛,症见胸闷胸痛,心悸气短,神疲懒言,自汗乏力,面白声低,纳呆,舌淡苔薄白,脉细弱。

6. 高咏江验方——通脉散　沉香 30g,檀香 30g,制乳香 30g,田三七 30g。

将四药各等分研细末,每服 3~6g,汤水吞服。活血化瘀,通脉定痛。通治各型冠心病心绞痛。

第六节　急性心肌梗死

急性心肌梗死(AMI)是指各种原因造成冠状动脉血供急剧减少或完全中断,使相应心肌严重而持久的急性缺血而致心肌细胞的坏死。临床表现主要以胸痛为主,但持续时间常超过 10~20 分钟,休息或服用硝酸甘油难以缓解,并且常伴有烦躁不安、出汗、恐惧,甚至有濒死感。急性心肌梗死是危害人类健康的重大疾病,是世界范围的主要死亡原因。近年来,随着我国经济迅速发展,生活方式的转变以及人口老龄化的加剧,AMI 的发病率和死亡率逐年增长。

本病多属于中医学"胸痹心痛""真心痛""厥心痛"范畴。

一、诊断要点

(一) 临床表现

1. 症状　最常见的症状是疼痛,典型的疼痛症状为胸骨后或心前区剧烈的压榨性疼痛,并且向左上臂、颈或颈部放射,持续时间常超过 10~20 分钟,休息或服用硝酸甘油难以缓解,常伴有烦躁不安、出汗、恐惧,甚至有濒死感。部分患者疼痛部位不典型,个别患者无胸痛症状,还有一些患者以呼吸困难、心律失常、休克或急性心力衰竭为原发临床表现。

2. 体格检查　检查患者的生命体征,观察有无皮肤湿冷、面色苍白、烦躁不安等早期血流动力学障碍表现。应该重视心肺听诊,肺部听诊注意有无湿啰音,心脏可有轻到中度增大;心率增快或减慢;心尖区第一心音减弱,可出现第三或第四心音奔马律。

3. killip分级　对于急性心肌梗死患者,常用killip分级评估患者心脏功能。

分级	定义
Ⅰ级	无明显的心力衰竭
Ⅱ级	有左心衰,肺部啰音 <50% 肺野,奔马律,窦性心动过速或其他心律失常,有肺淤血的 X 线表现

续表

分级	定义
Ⅲ级	肺部啰音≥50% 肺野,可出现急性肺水肿
Ⅳ级	心源性休克

(二) 辅助检查

1. 心电图　典型的 ST 段抬高型心肌梗死(STEMI)超急期心电图可表现为异常高大且两支不对称的 T 波;早期心电图表现为 ST 段弓背向上抬高(呈单向曲线)伴或不伴病理性 Q 波、R 波减低(正后壁心肌梗死时,ST 段变化可以不明显)。根据心电图上不同导联的病理性 Q 波、ST 段抬高及 T 波高尖的情况,可对心肌梗死进行定位。非 ST 段抬高的心肌梗死(NSTEMI)心电图无 ST 段抬高,而多见持续的 ST 段下移≥0.1mV 和 / 或对称性 T 波倒置。

2. 血清心肌损伤标志物　包括肌钙蛋白、肌红蛋白、肌酸激酶同工酶、乳酸脱氢酶等。其中肌钙蛋白(Tn)在心肌中可分为肌钙蛋白 I(cTnI)、肌钙蛋白 T(cTnT)及肌钙蛋白 C(cTnC)3 个亚型。cTnI 是高度特异及敏感的心肌损伤标志物,通常在 AMI 后 2~4 小时开始升高,10~24 小时达到峰值。肌红蛋白(Mb)多在 AMI 发病后 0.5~2 小时内升高,12 小时内达到峰值,24~48 小时内恢复正常,因其出现时间较其他心肌损伤标记物更早,故更有助于 AMI 早期识别。但其特异性较差,只作为早期诊断的参考。肌酸激酶同工酶(CK-MB)也可用于 AMI 的诊断。乳酸脱氢酶(LDH)等因其特异性和敏感性差,现已不作为 AMI 诊断指标。

3. 超声心动图　可以发现室壁节段运动异常,对心肌缺血区域做出判断。其在评价有胸痛症状而无特征性心电图改变时,对除外主动脉夹层有帮助。超声心动图还可评估心脏整体与局部功能、乳头肌功能、室壁瘤、附壁血栓、室间隔穿孔及心包积液等。

4. 冠脉 CT　可显示冠脉狭窄及钙化,明确冠脉病变情况,对诊断与除外冠心病有较高价值。其在 AMI 的早期诊断有一定价值。

5. 冠状动脉造影术　可明确 AMI 的诊断,并在此基础上进行 PCI,开通梗死相关冠状动脉。在此基础上,冠脉血管内超声检查,可以更准确地了解冠脉病变情况,但在 AMI 时不建议使用。

(三) 诊断标准

当临床存在心肌损伤生物标志物(首选 cTnI)升高,至少有 1 次数值超过参考值上限的 99 百分位值,并有以下至少一项心肌缺血的证据,可诊断为心肌梗死：①心肌缺血症状；②心电图新出现的 ST-T 改变或新出现的左束支传导阻滞（LBBB）；③心电图出现病理性 Q 波；④影像学显示有新的存活心肌丧失或新的区域性室壁运动异常；⑤冠脉造影或尸检证实冠脉内有血栓。

（四）鉴别诊断

对于突然发生而原因未明的严重心律失常、心力衰竭、休克、晕厥患者，应考虑本病的可能。临床宜先按 AMI 处理，进行心电图、心肌损伤标志物检测等动态观察。临床还需与心绞痛、主动脉夹层、急性肺动脉栓塞、急性心包炎、重症心肌炎、急腹症等鉴别。

二、西医治疗要点

无论是 STEMI 还是 NSTEMI 一旦确诊，就应立即给予急救治疗。治疗原则包括：①紧急处理，包括舌下含服硝酸甘油，建立静脉通道、镇痛、吸氧、持续心电、血压监测等；②及时发现和处理致命性心律失常；③维持血流动力学稳定；④抗血小板、抗凝；⑤立即准备并尽早开始冠状动脉再灌注治疗；⑥抗心肌缺血治疗；⑦防止严重并发症；⑧稳定"易损斑块"。

（一）急救处理

1. 立即给予患者舌下含服硝酸甘油 1 片，卧床休息，持续心电、血压、呼吸及血氧饱和度监测，吸氧和建立静脉通道。并尽快完成急诊 PCI 或溶栓治疗的准备。

2. 镇痛　可用阿片类及硝酸酯类药物，过度疼痛可刺激交感神经，增加心肌耗氧及缺血，因此对没有禁忌证的 AMI 患者，出现明显胸痛时可首选静脉注射吗啡。硝酸酯是非内皮依赖性血管扩张剂，具有扩张外周血管和冠状动脉的效果，舌下含服或静脉使用可有助于改善胸痛症状。

3. β 受体阻滞剂　可竞争性抑制循环中的儿茶酚胺对心肌的作用，通过减慢心率、降低血压和减弱心肌收缩力，降低心肌耗氧量及改善缺血区的氧供需失衡，减少心肌梗死面积，对减低 AMI 患者急性期病死率及改善远期预后有良好疗效；故在无该药禁忌证时，应在 24 小时内尽早使用，并从小剂量开始应用并逐渐增加至患者最大耐受剂量。

（二）再灌注治疗

早期快速开通梗死相关冠状动脉，可降低患者死亡风险，显著改善预后，应尽早给予再灌注治疗，再灌注治疗包括药物溶栓以及急诊 PCI。STEMI 应在 120 分钟内使冠状动脉成功开通。对于溶栓治疗的要求是从进门开始 30 分钟内进针溶栓；对于急诊 PCI 的要求是从进门开始 90 分钟内完成球囊开通血管。

1. 溶栓治疗　对于在 AMI 发病早（<3 小时），又无条件行急诊 PCI 时首选。STEMI、发病 <12 小时、年龄 ≤70 岁又无溶栓禁忌证者均为其适应证。其禁忌证包括：①出血素质及凝血功能障者；②胃肠道、呼吸道和泌尿生殖系统有活动性出血者；③不能控制的高血压（>160/110mmHg）；④半年内有脑血管病或 TIA 发作史；⑤2 周内做过大手术或长时间的心肺复苏者；⑥严重疾病如肿瘤、严重肝肾功能损害者。

2. 急诊 PCI　对 STEMI 患者，特别是有溶栓禁忌证或出血并发症患者，均考虑首选急诊 PCI；对溶栓治疗未成功再通者，也应行补救性 PCI；对 AMI 并发心源性休克者，则应首选在主动脉内球囊反搏（IABP）支持下行急诊 PCI。急诊 PCI 一旦完成，应将患者转运到 CCU 进行监护治疗以度过危险期。

（三）CCU 监护治疗

AMI 急性期患者，无论有无实施再灌注治疗，都应立即收住 CCU 监护治疗。

1. 抗血小板　一旦明确诊断为 AMI，而无禁忌证者应尽快给予阿司匹林 + P2Y12 受体抑制剂的双联抗血小板治疗。

2. 抗凝治疗　应用肝素类可抑制凝血酶，防止血栓形成。所有 AMI 患若只要无禁忌，均应给予肝素等抗凝治疗。

3. 抗缺血治疗　抗心肌缺血是 AMI 患者的基础治疗，可降低心肌耗氧量，缩小 MI 面积，预防心肌重构和保护左心功能。常用药物有 β 受体阻滞剂、硝酸酯类以及 ACEI/ARB。ACEI 通过抑制心肌重构、减轻心室过度扩张，从而降低 AMI 患者病死率；对于所有左心室射血分数（LVEF）≤40% 的 AMI 患者，以及合并高血压、糖尿病或稳定的慢性肾脏病患者，如无禁忌证，应尽早使用并长期持续 ACEI 治疗，如不能耐受可使用 ARB 替代。其他药物包括他汀类调脂、抗炎以稳定斑块，AMI 伴心功能低下者应常规予螺内酯。

（四）恢复期检查与治疗

经 CCU 监护治疗病情稳定后，转至普通病房进一步恢复，彻底检查，调整治疗并给予健康宣教后方可出院。

三、中成药应用

（一）基本病机

中医认为急性心肌梗死的发生与年老体衰、过食肥甘、烟毒过量、寒邪侵袭、七情内伤等原因导致血瘀痰浊，闭塞心脉，心脉不通。本病为本虚标实之证，本虚包括气、血、阴、阳不足，以气虚、阳虚为主，标实包括寒凝、气滞、血瘀痰浊,以血瘀、痰浊为主。临床常见有气虚血瘀证、痰瘀互结证、气滞血瘀证、寒凝心脉证、气阴两虚证及正虚阳脱证。

(二)辨证分型使用中成药

急性心肌梗死常用中成药一览表

证型	常用中成药
气虚血瘀证	通心络胶囊、麝香通心滴丸、丹红注射液
痰瘀互结证	丹蒌片
气滞血瘀证	复方丹参滴丸、麝香保心丸、丹七软胶囊
寒凝心脉证	—
气阴两虚证	—
正虚阳脱证	—

1. 气虚血瘀证

〔**证候**〕**主症**:胸部刺痛、闷滞,活动后加重;**次症**:可伴身体乏力,短气,汗出,心悸,可有四肢肌肤瘀斑或甲错;**舌脉**:舌质黯淡或有瘀点瘀斑,舌苔薄白,脉虚无力或弦细无力。

〔**治法**〕益气活血,祛瘀止痛。

〔**方药**〕保元汤(《博爱心鉴》)合血府逐瘀汤(《医林改错》)。

〔**中成药**〕(1)通心络胶囊[医保目录](详见第二章第四节动脉粥样硬化)。

(2)麝香通心滴丸[医保目录](由人工麝香、人参茎叶总皂苷、蟾酥、丹参、人工牛黄、熊胆粉、冰片组成)。功能主治:芳香益气通脉,活血化瘀止痛。用于冠心病稳定型劳累性心绞痛气虚血瘀证,症见胸痛胸闷,心悸气短,神倦乏力。用法用量:口服,一次2丸,一日3次。

(3)丹红注射液[医保目录](详见第一章第七节慢性肺源性心脏病)。

2. 痰瘀互结证

〔**证候**〕**主症**:剧烈胸痛,胸闷如窒;**次症**:可伴头昏目眩,脑涨,身体坠胀感,气短,咳嗽痰多,食欲下降,恶心呕吐,腹胀,查体可见面色晦暗、唇舌发绀、四肢浮肿;**舌脉**:舌质紫黯或黯红,可有瘀斑,舌下瘀筋,舌苔厚腻,脉滑或涩。

〔**治法**〕活血化痰,理气止痛。

〔**方药**〕瓜蒌薤白半夏汤(《金匮要略》)合桃红四物汤(《医宗金鉴》)。

〔**中成药**〕丹蒌片[医保目录](详见第二章第四节动脉粥样硬化)。

3. 气滞血瘀证

〔**证候**〕**主症**:心胸满闷,刺痛阵发,痛有定处;**次症**:常欲叹息,情志不遂时易诱发或加重,查体可见面色黧黑,唇甲青紫,皮肤出现瘀斑;**舌脉**:舌质紫黯,可见紫点或紫斑,舌底静脉曲张,舌苔薄,脉弦涩。

〔**治法**〕疏肝理气,活血通络。

〔**方药**〕柴胡疏肝散(《景岳全书》)合失笑散(《太平惠民和剂局方》)。

〔**中成药**〕(1)复方丹参滴丸^(医保目录)(详见第二章第五节稳定型心绞痛)。

(2)麝香保心丸^(医保目录)(详见第二章第四节动脉粥样硬化)。

(3)丹七软胶囊^(医保目录)(由丹参、三七组成)。功能主治:活血化瘀,通脉止痛。用于瘀血闭阻所致的胸痹,症见胸部刺痛、痛处固定、眩晕头痛、经期腹痛。用法用量:口服,一次 4~6 粒,一日 3 次。

4. 寒凝心脉证

〔**证候**〕**主症**:胸痛彻背,得温热则痛减;**次症**:胸闷气短,心悸不安,气候骤冷易诱发或加重,查体可见疼痛面容,恶寒,手足肢体冰冷;**舌脉**:舌质淡黯,苔白腻,脉沉无力,迟缓,或结代。

〔**治法**〕散寒宣痹,芳香温通。

〔**方药**〕当归四逆汤(《伤寒论》)。

〔**中成药**〕指南暂无推荐。可参考稳定型心绞痛寒凝心脉证使用冠心苏合丸。

5. 气阴两虚证

〔**证候**〕**主症**:胸闷隐痛,时作时止;**次症**:心烦心悸,精神疲倦,四肢乏力,盗汗,气短,头晕,查体可见面色潮红,声音低微,手足心热;**舌脉**:舌质嫩红或有齿痕,舌苔少,或薄白,脉沉细无力,结代或细数。

〔**治法**〕益气养阴。

〔**方药**〕生脉散(《医学启源》)合人参养荣汤(《三因极一病证方论》)。

〔**中成药**〕指南暂无推荐。可参考稳定型心绞痛气阴两虚证的中成药方案。

6. 正虚阳脱证

〔**证候**〕**主症**:心胸隐痛,胸中憋闷或有窒息感;**次症**:喘促不宁,心慌,面色苍白,冷汗淋漓,查体可见精神烦躁或淡漠,重则昏迷,四肢逆冷,口开目闭,遗尿;**舌脉**:舌质淡,舌苔白,脉数无根,或脉微欲绝。

〔**治法**〕回阳救逆,益气固脱。

〔**方药**〕四逆加人参汤(《伤寒论》)。

〔**中成药**〕指南暂无推荐。可使用参附注射液。

(三) 胸痛发作期常用中成药

中医药治疗 AMI 的循证医学证据表明,中医药对于胸痛症状的缓解具有良好疗效,对无法使用吗啡镇痛,或使用吗啡后镇痛效果仍不理想,可加用中药治疗。常用药物包括:速效救心丸、复方丹参滴丸、麝香保心丸及宽胸气雾剂等。

〔**中成药**〕(1) 速效救心丸^(医保目录)(详见第二章第四节动脉粥样硬化)。

(2) 复方丹参滴丸^(医保目录)(详见第二章第五节稳定型心绞痛)。

(3) 麝香保心丸^(医保目录)(详见第二章第四节动脉粥样硬化)。

(4) 宽胸气雾剂^(医保目录)(详见第二章第五节稳定型心绞痛)。

(四) 伴随病及并发症的中成药防治

伴随病及并发症	常用中成药
高血压	松龄血脉康胶囊
血脂异常	血脂康胶囊
抗血小板聚集	芪参益气滴丸
心力衰竭	芪苈强心胶囊
心源性休克	参附注射液
心律失常	稳心颗粒、参松养心胶囊
PCI 术后冠脉微循环障碍	通心络胶囊

〔**中成药**〕(1) 松龄血脉康胶囊^(医保目录)(由鲜松叶、葛根、珍珠层粉组成)。功能主治:平肝潜阳,镇心安神。用于肝阳上亢所致的头痛、眩晕、急躁易怒、心悸、失眠;高血压及原发性高脂血症见上述证候者。用法用量:口服,一次 3 粒,一日 3 次,或遵医嘱。

(2) 血脂康胶囊^(医保目录)(详见第二章第四节动脉粥样硬化)。

(3) 芪参益气滴丸^(医保目录)(详见第二章第一节心力衰竭)。

(4) 芪苈强心胶囊^(医保目录)(详见第二章第一节心力衰竭)。

(5) 参附注射液^(医保目录)(详见第一章第一节附 流行性感冒)。

(6) 稳心颗粒^(医保目录)(详见第二章第二节室性期前收缩)。

(7) 参松养心胶囊^(医保目录)(详见第二章第二节室性期前收缩)。

(8) 通心络胶囊^(医保目录)(详见第二章第四节动脉粥样硬化)。

四、单验方

盛国荣验方——宁元散　西洋参 10g，川三七 10g，鸡内金 10g，琥珀 10g，珍珠粉 10g，麝香 0.3g。上药共研细末，调服。对于元气虚衰，心悸气短，出现心绞痛、心肌梗死者均可服用。

第七节　病毒性心肌炎

心肌炎是指心肌中有局限性或弥漫性的急性、亚急性或慢性炎症病变。病毒性心肌炎是指由嗜心性病毒感染引起的，以心肌非特异性间质性炎症为主要病变的心肌炎。各种病毒都可引起心肌炎，其中以引起肠道和上呼吸道感染的病毒最多见。发病机制主要有病毒直接作用和免疫反应两种。目前认为病毒性心肌炎发病早期以病毒直接作用为主，以后则以免疫反应为主。本病患者的临床表现差别很大，轻者可无症状，重者可心力衰竭甚至猝死。一般表现为心慌、胸闷、气短，甚至出现心律失常。

本病多属于中医学"心悸""胸痹""怔忡"范畴。

一、诊断要点

（一）临床表现

1. 症状　多数患者发病前 1~3 周多有发热、全身酸痛、咽痛、腹泻等症状，也有部分患者原发病症状轻而不显著。患者常诉胸闷、心前区隐痛、心悸、乏力、恶心、头晕等症状。临床上诊断的心肌炎中，90% 左右以心律失常为主诉或首见症状，其中少数患者可由此而发生昏厥或阿-斯综合征，极少数患者发病后发展迅速，出现心力衰竭、心源性休克。

2. 体征

（1）心脏扩大：轻者心脏可不扩大，一般有暂时性扩大，不久即可恢复。心脏扩大显著反映心肌炎广泛而严重。

（2）心率改变：心率增速，与体温不相称，或心率异常缓慢，均为病毒性心肌炎的可疑征象。

（3）心音改变：心尖区第一音减低或分裂，心音呈胎心样。心包摩擦音的出现表示存在心包炎。

（4）杂音：心尖区可能有收缩期吹风样杂音或舒张期杂音，杂音强度都不超过三级，心肌炎好转后消失。

（5）心律失常：极常见，各种心律失常都可出现，以房性或室性期前收缩常见，其次为房室传导阻滞，心律失常是造成猝死的原因之一。

（6）心力衰竭：重症弥漫性心肌炎患者可出现急性心力衰竭，属于心肌泵血功能衰竭，左右心同时发生衰竭，引起心排出量过低。

（7）心源性休克：危重病例出现面色灰白、大汗淋漓、四肢湿冷、脉搏细速、血压下降等心源性休克表现。

（二）辅助检查

1. 血液常规及血清酶学检查 白细胞计数可升高，急性期血沉可增快。部分患者血清心肌酶增高，以心肌肌钙蛋白 I 的定性测定或肌钙蛋白 T 的定量测定、心肌肌酸磷酸激酶（CK-MB）的定量测定最有特异性。

2. 病毒学检查 临床中常用咽拭子或粪便或心肌组织分离病毒，检测血清特异性抗病毒抗体滴度，心肌活检标本免疫荧光法找到特异抗原或在电镜下发现病毒颗粒，聚合酶链反应从粪便、血清、心肌组织中检测病毒 RNA。

3. 心电图 具有多样性和多变性特点，急性期心电图改变几乎可以出现所有类型的异常心电图，最常见的有 ST-T 改变、异位心律和传导阻滞。慢性心肌炎除上述心电图改变外，多数有房室扩大或肥厚心电图表现，部分有心包炎、心包积液的相应心电图表现。

4. 超声心动图 超声心动图改变在轻重病例间差异很大，轻者可完全正常，而重者则有明显的形态和功能上的异常改变。主要表现可有左室收缩或舒张功能异常、节段性及区域性室壁运动异常、室壁厚度增加、心肌回声反射增强和不均匀、右室扩张及运动异常。

5. 心内膜心肌活检 由于心肌炎的灶性分布造成误差及形态学诊断依据的长期不统一，因此其对本病诊断有帮助，但活检阴性并不能排除心肌炎症可能。

（三）诊断标准

1. 病史与体征 在上呼吸道感染、腹泻等病毒感染后 3 周内出现心脏表现，如出现不能用一般原因解释的感染后严重乏力、胸闷头晕（心排血量降低）、心尖第一心音明显减弱、舒张期奔马律、心包摩擦音、心脏扩大、充血性心力衰竭或阿-斯综合征等。

2. 上述感染后 3 周内出现下列心律失常或心电图改变者 窦性心动过速、房室传导阻滞、窦房传导阻滞或束支阻滞；多源、成对室性期前收缩，自主性房性或交界性心动过速,阵发或非阵发性室性心动过速,心房或心室扑动或颤动;两个以上导联 ST 段呈水平型或下斜型下移≥0.05mV 或 ST 段异常抬高或出现异常 Q 波。

3. 心肌损伤指标　病程中血清肌钙蛋白 I 或肌钙蛋白 T、CK-MB 明显增高。超声心动图示心腔扩大或室壁活动异常和 / 或核素心功能检查证实左室收缩或舒张功能减弱。

4. 病原学依据　①在急性期从心内膜、心肌、心包或心包穿刺液中检测出病毒、病毒基因片段或病毒蛋白抗原;②病毒抗体:第 2 份血清中同型病毒抗体滴度较第 1 份血清升高 4 倍(2 份血清应相隔 2 周以上)或一次抗体效价≥640 者为阳性,≥320 者为可疑阳性(如以 1∶32 为基础者则宜以 256 为阳性,128 为可疑阳性,根据不同实验室标准作决定);③病毒特异性 IgM≥1∶320 者为阳性(按各实验室诊断要点,须在严格质控条件下)。如同时有血中肠道病毒核酸阳性者更支持有近期病毒感染。

注:同时具有上述 1、2、3 中任何两项,在排除其他原因心肌疾病后临床上可诊断急性病毒性心肌炎。如具有 4 中的第①项者可从病原学上确诊急性病毒性心肌炎;如仅具有 4 中第②、③项者,在病原学上只能拟诊为急性病毒性心肌炎。

二、西医治疗要点

(一) 一般处理

急性期患者应充分休息,直至热退,心率、心律、心脏大小及心功能基本恢复正常。卧床休息可使心率、血压、心搏量及收缩力等降低,是控制心脏负荷过度最好的方法。饮食以富有营养、容易消化为原则。居住环境的空气应保持流通、新鲜,并应及时退热、止痛、解除焦虑等对症处理,以减轻心脏负荷;有严重心律失常者,应进行连续心电监护,防止因严重心律失常而猝死;必要时吸氧。

(二) 对症治疗

心力衰竭时使用利尿剂、血管扩张剂、血管紧张素转换酶抑制药等。期前收缩频发或有快速心律失常者,采用抗心律失常药物。高度房室传导阻滞、快速室性心律失常或窦房结功能损害而出现晕厥或明显低血压时可考虑使用临时性心脏起搏器。

(三) 免疫抑制剂治疗

目前不主张早期使用糖皮质激素,但对有房室传导阻滞、难治性心力衰竭、重症患者或考虑有自身免疫的情况下则可慎用。

（四）干扰素治疗

干扰素也具抗病毒、调节免疫等作用，但价格昂贵，非常规用药。

大多数患者经过适当治疗后能痊愈，但有心律失常尤其是各型期前收缩常持续较长时间，并易在感冒、劳累后期前收缩增多，也可以在1年后房室传导阻滞及各型期前收缩持续存在，如无不适不必用抗心律失常药物干预。

三、中成药应用

（一）基本病机

中医认为病毒性心肌炎的病因与禀赋不足、正气虚弱，以及感受外邪，内舍于心等因素有关。本病病位在心，与肺、脾、肾有关，正气不足，邪毒侵心是发病的关键，正虚为本，热毒、湿毒、痰浊、瘀血为标，为本虚标实，虚实夹杂之病患。在急性期，本病常见证型有热毒侵心证、阳虚气脱证；在恢复期或慢性期，主要有肺气不足证、痰湿内阻证、气滞血瘀证、阴虚火旺证、心脾两虚证、阴阳两虚证等证型。

（二）辨证分型使用中成药

病毒性心肌炎急性期常用中成药一览表

证型	常用中成药
热毒侵心证	清热解毒口服液
阳虚气脱证	生脉胶囊

病毒性心肌炎恢复期或慢性期常用中成药一览表

证型	常用中成药
肺气不足证	玉屏风颗粒
痰湿内阻证	二陈丸
气滞血瘀证	血府逐瘀口服液
阴虚火旺证	天王补心丸
心脾两虚证	人参归脾丸
阴阳两虚证	金匮肾气丸

急性期治疗

1. 热毒侵心证

〔**证候**〕**主症**:发热身痛,鼻塞流涕,咽痒喉痛,咳嗽咯痰或腹痛泄泻,肌痛肢楚,继之心悸惕动,胸闷气短;**舌脉**:舌质红,苔薄黄或腻,脉细数或结代。

〔**治法**〕清心解毒。

〔**方药**〕银翘散(《温病条辨》)。

〔**中成药**〕清热解毒口服液^(医保目录)(由石膏、金银花、玄参、地黄、连翘、栀子、甜地丁、黄芩、龙胆、板蓝根、知母、麦冬组成)。功能主治:清热解毒。用于热毒壅盛所致的发热面赤、烦躁口渴、咽喉肿痛;流感、上呼吸道感染见上述证候者。用法用量:口服,一次 10~20ml,一日 3 次;儿童酌减,或遵医嘱。

2. 阳虚气脱证

〔**证候**〕**主症**:起病急骤,喘息心悸,倚息不得卧,口唇青紫,烦躁不安,自汗不止,四肢厥冷;**舌脉**:舌质淡白,脉微欲绝。

〔**治法**〕回阳救逆,益气固脱。

〔**方药**〕参附龙牡汤(《方剂学》)。

〔**中成药**〕生脉胶囊^(医保目录)(详见第二章第一节心力衰竭)。

恢复期或慢性期治疗

1. 肺气不足证

〔**证候**〕**主症**:气短乏力,胸闷隐痛,自汗恶风,咳嗽,反复感冒;**舌脉**:舌淡红,苔薄白,脉细无力。

〔**治法**〕益气清肺,固护卫气。

〔**方药**〕参苏饮(《太平惠民和剂局方》)。

〔**中成药**〕玉屏风颗粒^(医保目录)(详见第一章第二节急性气管-支气管炎)。

2. 痰湿内阻证

〔**证候**〕**主症**:胸闷憋气,头重目眩,脘痞纳呆,口黏恶心,咯吐痰涎;**舌脉**:苔白腻或白滑,脉滑。

〔**治法**〕祛湿化痰,温通心阳。

〔**方药**〕瓜蒌薤白半夏汤(《金匮要略》)加减。

〔**中成药**〕二陈丸^(医保目录)(详见第一章第二节急性气管-支气管炎)。

3. 气滞血瘀证

〔**证候**〕**主症**:心区刺痛,痛有定处,胸闷胁胀,心烦易怒,唇色紫黯;**舌脉**:舌质黯红或有瘀斑、瘀点,脉弦涩。

〔**治法**〕疏肝理气,活血化瘀。

〔**方药**〕柴胡疏肝散(《景岳全书》)合血府逐瘀汤(《医林改错》)加减。

〔**中成药**〕血府逐瘀口服液^(医保目录)(详见第二章第二节室性期前收缩)。

4. 阴虚火旺证

〔**证候**〕**主症**:心悸不宁,五心烦热,潮热盗汗,失眠多梦,颧红口干;**舌脉**:舌红,少苔,脉细数。

〔**治法**〕滋阴降火,养心安神。

〔**方药**〕天王补心丹(《校注妇人良方》)加减。

〔**中成药**〕天王补心丸^(医保目录)(由丹参、当归、石菖蒲、党参、茯苓、五味子、麦冬、天冬、地黄、玄参、制远志、炒酸枣仁、柏子仁、桔梗、甘草、朱砂组成)。功能主治:滋阴养血,补心安神。用于心阴不足,心悸健忘,失眠多梦,大便干燥。用法用量:口服,水蜜丸一次 6g,小蜜丸一次 9g,大蜜丸一次 1 丸,一日 2 次。

5. 心脾两虚证

〔**证候**〕**主症**:心悸怔忡,肢体倦怠,自汗短气,面色无华;**舌脉**:舌淡,苔薄,脉细数。

〔**治法**〕健脾益气,养心安神。

〔**方药**〕归脾汤(《济生方》)加减。

〔**中成药**〕人参归脾丸^(医保目录)[由人参、白术(麸炒)、茯苓、甘草(蜜炙)、黄芪(蜜炙)、当归、木香、远志(去心甘草炙)、龙眼肉、酸枣仁(炒)组成]。功能主治:益气补血,健脾养心。用于气血不足,心悸,失眠,食少乏力,面色萎黄,月经量少,色淡。用法用量:口服,一次 1 丸,一日 2 次。

6. 阴阳两虚证

〔**证候**〕**主症**:心悸怔忡,面色㿠白,四肢厥冷,大便溏薄,腰酸乏力;**舌脉**:舌质淡胖,脉沉细无力或结代。

〔**治法**〕温阳益气,滋阴通脉。

〔**方药**〕参附养营汤(《瘟疫论》)加减。

〔**中成药**〕金匮肾气丸^(医保目录)[由地黄、山药、山茱萸(酒炙)、茯苓、牡丹皮、泽泻、桂枝、附子(制)、牛膝(去头)、车前子(盐炙)组成]。功能主治:温补肾阳,化气行水。用于肾虚水肿,腰膝酸软,小便不利,畏寒肢冷。用法用量:口服,一次 20 粒(4g)~25 粒(5g),一日 2 次。

四、单验方

1. 党参 30g,黄芪 30g,白术 20g,麦冬 15g,五味子 15g,苦参 20g,桂枝 10g,炙甘草 6g,板蓝根 30g,薏苡仁 30g,防己 15g,白芍 15g,谷芽 30g。水煎服,

每日 1 剂,分 3 次服。[魏凤鸣.民间验方几则.医学文选,1991(2):79-80.]

2. 党参 15~30g,黄芪 15~30g,当归 9~15g,川芎 9~15g,白术 9~24g,丹参 15~30g,郁金 6~9g,炒酸枣仁 15~30g,桂圆肉 12~24g,炙远志 6~9g,柏子仁 9~24g,瓜蒌 9~24g,薤白 9~15g,大枣 5~10g,枳壳 9~12g,厚朴 9~12g,茯神 9~15g,云苓 6~9g,炙甘草 3~6g。外感时加板蓝根 6~12g,连翘 6~12g;胸闷重者加合欢皮 6~9g,佛手 6~9g。每日 1 剂,每日 3 次煎服,1 个月为一疗程。[刘孝贤,陈刚.中医药治疗病毒性心肌炎 70 例.中医杂志,1988,29(11):49.)

3. 高濯风验方——养心汤 太子参 15g,麦冬 10g,五味子 5g,黄芪 15g,当归 12g,桂圆肉 10g,甘松 10g,炙甘草 10g。每日 1 剂,水煎分服。主治心肌炎恢复期、迁延期。症见心悸气短,胸闷或痹痛,自汗盗汗,不寐,闻声易惊,神疲乏力,面色㿠白,脉虚或沉细而结代,舌淡胖或舌光少津。

第八节 双心疾病

双心医学,也称为心理心脏病学或精神心脏病学,主要是研究人的精神与心血管系统疾病之间的关系,并通过控制精神心理疾患从而干预心血管系统疾病的转归。目前,随着医学模式由过去单纯的生物医学模式转变为生物-心理-社会医学模式,双心医学概念逐渐受到重视,双心疾病(即心血管疾病和相关的心理问题)成为了我国最严重的健康问题之一。心血管疾病患者的常见心理障碍集中在抑郁、焦虑、恐惧、紧张、失眠等,其中抑郁、焦虑又是缺血性心脏病发生的独立危险因素。中医学对双心疾病的研究古已有之,早在《黄帝内经》就阐述了"心主神明"与"心主血脉"的双心理论。

西医学的心血管疾病属于中医学的"胸痹""心痛""心悸""厥证""风眩""心衰"等范畴;而西医学的心理精神疾病属于中医学的"郁证""百合病""脏躁""癫狂"等范畴。

一、诊断要点

(一) 临床特点

双心疾病患者可分为以下几种表现形式:

1. 以胸闷、心悸等常见心血管躯体症状就诊,同时存在焦虑、抑郁等精神心理问题,而经系统检查无器质性心脏病的证据或仅为与症状无关的轻度异常。

2. 患有器质性心脏病,成功接受介入、外科手术等有创治疗,但由于患者对疾病的发生、发展及预后缺乏认识,心血管躯体症状未见缓解甚至加重,排除了手术及躯体疾病的原因,同时伴有焦虑、抑郁等精神心理和自主神经功能紊乱表现。

3. 罹患慢性难治性心血管或其他严重疾病,症状长期反复发作,经济压力过重,家庭、社会支持不足,身心备受折磨,生活质量差,而继发焦虑、抑郁等精神心理问题。

(二) 临床识别

诊断双心疾病时应当中西医结合,在中医四诊合参的同时,也要掌握心理疾病的现代筛查、诊断方法,了解患者心理状态,整体评估患者病情。

1. 诊断依据

(1) 胸闷不舒,神疲心悸,抑郁善忧,情绪低落或不宁,郁郁寡欢,性情急躁,易怒善哭,多思善虑,心惊胆怯,夜寐难安等临床表现。

(2) 症状多由情志刺激、劳倦过度、饮食不节等因素而诱发或加重。

(3) 明确有器质性心脏病病史或接受介入等有创治疗。

2. 患者筛查　指南建议应当对心血管科就诊患者进行常规筛查。对患者进行"三问法"初筛后,推荐使用广泛性焦虑量表(GAD-7)及9条目患者健康问卷(PHQ-9)评估患者是否存在焦虑、抑郁,也可用来随访以评估疗效。

"三问法"初筛:①是否有睡眠不好或是已经明显影响日间精神状态或需要用药;②是否有心烦不安及对以前感兴趣的事物失去兴趣;③是否有明显的身体不适但多次检查均不能发现能够解释的原因。

二、西医治疗要点

(一) 非药物治疗

认知行为治疗对心血管疾病合并心理问题的患者有益。在改善冠心病患者康复研究中,超过 12 周的认知行为治疗可使中度到重度抑郁症状得到缓解。焦虑、抑郁等不良心理状态可能会阻碍患者进行心脏康复及体育锻炼,因此运动处方应当结合患者的心功能状况来个体化制订。另外,有研究发现在冠心病及心力衰竭患者中,有氧锻炼与抗抑郁药物有着相似的改善抑郁症状的能力。

(二) 药物治疗

结合在心血管病患者人群中运用的安全性证据,在规范使用治疗原发心血管疾病药物的基础上,针对精神心理障碍的药物可以有效提高患者生活质量并改善预后,包括:选择性 5-羟色胺再摄取抑制剂(SSRI)、去甲肾上腺素和 5-羟色胺能再摄取抑制剂(SNRI)、去甲肾上腺素能和特异性 5-羟色胺能抗抑郁药(NaSSAs)。

三、中成药应用

(一)基本病机

中医认为双心疾病的病因与情志异常、药食不节、体虚久病有关,其病位在心,与肝、脾、肾密切相关,病性有虚、实两方面,虚者多为心之气、血、阴、阳亏损导致心神失于滋养、温煦,实者多有肝气郁结、痰火扰心、心血瘀阻、痰湿阻络、阳气郁闭导致心脉闭阻不畅。虚实之间可以相互夹杂或转化,实证日久,耗伤正气,可兼见气、血、阴、阳亏虚;虚证也可因虚致实,兼见气滞、血瘀、痰火等实证表现,总之,本病病性总属本虚标实,其本为气血不足,阴阳亏损,其标为气滞、痰火、血瘀、湿阻,临床上多为虚实夹杂之证。治疗上当以"双心同治"为治疗原则。

(二)辨证分型使用中成药

双心疾病常用中成药一览表

证型	常用中成药
肝气郁结证	舒肝解郁胶囊、疏肝益阳胶囊
心血瘀阻证	心可舒片、养心氏片
痰火扰心证	–
心肾阳虚证	–
心脾两虚证	–
心肾不交证	–

1. 肝气郁结证

〔**证候**〕**主症**:胸闷,胸痛,气促,精神抑郁,胁肋胀痛,腹胀,嗳气,善太息,不思饮食;**舌脉**:苔薄或薄腻,脉弦细。

〔**治法**〕疏肝理气,宁心安神。

〔**方药**〕柴胡疏肝散(《景岳全书》)。

〔**中成药**〕(1)舒肝解郁胶囊^(医保目录)(由贯叶金丝桃、刺五加组成)。功能主治:疏肝解郁,健脾安神。适用于轻、中度单相抑郁症属肝郁脾虚证者,症见情绪低落、兴趣下降、迟滞、入睡困难、早醒、多梦、紧张不安、急躁易怒、食少纳呆、胸闷、疲乏无力、多汗、疼痛、舌苔白或腻,脉弦或细。用法用量:口服,一次2粒,一日2次,早、晚各1次。疗程为6周。

(2)疏肝益阳胶囊^(药监局)(由蒺藜、柴胡、蜂房、地龙、水蛭、九香虫、紫梢花、蛇床子、远志、肉苁蓉、菟丝子、五味子、巴戟天、蜈蚣、石菖蒲组成)。功能主治:疏肝解郁,活血补肾。用于肝郁肾虚和肝郁肾虚兼血瘀证所致功能性阳痿和轻度动脉供血不足性阳痿,症见阳痿,阴茎痿软不举或举而不坚,胸闷善太息,胸胁胀满,腰膝酸软,舌淡或有瘀斑,脉弦或弦细。用法用量:口服,一次4粒,一日3次,4周为一疗程。

2. 心血瘀阻证

〔**证候**〕**主症**:胸闷胸痛,兼有脘宇胀痛,时欲太息,头痛,痛如针刺,心悸,日久不愈,伴烦躁易怒,情志不遂时症状加重,唇甲青紫;**舌脉**:舌紫黯或有瘀斑,苔薄,脉涩或结代。

〔**治法**〕活血化瘀,宁心安神。

〔**方药**〕血府逐瘀汤(《医林改错》)加减。

〔**中成药**〕(1)心可舒片^(医保目录)(详见第二章第四节动脉粥样硬化)。

(2)养心氏片^(医保目录)(详见第二章第四节动脉粥样硬化)。

3. 痰火扰心证

〔**证候**〕**主症**:心悸,胸闷,烦躁,失眠,多梦,口干苦,大便秘结,小便短赤,急躁易怒;**舌脉**:舌红,苔黄腻,脉弦滑。

〔**治法**〕清热化痰,宁心安神。

〔**方药**〕礞石滚痰丸(《泰定养生主论》)合黄连温胆汤(《六因条辨》)。

〔**中成药**〕指南暂无推荐。可配合使用礞石滚痰丸。

礞石滚痰丸^(医保目录)〔由金礞石(煅)、沉香、黄芩、熟大黄组成〕。功能主治:逐痰降火。用于痰火扰心所致的癫狂惊悸,或喘咳痰稠、大便秘结。用法用量:口服,一次1~2袋(瓶),一日1次。

4. 心肾阳虚证

〔**证候**〕**主症**:心悸怔忡,神疲乏力,畏寒肢冷,或小便不利,面目肢体水肿,唇甲淡黯或青紫;**舌脉**:舌淡紫,苔白滑,脉沉细。

〔**治法**〕温补阳气,振奋心阳。

〔**方药**〕参附汤(《正体类要》)合右归丸(《景岳全书》)加减。

〔**中成药**〕指南暂无推荐,可参考慢性心力衰竭中阳虚证的中成药方案。

5. 心脾两虚证

〔**证候**〕**主症**：心悸气促，头晕目眩，失眠健忘，面色无华，倦怠乏力，食少纳呆；**舌脉**：舌淡红，苔薄白，脉细弱。

〔**治法**〕益气健脾，养血安神。

〔**方药**〕养心汤(《仁斋直指方论》)或归脾汤(《济生方》)加减。

〔**中成药**〕指南暂无推荐，可使用归脾丸。

6. 心肾不交证

〔**证候**〕**主症**：心烦不寐，入睡困难，心悸多梦，伴头晕耳鸣，腰膝酸软，潮热盗汗，五心烦热，咽干少津，男子遗精，女子月经不调；**舌脉**：舌红少苔，脉细数。

〔**治法**〕交通心肾，滋阴清火。

〔**方药**〕黄连阿胶汤(《伤寒论》)合交泰丸(《韩氏医通》)加减。

〔**中成药**〕指南暂无推荐。可使用乌灵胶囊、灵莲花颗粒。

(1) 乌灵胶囊^(医保目录)(主要成分为乌灵菌粉)。功能主治：补肾健脑，养心安神。用于心肾不交所致的失眠、健忘、心悸心烦、神疲乏力、腰膝酸软、头晕耳鸣、少气懒言、脉细或沉无力；神经衰弱见上述证候者。用法用量：口服，一次3粒，一日3次。

(2) 灵莲花颗粒^(药典)(由乌灵菌粉、栀子、女贞子、墨旱莲、百合、玫瑰花、益母草、远志组成)。功能主治：养阴安神，交通心肾。用于围绝经期综合征属心肾不交者，症见烘热汗出，失眠，心烦不宁，心悸，多梦易惊，头晕耳鸣，腰膝酸痛，大便干燥，舌红苔薄，脉细弦。用法用量：开水冲服，一次1袋，一日2次。

四、单验方

1. 姚子扬验方——安神达郁汤　炒枣仁30g，合欢皮15g，龙牡各20g，炒栀子15g，郁金12g，夏枯草10g，柴胡10g，佛手柑10g，炒白芍12g，川芎10g，甘草6g。水煎300ml，早、晚分服，每日1剂。主治郁证久治不愈者。患者就诊时，先做思想安慰工作，服上药1~2剂有效时，停药2~3日，再服2剂，再停，再服，勿连服，1个月为一疗程。

2. 路志正验方——百麦安神饮　百合30g，淮小麦30g，莲肉15g，首乌藤15g，大枣10g，甘草6g。诸药浸泡半小时，加水500ml，煮沸20分钟，滤汁，存入暖瓶中，代茶饮。可益气养阴，清热安神。用于神经衰弱，神经官能症，以神志不宁，心烦急躁，悲伤欲哭，失眠多梦，善惊易恐，心悸气短，多汗，时欲太息，舌淡红或嫩红，脉细弱或细数无力为主症，辨证为心阴不足，虚热内扰。

3. 焦树德验方——挹神汤　生石决明(先煎)20~45g，生牡蛎(先煎)15~

30g,生龙骨(先煎)15~30g,生地黄 12~18g,生白芍 10~15g,炒黄芩 10g,茯神 15g,香附 10g,远志 9~12g,炒枣仁 12~20g,白蒺藜 9~12g,合欢皮 6g,首乌藤 15g。每日 1 剂,水煎,两汁混合,早、晚分服。用于郁证,证属肝肾阴虚,肝阳亢旺所致的头痛头晕,急躁易怒,失眠健忘,心悸不宁,阵阵烘热,心烦汗出,情绪不振,悒悒不乐,遗精滑精,腰酸腿软,不耐作劳,舌苔薄白,脉象细弦。

4. 杨百茀验方——和中安神汤 茯苓 15g,法半夏 10g,陈皮 10g,郁金 10g,胆南星 10g,石菖蒲 10g,枣仁 10g,女贞子 10g,墨旱莲 10g,白蔻仁 6g。每日 1 剂,水煎分服。可化痰渗湿,开窍安神。主治老年五脏俱损,痰湿较甚而致的失眠、脑鸣、痴呆、眩晕等。

5. 祝柏权验方——甘麦龙胆解郁汤 龙胆 10g,柴胡 10g,黄芩 10g,生地黄 10g,清夏片 6g,茯苓 12g,川厚朴 6g,苏梗 10g,小麦 15g,生甘草 6g,炒枣仁 10g,木香 6g。每日 1 剂,水煎分服。主治癔症,症见精神不振,胸胁痞满,气出不畅,烦躁多怒,哭笑无常,多言乱语,或默不作声,不知食欲,二便不调,夜不安眠,不分昼夜,出门行走等。

第九节 PCI 围术期

冠状动脉介入治疗(PCI)是目前冠心病的重要治疗方法之一。我国每年 PCI 手术量已超过 50 万,位居世界第二,且成功率高达 91%~97%,其适应证还在不断扩大。但同时,PCI 手术前后相关问题也日益引起临床关注。目前最值得关注的 PCI 围术期问题主要在以下几个方面:① PCI 手术前后患者出现的抑郁、焦虑等心理障碍;② PCI 术后患者仍有胸痛;③ PCI 围术期心肌损伤(PCI/PMI),这是引起患者术后仍有胸痛的一方面原因,而术后胸痛的另一方面原因是非缺血性的。总结起来,本节主要讨论 PCI 围术期抑郁 / 焦虑以及 PCI 围术期胸痛的中西医结合诊疗。

PCI 围术期抑郁 / 焦虑属于中医学的"郁证"等范畴;而 PCI 围术期胸痛属于中医学的"胸痹""心痛""真心痛"等范畴。

一、诊断要点

(一) PCI 围术期抑郁 / 焦虑诊断要点

1. 病史 本类病证常有郁怒、多虑、悲哀、忧愁等情志所伤病史。PCI 手术本身就是复杂的心理、生理过程,接受 PCI 的患者易产生心理障碍。对于接受 PCI 的患者出现焦虑或者抑郁,要仔细询问病史,认真识别产生这些心理障碍的原因,常见的原因包括:

（1）患者担忧在清醒状态下接受介入治疗会造成躯体痛苦,担忧甚至怀疑术者的操作水平,忧虑手术能否成功以及是否会出现并发症等。

（2）对于突发冠心病的年轻患者,认为"病来如山倒",再加上身体内置入"支架异物",担忧能否真正回归社会,是否会影响工作稳定或职务升迁等。

（3）PCI 及其术后治疗相关的费用较为昂贵,对多数普通收入家庭造成一定经济压力,进而影响患者的心理状态出现焦虑和 / 或抑郁。

（4）PCI 术后长期服用抗血小板、降血脂药物,引发患者对药物不良反应的过度担忧。

2. 症状

（1）情绪低落:患者表现为心情郁闷,有压抑和委屈感,对过去、当前、未来产生自责、无助、无望感,常悲伤欲哭等,生活态度消极,甚则产生自杀念头等。

（2）兴趣减退或丧失:对曾经的爱好或者感兴趣的事物丧失了兴趣和热情,难以体会生活中的乐趣,生活态度消极。

（3）精力不足和 / 或注意力下降:对事情缺乏热情和主动性,常觉疲乏且难以恢复,注意力不集中,记忆力明显减退,反应迟钝。

（4）其他:睡眠障碍,易于激惹,自主神经功能紊乱,部分患者表现为体重减轻,腹泻或便秘,性欲减退,阳痿,或月经紊乱,甚至闭经等。

3. 体征　PCI 手术前后焦虑和 / 或抑郁患者,部分可出现心率和血压变化。常常伴有汗出、表情淡漠或烦躁易激惹等。少数严重患者可出现肢体麻木,感觉异常,知觉障碍,幻觉,幻视,幻听等。

4. 辅助检查　对怀疑为抑郁、焦虑障碍的患者均应做全面的体格检查（包括神经系统检查）,实验室检查主要有地塞米松抑制试验（DST）和促甲状腺素释放激素抑制试验（TRHST）,血、尿、便常规,血脂,血糖,血电解质,甲状腺功能,其余检查包括心电图、超声心动图等,以及相关心理测评量表如汉密尔顿焦虑、抑郁量表等。

（二）PCI 围术期胸痛

1. 病史　对于 PCI 围术期胸痛的患者,要仔细询问病史包括 PCI 的过程,认真辨别引起胸痛的原因,常见的缺血性原因包括边支血管闭塞、慢血流或无复流、支架血栓形成,常见的非缺血性原因包括心理因素、支架牵张、胸部疾病和消化道疾病,极罕见原因是对药物支架过敏。特别指出,支架血栓形成是 PCI 最严重并发症之一,可导致死亡,应详细询问病史,结合心肌酶学和冠状动脉造影等手段,及早做出诊断和治疗。

2. 疼痛特点

(1)部位:膻中及左胸膺部出现胸痛或胸闷,疼痛常可窜及肩背、前臂、咽喉、胃脘部,甚至可沿手少阴、手厥阴经循行部位窜至中指或小指,呈发作性或持续不解。

(2)疼痛性质:不同的病理因素导致的疼痛性质不同,血瘀或痰瘀互结多见压榨性或憋闷性固定疼痛;阴虚或痰热多见烧灼样疼痛;阳虚或寒凝心脉多见绞痛;气滞多见闷痛兼胁胀、上腹部胀满;痰浊多见钝痛或闷痛;气血亏虚多见隐痛。

(3)诱因:不少患者因担忧所置入的支架可能发生移位、脱落、断裂等而诱发胸痛。也可因情绪波动、寒冷刺激、饱餐、劳累等诱发。

(4)伴随症状:多数患者伴有心悸、气短、自汗、善太息等。部分患者突然发病,疼痛剧烈,可持续数十分钟至数小时以上。伴有汗出肢冷,面色苍白,唇甲青紫,甚者发生阳脱、阴阳离决的危候。

3. 体征　PCI 术后胸痛发作时,部分可见心率和血压变化、汗出、表情淡漠或烦躁易出现激惹动作等。少数严重胸痛患者可闻及第三心音、第四心音,或心尖部收缩期杂音,双肺底啰音等。

4. 辅助检查　血尿便常规、血脂、血糖、血电解质、甲状腺功能、血肌钙蛋白($cTnT$ 或 $cTnI$)、C 反应蛋白(CRP)或高敏 CRP、心肌酶谱、心电图、超声心动图、运动平板、心肌核素、冠状动脉造影等检查,以及汉密尔顿焦虑、抑郁量表等。

二、西医治疗要点

(一)PCI 围术期抑郁 / 焦虑治疗要点

1. 心理治疗　使患者了解本病的性质以解除其顾虑,使其相信并无器质性心血管病;医护人员必须对患者有耐心,以获得其信任和合作;避免各种引起病情加重的因素;鼓励患者进行适量的体育锻炼;鼓励患者自我调整心态,安排好作息时间,适量进行文娱活动。

2. 药物治疗　临床常用的治疗冠心病 PCI 术后的药物主要有苯二氮䓬类药物、三环类抗抑郁药(TCAs)、选择性 5-HT 再摄取抑制剂(SSRIs)、文拉法辛。此外,黛力新是由氟哌噻吨和美利曲辛两种已被证明非常有效的化合物组成的复方制剂。

(二) PCI 围术期胸痛治疗要点

1. PCI 围术期心肌损伤（PCI/PMI）防治

（1）预防侧支闭塞：对分叉病变的主支、侧支均植入药物涂层支架和不同的植入方式并未发现对患者有长期的获益，并且"复杂支架植入策略"更易导致 PCI/PMI 的发生。因此主支血管 PCI 治疗，必要时才于侧支植入支架或单纯球囊扩张，是目前分叉病变比较推荐的治疗方法。

（2）预防远端栓塞和微血管闭塞：抗血小板药和抗凝药目前作为介入治疗一线的抗血栓药物，可减轻心肌损伤，可降低 PCI/PMI 的发生率。他汀类药物具有改善内皮功能，减轻氧化应激等许多有益的非降脂作用多种效应，研究显示可减少 PMI 的发生。曲美他嗪是一种对缺血心肌具有保护作用的抗心肌缺血药物，一些临床观察证实了其能对稳定型心绞痛患者起保护作用。另外，急性心肌梗死急诊 PCI 中采取血栓抽吸装置可显著降低术后缺血事件及死亡的发生。

（3）心肌损伤保护：球囊扩张前冠脉内注入 β 受体阻滞剂能减少围术期 CK-MB、TnI 升高的发生率。另外，腺苷能增加局部血流，对缺血区微血管结构和功能具有保护作用。钙通道阻滞药维拉帕米可以显著缩短动作电位时程，减少钙离子内流及 ATP 消耗，改善心肌代谢以及耐受能力，从而发挥心肌保护作用。硝酸甘油则是通过解除血管痉挛，从而改善血管痉挛所致的心肌损伤，硝普钠也有类似的作用，但其主要扩张心外膜下大血管，对微循环作用较弱。此外 Rho 激酶抑制剂法舒地尔也具有很好的改善无复流心肌损伤的效果。

2. 非缺血性胸痛的防治 常见的非缺血性原因包括心理因素、支架牵张、胸部疾病和消化道疾病，极罕见原因是对药物支架过敏。应尽早明确，针对不同病因予不同的病因治疗。

三、中成药应用

(一) 基本病机

中医认为 PCI 围术期抑郁／焦虑主要因为七情所伤，情志不遂，或郁怒伤肝，导致肝郁气滞而为病，病位主要在肝，但与心、脾、肾密切相关。肝郁气滞证是病证基础。临床上常见有气郁化火证、气滞痰郁证、气滞血瘀证、肝胆湿热证、心脾两虚证、心胆气虚证、阴虚肝郁证等证型。PCI 围术期胸痛的的发生与寒邪内侵、饮食不节、情志失调等因素有关。本病病位在心，涉及肝、脾、肾等脏，以"阳微阴弦"为基本病机，其病性可概括为本虚标实，本虚以脏腑气血阴阳亏虚为主,标实以血瘀、痰阻、气滞、寒凝多见。

(二) 辨证分型使用中成药

PCI 围术期抑郁 / 焦虑常用中成药一览表

证型	常用中成药
肝郁气滞证	舒肝解郁胶囊
气郁化火证	舒肝颗粒
气滞痰郁证	–
气滞血瘀证	心可舒片、冠心静胶囊
肝胆湿热证	–
心脾两虚证	–
心胆气虚证	–
阴虚肝郁证	精乌胶囊

PCI 围术期胸痛常用中成药一览表

证型	常用中成药
气虚血瘀证	脑心通胶囊、芪参益气滴丸、冠心静胶囊
气滞血瘀证	速效救心丸、复方丹参滴丸、地奥心血康胶囊
痰瘀互阻证	丹蒌片、冠心舒通胶囊
寒凝心脉证	冠心苏合丸
气阴两虚证	心悦胶囊
阳虚水泛证	–
心阳欲脱证	–

PCI 围术期抑郁 / 焦虑的治疗

1. 肝郁气滞证

〔**证候**〕**主症**:胸胁满闷胀痛,痛无定处;**次症**:精神抑郁,胁肋胀痛,腹胀,嗳气,善太息,不思饮食;**舌脉**:苔薄腻,脉弦。

〔**治法**〕疏肝解郁。

〔**方药**〕柴胡疏肝散(《景岳全书》)加减。

〔**中成药**〕舒肝解郁胶囊[医保目录](详见第二章第八节双心疾病)。

2. 气郁化火证

〔证候〕**主症**:急躁易怒,胸闷胁胀;**次症**:头痛,目赤,耳鸣,嘈杂吞酸,口干口苦,大便秘结;**舌脉**:舌质淡红,苔黄,脉弦数。

〔治法〕清肝泻火,疏肝解郁。

〔方药〕丹栀逍遥散(《内科摘要》)合左金丸(《丹溪心法》)加减。

〔中成药〕舒肝颗粒^(药监局)(由当归、白芍、白术、香附、柴胡、茯苓、薄荷、栀子、牡丹皮、甘草组成)。功能主治:疏肝理气,泻火解郁。用于肝气不舒的两胁疼痛,胸腹胀闷,头痛目眩,心烦意乱,口苦咽干。用法用量:口服,一次1袋,一日2次;用温开水或姜汤送服。

3. 气滞痰郁证

〔证候〕**主症**:精神抑郁,咽中异物感;**次症**:胸闷如窒,胁痛,呕恶,口苦,咽中如有物阻,咯之不出,咽之不下;**舌脉**:舌质淡红,苔白腻或黄腻,脉弦滑。

〔治法〕利气散结,化痰解郁。

〔方药〕半夏厚朴汤(《金匮要略》)加减。

〔中成药〕指南暂无推荐。可用越鞠丸。

越鞠丸^(医保目录)(由苍术、香附、川芎、神曲、栀子组成)。功能主治:理气解郁,宽中除满。用于胸脘痞闷,腹中胀满,饮食停滞,嗳气吞酸。用法用量:口服,一次6~9g,一日2次。

4. 气滞血瘀证

〔证候〕**主症**:恼怒多言,胸胁胀闷;**次症**:胁下痞块,刺痛拒按,躁扰不安,心悸头痛,呆滞妄想,唇甲紫黯,经期疼痛,经血紫黯;**舌脉**:舌质紫黯,有瘀斑,苔薄白或薄黄,脉沉弦,或细弦而迟。

〔治法〕活血化瘀,行气解郁。

〔方药〕血府逐瘀汤(《医林改错》)加减。

〔中成药〕(1)心可舒片^(医保目录)(详见第二章第四节动脉粥样硬化)。

(2)冠心静胶囊^(医保目录)(由丹参、玉竹、冰片、赤芍、三七、川芎、人参、红花、苏合香组成)。功能主治:活血化瘀,益气通脉。用于气虚血瘀引起的胸痹,胸痛,气短心悸及冠心病见上述症状者。用法用量:口服,一次4粒,一日3次。

5. 肝胆湿热证

〔证候〕**主症**:烦躁易怒,胸胁胀满;**次症**:头晕多梦,耳中轰鸣,头胀,恶心,腹胀,口苦,咽有异物感,小便短赤;**舌脉**:舌质红,苔黄腻,脉弦数或滑数。

〔治法〕清利肝胆,利湿泄热。

〔方药〕龙胆泻肝汤(《医方集解》)加减。

〔**中成药**〕指南暂无推荐,可使用龙胆泻肝丸。

龙胆泻肝丸^(医保目录)[由龙胆、柴胡、黄芩、栀子(炒)、泽泻、木通、盐车前子、酒当归、地黄、炙甘草组成]。功能主治:清肝胆,利湿热。用于肝胆湿热,头晕目赤,耳鸣耳聋,耳肿疼痛,胁痛口苦,尿赤涩痛,湿热带下。用法用量:口服,小蜜丸一次6~12g(30~60丸),大蜜丸一次1~2丸,一日2次。

6. 心脾两虚证

〔**证候**〕**主症**:多思善疑,头晕神疲;**次症**:心悸多梦,面色萎黄,少寐健忘,少气懒言,自汗,纳差,食后腹胀,大便溏薄,月经不调;**舌脉**:舌淡嫩,苔薄白。

〔**治法**〕补益气血,健脾养心。

〔**方药**〕归脾汤(《济生方》)加减。

〔**中成药**〕指南暂无推荐,可使用归脾丸。

7. 心胆气虚证

〔**证候**〕**主症**:善惊易恐,稍惊即发,自卑绝望;**次症**:悲伤欲哭,面色㿠白,难以决断,心悸不宁,劳则加重,胸闷气短,坐卧不安,恶闻声响,失眠多梦;**舌脉**:舌质淡或黯,苔薄白,脉细弦而动数,或沉细,或细而无力。

〔**治法**〕镇惊养心,安神定志。

〔**方药**〕安神定志丸(《医学心悟》)加减。

〔**中成药**〕指南暂无推荐。

8. 阴虚肝郁证

〔**证候**〕**主症**:心烦易怒,胁肋胀痛,口干目涩;**次症**:潮热汗出,失眠多梦,腰膝酸软,善太息,心悸,头晕耳鸣,肢体麻木;**舌脉**:舌质红或红绛,苔白或薄白,脉沉细弦,或沉弦而细数。

〔**治法**〕补肾育阴,疏肝理气。

〔**方药**〕柴胡疏肝散(《景岳全书》)合左归饮(《景岳全书》)加减。

〔**中成药**〕精乌胶囊^(药监局)(由制何首乌、制黄精、酒蒸女贞子、墨旱莲组成)。功能主治:补肝肾,益精血,壮筋骨。用于肝肾亏虚,精血不足引起的以失眠多梦、耳鸣健忘、须发早白为特点的一类郁证。用法用量:口服,一次6粒,一日3次。

PCI围术期胸痛的治疗

1. 气虚血瘀证

〔**证候**〕**主症**:胸闷、胸痛,遇劳则发;**次症**:心悸气短,神倦乏力,自汗懒言,面色淡黯;**舌脉**:苔薄白,舌质黯淡,胖有齿痕,脉弱,或结代。

〔**治法**〕补益心气,活血止痛。

〔**方药**〕补阳还五汤(《医林改错》)加减。

〔**中成药**〕(1) 脑心通胶囊^(医保目录)(详见第二章第五节稳定型心绞痛)。

(2) 芪参益气滴丸^(医保目录)(详见第二章第一节心力衰竭)。

(3) 冠心静胶囊^(医保目录)(详见本节 PCI 围术期抑郁 / 焦虑的治疗之"气滞血瘀证")。

2. 气滞血瘀证

〔**证候**〕**主症**:胸痛;胸闷或不适,每遇情志因素诱发;**次症**:两胁胀痛,情志抑郁,善太息,烦躁;**舌脉**:舌质黯或有瘀斑、瘀点;舌下静脉迂曲怒张、色紫黯,脉弦或涩。

〔**治法**〕理气活血,通络止痛。

〔**方药**〕血府逐瘀汤(《医林改错》)加减。

〔**中成药**〕(1) 速效救心丸^(医保目录)(详见第二章第四节动脉粥样硬化)。

(2) 复方丹参滴丸^(医保目录)(详见第二章第五节稳定型心绞痛)。

(3) 地奥心血康胶囊^(医保目录)(主要成分为地奥心血康)。功能主治:活血化瘀,行气止痛,扩张冠脉血管,改善心肌缺血。用于预防和治疗冠心病,心绞痛以及瘀血内阻之胸痹、眩晕、气短、心悸、胸闷或痛。用法用量:口服,一次 1~2 粒,一日 3 次。

3. 痰瘀互阻证

〔**证候**〕**主症**:胸痛,胸闷或不适;**次症**:头重如裹,肢体困重,痰多,口黏腻,口唇紫黯;爪甲紫黯;**舌脉**:舌质黯或有瘀斑瘀点;舌下静脉迂曲、怒张、色紫黯。舌苔白或黄腻,脉涩或弦滑。

〔**治法**〕豁痰开结,活血通脉。

〔**方药**〕瓜蒌薤白半夏汤(《金匮要略》)合郭士魁陈可冀冠心Ⅱ号方加减。

〔**中成药**〕(1) 丹蒌片^(医保目录)(详见第二章第四节动脉粥样硬化)。

(2) 冠心舒通胶囊^(医保目录)(详见第二章第五节稳定型心绞痛)。

4. 寒凝心脉证

〔**证候**〕**主症**:心前区剧烈疼痛,胸痛如绞,或心痛彻背,背痛彻心;**次症**:心胸憋闷、有窒息感、濒死感,唇甲紫黯、冷汗;**舌脉**:紫黯、苔薄白,脉沉弦或紧,或弦细。

〔**治法**〕祛寒活血,宣痹通阳。

〔**方药**〕瓜蒌薤白白酒汤(《金匮要略》)合当归四逆汤(《伤寒论》)加减。

〔**中成药**〕冠心苏合丸^(医保目录)(详见第二章第五节稳定型心绞痛)。

5. 气阴两虚证

〔**证候**〕**主症：**心胸隐痛，时作时止；**次症：**气短心悸，神疲懒言，动则益甚，口燥咽干，易出汗；**舌脉：**舌淡红，胖大边有齿很，少苔或无苔，脉细数或细缓。

〔**治法**〕益气养阴，畅脉止痛。

〔**方药**〕保元汤（《博爱心鉴》）合生脉散（《医学启源》）加减。

〔**中成药**〕心悦胶囊^(医保目录)（主要成分为西洋参茎叶总皂苷）。功能主治：益气养心，和血。用于冠心病心绞痛属于气阴两虚证者。用法用量：口服，一次 2 粒，一日 3 次。

6. 阳虚水泛证

〔**证候**〕**主症：**胸闷气憋，心痛频发，喘促；**次症：**咳泡沫稀痰或粉色痰，心悸，唇甲淡白；**舌脉：**舌淡胖有齿痕，苔白或苔滑，沉细，或沉细迟，或结代。

〔**治法**〕温肾助阳，化气利水。

〔**方药**〕参附汤（《正体类要》）合真武汤（《伤寒论》）加减。

〔**中成药**〕指南暂无推荐。可用济生肾气丸。

7. 心阳欲脱证

〔**证候**〕**主症：**胸闷气憋，心痛频发；**次症：**心悸，冷汗淋漓，四肢厥冷，唇甲淡白；**舌脉：**舌青紫或紫黯，苔白或苔滑，沉细，或脉微欲绝，或结代。

〔**治法**〕回阳救逆，益气固脱。

〔**方药**〕四逆加人参汤（《伤寒论》）加减。

〔**中成药**〕指南暂无推荐。可用参附类中成药。

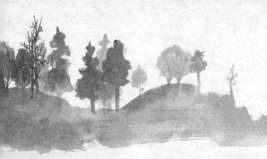

第三章　消化系统疾病

胃食管反流病

胃食管反流病(GERD)主要是由于下食管括约肌功能紊乱,以致胃或十二指肠内容物反流至食管而引起食管黏膜炎症,分为非糜烂性反流病(NERD)、糜烂性反流病(EE)及 Barrett 食管(BE)。临床上以 NERD 最为常见,约占70%;EE 可合并食管狭窄、溃疡和消化道出血;BE 有可能发展为食管腺癌。胃食管反流在我国的流行率较西方国家低,其发病率随年龄增加而增加,男女发病无明显差异。

本病属于中医学根据胃食管反流病主要症状及病位、病因病机,属于"吐酸""呕苦""吞酸""嘈杂""食管瘅"等范畴。

一、诊断要点

临床上如患者有典型的烧心和反酸症状,可初步诊断为胃食管反流病;上消化道内镜检查有 RE 和 Barrett 食管表现,本病诊断可成立;对于拟诊胃食管反流病的患者或有怀疑反流相关的食管外症状的患者,可采用质子泵抑制剂(PPI)试验性治疗,如有明显效果,本病诊断一般可成立。对于症状不典型者,常需结合内镜检查、食管 pH 值阻抗监测和 PPI 试验性治疗综合分析进行诊断。

(一)症状

临床表现多样,烧心、反酸是最常见的典型症状,胸痛亦是常见症状;其他不典型症状有上腹痛、胃胀、嗳气、恶心等消化不良症状,或同时伴有咽喉不适、吞咽困难、睡眠障碍;食管外症状表现有慢性咳嗽、支气管哮喘、慢性喉炎、牙侵蚀症等,并发症包括上消化道出血、食管狭窄等。

(二)辅助检查

1. 内镜检查　内镜检查是确定有无食管炎的主要方法,同时能评估本病的严重程度,目前胃食管反流病的内镜下分级标准沿用洛杉矶标准,即 A~D四级。

A级:食管黏膜有一个或几个黏膜破损,直径小于5mm;

B级:一个或几个黏膜破损,直径大于5mm,但破损间无融合现象;

C级:超过2个皱襞以上的黏膜融合性损伤,但小于75%的食管周径;

D级:黏膜破损相互融合范围累及至少75%的食管周径。

2. 病理活检 当内镜检查发现食管远端有明显的柱状上皮化生并得到病理学检查证时,即可诊断为BE。

3. 24小时食管pH值监测 可确定有无胃食管反流存在,正常食管24h pH值<4的时间应小于4%,超过此值即认为食管有酸暴露。

4. 上消化道X线钡餐检查 确定有无食管狭窄等并发症,并可协助诊断有无食管裂孔疝。

5. 其他 下食管括约肌测压、滴酸试验等对疾病的诊断与评估有助。频繁发作的胸痛应作心电图等检查,除外心绞痛。

(三)鉴别诊断

胃食管反流病临床上应与其他病因的食管病变(如真菌性食管炎、药物性食管炎、食管癌和食管贲门失弛缓症等)、消化性溃疡、胆道疾病等相鉴别。胸痛为主要表现者,应与心源性胸痛及其他原因引起的非心源性胸痛进行鉴别。还应注意与功能性疾病如功能性烧心、功能性胸痛、功能性消化不良鉴别。

二、西医治疗要点

胃食管反流病的治疗目的在于:①愈合食管炎症,消除症状;②防治并发症;③提高生活质量,预防复发。

(一)一般治疗

1. 饮食应以易消化的软食为主,忌食辛辣、高脂肪食物和咖啡等易致反流的饮料。睡前2~3小时不再进食。禁烟戒酒,过度肥胖者应减肥,裤带不宜过紧。

2. 有严重反流者,为防止吸入性肺炎,睡眠时可抬高床头15~20cm。

3. 慎用抗胆碱能药、多巴胺、黄体酮、茶碱、PGE_1、PGE_2、PGA_2以及钙通道阻滞药等。这些药物均可减低下食管括约肌压力,加重胃食管反流。

(二)药物治疗

1. 抑酸剂 主要包括质子泵抑制剂(PPI)和H_2受体拮抗剂(H_2RA)。PPI能持久抑制胃酸分泌,是治疗胃食管反流病最有效的药物。在治疗6~8周后,多数患者症状完全缓解,EE得到愈合,此后减量维持,防止复发。H_2RA与PPI两者有协同作用,一般可以在PPI早晨1次的基础上,临睡前加用1次H_2RA。

2. 抗酸剂和黏膜保护剂 抗酸剂主要有氢氧化铝、碳酸钙、铝碳酸镁等。铝碳酸镁对黏膜有保护作用,同时能可逆性吸附胆酸等碱性物质,使黏膜免受损伤。胃黏膜保护剂能在受损黏膜表面形成保护膜以隔绝有害物质,有利于受损黏膜的愈合。

3. 促动力药 包括多潘立酮、莫沙必利、伊托必利等。

4. 联合用药 抑酸与促动力药物的联合应用是目前治疗胃食管反流病最常用的方法,与单用 PPI 相比,联用促动力药物能抑制反流和改善食管廓清功能以及胃排空能力。

(三)手术治疗

药物治疗无效或有食管狭窄者,可考虑行扩张术或外科治疗,对 Barrett 食管疑有癌变者,应作手术治疗。

三、中成药应用

(一)基本病机

中医认为胃食管反流病的基本病机是胃失和降,胃气上逆。本病病位在食管和胃,与肝、胆、脾等脏腑功能失调相关。本病病理因素有虚实两端:属实的病理因素:痰、热、湿、郁、气、瘀;属虚者责之于脾。禀赋不足、脾胃虚弱为胃食管反流病发病基础,土虚木乘或木郁土壅,致木气恣横无制,肝木乘克脾土,胆木逆克胃土,导致肝胃、肝脾或胆胃不和;气郁日久,化火生酸,肝胆邪热犯及脾胃,脾气当升不升,胃气当降不降,肝不随脾升,胆不随胃降,以致胃气夹火热上逆;肝火上炎侮肺,克伐肺金,消灼津液,肺失肃降而咳逆上气,气机不利,痰气郁阻胸膈;病程日久,气病及血,则因虚致瘀或气滞血瘀。

(二)辨证分型使用中成药

胃食管反流常用中成药一览表

证型	常用中成药
肝胃郁热证	达立通颗粒、舒肝和胃丸、加味左金丸
胆热犯胃证	左金丸、乌贝散
气郁痰阻证	开胸顺气丸、越鞠丸
瘀血阻络证	胃康胶囊
中虚气逆证	甘海胃康胶囊
脾虚湿热证	胆胃康胶囊

1. 肝胃郁热证

〔**证候**〕**主症**:烧心,反酸;**次症**:胸骨后灼痛,胃脘灼痛,脘腹胀满,嗳气或反食,易怒,易饥;**舌脉**:舌红苔黄,脉弦。

〔**治法**〕疏肝泄热,和胃降逆。

〔**方药**〕柴胡疏肝散(《景岳全书》)合左金丸(《丹溪心法》)。

〔**中成药**〕(1) 达立通颗粒^(医保目录)[由柴胡、枳实、木香、陈皮、清半夏、蒲公英、焦山楂、焦槟榔、鸡矢藤、党参、延胡索、六神曲(炒)组成]。功能主治:清热解郁,和胃降逆,通利消滞。用于肝胃郁热所致痞满证,症见胃脘胀满、嗳气、纳差、胃中灼热、嘈杂泛酸、脘腹疼痛、口干口苦。用法用量:饭前温开水服用,每次 1 袋,每日 3 次。

(2) 舒肝和胃丸^(药典)[由香附(醋制)、白芍、佛手、木香、郁金、柴胡、白术(炒)、陈皮、广藿香、槟榔(炒焦)组成]。功能主治:疏肝解郁,和胃止痛。用于肝胃不和,两胁胀满,胃脘疼痛,食欲不振,呃逆呕吐,大便失调。用法用量:每丸重 6g,成人每次 1 丸,日 3 次饭后服。7 岁以上儿童服半丸,3~7 岁服 1/4~1/3 丸。

(3) 加味左金丸^(医保目录)[由黄连(姜炙)、吴茱萸(甘草炙)、黄芩、柴胡、木香、香附(醋制)、郁金、白芍、青皮(醋制)、枳壳(去瓤麸炒)、陈皮、延胡索(醋制)、当归、甘草。组成]。功能主治:清肝泻火,降逆止痛。用于胃脘胀满,痛连两胁,胸闷嗳气,心烦易怒,嘈杂吐酸。用法用量:成人每次服 9g,每日 3 次,空腹温开水送下。7 岁以上儿童服成人量的 1/2,3~7 岁服成人量 1/3。

2. 胆热犯胃证

〔**证候**〕**主症**:发热,恶风,咽干甚则咽痛;**次症**:鼻塞,流浊涕,鼻窍干热,口干,口渴,咽痒,咳嗽,肢体酸楚,头痛;**舌脉**:舌尖红,舌苔薄白干或薄黄,脉浮或浮数。

〔**治法**〕清化胆热,降气和胃。

〔**方药**〕小柴胡汤(《伤寒论》)合温胆汤(《三因极一病证方论》)。

〔**中成药**〕(1) 左金丸^(医保目录)(由黄连、吴茱萸组成)。功能主治:清泻肝火,降逆止呕。用于肝火犯胃,脘胁疼痛,口苦嘈杂,呕吐酸水,不喜热饮。用法用量:一次 3~6g,一日 2 次。

(2) 乌贝散^(药典)(由金莲花、大青叶、石膏、知母、地黄、玄参、炒苦杏仁组成)。功能主治:清热解毒,生津利咽,止咳祛痰。用于感冒热毒壅盛证,症见高热、口渴、咽干、咽痛、咳嗽、痰稠;流行性感冒、上呼吸道感染见上述证候者。用法用量:口服,成人一次 5g,一日 4 次,高热时每四小时服 1 次;小儿 1 岁以内一次 2.5g,一日 3 次,高热时一日 4 次;1~15 岁一次 2.5~5g,一日 4 次,高热时每 4 小时 1 次,或遵医嘱。

3. 气郁痰阻证

〔证候〕**主症**:唇鼻干燥,咽干甚则咽痛,干咳;**次症**:口干,咽痒,鼻塞,发热,恶风;**舌脉**:舌尖红,舌苔薄白干或薄黄,脉浮或浮数。

〔治法〕开郁化痰,降气和胃。

〔方药〕半夏厚朴汤(《金匮要略》)。

〔**中成药**〕(1) 开胸顺气丸^(医保目录)[由槟榔、牵牛子(炒)、陈皮、木香、厚朴(姜炙)、三棱(醋炙)、莪术(醋炙)、猪牙皂组成]。功能主治:消积化滞,行气止痛。用于气郁食滞所致的胸胁胀满、胃脘疼痛、嗳气呕恶、食少纳呆。用法用量:口服,一次 3~9g,一日 1~2 次。

(2) 越鞠丸^(医保目录)(详见第二章第九节 PCI 围术期)。

4. 瘀血阻络证

〔证候〕**主症**:发热,恶风,身热不扬,汗出不畅,肢体困重,头重如裹,胸闷,纳呆,口黏腻;**次症**:鼻塞,流涕,头痛,无汗,少汗,口渴,心烦;**舌脉**:舌质红,舌苔白腻或黄腻,脉濡或滑或濡数。

〔治法〕活血化瘀,行气止痛。

〔方药〕血府逐瘀汤(《医林改错》)。

〔**中成药**〕胃康胶囊^(医保目录)[由白及、海螵蛸、香附、黄芪、白芍、三七、鸡内金、鸡蛋壳(炒焦)、乳香、没药、百草霜组成]。功能主治:行气健胃,化瘀止血,制酸止痛。用于气滞血瘀所致的胃脘疼痛、痛处固定、吞酸嘈杂,或见吐血、黑便;胃及十二指肠溃疡、慢性胃炎、上消化道出血见上述证候者。用法用量:口服,一次 2~4 粒,一日 3 次。

5. 中虚气逆证

〔证候〕**主症**:鼻塞,流涕,发热,恶风寒,气短,乏力,神疲,自汗,动则加重,平素畏风寒、易感冒;**次症**:脉沉细或细弱;**舌脉**:舌质淡,脉缓。

〔治法〕疏肝理气,健脾和胃。

〔方药〕旋覆代赭汤(《伤寒论》)合六君子汤(《医学正传》)。

〔**中成药**〕甘海胃康胶囊^(药监局)(由甘草、海螵蛸、沙棘、枳实、白术、黄柏、延胡索、绞股蓝总苷组成)。功能主治:健脾和胃,收敛止痛。用于脾虚气滞所致的胃及十二指肠溃疡,慢性胃炎,反流性食管炎。用法用量:口服,一次 6 粒,一日 3 次。

6. 脾虚湿热证

〔**证候**〕**主症**：鼻塞，流涕，发热，恶风寒，气短，乏力，神疲，自汗，盗汗，手足心热，口干，口渴，平素畏风寒、易感冒；**舌脉**：舌体胖大甚至舌边齿痕或瘦小，舌质淡或红，舌苔薄或花剥，脉沉细或细数。

〔**治法**〕清化湿热，健脾和胃。

〔**方药**〕黄连汤（《伤寒论》）。

〔**中成药**〕胆胃康胶囊^{（医保目录）}（由青叶胆、西南黄芩、枳壳、竹叶柴胡、白芍、泽泻、茯苓、茵陈、淡竹叶、灯心草组成）。功能主治：疏肝利胆，清利湿热。用于肝胆湿热所致的胁痛，黄疸，以及胆汁反流性胃炎，胆囊炎见上述症状者。用法用量：口服，一次 1~2 粒，一日 3 次；饭后服用。

四、单验方

1. 夏度衡验方——肝胃百合汤　柴胡 10g，黄芩 10g，百合 15g，丹参 10g，乌药 10g，川楝子 10g，郁金 10g，甘草 6g。水煎服，每日 1 剂。疏肝理气，清胃活血。适用于肝胃郁热证。

2. 李振华验方——香砂温中汤　党参 12g，白术 10g，茯苓 15g，陈皮 10g，半夏 10g，木香 6g，砂仁 8g，厚朴 10g，干姜 10g，川芎 10g，丁香 5g，炙甘草 3g。每日 1 剂，水煎分服。可益气健脾，温中和胃。用于反流性胃炎、浅表性胃炎、萎缩性胃炎等病。证属脾胃气虚、阳虚者。症见胃脘隐痛，喜温喜按，遇冷加重，腹胀纳差，嗳气泛吐清水，大便溏薄，倦怠乏力，神疲懒言，畏寒肢冷，形体消瘦，舌质淡舌体胖大，苔薄白，脉沉细无力等。

3. 李寿山验方 1——清中消痞汤　太子参 15g，麦门冬 15g，制半夏 7.5g，柴胡 6g，生白芍 10g，炒栀子 7.5g，丹皮 7.5g，青皮 10g，丹参 15g，甘草 6g。每日 1 剂，水煎分服。养阴益胃，清中消痞。用于反流性胃炎、浅表性胃炎、萎缩性胃炎等病。症见胃脘痞塞，灼热似痛，饥不欲食，口干不欲饮，五心烦热，纳呆食少，大便燥秘，舌红少津或光剥，脉细数。

4. 李寿山验方 2——和中消痞汤　党参 15g，制半夏 10g，黄连 3g，丹参 15g，蒲公英 15g，白芍 15g，炙甘草 6g，干姜 3g。每日 1 剂，水煎分服。益气健脾，辛开苦降，和中开痞。用于反流性胃炎、浅表性胃炎、萎缩性胃炎等病。证属脾胃气虚，痰湿中阻、寒热夹杂之胃痞证。

第二节 慢性胃炎

慢性胃炎是由多种原因引起的胃黏膜的慢性炎性反应和/或腺体萎缩性病变,是消化系统常见病之一。其病因主要与幽门螺杆菌感染密切相关。我国成年人的感染率比发达国家明显增高,感染阳性率随年龄增长而增加,胃窦炎患者感染率一般为 70%~90%。我国胃炎多以胃窦部损伤为主,炎症持续可引起腺体萎缩和肠腺化生。慢性胃炎的发病常随年龄增长而增加。胃体萎缩性胃炎常与自身免疫损害有关。

本病多属于中医学"胃脘痛""痞满""反酸""嘈杂"等范畴。

一、诊断要点

慢性胃炎的诊断主要依据胃镜所见和胃黏膜组织病理检查。凡有上消化道症状者都应进行胃镜检查,以除外早期胃癌、胃溃疡等疾病。中年女性患者应做胆囊超声检查,排除胆囊结石的可能。

(一) 症状

慢性胃炎缺乏特异性的临床表现,约半数有上腹部不适、饱胀、隐痛、烧灼痛,疼痛无明显节律性,一般进食后加重。亦常见食欲不振、嗳气、反酸、恶心等消化不良症状,部分患者无临床症状。有胃黏膜糜烂者可出现少量上消化道出血,长期少量出血可引起缺铁性贫血。少数患者可伴有乏力及体重减轻等全身症状。萎缩性胃炎伴恶性贫血者常有全身衰弱、疲惫,一般消化道症状较少。

(二) 体征

大多无明显体征,有时可有上腹部轻度压痛或按之不适感。少数患者伴有舌炎、消瘦和贫血。

(三) 分类

主要有浅表性胃炎和萎缩性胃炎两大类。后者包括自身免疫性胃炎(A型胃炎、胃萎缩)和多灶萎缩性胃炎(B型胃炎、胃窦萎缩)。临床常见者为浅表性胃炎和胃窦灶性萎缩性胃炎(即 B 型胃炎),均与幽门螺杆菌(Hp)感染关系密切。另有特殊型胃炎如化学性、放射性、淋巴细胞性、肉芽肿性、嗜酸细胞性及其他感染性疾病等所致之胃炎。

（四）辅助检查

1. 内镜检查

（1）浅表性胃炎：可见红斑（点状、片状和条状）、黏膜粗糙不平、出血点（斑）、黏膜水肿、出血等基本表现。

（2）萎缩性胃炎：可见黏膜红白相间，以白为主，皱襞变平甚至消失，黏膜血管显露；黏膜颗粒或结节状等基本表现，后者系伴增生性病变所致。

2. 病理活检

（1）慢性胃炎病理活检示固有腺体萎缩，即可诊断为萎缩性胃炎，而不必考虑活检标本的萎缩块数和程度。临床医师可根据病理检查结果并结合内镜所见，最后做出萎缩范围和程度的判断。

（2）组织学分级标准：有 5 种形态变量要分级（Hp、慢性炎症、活动性、萎缩和肠化），分成无、轻度、中度和重度 4 级（或 0、+、++、+++）。

1）Hp：观察胃黏膜液层、表面上皮、小凹上皮和腺管上皮表面的 Hp。

2）活动性：慢性炎症背景上有中性粒细胞浸润。

3）慢性炎症：根据慢性炎症细胞的密集程度和浸润深度分级。

4）萎缩：指胃的固有腺体减少，幽门腺萎缩是指幽门腺减少或由肠化腺体替代，胃底（体）腺萎缩是指胃底（体）腺假幽门腺化生、肠化或腺体本身减少。

5）肠化。

（3）病理诊断报告：应包括部位特征和形态学变化程度，有病因可循的应报告病因，结合内镜所见、取材部位及每块标本组织学变化做出诊断。当胃窦和胃体均有炎症者称慢性胃炎。但当胃窦和胃体炎症程度相差两级或以上时，应加上"为主"，修饰词，例如"慢性（活动性）胃炎，胃窦为主"。

3. 幽门螺杆菌检查　有多种方法，如组织学、尿素酶、细菌培养、尿 ^{13}C 和 ^{14}C 素呼气试验或粪便 Hp 抗原检测。内镜观察下取黏膜组织做快速尿素酶试验比较方便。

4. 血清学检查　包括胃泌素水平、壁细胞抗体、内因子抗体、胃泌素抗体、血清维生素 B_{12} 浓度等。

（五）鉴别诊断

1. 胃癌　慢性胃炎之症状如食欲不振、上腹不适、贫血等，少数胃窦胃炎的 X 线征象与胃癌颇相似，需特别注意鉴别。绝大多数患者胃镜检查及活检有助于鉴别。

2. 消化性溃疡　两者均有慢性上腹痛,但消化性溃疡以上腹部规律性、周期性疼痛为主,而慢性胃炎疼痛很少有规律性并以消化不良为主。鉴别依靠胃镜检查。

3. 慢性胆道疾病　慢性胆囊炎、胆石症常有慢性右上腹痛、腹胀、嗳气等消化不良的症状,易误诊为慢性胃炎。但该病胃肠检查无异常发现,胆囊造影及 B 超异常可最后确诊。

二、西医治疗要点

(一)一般治疗

针对病因,应清除鼻口咽部感染灶,戒烟忌酒,避免服用损伤胃黏膜的药物。饮食宜软、易消化、避免过于粗糙,忌食含浓烈辛辣调料的食品或服用对胃有刺激的药物。老年性胃黏膜不同程度的萎缩和肠化难以逆转,当有活动性炎症时要积极治疗。

(二)根除 Hp 治疗

根除 Hp 治疗能使部分患者消化不良症状消失,同时减轻炎症程度、减少肠上皮化生的发生或者进展。质子泵抑制剂(PPI)对 Hp 有较强的抑制作用,提高胃内 pH 值能明显加强抗菌药物的杀菌活性。推荐铋剂 +PPI+ 两种抗菌药物组成的四联疗法为一线治疗方案。

1. 标准剂量 PPI　埃索美拉唑 20mg、雷贝拉唑 10mg、奥美拉唑 20mg、兰索拉唑 30mg,泮托拉唑 40mg,2 次 /d。

2. 标准剂量铋剂　枸橼酸铋钾 220mg,2 次 /d。

3. 有效抗生素　包括甲硝唑 400mg 或者替硝唑 500mg,克拉霉素 250~500mg,呋喃唑酮 100mg;四环素 750mg,阿莫西林 1 000mg,左氧氟沙星 200mg;2 次 /d。无过敏情况下优先选择阿莫西林,老年患者合并冠心病时克拉霉素低剂量,儿童避免使用左氧氟沙星。

(三)对症治疗

以反酸、腹痛为主要表现,尤其内镜下表现糜烂者,可予抑酸治疗。消化不良以腹胀、早饱为主,应用促动力药物。存在胆汁反流可给予中和胆汁的黏膜保护剂如铝碳酸镁、瑞巴派特等。萎缩性胃炎伴恶性贫血者可给予维生素 B_{12} 和叶酸。存在心理因素考虑心理干预。

(四)癌前病变干预

包括内镜下治疗以及长期口服叶酸(5mg/ 次,每日 3 次)。

三、中成药应用

（一）基本病机

中医认为慢性胃炎的病位在胃，与肝、脾两脏密切相关，其病机可分为本虚和标实两个方面。本虚主要表现为脾气（阳）虚和胃阴虚，标实主要表现为气滞、湿热和血瘀，脾虚、气滞是疾病的基本病机。血瘀是久病的重要病机，在胃黏膜萎缩发生发展乃至恶变的过程中起着重要作用。本病早期以实证为主，病久则变为虚证或虚实夹杂；早期多在气分，病久则兼涉血分。慢性非萎缩性胃炎以脾胃虚弱、肝胃不和证多见；慢性萎缩性胃炎以脾胃虚弱、气滞血瘀证多见；慢性胃炎伴胆汁反流以肝胃不和证多见；伴幽门螺杆菌感染以脾胃湿热证多见；伴癌前病变者以气阴两虚、气滞血瘀、湿热内阻证多见。

（二）辨证分型使用中成药

慢性胃炎常用中成药一览表

证型	常用中成药
肝胃不和证	气滞胃痛颗粒、胃苏颗粒、金胃泰胶囊
肝胃郁热证	达立通颗粒、东方胃药胶囊
脾胃湿热证	三九胃泰颗粒、胆胃康胶囊
脾胃气虚证	健胃消食口服液、摩罗丹、延参健胃胶囊
脾胃虚寒证	温胃舒胶囊、虚寒胃痛颗粒
胃阴不足证	养胃舒胶囊
胃络瘀阻证	荜铃胃痛颗粒、胃康胶囊、荆花胃康胶丸

1. 肝胃不和证

〔**证候**〕**主症**：胃脘胀满或胀痛，胁肋部胀满不适或疼痛；**次症**：症状因情绪因素诱发或加重，嗳气频作；**舌脉**：舌淡红，苔薄白，脉弦。

〔**治法**〕疏肝理气和胃。

〔**方药**〕柴胡疏肝散（《景岳全书》）。

〔**中成药**〕（1）气滞胃痛颗粒[医保目录]［由柴胡、延胡索（炙）、枳壳、香附（炙）、白芍、炙甘草组成］。功能主治：疏肝理气，和胃止痛。用于肝郁气滞，胸痞胀满，胃脘疼痛。用法用量：开水冲服，一次1袋，一日3次。

（2）胃苏颗粒[医保目录]［由紫苏梗、香附、陈皮、香橼、佛手、枳壳、槟榔、鸡内金（制）组成］。功能主治：理气消胀，和胃止痛。主治气滞型胃脘痛，症见胃脘胀痛,窜及两胁,得嗳气或矢气则舒,情绪郁怒则加重,胸闷食少,排便不畅,舌苔薄白,脉弦;慢性胃炎及消化性溃疡见上述证候者。用法用量:开水冲服,一次 1 袋,一日 3 次。15 日为一个疗程,可服 1~3 个疗程或遵医嘱。

（3）金胃泰胶囊^(医保目录)[由大红袍、鸡矢藤、管仲、金荞麦、黄连、砂仁、延胡索、木香组成]。功能主治:行气,活血,和胃止痛。用于肝胃气滞、湿热瘀阻所致的急、慢性胃肠炎,胃及十二指肠溃疡,慢性结肠炎。用法用量:口服,一次 3 粒,一日 3 次。

2. 肝胃郁热证

〔**证候**〕**主症:**胃脘灼痛,两胁胀闷或疼痛;**次症:**心烦易怒,反酸,口干,口苦,大便干燥;**舌脉:**舌质红,苔黄,脉弦或弦数。

〔**治法**〕清肝和胃。

〔**方药**〕化肝煎(《景岳全书》)合左金丸(《丹溪心法》)。

〔**中成药**〕（1）达立通颗粒^(医保目录)(详见第三章第一节胃食管反流)。

（2）东方胃药胶囊^(药监局)(由柴胡、黄连、香附、白芍、法落海、枳实、大黄、延胡索、川芎、地黄、牡丹皮、吴茱萸、薤白、木香组成)。功能主治:疏肝和胃,理气活血,清热止痛,用于肝胃不和、瘀热阻络所致的胃脘疼痛、嗳气、吞酸、嘈杂、饮食不振、躁烦易怒、口干口苦等,以及胃溃疡、慢性浅表性胃炎见上述证候者。用法用量:口服,一日 3 次,一次 4 粒或遵医嘱。

3. 脾胃湿热证

〔**证候**〕**主症:**脘腹痞满或疼痛,身体困重,大便黏滞或溏滞;**次症:**食少纳呆,口苦,口臭,精神困倦;**舌脉:**舌质红,苔黄腻,脉滑或数。

〔**治法**〕清热化湿。

〔**方药**〕黄连温胆汤(《六因条辨》)。

〔**中成药**〕（1）三九胃泰颗粒^(医保目录)(由三叉苦、黄芩、九里香、两面针、木香、茯苓、白芍、地黄组成)。功能主治:清热燥湿,行气活血,柔肝止痛。用于湿热内蕴、气滞血瘀所致的胃痛,症见脘腹隐痛、饱胀反酸、恶心呕吐、嘈杂纳减;浅表性胃炎、糜烂性胃炎、萎缩性胃炎见上述证候者。用法用量:开水冲服,一次 1 袋,一日 2 次。

（2）胆胃康胶囊^(医保目录)(详见第三章第一节胃食管反流)。

4. 脾胃气虚证

〔**证候**〕**主症:**胃脘胀满或胃痛隐隐,餐后加重,饮食不慎后易加重或发作;**次症:**纳呆,疲倦乏力,少气懒言,四肢不温,大便溏薄;**舌脉:**舌淡或有齿印,苔薄白,脉沉弱。

〔**治法**〕益气健脾。

〔**方药**〕香砂六君子汤(《古今名医方论》)。

〔**中成药**〕(1)健胃消食口服液^(医保目录)[由太子参、陈皮、山药、麦芽(炒)、山楂组成]。功能主治:健胃消食。用于脾胃虚弱所致的食积,症见不思饮食、嗳腐酸臭、脘腹胀满;消化不良见上述证候者。用法用量:口服,一次 10ml,一日 2 次,在餐间或饭后服用,2 周为一疗程。

(2)摩罗丹^(医保目录)(由百合、茯苓、玄参、乌药、泽泻、麦冬、当归、茵陈、延胡索、白芍、石斛、九节菖蒲、川芎、鸡内金、三七、白术、地榆、蒲黄组成)。功能主治:和胃降逆,健脾消胀,通络定痛。用于慢性萎缩性胃炎症,胃疼,胀满,痞闷,纳呆,嗳气等。用法用量:口服。一次 8 丸,一日 3 次。(建议重症患者口服一次 16 丸,一日 3 次。)饭前用米汤或温开水送下。

(3)延参健胃胶囊^(医保目录)[由人参(去芦)、半夏(制)、黄连、干姜、黄芩(炒)、延胡索、甘草(炙)组成]。功能主治:健脾和胃,平调寒热,除痞止痛。用于治疗本虚标实,寒热错杂之慢性萎缩性胃炎。症见胃脘痞满,疼痛,纳差,嗳气,嘈杂,体倦乏力等。用法用量:常用量:口服,一次 4 粒,一日 3 次。饭前温开水送服或遵医嘱。

5. 脾胃虚寒证

〔**证候**〕**主症**:胃痛隐隐,绵绵不休,喜温喜按,劳累或受凉后发作或加重;**次症**:泛吐清水,精神疲倦,四肢倦怠,腹泻或伴不消化食物;**舌脉**:舌淡苔白,脉虚弱。

〔**治法**〕温中健脾。

〔**方药**〕黄芪建中汤(《金匮要略》)合理中汤(《伤寒论》)。

〔**中成药**〕(1)温胃舒胶囊^(医保目录)[由党参、附子(制)、黄芪(炙)、肉桂、山药、肉苁蓉(制)、白术(炒)、山楂(炒)、乌梅、砂仁、陈皮、补骨脂组成]。功能主治:温中养胃,行气止痛。用于中焦虚寒所致的胃痛,症见胃脘冷痛、腹胀嗳气、纳差食少、畏寒无力;慢性萎缩性胃炎、浅表性胃炎见上述证候者。用法用量:口服,一次 3 粒,一日 2 次。

(2)虚寒胃痛颗粒^(医保目录)[由黄芪(炙)、党参、桂枝、白芍、高良姜、干姜、甘草(炙),大枣组成]。功能主治:益气健脾,温胃止痛。用于脾虚胃弱所致的胃痛,症见胃脘隐痛、喜温喜按、遇冷或空腹加重;十二指肠球部溃疡、慢性萎缩性胃炎见上述证候者。用法用量:开水冲服,一次 1 袋,一日 3 次。

6. 胃阴不足证

〔**证候**〕**主症**:胃脘灼热疼痛,胃中嘈杂;**次症**:似饥而不欲食,口干舌燥,大便干结;**舌脉**:舌红少津或有裂纹,苔少或无,脉细或数。

〔**治法**〕养阴益胃

〔**方药**〕一贯煎(《续名医类案》)。

〔**中成药**〕养胃舒胶囊^(医保目录)[由党参、陈皮、黄精(蒸)、山药、玄参、乌梅、山楂、北沙参、干姜、菟丝子、白术(炒)组成]。功能主治:滋阴养胃。用于慢性胃炎,胃脘灼热,隐隐作痛。用法用量:口服,一次3粒,一日2次。

7. 胃络瘀阻证

〔**证候**〕**主症**:胃脘痞满或痛有定处;**次症**:胃痛日久不愈,痛如针刺;**舌脉**:舌质黯红或有瘀点、瘀斑,脉弦涩。

〔**治法**〕活血化瘀。

〔**方药**〕失笑散(《太平惠民和剂局方》)合丹参饮(《时方歌括》)。

〔**中成药**〕(1)荜铃胃痛颗粒^(医保目录)(由荜澄茄、川楝子、醋延胡索、酒大黄、黄连、吴茱萸、醋香附、香橼、佛手、海螵蛸、煅瓦楞子组成)。功能主治:行气活血,和胃止痛。用于气滞血瘀所致的胃脘痛;慢性胃炎见有上述证候者。用法用量:开水冲服,一次5g,一日3次。

(2)胃康胶囊^(医保目录)(详见第三章第一节胃食管反流)。

(3)荆花胃康胶丸^(医保目录)(由土荆芥、水团花组成)。功能主治:理气散寒,清热化瘀。用于寒热错杂症,气滞血瘀所致的胃脘胀闷、疼痛、嗳气、反酸、嘈杂、口苦;十二指肠溃疡见上述证候者。用法用量:饭前服,一次2粒,一日3次;4周为一疗程,或遵医嘱。

四、单验方

1. 董建华验方——金延香附汤 金铃子10g,延胡索10g,香附10g,陈皮6g,枳壳10g,大腹皮15g。每日1剂,水煎分服。行气解郁,活血止痛。用于慢性胃炎或胃溃疡症见胃脘痞塞满闷,胀满与疼痛并重者。

2. 姚子扬验方——竹茹清胃饮 竹茹12g,芦根30g,蒲公英15g,枳壳10g,石斛10g,麦冬15g,薄荷6g,白芍12g,甘草6g。每周5剂,每日1剂,水煎分服,早、晚饭前温服。轻清凉润,理气止痛。主治慢性浅表性胃炎、胃溃疡偏热者。症见胃脘轻痛,咽干口苦,舌红,苔黄。

3. 宋孝志验方——砂半理中汤 清半夏9g,制香附9g,高良姜9g,炒枳壳9g,砂仁9g(打碎后下)。每日1剂,水煎分服。理气散寒,和胃止痛。用于慢性胃炎、消化道溃疡证属寒凝气滞者。

4. 程绍恩验方——百合荔楝乌药汤 生百合40g,川楝子20g,荔枝核

15g,乌药15g。每日1剂,上药浸泡30分钟,煎煮30分钟,共煎3次,将三煎药汁混合,早饭前半小时、晚间及睡前各服一次。用于慢性胃炎辨证属阴虚气滞者。症见胃脘痛,腹胀,恶心,吞酸,食少纳呆等。

5. 董建华验方——滋阴通降方 沙参10g,麦冬10g,丹参12g,白芍15g,石斛10g,香橼皮10g,枳壳10g,金铃子10g,甘草3g。每日1剂,水煎分服。用于胃阴不足之慢性萎缩性胃炎。

6. 魏长春验方——五花芍草汤 佛手花6g,扁豆花6g,绿梅花6g,代代花6g,厚朴花6g,芍药15g,甘草5g。每日1剂,水煎分服,早、晚饭前半小时温服,1个月为一疗程,连服10日,休2日。用于阴虚型胃炎。

7. 赵棻验方——胃慢萎复元汤 潞党参15g,生黄芪15g,麦芽30g,稻芽30g,怀山药15g,鸡内金12g,青皮6g,陈皮6g,菟丝子(包煎)15g,枸杞子12g,粉甘草6g。每日1剂,水煎分服。扶脾益肾,生化气血。用于无明显症状的慢性萎缩性胃炎。

8. 四白化瘀解毒汤 白花蛇舌草30g,炒白术12g,白及15g,白芷15g,黄连6g,乌梅15g,丹参12g,三七粉3g。用于治疗慢性萎缩性胃炎胃黏膜肠上皮化生。(《中国民间疗法》)

第三节 消化性溃疡

消化性溃疡(PU)指在各种致病因子的作用下,胃肠道黏膜发生的炎性反应与坏死性病变,病变深达黏膜肌层而形成的溃疡。主要发生于与胃酸分泌有关的消化道黏膜。胃溃疡(GU)和十二指肠溃疡(DU)最为常见。临床表现为起病缓慢,病程迁延,上腹痛具有周期性、节律性等特点,伴反酸、嗳气,上腹部有局限性压痛,可有神经功能综合征,是消化系统的一种常见多发性疾病。

本病多属于中医学"胃痛""嘈杂""胃疡"等范畴。

一、诊断要点

慢性病程、周期性发作的、节律性上腹疼痛是疑诊消化性溃疡的重要病史,胃镜可以确诊。不能接受胃镜检查者,X线钡餐发现龛影,可以诊断溃疡。

（一）症状

1. 疼痛部位 十二指肠溃疡在上腹部或偏右,胃溃疡在上腹部偏左。胃或十二指肠后壁溃疡,特别是穿透性溃疡可放射至背部。

2. 程度及性质 空腹痛、灼痛、胀痛、隐痛、钝痛或饥饿样疼痛。持续性钝痛提示溃疡穿透或穿孔。

3. 节律性 与饮食之间有明显相关性。十二指肠溃疡有空腹痛、半夜痛,进食可以缓解。胃溃疡饭后半小时后痛,至下餐前缓解。

4. 周期性 上腹疼痛发作几天、几周后,继以较长时间的缓解,每年秋末至春初较冷季节时发病。

5. 诱因 疼痛常因精神刺激、过度疲劳、饮食不慎、药物影响和气候变化等因素诱发或加重。可因休息、进食、服制酸药、以手按压疼痛部位、呕吐等方法而减轻或缓解。

（二）体征

1. 上腹部压痛 十二指肠溃疡压痛偏右上腹;胃溃疡偏左上腹。

2. 其他体征 取决于溃疡并发症,幽门梗阻时可见胃型及胃蠕动波,溃疡穿孔时有局限性或弥漫性腹膜炎的体征。

（三）辅助检查

1. 胃镜检查 胃镜可对消化性溃疡进行最直接的检查,而且还可以取活体组织做病理和幽门螺杆菌检查。内镜诊断应包括溃疡的部位、大小、数目以及溃疡的分期,对胃溃疡应常规取活体组织做病理检查。

2. X线钡餐检查 气钡双重对比可以显示 X 线的直接征象(具有诊断意义的龛影)和间接征象(对诊断有参考价值的局部痉挛、激惹及十二指肠球部变形)。

3. 幽门螺杆菌检查 通过胃镜可以取胃窦黏膜做快速尿素酶试验、组织学检查或者做 Hp 培养。

（四）鉴别诊断

虽然通过胃镜可以检出消化性溃疡,但部分患者在消化性溃疡愈合后症状仍不缓解,应注意是否有慢性肝胆胰疾病、慢性胃炎、功能性消化不良等与消化性溃疡曾经共存。另外当胃镜发现胃溃疡时,应注意与癌性溃疡鉴别。

（五）诊断思路

对怀疑有消化性溃疡的患者,需从以下几个方面诊断:

1. 确定是否存在 根据消化性溃疡的特征性临床表现考虑其存在的可能,可进行胃镜、上消化道气钡双重造影等检查,其中胃镜检查是确诊的主要方法。

2. 辨别良恶性　若内镜下见溃疡直径 >2cm，外形不规则或火山喷口状，边缘不规整、隆起，底部凹凸不平、出血、坏死，周围黏膜皱襞中断或增粗呈结节状。应考虑恶性溃疡的可能，需于溃疡边缘取活检病理检查以区分其良恶性。

3. 确定类型　根据溃疡发生的部位明确胃溃疡、十二指肠溃疡、复合性溃疡或特殊类型的溃疡。

4. 判断分期　根据溃疡的特点判断溃疡所处的分期：活动期（A_1A_2）、愈合期（H_1H_2）、瘢痕期（S_1S_2）。

5. 明确病因　检查 Hp，明确是否为 Hp 相关性溃疡；了解服药史，明确是否为 NSAIDs 相关性溃疡。

6. 了解有无并发症　根据血常规、胃镜结果、影像学、腹部 B 超、病理学等检查结果，判断有无贫血、活动性出血、穿孔、梗阻，甚至癌变等并发症。

二、西医治疗要点

（一）一般治疗

避免过度紧张、劳累，溃疡活动期伴并发症时，需卧床休息。戒烟酒，避免食用咖啡、浓茶等刺激性食物。对伴有焦虑、失眠等症状者，可短期予镇静药。避免使用可诱发溃疡病的药物。

（二）药物治疗

1. 降低胃酸药物

（1）碱性制酸药：中和胃酸，缓解疼痛，促进溃疡愈合。

（2）抑酸药：包括质子泵抑制剂（PPI）与 H_2 受体拮抗剂（H_2RA）。可降低胃酸分泌，促进溃疡愈合。但长期抑酸会引起上腹饱胀、腹痛、便秘、恶心等消化不良表现，或诱发胃肠道菌群紊乱。

2. 胃黏膜保护剂　在酸性环境下与溃疡面的黏蛋白结合，覆盖于胃黏膜上发挥治疗作用，促进胃上皮细胞分泌黏液，抑制胃蛋白酶活性，促进前列腺素的分泌，有利于黏膜细胞的再生。常见有铋剂、硫糖铝、铝碳酸镁等。

3. 促动力药　部分患者出现恶心、呕吐和腹胀等症状，提示有胃排空迟缓、胆汁反流者，可予胃动力药物。

（三）根除 Hp 治疗

根除 Hp 可以减少或预防消化性溃疡的复发，具体用法及方案详见"第三章第二节慢性胃炎"。

三、中成药应用

（一）基本病机

中医认为消化性溃疡的基本病机是胃之气机阻滞或脉络失养,致胃失和降,不通则痛,不荣则痛。其病位在胃,与肝、脾二脏的功能失调关系密切。其辨证分型不外虚实两端,其中虚证包括脾胃虚寒、胃阴不足;实证主要包括肝胃不和、肝胃郁热、胃络瘀血。胃溃疡发病原因多为长期的饮食不节或精神刺激。情志不畅,伤及于肝,肝气郁滞,横逆犯胃,胃失和降;肝气乘脾,脾失运化,湿浊内生或湿浊化热,湿热上泛,胃气上逆,并可进一步气郁化火而伤阴,气滞寒凝而伤阳,或由气滞血脉瘀阻而形成血瘀疼痛。

（二）辨证分型使用中成药

消化性溃疡常用中成药一览表

证型	常用中成药
肝胃不和证	气滞胃痛颗粒、东方胃药胶囊、健胃愈疡片
脾胃虚弱(寒)证	胃乃安胶囊、香砂六君丸、安胃疡胶囊
脾胃湿热证	三九胃泰颗粒
肝胃郁热证	胃热清胶囊
胃阴不足证	养胃舒胶囊
胃络瘀阻证	复方田七胃痛胶囊、元胡止痛片、胃康胶囊

1. 肝胃不和证

〔证候〕**主症**:胃脘胀满或胀痛,胁肋部胀满不适或疼痛;**次症**:症状因情绪因素诱发或加重,心烦,善叹息;**舌脉**:舌淡红,苔薄白,脉弦。

〔**治法**〕疏肝理气,和胃止痛。

〔**方药**〕柴胡疏肝散(《景岳全书》)。

〔**中成药**〕(1)气滞胃痛颗粒[医保目录](详见第三章第二节慢性胃炎)。

(2)东方胃药胶囊[药监局](详见第一章第二节慢性胃炎)。

(3)健胃愈疡片[医保目录](由柴胡、党参、白芍、延胡索、白及、珍珠层粉、青黛、甘草组成)。功能主治:疏肝健脾,生肌止痛。用于肝郁脾虚、肝胃不和所致的胃痛,症见脘腹胀痛、嗳气吞酸、烦躁不适、腹胀便溏;消化性溃疡见上述证候者。用法用量:口服,一次 4~5 片,一日 4 次。

2. 脾胃虚弱(寒)证

〔**证候**〕**主症**:胃痛隐隐,绵绵不休,喜温喜按,得食痛减;**次症**:四肢倦怠,畏寒肢冷,口淡流涎,便溏,纳少;**舌脉**:舌淡或舌边齿痕;舌苔薄白;脉虚弱或迟缓。

〔**治法**〕温中健脾,和胃止痛。

〔**方药**〕黄芪建中汤(《金匮要略》)。

〔**中成药**〕(1)胃乃安胶囊^(药典)(由黄芪、三七、红参、珍珠层粉、人工牛黄组成)。功能主治:补气健脾,活血止痛。用于脾胃气虚、瘀血阻滞所致的胃痛,症见胃脘隐痛或刺痛、纳呆食少;慢性胃炎、胃及十二指肠溃疡见上述证候者。用法用量:口服,一次4粒,一日3次。

(2)香砂六君丸^(医保目录)[由木香、砂仁、党参、白术(炒)、茯苓、炙甘草、陈皮、半夏(制)、生姜、大枣组成]。功能主治:益气健脾,和胃。用于脾虚气滞,消化不良,嗳气食少,脘腹胀满,大便溏泄。用法用量:口服,一次6~9g,一日2~3次。

(3)安胃疡胶囊^(医保目录)(由甘草黄酮类化合物组成)。功能主治:补中益气,解毒生肌。主治胃及十二指肠球部溃疡,对虚寒型和气滞型患者有较好的疗效,并可用于溃疡愈合后的维持治疗。用法用量:口服,一次2粒,一日4次(三餐后和睡前)。

3. 脾胃湿热证

〔**证候**〕**主症**:脘腹痞满或疼痛,口干或口苦;**次症**:口干不欲饮,纳呆,恶心或呕吐,小便短黄;**舌脉**:舌质红,苔黄腻,脉滑或数。

〔**治法**〕清利湿热,和胃止痛。

〔**方药**〕连朴饮(《霍乱论》)。

〔**中成药**〕三九胃泰颗粒^(医保目录)(详见第三章第二节慢性胃炎)。

4. 肝胃郁热证

〔**证候**〕**主症**:胃脘灼痛,口干口苦;**次症**:胸胁胀满,泛酸,烦躁易怒,大便秘结;**舌脉**:舌质红,苔黄,脉弦或弦数。

〔**治法**〕清肝和胃,疏肝理气。

〔**方药**〕化肝煎(《景岳全书》)合左金丸(《丹溪心法》)。

〔**中成药**〕胃热清胶囊^(药监局)[由救必应、大黄、延胡索(醋制)、甘松、青黛、珍珠层粉、甘草组成]。功能主治:清热解郁,理气止痛,活血祛瘀。用于郁热或兼有气滞血瘀所致的胃脘胀痛,有灼热感,痛势急迫,食入痛重,口干而苦,便秘易怒,舌红苔黄等症;胃及十二指肠溃疡见上述证候者。用法用量:口服,一次2~6粒,一日3次。

5. 胃阴不足证

〔**证候**〕**主症**:胃脘痛隐隐,饥而不欲食;**次症**:口干渴,消瘦,五心烦热;**舌脉**:舌红少津或有裂纹,苔少或无,脉细或数。

〔**治法**〕养阴益胃。

〔**方药**〕益胃汤(《温病条辨》)。

〔**中成药**〕养胃舒胶囊^(医保目录)(详见第三章第二节慢性胃炎)。

6. 胃络瘀阻证

〔**证候**〕**主症**:胃脘痞满或痛有定处,痛处不移;**次症**:夜间痛甚,口干不欲饮,可见呕血或黑便;**舌脉**:舌质黯红或有瘀点、瘀斑,脉弦涩。

〔**治法**〕活血化瘀。

〔**方药**〕失笑散(《太平惠民和剂局方》)合丹参饮(《时方歌括》)。

〔**中成药**〕(1)复方田七胃痛胶囊^(医保目录)(由三七、延胡索、香附、吴茱萸、瓦楞子、枯矾、甘草、白芍、白及、川楝子组成)。功能主治:制酸止痛,理气化瘀,温中健脾。用于胃脘痛,胃酸过多;慢性浅表性胃炎见上述症状者。用法用量:口服,一次 3~4 粒,一日 3 次。

(2)胃康胶囊^(医保目录)(详见第三章第一节胃食管反流)。

(3)元胡止痛片^(医保目录)[由延胡索(醋制)、白芷组成]。功能主治:理气,活血,止痛。用于气滞血瘀所致的胃痛,胁痛,头痛及痛经。用法用量:口服,一次 4~6 片,一日 3 次,或遵医嘱。

四、单验方

1. 郭谦亨经验方——健胃散 鸡子壳 80g,甘草 20g,贝母 20g,佛手 20g,枳实 20g。鸡子壳拣去杂质,洗净烘干,枳实放麸上炒至微黄色。同其他药共研成细粉,放入玻璃瓶内贮存备用。每日饭后 1 小时,调服 4g。用于胃、十二指肠溃疡之胃痛泛酸。

2. 谢昌仁经验方——溃疡止血粉 乌贼骨 3 份,白及 2 份,参三七粉 1 份,三者按比例配制,共研极细末,每次 5~10g,每天 2~3 次,温水服下。收敛止血,活血化瘀,制酸止痛,生肌护膜,用于溃疡出血。

3. 何任验方——脘腹镯痛汤 元胡 9g,生甘草 9g,白芍 9g,海螵蛸 9g,川楝子 9g,制香附 9g,蒲公英 15g,沉香曲 12g,乌药 15g,白及 15g。每日 1 剂,水煎分服,连服 8~12 周。疏肝和胃,行气止痛。主治上消化道溃疡。

4. 祝柏权验方——溃疡速愈方 酒大黄 10g,焦三仙各 10g,鸡内金 10g,枳壳 10g,厚朴 10g,青皮 10g,木香 3g,没药 3g。每日 1 剂,水煎分服。理气消积,活血愈疡。主治消化道溃疡初期,属实证者,症见胃脘定时作痛,恶食拒按,嗳腐吞酸,腹满便秘,或因胃热盛,胃气上逆而胸满,恶心,嗳气,呃逆,或胃有积滞而食入即吐或反酸,便血等,舌苔白,脉弦滑。

5. 李振华验方——理脾愈疡汤　党参 15g,白术 10g,茯苓 15g,桂枝 6g,白芍 12g,砂仁 8g,厚朴 10g,甘松 10g,刘寄奴 15g,乌贼骨 10g,生姜 10g,元胡 10g,炙甘草 6g,大枣 3 枚。每日 1 剂,水煎分服,早、晚饭后 2 小时左右温服。温中健脾,理气活血。用于胃、十二指肠球部溃疡、糜烂性胃炎等病证属脾胃虚寒、气滞血瘀者。

6. 李寿山验方——健中调胃汤　党参 15g,白术 10g,姜半夏 6g,陈皮 6g,降香 10g,公丁香 6g,海螵蛸 15g,炙甘草 6g。每日 1 剂,水煎分服,早、晚饭前或饭后 2 小时温服。益气建中,调胃止痛,愈疡制酸。用于消化性溃疡证属脾气虚偏寒夹饮者。

第四节　功能性消化不良

消化不良是指源于胃十二指肠区域的一种症状或一组症状,其特异性的症状包括餐后饱胀、早饱感、上腹痛或上腹烧灼感。功能性消化不良(FD)是指具有消化不良症状,但经检查可排除引起这些症状的器质性、全身性或代谢性疾病的一组临床综合征。功能性消化不良是临床上最常见的一种功能性胃肠病,据统计,有 70% 的消化不良患者是功能性的,目前我国功能性消化不良患病率为 18%~45%,已成为影响现代人生活质量的重要疾病之一。

本病多属于中医学"胃痞""胃痛"等范畴。

一、诊断要点

功能性消化不良为一排除性诊断,需全面病史采集和体格检查,结合临床表现,并排除引起这些症状的器质性、全身性或代谢性疾病方可诊断。

(一)临床表现

临床表现以以下某一个或某一组症状为主,起病缓慢,病程长,呈持续性或反复发作,不少患者有饮食、精神等诱发因素。

1. 餐后饱胀　食物长时间存留于胃内引起的不适感。

2. 早饱感　进食少许食物即感胃部饱满,食欲消失,不能进常规量的饮食。

3. 上腹痛 位于胸骨剑突下与脐水平以上、两侧锁骨中线之间区域的疼痛,疼痛多无规律性,部分患者与进食有关,有时患者虽无疼痛感,但自觉特别不适。

4. 上腹烧灼感 位于胸骨剑突下与脐水平以上、两侧锁骨中线之间区域的难受的灼热感,与烧心不同,后者指胸骨后的烧灼样疼痛或不适,是胃食管反流病的特征性症状。

5. 其他 恶心、呕吐并不常见,往往发生在胃排空明显延迟的患者。不少患者同时伴有失眠、焦虑、抑郁、头痛、注意力不集中等精神症状。

（二）诊断标准

根据功能性胃肠病罗马Ⅳ标准,功能性消化不良的诊断需满足:诊断前症状出现至少 6 个月,近 3 个月满足以下标准:

1. 主要标准 必须包括以下 1 条或多条:①餐后饱胀不适;②早饱感;③上腹痛;④上腹烧灼感。通过常规及内镜检查找不到可以解释上述症状的器质性或代谢性疾病的证据。

2. 亚型标准 FD 根据临床特点,可分为以下两个亚型:

（1）餐后不适综合征(PDS):病程 6 个月,近 3 个月至少具备以下 1 个症状,每周至少发作 3 天:①发生在进平常餐量后的餐后饱胀,严重到影响日常生活;②早饱感使其不能完成平常餐量的进食。

（2）上腹疼痛综合征(EPS):病程 6 个月,近 3 个月每周至少 1 次,必须具备以下所有症状:①上腹部疼痛,严重到影响日常生活;②上腹部烧灼感,严重到影响日常生活。

（三）鉴别诊断

临床上需要与以下疾病进行鉴别:食管、胃和十二指肠的各种器质性疾病如消化性溃疡、胃癌等;各种肝胆胰疾病;由全身性或其他系统疾病引起的上消化道症状如糖尿病、肾脏病、风湿免疫性疾病和精神神经性疾病等;药物引起的上消化道症状如服用非甾体抗炎药;其他功能性胃肠病和动力障碍性疾病如胃食管反流病、肠易激综合征等。值得注意的是,不少功能性消化不良患者常同时有胃食管反流病、肠易激综合征及其他功能性胃肠病并存,临床上称之为症状重叠。

二、西医治疗要点

（一）一般治疗

强调心理治疗,注意劳逸结合,避免过度紧张与焦虑情绪,改善生活习惯,避免烟酒、浓茶、咖啡等刺激物,还应避免生活经历中会诱发症状的食物。建议少食多餐,避免一次大量进食。

(二)药物治疗

1. 根除 Hp 治疗　根除 Hp 治疗后,消化不良症状得到长期缓解者,不应诊断为功能性消化不良,对于 Hp 感染性消化不良患者,根除 Hp 治疗是最有成本效益的治疗方法。

2. 抑酸药　质子泵抑制剂和 H_2 受体拮抗剂适用于上腹痛、烧灼感为主要症状者。对餐后不适综合征患者无效。

3. 促胃肠动力药　可改善与进餐相关的上腹部症状,适用于以上腹饱胀、早饱、嗳气为主要症状者。常用药有多潘立酮、莫沙必利或伊托必利,均在餐前 15~30 分钟服用,疗程 2~8 周。

4. 精神心理治疗　抗抑郁药作为二线治疗药物,常用的有三环类如阿米替林、5-HT 再摄取抑制药如氟西汀等。

三、中成药应用

(一)基本病机

中医认为功能性消化不良多由感受外邪、饮食不节、情志失调、劳倦过度、先天禀赋不足等所致。其病位在胃,与肝、脾关系密切。本病初起以寒凝、食积、气滞、痰湿等为主,尚属实证;邪气久羁,耗伤正气,则由实转虚,或虚实并见病情日久郁而化热,亦可表现为寒热互见。久病入络则变生瘀阻。总之,脾虚气滞,胃失和降为基本病机,贯穿于疾病的始终。病理表现多为本虚标实,虚实夹杂,以脾虚为本,气滞、血瘀、食积、痰湿等邪实为标。

(二)辨证分型使用中成药

功能性消化不良常用中成药一览表

证型	常用中成药
脾虚气滞证	枳术宽中胶囊、四磨汤口服液、越鞠丸
肝胃不和证	达立通颗粒、气滞胃痛颗粒、胃苏颗粒
脾胃湿热证	枫蓼肠胃康颗粒、胃肠安丸
脾胃虚寒(弱)证	健胃消食口服液、温胃舒胶囊、虚寒胃痛颗粒
寒热错杂证	荆花胃康胶丸

1. 脾虚气滞证

〔证候〕**主症**:胃脘痞闷或胀痛、纳呆;**次症**:嗳气、疲乏、便溏;**舌脉**:舌淡,苔薄白,脉细弦。

〔治法〕健脾和胃,理气消胀。

〔方药〕香砂六君子汤(《古今名医方论》)。

〔中成药〕(1) 枳术宽中胶囊[医保目录][由白术(炒)、枳实、柴胡、山楂组成]。功能主治:健脾和胃,理气消痞。用于胃痞(脾虚气滞),症见呕吐、反胃、纳呆、反酸等,以及功能性消化不良见以上症状者。用法用量:饭前服用,一次3粒,一日3次,疗程为2周。

(2) 四磨汤口服液[医保目录](由乌药、人参、沉香、槟榔组成)。功能主治顺气降逆,消积止痛。用于婴幼儿乳食内滞证,症见腹胀、腹痛、啼哭不安、厌食纳差、腹泻或便秘;中老年气滞、食积证,症见脘腹胀满、腹痛、便秘,以及腹部手术后促进肠胃功能的恢复。用法用量:口服,成人一次20ml,一日3次,疗程1周;新生儿一次3~5ml,一日3次,疗程2日;幼儿一次10ml,一日3次,疗程3~5日。

(3) 越鞠丸[医保目录](详见第二章第九节 PCI 围术期)。

2. 肝胃不和证

〔证候〕**主症**:胃脘胀满或疼痛、两胁胀满;**次症**:因情志不畅而发作或加重、心烦、嗳气频作、善叹息;**舌脉**:舌淡红,苔薄白,脉弦。

〔治法〕理气解郁,和胃降逆。

〔方药〕柴胡疏肝散(《景岳全书》)。

〔中成药〕(1) 达立通颗粒[医保目录](详见第三章第一节胃食管反流)。

(2) 气滞胃痛颗粒[医保目录](详见第三章第二节慢性胃炎)。

(3) 胃苏颗粒[医保目录](详见第三章第二节慢性胃炎)。

3. 脾胃湿热证

〔证候〕**主症**:脘腹痞满或疼痛、口干或口苦;**次症**:口干不欲饮、纳呆、恶心或呕吐、小便短黄;**舌脉**:舌红,苔黄厚腻、脉滑。

〔治法〕清热化湿,理气和中。

〔方药〕连朴饮(《霍乱论》)。

〔中成药〕(1) 枫蓼肠胃康颗粒[医保目录](由牛耳枫、辣蓼组成)。功能主治:清热除湿化滞。用于急性胃肠炎,属伤食泄泻型及湿热泄泻型者,症见腹痛腹满、泄泻臭秽、恶心呕腐或有发热恶寒苔黄脉数等。亦可用于食滞胃痛而症见胃脘疼痛拒按、恶食欲吐、嗳腐吞酸、舌苔厚腻或黄腻脉滑数者。用法用量:开水冲服,一次1袋,一日3次。浅表性胃炎15日为一个疗程。

（2）胃肠安丸^{（医保目录）}[由木香、沉香、枳壳（麸炒）、檀香、大黄、厚朴（姜制）、朱砂、麝香、巴豆霜、大枣（去核）、川芎等组成]。功能主治：芳香化浊，理气止痛，健胃导滞。用于湿浊中阻、食滞不化所致的腹泻、纳差、恶心、呕吐、腹胀、腹痛，消化不良、肠炎、痢疾见上述证候者。用法用量：口服。小丸：一次20丸，一日3次；小儿1岁内一次4~6丸，一日2~3次；1~3岁一次6~12丸，一日3次；3岁以上酌加。大丸：成人一次4丸，一日3次；小儿1岁内一次1丸，一日2~3次，1~3岁一次1~2丸，一日3次；3岁以上酌加。

4. 脾胃虚寒（弱）证

〔证候〕**主症**：胃脘隐痛或痞满、喜温喜按；**次症**：泛吐清水、食少或纳呆、疲乏、手足不温、便溏；**舌脉**：舌淡，苔白，脉细弱。

〔治法〕健脾和胃，温中散寒。

〔方药〕理中丸（《伤寒论》）。

〔**中成药**〕（1）健胃消食口服液^{（医保目录）}（详见第三章第二节慢性胃炎）。

（2）温胃舒胶囊^{（医保目录）}（详见第三章第二节慢性胃炎）。

（3）虚寒胃痛颗粒^{（医保目录）}（详见第三章第二节慢性胃炎）。

5. 寒热错杂证

〔**证候**〕**主症**：胃脘痞满或疼痛，遇冷加重，口干或口苦；**次症**：纳呆，嘈杂，恶心或呕吐，肠鸣，便溏；**舌脉**：舌淡，苔黄，脉弦细滑。

〔**治法**〕辛开苦降，和胃开痞。

〔**方药**〕半夏泻心汤（《伤寒论》）。

〔**中成药**〕荆花胃康胶丸^{（医保目录）}（详见第三章第二节慢性胃炎）。

四、单验方

1. 李金生经验方——菖郁四逆散　石菖蒲15g，郁金10g，柴胡10g，白芍10g，枳实10g，炙甘草10g。恶心欲吐者加姜竹茹10g、制半夏10g；嘈杂吞酸者加吴茱萸5g、牡蛎15g；食滞者加神曲10g、麦芽10g；胃痛甚者加元胡15g、川楝子10g。每日1剂，水煎2次服，连服3周为1个疗程。适用于功能性消化不良之肝郁脾虚证。

2. 乌贝散　海螵蛸、浙贝母粉等分研细末，口服，1次3g。研末，分2次服。或水煎服。适用于泛酸及胃痛明显者。（《中医内科常见病诊疗指南》）

3. 半夏9g，茯苓12g，生姜9g。水煎服。适用于呕吐明显者。（《中医内科常见病诊疗指南》）

4. 豆蔻6g，肉桂1.5g。共研细面，口服，一次冲服。适用于腹胀明显者。（《中

医内科常见病诊疗指南》)

5. 香附 9g,郁金 9g,甘草 3g。水煎服。适用于胃痛气滞明显者。(《中医内科常见病诊疗指南》)

第五节　肠易激综合征

肠易激综合征(IBS)是一种反复腹痛,并伴排便异常或排便习惯改变的功能性肠病,诊断前症状出现至少 6 个月,且近 3 个月持续存在。但该病缺乏可解释症状的形态学改变和生化检查异常,是消化科的常见病和多发病。我国患病率为 7%~12%,对年轻人影响较大,女性多见,有家族聚集倾向。

本病多属于中医学"泄泻""便秘""腹痛"等范畴。

一、诊断要点

(一)临床表现

IBS 起病缓慢、隐匿,呈间歇性发作,有缓解期,病程甚至可长达数年至数十年,但全身健康状况却不受影响。

1. 腹痛　与排便相关,大多伴有排便异常并且于排便后缓解或改善,部分患者易在进食后出现;发生于腹部任何部位,局限性或弥漫性,性质、程度各异,但不会进行性加重,极少有睡眠中痛醒者。不少患者有排便习惯的改变,如腹泻、便秘或两者交替。

2. 腹泻　一般 3~5 次/日,少数患者可达十数次,粪量正常,通常仅在晨起时发生,或可因进食诱发,大便稀,可为成形软便或稀水样,可带有黏液,但无脓血。

3. 便秘　排便困难,粪便干结、量少,呈羊粪状或细杆状,表面可附黏液,或与短期腹泻交替,排便不尽感明显,粪便可带较多黏液。早期多为间断性,后期可为持续性,甚至长期依赖泻药。

4. 其他　腹胀于白天加重,夜间睡眠后减轻。部分患者有胃灼热、早饱、恶心、呕吐等上消化道症状,或有不同程度的心理精神异常表现。

(二)诊断标准

1. 罗马Ⅳ诊断标准　在诊断前至少 6 个月最近 3 个月内每周至少 1 天反复发作腹痛,且伴有以下两条或两条以上:①与排便相关;②发作时伴排便次数的改变;③发作时伴排便性状的改变。

2. IBS 分型标准

（1）便秘型（IBS-C）：块状 / 硬便 >25%，且稀 / 水样便 <25%。

（2）腹泻型（IBS-D）：稀 / 水样便 >25%，且块状 / 硬便 <25%。

（3）混合型（IBS-M）：稀便和硬便均 >25%。

（4）未定型（IBS-U）：排便性状改变未达到上述三型要求，根据症状分为 IBS 伴腹泻和 IBS 伴便秘。

（三）辅助检查

应常规检测全血细胞计数、大便潜血和镜检、肝功能检查、红细胞沉降率（ESR）和 C 反应蛋白。对有报警症状（包括发热、体重下降、便血或黑便、贫血、夜间或顽固性腹泻、严重便秘、腹部包块以及年龄因素）者，应做肠镜和其他进一步检查。

（四）鉴别诊断

腹痛为主者应与引起腹痛的疾病鉴别。腹泻为主者应与引起腹泻的疾病鉴别，其中要注意与常见的乳糖不耐受症鉴别。以便秘为主者应与引起便秘的疾病鉴别，其中功能性便秘及药物不良反应引起的便秘常见，应注意详细询问病史。

二、西医治疗要点

（一）心理治疗

建立良好的医患关系，告知患者 IBS 是一种良性的功能性疾病，以纠正其恐惧心理。对于伴有抑郁、焦虑等心理因素的患者，应通过心理测评并予以评估，调整患者的情绪和行为，建立合理规律的生活方式，改善患者的临床症状和生活质量。

（二）饮食治疗

健康平衡的饮食有助于减轻患者胃肠功能紊乱的症状。一般应避免过度饮食、高脂饮食及咖啡、浓茶、酒精等刺激性食物以及豆制品、大豆等产气食物的摄取，尽量避免既往生活经历中产生胃肠不适的食物。便秘为主要症状的 IBS 患者，应注意调整膳食纤维及纤维制剂。对某些食物不耐受明显者，必须禁食该食物。

（三）药物治疗

以腹泻症状为主要表现的 IBS 患者的药物治疗可选择解痉、止泻类药物；以便秘症状为主要表现的 IBS 患者的药物治疗可选择促动力、通便类药物；以腹痛、腹胀为主要表现的 IBS 患者的药物治疗可选择具有调节内脏感觉作用的药物,纠正内脏感觉异常,缓解症状;具有明显抑郁和/或焦虑等精神障碍表现者,应考虑给予心理行为干预的认知疗法及低剂量抗抑郁、抗焦虑药物治疗。

1. 解痉药

(1) 钙通道阻滞药:适用于治疗腹泻型或痉挛性便秘的 IBS 患者。常用药物有匹维溴铵、奥替溴铵。

(2) 多离子通道调节剂:此类药物可直接作用于细胞膜多离子通道,对平滑肌运动具有双向调节作用,适用于各型 IBS 患者。常用有马来酸曲美布汀。

(3) 抗胆碱能药:选择性毒蕈碱受体拮抗剂,适用于腹痛和肠鸣的患者。常用有山莨菪碱、东莨菪碱、哌吡氮平。

2. 促动力药 适用于腹胀、胀气和便秘型 IBS。常用有西沙比利、莫沙必利。

3. 通便剂 对 IBS-C 可试用容积性泻剂,如聚卡波非钙、甲基纤维素、欧车前制剂。或渗透性轻泻剂,如聚乙二醇、乳果糖等。但刺激性泻剂应慎用。

4. 止泻剂 可用于 IBS-D,如洛哌丁胺、复方苯乙哌啶、思密达。

5. 抗抑郁药 对伴有抑郁等心理因素者,可试用抗抑郁药,现多用选择性 5-羟色胺(5-HT)再摄取抑制剂(SSRIs)。

6. 内脏止痛剂

(1) 生长抑素及其类似物,如奥曲肽。

(2) 5-HT$_4$ 受体阻滞剂,如替加色罗具有促动力和降低内脏感觉敏感性的双重作用,但应注意可引起心血管不良反应。

(3) 5-HT$_3$ 受体阻滞剂,如阿洛司琼,应注意本品有引起缺血性结肠炎的不良反应。

7. 胃肠微生态制剂 适用于伴有肠道菌群失调的 IBS 患者。常用药物有思连康、培菲康、金双歧、丽珠肠乐、整肠生等。

三、中成药应用

(一) 基本病机

中医认为肠易激综合征(IBS)的主要病机是肝郁脾虚,其病位在肠,主要涉及肝、脾胃、肾等脏腑,与肺、心亦有一定的关系。诸多原因导致脾失健运,运化失司,形成水湿、湿热、痰瘀、食积等病理产物,阻滞气机,导致肠道功能紊乱;肝失疏泄,横逆犯脾,脾气不升则泄泻;若腑气通降不利则腹痛、腹胀;肠腑传导失司则便秘;病久则脾肾阳虚,虚实夹杂。

（二）辨证分型使用中成药

腹泻型 IBS 常用中成药一览表

证型	常用中成药
肝郁脾虚证	痛泻宁颗粒、固肠止泻丸
脾虚湿盛证	参苓白术颗粒、补脾益肠丸、人参健脾丸
脾肾阳虚证	四神丸、参倍固肠胶囊、固本益肠片
脾胃湿热证	枫蓼肠胃康颗粒
寒热错杂证	乌梅丸

便秘型 IBS 常用中成药一览表

证型	常用中成药
肝郁气滞证	六味能消胶囊
胃肠积热证	清肠通便胶囊
阴虚肠燥证	麻仁软胶囊、麻仁润肠丸、滋阴润肠口服液
脾肾阳虚证	便秘通
肺脾气虚证	芪蓉润肠口服液

腹泻型 IBS 证治

1. 肝郁脾虚证

〔**证候**〕**主症**：腹痛即泻，泻后痛减；**次症**：两胁胀，纳呆，身倦乏力；**舌脉**：舌淡胖，也可有齿痕，苔薄白；脉弦细。

〔**治法**〕抑肝扶脾。

〔**方药**〕痛泻要方（《丹溪心法》）。

〔**中成药**〕（1）痛泻宁颗粒[医保目录]（由白芍、青皮、薤白、白术组成）。功能主治：柔肝缓急，疏肝行气，理脾运湿。用于肝气犯脾所致的腹痛、腹泻、腹胀、腹部不适等症，肠易激综合征（腹泻型）等见上述证候者。用法用量：开水冲服，一次 1~2 袋，一日 3 次。

（2）固肠止泻丸[医保目录]（由乌梅、黄连、干姜、罂粟壳、延胡索组成）。功能主治：调和肝脾，涩肠止痛。用于肝脾不和，泻痢腹痛，慢性非特异性溃疡性结肠炎见上述证候者。用法用量：口服，一次 4g（36 粒），一日 3 次。

2. 脾虚湿盛证

〔**证候**〕**主症**：大便溏泻，腹痛隐隐；**次症**：劳累或受凉后发作或加重，神疲倦怠,纳呆;**舌脉**:舌淡,边可有齿痕,苔白腻,脉虚弱。

〔**治法**〕健脾益气,化湿止泻。

〔**方药**〕参苓白术散(《太平惠民和剂局方》)。

〔**中成药**〕(1)参苓白术颗粒^(医保目录)(由白扁豆、白术、茯苓、甘草、桔梗、莲子、人参、砂仁、山药、薏苡仁组成)。功能主治:补脾胃,益肺气。用于脾胃虚弱,食少便溏,气短咳嗽,肢倦乏力。用法用量:开水冲服,一次1袋,一日3次。

(2)补脾益肠丸^(医保目录)[由外层:黄芪、党参(米炒)、砂仁、白芍、当归(土炒)、白术(土炒)、肉桂;内层:延胡索(制)、荔枝核、干姜(炮)、甘草(炙)、防风、木香、补骨脂(盐制)、赤石脂(煅)组成]。功能主治:益气养血,温阳行气,涩肠止泻。用于脾虚气滞所致的泄泻,症见腹胀疼痛、肠鸣泄泻、黏液血便;慢性结肠炎、溃疡性结肠炎、过敏性结肠炎见上述证候者。用法用量:口服。一次6g,一日3次;儿童酌减;重症加量或遵医嘱。30日为一疗程,一般连服2~3个疗程。

(3)人参健脾丸^(医保目录)(详见第一章第四节支气管扩张)。

3. 脾肾阳虚证

〔**证候**〕**主症**:腹痛即泻,多晨起时发作,腹部冷痛,得温痛减;**次症**:腰膝酸软,不思饮食,形寒肢冷;**舌脉**:舌淡胖,苔白滑,脉沉细。

〔**治法**〕温补脾肾。

〔**方药**〕附子理中汤(《三因极一病证方论》)。

〔**中成药**〕(1)四神丸^(医保目录)[由肉豆蔻(煨)、补骨脂(盐炒)、五味子(醋制)、吴茱萸(制)、大枣(去核)组成]。功能主治:温肾散寒,涩肠止泻。用于肾阳不足所致的泄泻,症见肠鸣腹胀、五更溏泻、食少不化、久泻不止、面黄肢冷。用法用量:口服,一次9g,一日1~2次。

(2)参倍固肠胶囊^(医保目录)[由五倍子、肉豆蔻(煨)、诃子肉(煨)、乌梅、木香、苍术、茯苓、鹿角霜、红参组成]。功能主治:固肠止泻,散寒清热,调和气血。用于肝脾不和,泻痢腹痛,慢性非特异性溃疡性结肠炎见上述证候者。用法用量:口服,一日3次,一次4~6粒,饭后服或遵医嘱。

(3)固本益肠片^(医保目录)(由党参、炒白术、补骨脂、麸炒山药、黄芪、炮姜、酒当归、炒白芍、醋延胡索、煨木香、地榆炭、煅赤石脂、儿茶、炙甘草组成)。功能主治:健脾温肾,涩肠止泻。用于脾肾阳虚所致的泄泻,症见腹痛绵绵、大便清稀或有黏液及黏液血便、食少腹胀、腰酸乏力、形寒肢冷、舌淡苔白、脉虚;慢性肠炎见上述证候者。用法用量:口服,一次小片8片,大片4片,一日3次。

4. 脾胃湿热证

〔**证候**〕**主症**:腹中隐痛,泻下急迫或不爽,大便臭秽;**次症**:胸闷不舒,口干不欲饮,或口苦,或口臭,肛门灼热;**舌脉**:舌红,苔黄腻,脉濡数或滑数。

〔**治法**〕清热利湿。

〔**方药**〕葛根黄芩黄连汤(《伤寒论》)。

〔**中成药**〕枫蓼肠胃康颗粒^(医保目录)(详见第三章第四节功能性消化不良)。

5. 寒热错杂证

〔**证候**〕**主症**:大便时溏时泻,便前腹痛,得便减轻,腹胀或肠鸣;**次症**:口苦或口臭,畏寒,受凉则发;**舌脉**:舌质淡,苔薄黄,脉弦细或弦滑。

〔**治法**〕平调寒热,益气温中。

〔**方药**〕乌梅丸(《伤寒论》)。

〔**中成药**〕乌梅丸^(医保目录)[由乌梅肉、花椒、细辛、黄连、黄柏、干姜、附子(制)、桂枝、人参、当归组成]。功能主治:缓肝调中,清上温下。用于蛔厥,久痢,厥阴头痛,症见腹痛下痢、巅顶头痛、时发时止、躁烦呕吐、手足厥冷。用法用量:口服,水丸一次 3g,大蜜丸一次 2 丸,一日 2~3 次。

便秘型 IBS 证治

1. 肝郁气滞证

〔**证候**〕**主症**:排便不畅,腹痛或腹胀;**次症**:胸闷不舒,嗳气频作,两胁胀痛;**舌脉**:舌黯红,脉弦。

〔**治法**〕疏肝理气,行气导滞。

〔**方药**〕四磨汤(《症因脉治》)。

〔**中成药**〕六味能消胶囊^(医保目录)(由大黄、诃子、干姜、藏木香、碱花、寒水石组成)。功能主治:宽中理气,润肠通便,调节血脂。适用于胃脘胀痛、厌食、纳差及大便秘结,还适用于高脂血症及肥胖症。用法用量:口服。便秘、胃脘胀痛一次 2 粒,一日 3 次;高脂血症一次 1 粒,一日 3 次。老人及儿童遵医嘱。

2. 胃肠积热证

〔**证候**〕**主症**:大排便艰难,数日一行,便如羊粪,外裹黏液,少腹或胀或痛;**次症**:口干或口臭,头晕或头胀,形体消瘦;**舌脉**:舌质红,苔黄少津,脉细数。

〔**治法**〕泄热清肠,润肠通便。

〔**方药**〕麻子仁丸(《伤寒论》)。

〔**中成药**〕清肠通便胶囊^(药监局)[由洗碗叶、地蜈蚣(多羽节肢蕨)、钩藤、马蹄香、草果组成]。功能主治:清热通便,行气止痛。用于热结气滞所致的大便秘结。用法用量:口服,一次 2~4 粒,一日 2~3 次。

3. 阴虚肠燥证

〔**证候**〕**主症**:大便硬结难下,便如羊粪,少腹疼痛或按之胀痛;**次症**:口干,少津;**舌脉:**舌红苔少根黄,脉弱。

〔**治法**〕滋阴泄热,润肠通便。

〔**方药**〕增液汤(《温病条辨》)。

〔**中成药**〕(1)麻仁软胶囊^(医保目录)[由火麻仁、苦杏仁、大黄、枳实(炒)、厚朴(姜制)、白芍(炒)组成]。功能主治:润肠通便。用于肠燥便秘。用法用量:口服。平时一次1~2粒,一日1次;急用时一次2粒,一日3次。

(2)麻仁润肠丸^(医保目录)[由火麻仁、苦杏仁(炒)、大黄、木香、陈皮、白芍组成]。功能主治:润肠通便。用于肠胃积热,胸腹胀满,大便秘结。用法用量:口服,一次1~2丸,一日2次。

(3)滋阴润肠口服液^(药监局)(由地黄组成)。功能主治:养阴清热,通便。用于阴虚内热所致的大便干结,排便不畅,口干咽燥的辅助治疗。用法用量:口服,一次10~20ml,一日2次。

4. 脾肾阳虚证

〔**证候**〕**主症:**大便干或不干,排出困难,腹中冷痛,得热则减;**次症:**小便清长,四肢不温,面色㿠白;**舌脉:**舌淡苔白,脉沉迟。

〔**治法**〕温润通便。

〔**方药**〕济川煎(《景岳全书》)。

〔**中成药**〕便秘通^(药监局)[由白术、肉苁蓉(淡)、枳壳,辅料为乙醇、滑石粉组成]。功能主治:健脾益气,润肠通便,适用于虚性便秘,尤其是脾虚及脾肾两虚型便秘患者,症见:大便秘结,面色无华,腹胀,神疲气短,头晕耳鸣,腰膝酸软。用法用量:口服,一次20ml,每日早、晚各1次。

5. 肺脾气虚证

〔**证候**〕**主症:**大便并不干硬,虽有便意,但排便困难,便前腹痛;**次症:**神疲气怯,懒言,便后乏力;**舌脉:**舌淡,苔白,脉弱。

〔**治法**〕益气润肠。

〔**方药**〕黄芪汤(《金匮翼》)。

〔**中成药**〕芪蓉润肠口服液^(医保目录)(由黄芪、肉苁蓉、白术、太子参、地黄、玄参、麦冬、当归、黄精、桑椹、黑芝麻、火麻仁、郁李仁、枳壳、蜂蜜等组成)。功能主治:益气养阴,健脾滋肾,润肠通便。用于气阴两虚,脾肾不足,大肠失于濡润而致的虚症便秘。用法用量:口服,一次20ml(1支),一日3次,或遵医嘱。

四、单验方

1. 王德明经验方——肠康方 防风15g,炒白术15g,生白芍30g,陈皮

10g,熟地 15g,菟丝子 15g,炮姜 3g,神曲 10g,生山楂 10g,秦皮 15g,白头翁 15g,木香 10g,生甘草 6g。每日 1 剂,水煎,分 2 次服。主治肠易激综合征。

2. 痢疾验方　当归 12g,白芍 15g,薤白 9g,滑石 20g,枳壳、广木香各 3g,槟榔、莱菔子各 5g,甘草 8g。每日 1 剂,水煎 2 次,早、晚空腹服。主治腹泻型肠易激综合征。[马骏.痢疾验方治疗肠易激综合征 56 例.安徽中医学院学报, 2006(4):19-20.]

3. 施汉章验方——施氏通便方　白术 30~50g,火麻仁 10g,杏仁 10g,决明子 10g,番泻叶 3g。每日 1 剂,水煎分服。功效健脾润肠通便,主治便秘。

第六节　功能性便秘

便秘是指粪便干结、次数减少、排便困难或不尽感以及在不用通便药时完全排空粪便的次数明显减少等。上述症状若同时存在 2 种以上时,可诊断为症状性便秘。便秘的病因包括功能性和器质性两种。如能排除便秘的器质性病因,如由胃肠道疾病、累及消化道的系统性疾病如糖尿病、神经系统疾病等引起,即可诊断为功能性便秘(FC)。功能性便秘分为排空迟缓型、功能性出口梗阻型和混合型。肛管内外括约肌功能障碍、直肠平滑肌动力障碍、直肠感觉功能损害等以及长期抑郁和焦虑均可导致功能性便秘。

本病多属于中医学"便秘"范畴。

一、诊断要点

(一) 便秘分型

1. 排空迟缓型　常有排便次数减少,少便意,粪质坚硬,因而排便困难;直肠指检时无粪便或触及坚硬的粪便,而肛门外括约肌的缩肛和用力排便功能正常;全胃肠或结肠通过时间延长,肛门直肠测压显示正常。

2. 出口梗阻型便秘　排便费力、不尽感或下坠感、排便量少,有便意或缺乏便意;肛直肠指检时直肠内存有不少泥样粪便,用力排便时肛门外括约肌呈矛盾性收缩;全胃肠或结肠通过时间显示正常,多数标志物可潴留在直肠内;肛门直肠测压显示用力排便时肛门外括约肌呈矛盾性收缩或直肠壁的感觉阈值异常。

3. 混合型便秘　具备前两者特点。有严重便秘而传输时间正常者,常有更多的心理压力和异常的疾病行为。

（二）诊断标准

根据罗马Ⅳ标准，在排除器质性疾病导致的便秘后，符合以下情况者可判定为功能性便秘：诊断前症状出现至少 6 个月，近 3 个月症状有以下特点：

1. 必须符合以下两点或两点以上：①至少 25% 的排便感到费力；②至少 25% 的排便为块状便或硬便；③至少 25% 的排便有不尽感；④至少 25% 的排便有肛门直肠梗阻感或阻塞感；⑤至少 25% 的排便需以手法帮助（如以手指帮助排便、盆底支持）；⑥每周排便 <3 次。

2. 不使用轻泻药时几乎无松软便。

3. 没有足够的证据诊断 IBS。

（三）鉴别诊断

临床上主要与器质性或医源性疾病引起的便秘鉴别，如肛门直肠结构异常疾病（瘘管、栓塞性痔、狭窄、肿瘤占位）、内分泌 / 代谢疾病（糖尿病、高钙血症、低钾血症、甲状腺功能减退、甲状旁腺功能亢进）、神经源性疾病（脑血管意外、帕金森病、脊髓肿瘤）、平滑肌或结缔组织疾病（淀粉样变性、硬皮病）、药物（止痛药：麻醉药、非甾体抗炎药物；抗酸药：氢氧化铝、碳酸钙；抗胆碱能药物；抗抑郁药物、抗高血压及抗心律失常药物：钙通道阻滞药，特别是维拉帕米；金属：铋剂、铁剂、重金属；拟交感神经作用药物：伪麻黄素）。还应与以便秘为主要表现的肠易激综合征（IBS）鉴别。

二、西医治疗要点

（一）一般治疗

对患者进行健康教育，鼓励患者改变生活方式，包括适当的体育活动，增加液体和食物纤维的摄入，养成定时排便的习惯，一般可于早餐后 10~15 分钟排便。并可适当予以心理治疗。

（二）药物治疗

1. 泻药

（1）容积性泻药：能加速结肠和全胃肠道运转，吸附水分，使大便松软易排，缓解便秘及排便紧迫感，由于其安全性常作为治疗的首选，常用药物有聚卡波非钙、欧车前、麦麸、甲基纤维素。

（2）润滑性泻剂：能润滑肠壁，软化大便，使粪便易于排出，常有开塞露、矿物油或液状石蜡。

（3）渗透性泻剂：这类泻药在肠道难以吸收，服药后停留在肠内使肠腔内渗透压增高,阻止肠内水分的吸收,从而使肠腔内容物量增加、体积增大,扩张肠道,刺激肠蠕动,导泻排便。常用的药物有乳果糖、山梨醇、聚乙二醇4000等。

（4）刺激性泻剂:药物或其代谢物能够刺激肠壁,增强肠蠕动,促进排便。长期使用可出现依赖,造成结肠黑变病,产生不可逆的肠神经系统损害。包括含蒽醌类的植物性泻药（大黄、弗朗鼠李皮、番泻叶、芦荟）、酚酞、双醋酚丁、蓖麻油等。刺激性泻剂应在容积性和盐类泻剂无效时短期使用。

（5）软化性泻药:常用有二辛基硫酸琥珀酸钠。

2. 促动力药　适用于慢传输型便秘,常用有莫沙必利、伊托必利。

3. 微生态制剂　能防止有害菌的定植和入侵,补充有效菌群发酵糖产生大量的有机酸,使肠腔内pH值下降,调节肠道正常蠕动,改变肠道微生态环境,改变粪便性状有利粪便排出,对缓解便秘和腹胀均有一定的作用。

（三）灌肠治疗

对有粪便嵌塞或严重排出道阻滞性便秘需采用灌肠治疗,或采用栓剂（甘油栓）。

三、中成药应用

（一）基本病机

中医认为功能性便秘的基本病机为大肠通降不利,传导失司。其病位在大肠,与肺、脾（胃）、肝、肾诸脏腑的功能失调相关。病理性质可概括为寒、热、虚、实四个方面。常见病机有阳明燥热伤津、气滞腑失通降、寒邪凝滞肠腑、气虚推动无力、血虚肠道失荣、阴虚肠失濡润、阳虚肠失温煦,除此之外,亦有湿、瘀所致的湿秘和瘀血秘。

（二）辨证分型使用中成药

功能性便秘常用中成药一览表

证型	常用中成药
热积秘	麻仁丸、麻仁润肠丸、通便宁片
寒积秘	–
气滞秘	四磨汤口服液、厚朴排气合剂、枳实导滞丸
气虚秘	芪蓉润肠口服液
血虚秘	–
阴虚秘	滋阴润肠口服液
阳虚秘	苁蓉通便口服液、便通胶囊

1. 热积秘

〔证候〕**主症**:大便干结,腹胀或腹痛;**次症**:口干口臭,面赤,小便短赤;**舌脉**:舌红苔黄,脉滑。

〔治法〕清热润下。

〔方药〕麻子仁丸(《伤寒论》)。

〔**中成药**〕(1) 麻仁丸^(医保目录)〔由火麻仁、苦杏仁、大黄、枳实(炒)、姜厚朴、炒白芍组成〕。功能主治:润肠通便。用于肠热津亏所致的便秘,症见大便干结难下、腹部胀满不舒;习惯性便秘见上述证候者。用法用量:口服,水蜜丸一次 6g,小蜜丸一次 9g,大蜜丸一次 1 丸,一日 1~2 次。

(2) 麻仁润肠丸^(医保目录)(详见第三章第五节肠易激综合征)。

(3) 通便宁片^(医保目录)(由番泻叶干膏粉、牵牛子、白豆蔻、砂仁组成)。功能主治:宽中理气,泻下通便。用于实热便秘。症见腹痛拒按,腹胀纳呆,口干口苦,小便短赤,舌红苔黄,脉弦滑数。用法用量:口服,一次 4 片,一日 1 次。如服药 8 小时后不排便再服一次,或遵医嘱。

2. 寒积秘

〔证候〕**主症**:大便艰涩,腹中拘急冷痛,得温痛减;**次症**:口淡不渴,四肢不温;**舌脉**:舌质淡黯、苔白腻,脉弦紧。

〔治法〕温通导下。

〔方药〕温脾汤(《备急千金要方》)。

〔**中成药**〕指南暂无推荐。

3. 气滞秘

〔证候〕**主症**:排便不爽,腹胀;**次症**:肠鸣,胸胁满闷,呃逆或矢气频;**舌脉**:舌黯红、苔薄,脉弦。

〔治法〕行气导滞。

〔方药〕六磨汤(《世医得效方》)。

〔**中成药**〕(1) 四磨汤口服液^(医保目录)(由木香、枳壳、乌药、槟榔组成)。功能主治:顺气降逆,消积止痛。用于婴幼儿乳食内滞证、食积证,症见腹胀、腹痛、啼哭不安、厌食纳差、腹泻或便秘;中老年气滞、食积证,症见脘腹胀满、腹痛、便秘;以及腹部手术后促进肠胃功能的恢复。用法用量:口服,成人一次 2 支,一日 3 次;新生儿一次 1/3~1/2 支,一日 3 次;幼儿一次 1 支,一日 3 次,疗程 3~5 日。

(2) 厚朴排气合剂^(医保目录)(由姜厚朴、大黄、木香、炒枳实组成)。功能主治:行气消胀,宽中除满。用于腹部非胃肠吻合术后早期肠麻痹,症见腹部胀满,胀痛不适,腹部膨隆,无排气、排便,舌质淡红,舌苔薄白或薄腻。用法用量:于术后 6 小时、10 小时各服一次,一次 50ml。服用时摇匀,稍加热后温服。

(3)枳实导滞丸^(医保目录)[由枳实(炒)、大黄、黄连(姜汁炙)、黄芩、六神曲(炒)、白术(炒)、茯苓、泽泻组成]。功能主治:消积导滞,清利湿热。用于饮食积滞、湿热内阻所致的脘腹胀痛、不思饮食、大便秘结、痢疾里急后重。用法用量:口服,一次 6~9g,一日 2 次。

4. 气虚秘

〔证候〕主症:排便无力,腹中隐隐作痛,喜揉喜按;次症:乏力懒言,食欲不振;舌脉:舌淡红、体胖大、或边有齿痕、苔薄白,脉弱。

〔治法〕益气运脾。

〔方药〕黄芪汤(《金匮翼》)。

〔中成药〕芪蓉润肠口服液^(医保目录)(详见第三章第五节肠易激综合征)。

5. 血虚秘

〔证候〕主症:大便干结,排便困难,面色少华;次症:头晕,心悸,口唇色淡;舌脉:舌质淡,苔薄白,脉细弱。

〔治法〕养血润肠。

〔方药〕润肠丸(《沈氏尊生书》)。

〔中成药〕指南暂无推荐,可参考使用麻仁类中成药。

6. 阴虚秘

〔证候〕主症:大便干结如羊矢,口干欲饮;次症:手足心热,形体消瘦,心烦少眠;舌脉:舌质红、有裂纹、苔少,脉细。

〔治法〕滋阴润燥。

〔方药〕增液汤(《温病条辨》)。

〔中成药〕滋阴润肠口服液^(药监局)(详见第三章第五节肠易激综合征)。

7. 阳虚秘

〔证候〕主症:大便干或不干,排出困难,畏寒肢冷;次症:面色㿠白,腰膝酸冷,小便清长;舌脉:舌质淡胖、苔白,脉沉细。

〔治法〕温阳泻浊。

〔方药〕济川煎(《景岳全书》)。

〔中成药〕(1)苁蓉通便口服液^(医保目录)[由肉苁蓉、何首乌、枳实(麸炒)、蜂蜜组成]。功能主治:润肠通便。用于老年便秘,产后便秘。用法用量:口服,一次 1~2 支,一日 1 次,睡前或清晨服用。

（2）便通胶囊^{（医保目录）}（由麸炒白术、肉苁蓉、当归、桑椹、枳实、芦荟组成）。功能主治：健脾益肾，润肠通便。用于脾肾不足，肠腑气滞所致的便秘。症见大便秘结或排便乏力，神疲气短，头晕目眩，腰膝酸软；习惯性便秘，肛周疾病见上述证候者。用法用量：口服，一次3粒，一日2次。

四、单验方

1. 决明子30g，水煎，分2次服。适用于慢性热结便秘。（《中医内科常见病诊疗指南》）

2. 番泻叶，口服，1次3~6g，开水泡服。主治一般实证便秘。（《中医内科常见病诊疗指南》）

3. 赵恩俭经验方——老人便秘方　黄芪30g，金银花20g，威灵仙10~20g，白芍20g，麻仁20g，肉苁蓉20g，厚朴3~10g，当归20g，酒大黄3~10g。每日1剂，水煎2次，分2次服。主治老年虚证便秘。

4. 岑鹤龄验方——调脾通结汤　白术30g，苍术30g，枳壳10g，肉苁蓉20g。每日1剂，水煎分服。调中润肠通便。适用于各种虚秘，如习惯性便秘、全身虚弱致排便动力减弱引起的便秘等。

5. 熊寥笙验方1——养血润肠煎　生首乌15g（鲜者更佳），生当归9g，生赤芍9g，火麻仁15g。一日1剂，水煎分服。养血润肠，增液通便。适用于血虚肠燥引起的便秘。

6. 熊寥笙验方2——芦荟通便胶丸　芦荟6g，将芦荟研细末，分装在6枚空心胶囊内。每次用温开水吞服2~3枚，一日2次。若无胶囊，亦可用白糖温开水吞服，一次2~3g。小儿一次1g。主治习惯性便秘、热结便秘。

第七节　溃疡性结肠炎·

溃疡性结肠炎（UC）是结肠黏膜层和黏膜下层连续性炎症，疾病先通常累及直肠，逐渐向全结肠蔓延，临床以腹痛腹泻、黏液脓血便、里急后重为主要表现。其病因尚未完全明确，一般认为与遗传、免疫、感染和精神心理因素等有关。我国患病率约为11.6/10万，男性略高。

本病多属于中医学"痢疾""泄泻""腹痛"范畴。

一、诊断要点

(一) 临床表现

1. 症状　起病多缓慢,少数急骤,偶有呈暴发性者。病程多迁延,呈发作与缓解期交替,少数可持续井逐渐加重。

(1) 消化系统表现:腹泻、便血和腹痛为最主要症状,直肠受累明显者可有里急后重。重者可见腹胀、纳差、恶心呕吐。

(2) 全身表现:可有发热、贫血、消瘦和低蛋白血症等。

(3) 肠外表现:可有关节炎、结节性红斑、坏疽性脓皮病、口腔黏膜溃疡,以及眼部、肝胆等系统受累。

2. 体征　部分患者有腹部压痛,轻者除下腹稍有压痛外,多无其他体征。重型和暴发型病例可见腹胀、腹部压痛、反跳痛及肌紧张。部分患者左下腹可触及条索状物。

(二) 辅助检查

1. 结肠镜检查　为确定诊断的最可靠方法,病变多从直肠开始,呈连续性、弥漫性分布。表现为:黏膜血管纹理模糊、紊乱或消失、充血、水肿、质脆、出血、脓血性分泌物附着,亦常见黏膜粗糙、呈细颗粒状;病变明显处可见弥漫性、多发性糜烂或溃疡;缓解期患者可见结肠袋囊变浅、变钝或消失,假息肉及桥形黏膜等。

2. 黏膜组织学检查　活动期和缓解期有不同表现。

活动期:①固有膜内有弥漫性慢性炎性细胞、中性粒细胞、嗜酸性粒细胞浸润;②隐窝内有急性炎性细胞浸润,尤其是上皮细胞间有中性粒细胞浸润及隐窝炎,甚至形成隐窝脓肿,脓肿可溃入固有膜;③隐窝上皮增生,杯状细胞减少;④可见黏膜表层糜烂、溃疡形成和肉芽组织增生。

缓解期:①中性粒细胞消失,慢性炎性细胞减少;②隐窝大小、形态不规则,排列紊乱;③腺上皮与黏膜肌层间隙增宽;④潘氏细胞化生。

3. 钡剂灌肠检查　①黏膜粗乱和 / 或颗粒样改变;②肠管边缘呈锯齿状或毛刺样,肠壁有多发性小充盈缺损;③肠管短缩,袋囊消失呈铅管样。

4. 实验室检查

(1) 粪便常规检查:活动期有脓血。镜检有大量红、白细胞和黏液,在急性发作期粪便涂片中常见有大量多核的巨噬细胞。溶组织阿米巴滋养体、包囊、血吸虫卵及大便孵化,细菌培养(沙门菌、痢疾杆菌、空肠弯曲杆菌、需氧及厌氧菌)及真菌培养阴性。

（2）血常规：急性活动期白细胞可以增多,伴有发热者多见。重症患者可高达 $30 \times 10^9/L$,中性粒细胞可左移并有中毒颗粒,偶见嗜酸性粒细胞增多。50%~60% 的患者可有不同程度的低色素性贫血。

（3）血沉：轻度或中度增快,多见于较重病例。在病情演变中,常把红细胞沉降率作为观察指标。

（三）诊断标准

排除细菌性痢疾、阿米巴痢疾、慢性血吸虫病、肠结核等感染性结肠炎以及缺血性结肠炎、放射性结肠炎、孤立性直肠溃疡、结肠克罗恩病后,可按下列标准诊断：

1. 确诊　①腹泻或便血 6 周以上,结肠镜检查发现一个以上的下述表现：黏膜易脆、点状出血、弥漫性炎性糜烂、溃疡;或钡剂检查发现溃疡、肠腔狭窄或结肠短缩。同时伴有明确的黏膜组织学改变：活动期炎性细胞浸润、隐窝脓肿、杯状细胞缺失。缓解期隐窝结构异常（扭曲分枝）、隐窝萎缩。②手术切除或活检标本在显微镜下有特征性改变。

2. 疑诊　①病史不典型,结肠镜或钡剂灌肠检查有相应表现;或有相应病史,伴可疑的结肠镜检查表现,无钡剂灌肠检查;或有典型病史,伴可疑的钡剂灌肠发现,无结肠镜检查报告。均缺乏组织学证据。②手术标本大体表现典型,但组织学检查不肯定。

3. 诊断内容　一个完整的诊断应包括临床类型、病变范围、严重程度、病情分期及并发症。

二、西医治疗要点

（一）一般治疗

由于慢性疾病常伴有营养不良,强调高糖、高蛋白、低脂饮食,少渣饮食能减少排便次数。改变不良生活习惯,如戒烟。对伴有抑郁和焦虑情绪的患者,需予心理治疗。

（二）对症治疗

及时纠正水、电解质平衡紊乱;贫血者可输血;低蛋白血症者应补充白蛋白。病情严重应禁食,并予完全胃肠外营养治疗。

应用止泻剂（洛哌丁胺）可减轻肠道蠕动,但严重结肠炎时,止泻剂与解痉剂需禁用,有诱发中毒性巨结肠的可能。

（三）药物治疗

1. 5-氨基水杨酸（5-ASA）　5-ASA 几乎不被吸收,可抑制肠系膜的前列腺素合成和炎症介质白三烯的形成,对肠道炎症有显著的抗炎作用。常用药物有柳氮磺吡啶(SAPS)、奥沙拉秦、美沙拉秦。

2. 糖皮质激素　对急性发作期有较好疗效。可用于对 5-ASA 疗效不佳的轻、中度患者,特别适用于重度的患者。减量期间加用 5-ASA 逐渐接替激素治疗。

3. 免疫抑制剂　硫唑嘌呤或巯嘌呤可试用于对激素治疗效果不佳或对激素依赖的慢性持续型病例,加用这类药物后可逐渐减少激素用量甚至停用。

(四)手术治疗

紧急手术指征为:并发大出血、肠穿孔及合并中毒性巨结肠经积极内科治疗无效且伴严重毒血症状者。

择期手术指征:①并发结肠癌变;②内科治疗效果不理想而严重影响生活质量,或虽然用糖皮质激素可控制病情但糖皮质激素不良反应太大不能耐受者。

三、中成药应用

(一)基本病机

中医认为溃疡性结肠炎多因外感时邪、饮食不节(洁)、情志内伤、素体脾肾不足所致,基本病理因素有气滞、湿热、血瘀、痰浊等。本病病位在大肠,涉及脾、肝、肾、肺诸脏。湿热蕴肠,气滞络瘀为基本病机,脾虚失健为主要发病基础,饮食不调常是主要发病诱因。本病多为本虚标实之证,活动期以标实为主,主要为湿热蕴肠,气血不调;缓解期属本虚标实,主要为正虚邪恋,运化失健,且本虚多呈脾虚,亦有兼肾亏者。

(二)辨证分型使用中成药

溃疡性结肠炎常用中成药一览表

证型	常用中成药
大肠湿热证	香连丸
脾虚湿蕴证	参苓白术丸、补脾益肠丸、香砂六君丸
寒热错杂证	乌梅丸
肝郁脾虚证	固肠止泻丸、结肠炎丸
脾肾阳虚证	固本益肠片、四神丸
阴血亏虚证	麻仁丸、麻仁润肠丸
血瘀肠络证	云南白药、失笑散

1. 大肠湿热证

〔**证候**〕**主症**:腹痛,腹泻,便下黏液脓血;**次症**:肛门灼热,里急后重,身热,小便短赤,口干口苦,口臭;**舌脉**:舌质红,苔黄腻,脉滑数。

〔**治法**〕清热化湿,调气行血。

〔**方药**〕芍药汤(《素问病机气宜保命集》)。

〔**中成药**〕香连丸(医保目录)(由萸黄连、木香组成)。功能主治:清热化湿,行气止痛。用于大肠湿热所致的痢疾,症见大便脓血、里急后重、发热腹痛;肠炎、细菌性痢疾见上述证候者。用法用量:口服,一次 3~6g,一日 2~3 次;小儿酌减。

2. 脾虚湿蕴证

〔**证候**〕**主症**:大便溏薄,黏液白多赤少,或为白冻;**次症**:腹痛隐隐,脘腹胀满,食少纳差,肢体倦怠,神疲懒言;**舌脉**:舌质淡红,边有齿痕,苔白腻,脉细弱或细滑。

〔**治法**〕健脾益气,化湿助运。

〔**方药**〕参苓白术散(《太平惠民和剂局方》)。

〔**中成药**〕(1) 参苓白术丸(医保目录)(由人参、茯苓、麸炒白术、山药、炒白扁豆、莲子、麸炒薏苡仁、砂仁、桔梗、甘草组成)。功能主治:补脾胃,益肺气。用于脾胃虚弱,食少便溏,气短咳嗽,肢倦乏力。用法用量:口服,一次 6g,一日 3 次。

(2) 补脾益肠丸(医保目录)(详见第三章第五节肠易激综合征)。

(3) 香砂六君丸(医保目录)(详见第三章第三节消化性溃疡)。

3. 寒热错杂证

〔**证候**〕**主症**:下痢稀薄,夹有黏冻,反复发作;**次症**:腹痛绵绵,四肢不温,腹部有灼热感,烦渴;**舌脉**:舌质红,或舌淡红,苔薄黄,脉弦,或细弦。

〔**治法**〕温中补虚,清热化湿。

〔**方药**〕乌梅丸(《伤寒论》)。

〔**中成药**〕乌梅丸(医保目录)(详见第三章第五节肠易激综合征)。

4. 肝郁脾虚证

〔**证候**〕**主症**:腹痛即泻,泻后痛减,常因情志或饮食因素诱发大便次数增多;**次症**:大便稀溏,或黏液便,情绪抑郁或焦虑不安,嗳气不爽,食少腹胀;**舌脉**:舌质淡红,苔薄白,脉弦或弦细。

〔**治法**〕疏肝理气,健脾和中。

〔**方药**〕痛泻要方(《丹溪心法》)合四逆散(《伤寒论》)。

〔**中成药**〕(1) 固肠止泻丸(医保目录)(详见第三章第五节肠易激综合征)。

(2) 结肠炎丸(药监局)(由乌梅、黄连、干姜、木香、罂粟壳、延胡索组成)。功能主治:调和肝脾,涩肠止痛。用于肝脾不和,泻痢腹痛,慢性非特异性溃疡性结肠炎。用法用量:口服,一次4g(浓缩丸)或一次5g(水丸),一日3次。

5. 脾肾阳虚证

〔证候〕**主症:**久泻不止,夹有白冻,甚则完谷不化,滑脱不禁,形寒肢冷;**次症:**腹痛喜温喜按,腹胀,食少纳差,腰酸膝软;**舌脉:**质淡胖,或有齿痕,苔薄白润,脉沉细。

〔治法〕健脾补肾,温阳化湿。

〔方药〕理中汤(《伤寒论》)合四神丸(《证治准绳》)。

〔中成药〕(1) 固本益肠片^(医保目录)(由党参、炒白术、补骨脂、麸炒、山药、黄芪、炮姜、酒当归、炒白芍、醋延胡索、煨木香、地榆炭、煅赤石脂、儿茶、炙甘草组成)。功能主治:健脾温肾,涩肠止泻。用于脾肾阳虚所致的泄泻,症见腹痛绵绵、大便清稀或有黏液及黏液血便、食少腹胀、腰酸乏力、形寒肢冷、舌淡苔白、脉虚;慢性肠炎见上述证候者。用法用量:口服,一次小片8片,大片4片,一日3次。

(2) 四神丸^(医保目录)(详见第三章第五节肠易激综合征)。

6. 阴血亏虚证

〔证候〕**主症:**排便困难,粪夹少量黏液脓血;**次症:**腹中隐隐灼痛,午后低热,盗汗,口燥咽干,头晕目眩,心烦不安;**舌脉:**舌红少津,少苔或无苔,脉细数。

〔治法〕滋阴清肠,养血宁络。

〔方药〕驻车丸(《备急千金要方》)。

〔中成药〕(1) 麻仁丸^(医保目录)(详见第三章第六节功能性便秘)。

(2) 麻仁润肠丸^(医保目录)(详见第三章第五节肠易激综合征)。

7. 血瘀肠络证

〔证候〕**主症:**泻下不爽,下利脓血或黑便,腹痛拒按,痛有定处;**次症:**腹部或有痞块,面色晦暗;**舌脉:**舌质紫黯或有瘀点、瘀斑,脉沉涩。

〔治法〕活血化瘀,理肠通络。

〔方药〕少腹逐瘀汤(《医林改错》)。

〔中成药〕(1) 云南白药^(医保目录)(详见第一章第四节支气管扩张)。

(2) 失笑散^(药监局)(由蒲黄、五灵脂组成)。功能主治:祛瘀止痛。用于瘀血阻滞,胸脘疼痛,产后腹痛,痛经。用法用量:布包煎服,一次6~9g,一日1~2次。

四、单验方

1. 朱良春验方——仙桔汤 仙鹤草30g,桔梗6g,乌梅炭4g,白槿花9g,

炒白术 9g,广木香 5g,生白芍 9g,炒槟榔 10g,甘草 4g,每日 1 剂,水煎 2 次,分 2 次服。补脾敛阴,清化湿热。主治痢疾、慢性肠炎等。

2. 印会河经验方——清理肠道汤　小条芩 12g,赤白芍各 15g,粉丹皮 12g,桃仁 12g,生苡仁 30g,冬瓜子 30g,马齿苋 30g,败酱草 30g。水煎服,每日 1 剂,煎服 2 次。服药时间宜与吃饭隔 1 小时以上,饭前饭后均可。清肠燥湿,除积导滞,解毒消炎。主治湿热停滞大肠之结肠炎、结肠溃疡。

3. 路志正经验方——乌梅败酱方　乌梅 12~15g,败酱草 12g,黄连 4.5~6g,木香(后下)9g,当归 10g,炒白芍 12~15g,炒枳实 10g,太子参 12g,炒白术 10g,茯苓 15g,葛根 12g,炙甘草 6g。水煎服,每日 1 剂,分 2 次服。清热化湿,调气行血,健脾抑肝。主治慢性非特异性结肠炎。

4. 郭谦亨经验方——久泻断下汤　炙椿皮 9g,土茯苓 9g,川黄连 6g,炒干姜 6g,石榴皮 4~6g,防风 4g,广木香 4g,炙米壳 9g,元胡 4g。燥湿开结,寒热并调,理气涩肠。主治久泻久痢之湿热郁结、虚实交错证(过敏性结肠炎,慢性非特异性结肠炎)。

5. 朱锡祺验方——慢性肠炎丸　焦楂炭 135g,苍术 60g,怀山药 60g,苦参 60g,白头翁 60g,补骨脂 45g,川朴 30g,煨木香 30g,蚂蚁草 30g,升麻 24g,炮姜 24g。上药共研细末,水泛为丸。日服 2 次,每次 6g,服一料药为一疗程。主治慢性结肠炎,症见腹泻、腹痛及粪便中带有黏液或兼有脓血。

6. 祝德军验方 1——四神理中汤　熟附子 9g,补骨脂 12g,五味子 6g,吴茱萸 9g,炒白术 10g,党参 15g,炮姜 6g,肉桂 3g,罂粟壳 9g,乌梅 9g,地榆炭 15g,白及 10g,木香 6g,甘草 6g。每日 1 剂,水煎分服。温补脾肾,涩肠止泻。主治慢性溃疡性结肠炎之脾肾阳虚证。

7. 祝德军验方 2——加味痛泻四逆散　陈皮 9g,防风 6g,炒白术 20g,赤芍 15g,白芍 15g,广木香 9g,柴胡 6g,炒枳实 12g,合欢皮 30g,白头翁 12g,甘草 6g。每日 1 剂,水煎分服。疏肝行滞,理脾化湿。主治慢性溃疡性结肠炎之肝实犯脾证。

第八节　非酒精性脂肪肝病

非酒精性脂肪肝病(NAFLD)是一种无过量饮酒和其他明确的肝损害因素所致,以肝实质细胞脂肪变性为特征的临床病理综合征。包括非酒精性单纯性脂肪肝、非酒精性脂肪性肝炎及其相关肝硬化。原发性 NAFLD 与胰岛素抵抗和遗传易感性相关。其发病率逐年增加,据文献报道,普通成人 NAFLD 患病率达 20%~33%。

本病多属于中医学"肝癖""胁痛""积聚"范畴。

一、诊断要点

（一）临床表现

1. 症状　非酒精性脂肪性肝病起病隐匿,发病缓慢,常无症状。少数患者可有乏力、肝区隐痛或上腹胀痛等非特异症状。严重脂肪性肝炎可出现黄疸、食欲减退、恶心、呕吐等症状。部分患者可有肝脏肿大。失代偿期的肝硬化患者临床表现与其他原因所致的肝硬化相似。

2. 体征　大部分患者存在肥胖,或可有肝大,表面光滑,边缘圆钝,质地正常,无明显压痛。进展至肝硬化时,患者可出现黄疸、水肿、肝掌、蜘蛛痣等慢性肝病体征及门脉高压体征。

（二）辅助检查

1. 超声检查　腹部 B 超为拟诊脂肪肝的首选方法,可大致判断肝内脂肪浸润的有无及其在肝内的分布类型,但腹部 B 超检查对肝内脂肪浸润程度的判断仍不够精确,并且对肝脏内炎症和纤维化的识别能力极差。当肝脂肪沉积超过 30% 时,可检出肝脂肪含量达 50% 以上时,超声诊断敏感性可达 90%。

2. CT　CT 腹部平扫对脂肪肝的诊断有很高的敏感性,局灶性脂肪肝有其特征性 CT 表现,根据肝脾 CT 比值可评估药物防治脂肪肝的效果。

3. MRI　磁共振成像（MRI）是诊断脂肪肝最准确的影像学方法,其诊断脂肪肝的准确性优于 B 超和 CT,可检测出肝细胞脂肪变性达 3% 以上的病变。

4. 肝组织学检查　肝活检是目前本病诊断及分类鉴别最可靠的手段,可准确判断肝组织脂肪贮积、炎症和纤维化程度。

5. 实验室检查　血清转氨酶（ALT/AST）上升 2~5 倍常见于脂肪性肝炎患者,但并非反映 NAFLD 严重程度。肝硬化和肝衰竭时,可出现血清白蛋白和凝血酶原时间异常,常早于血清胆红素的升高。部分患者存在血糖增高或糖耐量异常,或高脂血症。

（三）诊断标准

明确 NAFILD 的诊断必需符合以下 3 项条件:①无饮酒史或饮酒折合乙醇量每周 <140g（女性 <70g/ 周）;②除外病毒性肝炎、药物性肝病、Wilson 病、

全胃肠外营养、自身免疫性肝病等可导致脂肪肝的特定疾病;③肝脏组织学表现符合脂肪性肝病的病理学诊断标准。

二、西医治疗要点

(一)一般治疗

针对原发病和危险因素予以治疗,如减肥、合理控制血糖和血脂、纠正营养失衡等。控制饮食和适量运动是治疗关键。建议低热量低脂平衡饮食,中等量有氧运动(每周至少150分钟)。

(二)药物治疗

1. 改善胰岛素抵抗,纠正糖脂代谢紊乱 噻唑烷二酮类药物可改善胰岛素抵抗,可用来治疗脂肪性肝炎。二甲双胍并不能改善NAFLD患者肝组织学损害,不推荐用于非酒精性脂肪性肝炎的治疗。无明显肝功能异常患者可安全使用血管紧张素受体阻滞药降血压,他汀类、依折麦布调脂治疗。Omega-3可作为NAFLD患者高甘油三酯一线治疗药物。

2. 抗氧化剂 维生素E可作为无糖尿病的非酒精性脂肪性肝炎成人的一线治疗药物。

3. 护肝抗炎药 不常规使用护肝药物。可以根据疾病的活动度、病期、药物的效能选择。

(三)手术治疗

1. 减肥手术 BMI>40kg/m^2,或BMI>35kg/m^{2}并伴有并发症者可考虑减肥手术。

2. 肝移植 推荐肝衰竭晚期非酒精性脂肪性肝炎患者进行肝移植。

三、中成药应用

(一)基本病机

中医认为非酒精性脂肪性肝病的基本病机为肝体用失调、脾肾亏虚,其病位在肝,涉及脾、肾等脏腑。主要病理因素有痰、湿、浊、瘀、热。随着病情演变,本病可出现虚实、气血的病机转化。病变初起者,以气机不畅为主,疾病多在气分;随着疾病的进展,脾虚则湿浊内停;湿邪日久,郁而化热,而出现湿热内蕴;久病及肾,气化失司,痰浊不化,阻滞气机,气滞血瘀,瘀血内停,阻滞脉络,痰瘀互结于肝脏,病入血分;脾虚失运,肾失气化,肝失疏泄,多重病理因素相互搏结,最终导致本病的发生。

(二) 辨证分型使用中成药

非酒精性脂肪肝病常用中成药一览表

证型	常用中成药
湿浊内停证	壳脂胶囊
肝郁脾虚证	逍遥丸、护肝片
湿热蕴结证	当飞利肝宁胶囊、化滞柔肝颗粒、茵栀黄颗粒
痰瘀互结证	血脂康胶囊、绞股蓝总苷片
脾肾两虚证	复方益肝灵胶囊

1. 湿浊内停证

〔证候〕**主症**:右胁肋胀满;**次症**:形体肥胖,周身困重,倦怠,胸脘痞闷,头晕,恶心;**舌脉**:舌淡红,苔白腻,脉弦滑。

〔治法〕祛湿化浊。

〔方药〕胃苓汤(《丹溪心法》)。

〔中成药〕壳脂胶囊^(医保目录)(由甲壳、制何首乌、茵陈、丹参、牛膝组成)。功能主治:消化湿浊,活血散结,补益肝肾。用于治疗非酒精性脂肪肝湿浊内蕴,气滞血瘀或兼有肝肾不足郁热证,症见肝区闷胀不适或闷痛、耳鸣、胸闷气短、肢麻体重、腰膝酸软、口苦口黏、尿黄、舌质黯红,苔薄黄腻、脉或弦数或弦滑等。用法用量:口服,一次 5 粒,每日 3 次。

2. 肝郁脾虚证

〔证候〕**主症**:右胁肋胀满或走窜作痛,每因烦恼郁怒诱发;**次症**:腹胀,便溏,腹痛欲泻,乏力,胸闷,善太息;**舌脉**:舌淡边有齿痕,苔薄白或腻,脉弦或弦细。

〔治法〕疏肝健脾。

〔方药〕逍遥散(《太平惠民和剂局方》)。

〔中成药〕(1) 逍遥丸^(医保目录)(由柴胡、当归、白芍、炒白术、茯苓、炙甘草、薄荷组成)。功能主治:疏肝健脾,养血调经。用于肝郁脾虚所致的郁闷不舒、胸胁胀痛、头晕目眩、食欲减退、月经不调。用法用量:口服,小蜜丸一次 9g,大蜜丸一次 1 丸,一日 2 次。

(2) 护肝片^(医保目录)(由柴胡、茵陈、板蓝根、五味子、猪胆粉、绿豆组成)。功能主治:疏肝理气,健脾消食。具有降低转氨酶作用。用于慢性肝炎及早期肝硬化。用法用量:口服,一次 4 片,一日 3 次。

3. 湿热蕴结证

〔证候〕主症:右胁肋胀痛;次症:恶心,呕吐,黄疸,胸脘痞满,周身困重,纳呆;舌脉:舌质红,苔黄腻,脉濡数或滑数。

〔治法〕清热化湿。

〔方药〕三仁汤(《温病条辨》)合茵陈五苓散(《金匮要略》)。

〔中成药〕(1) 当飞利肝宁胶囊^(医保目录)(由水飞蓟、当药组成)。功能主治:清利湿热,益肝退黄。用于湿热郁蒸所致的黄疸,症见面黄或目黄、口苦尿黄、纳少乏力;急、慢性肝炎见上述证候者。用法用量:口服,一次 4 粒,一日 3 次;小儿酌减,或遵医嘱。

(2) 化滞柔肝颗粒^(医保目录)[由茵陈、决明子(清炒)、大黄(酒炖)、泽泻、猪苓、山楂、苍术(麸炒)、白术(麸炒)、陈皮、瓜蒌、女贞子(酒蒸)、墨旱莲、枸杞子、小蓟、柴胡(醋炙)、甘草组成]。功能主治:清热利湿、化浊解毒、祛瘀柔肝。用于非酒精性单纯性脂肪肝湿热中阻证,症见肝区不适或隐痛,乏力,食欲减退,舌苔黄腻。用法用量:开水冲服,一次 1 袋,一日 3 次,每服 6 天需停服一日或遵医嘱。

(3) 茵栀黄颗粒^(医保目录)[由茵陈(绵茵陈)提取物、栀子提取物、黄芩提取物(以黄芩苷计)、金银花提取物组成]。功能主治:清热解毒,利湿退黄。用于肝胆湿热所致的黄疸,症见面目悉黄、胸胁胀痛、恶心呕吐、小便黄赤;急、慢性肝炎见上述证候者。用法用量:开水冲服,一次 2 袋,一日 3 次。

4. 痰瘀互结证

〔证候〕主症:右胁下痞块或右胁肋刺痛;次症:纳呆,胸脘痞闷,面色晦暗;舌脉:舌淡黯有瘀斑,苔腻,脉弦滑或涩。

〔治法〕活血化瘀,祛痰散结。

〔方药〕膈下逐瘀汤(《医林改错》)。

〔中成药〕(1) 血脂康胶囊^(医保目录)(详见第二章第四节动脉粥样硬化)。

(2) 绞股蓝总苷片^(医保目录)(主要成分为绞股蓝总苷)。功能主治:养心健脾,益气和血,除痰化瘀,降血脂。用于高脂血症,见有心悸气短、胸闷肢麻、眩晕头痛、健忘耳鸣、自汗乏力或脘腹胀满等心脾气虚,痰阻血瘀者。用法用量:口服,一次 1 片,一日 3 次。

5. 脾肾两虚证

〔证候〕主症:右胁下隐痛;次症:乏力,腰膝酸软,夜尿频多,大便溏泄;舌脉:舌淡,苔白,脉沉弱。

〔治法〕补益脾肾。

〔**方药**〕四君子汤(《太平惠民和剂局方》)合金匮肾气丸(《金匮要略》)。

〔**中成药**〕复方益肝灵胶囊^(医保目录)(由水飞蓟素、五味子组成)。功能主治:益肝滋肾,解毒祛湿。用于肝肾阴虚,湿毒未清所致的胁痛,症见胁痛、纳差、腹胀、腰酸乏力、尿黄;慢性肝炎见上述证候者。用法用量:口服,一次 4 粒(每粒 0.20g),一次 3 粒(每粒 0.27g),一次 2 粒(每粒 0.36g),一次 1 粒(每粒 0.30g),一日 3 次;饭后服用。

四、单验方

1. 降脂理肝方 泽泻 10g,决明子 30g,丹参 10~15g,郁金 10g,海藻 15~30g,荷叶 6~10g。每日 1 剂,水煎服,早、晚分服。化痰活血,疏肝和络。主治脂肪肝。〔蒋琴芳.降脂理肝方治疗脂肪肝.中医文献杂志,2006(3):44-45.〕

2. 制首乌 15g,山楂 30g,浙贝母 10g,决明子 15g,砂仁 6g,姜黄 10g,茯苓 10g,黄芩 10g,柴胡 6g,大黄 6g。水煎服,每日 1 剂,分 2 次服,连服 8 周。主治脂肪肝。〔刘强.验方集锦.广西中医药,2007(6):58.〕

第九节 病毒性肝炎

病毒性肝炎是由多种肝炎病毒引起的以肝脏损害为主的一组全身性传染病。按病原学分类可分为甲型、乙型、丙型、丁型、戊型五型病毒性肝炎。各型病毒性肝炎临床表现相似,主要有乏力、食欲减退、厌油、肝功能异常等,部分可出现黄疸。其中甲型和戊型主要为急性感染,经粪-口途径传播,乙、丙、丁型多为慢性感染,经血液、体液等胃肠外途径传播,少数可发展为肝硬化或肝细胞癌。

本病多属于中医学"黄疸""胁痛""肝著""肝瘟""癥积""虚劳"范畴。

一、诊断要点

(一)临床表现

1. 急性病毒性肝炎 甲、乙、丙、丁、戊各型肝炎病毒均可引起急性肝炎,不同类型病毒引起的急性肝炎在临床上具有共性表现。

(1)症状:根据临床表现,急性病毒性肝炎可分为急性黄疸型肝炎和急性无黄疸型肝炎。

1）急性黄疸型肝炎

黄疸前期：甲、戊型肝炎起病较急，可有畏寒、发热，一般不超过 3 日；乙、丙、丁型肝炎起病相对较缓，仅少数有发热。症状主要有全身乏力、食欲减退、恶心、呕吐、厌油、腹胀、肝区痛、尿色加深等，时间持续 1~21 日，平均 5~7 日。

黄疸期：自觉症状好转，发热消退，尿色加深，巩膜和皮肤出现黄疸，1~3 周内黄疸达高峰。本期持续 2~6 周。

恢复期：症状逐渐消失，黄疸消退。本期持续 2 周至 4 个月，平均 1 个月。

2）急性无黄疸型肝炎：除无黄疸外，其他临床表现与黄疸型相似。无黄疸型起病较缓慢，症状较轻，主要表现为全身乏力、食欲下降、恶心、腹胀、肝区痛等。恢复较快，病程大多在 3 个月内。

（2）体征：体检可见巩膜和皮肤的黄疸，肝区痛，肝脾肿大，肝区有轻压痛及叩痛。

2. 慢性病毒性肝炎

（1）症状：部分患者无明显症状，或症状轻微、无特异性，容易被忽视，仅在体检时发现肝大或肝功能异常。典型的慢性病毒性肝炎一般最常见症状为体倦乏力与不适、间断性发作、劳累后加重、食欲减退、恶心、右侧胁部疼痛或不适、腹胀痛、失眠、低热、肌肉或关节酸痛等。

（2）体征：可无明显异常体征。典型患者体检可见面部颜色晦暗、巩膜黄染、蜘蛛痣及肝掌；肝脏肿大、质地中等或充实感，有压痛及叩痛，或伴有脾脏肿大，病情严重者可有黄疸加深、腹水、下肢浮肿、出血倾向或意识改变。少数患者有肝外表现，如皮疹、关节炎、原发性混合性冷球蛋白血症、再生障碍性贫血、胸膜炎、肾小球肾炎、结肠直肠炎、血管炎等，可出现月经改变、男性乳房发育、睾丸萎缩等内分泌紊乱。

（二）辅助检查

1. 病原学检查

（1）甲型肝炎（HAV）

抗 HAV-IgM：抗 HAV-M 在发病后数日即可呈阳性，是早期诊断甲型肝炎最简便而可靠的血清学标志。

抗 HAV-IgG：出现稍晚，于感染后 2~3 个月达到高峰，持续多年或终身。

（2）乙型肝炎（HBV）

HBsAg 与抗-HBs：HBsAg 在感染 HBV 2 周后即可呈阳性。只要 HBsAg 阳性就可诊断 HBV 感染。抗-HBs 为保护性抗体，见于乙型肝炎恢复期、既往感染或注射乙型肝炎疫苗之后。

HBeAg 与抗-HBe：HBeAg 的存在表示病毒复制活跃且有较强的传染性。

HBcAg 与抗-HBc：抗 HBc-IgM 是 HBV 感染后较早出现的抗体。高滴度的抗 HBc-IgM 对诊断急性乙型肝炎或慢性乙型肝炎急性发作有帮助。

HBV-DNA：HBV-DNA 阳性是病毒复制和传染性的直接标志。

（3）丙型肝炎（HCV）

抗 HCV-IgM 和抗 HCV-IgG：抗 HCV-IgM 阳性提示现症 HCV 感染，抗 HCV-IgG 阳性提示现症感染或既往感染。

HCV-RNA：HCV-RNA 阳性是病毒感染和复制的直接标志。

（4）丁型肝炎（HDV）

HDAg，抗 HD-IgM 及抗 HD-IgG：HDAg 阳性是诊断急性 HDV 感染的直接证据。抗 HD-IgM 阳性是现症感染的标志。

HDV-RNA：血清或肝组织中 HDV-RNA 是诊断 HDV 感染最直接的依据。

（5）戊型肝炎（HEV）

抗 HEV-IgM 和抗 HEV-IgG：抗 HEV-IgM 阳性是近期 HEV 感染的标志。急性肝炎患者抗 HEV-IgM 阳性，可诊断为戊型肝炎。

HEV-RNA：采用 RT-PCR 法在粪便和血液标本中检测到 HEV-RNA，可明确诊断。

2. 实验室检查

（1）血常规：急性肝炎初期白细胞总数正常或偏低。

（2）尿常规：尿胆红素和尿胆原的检测是早期发现肝炎简易而有效方法。肝细胞黄疸时两者均阳性，溶血性黄疸以尿胆原为主，梗阻性黄疸以尿胆红素为主。

（3）血清转氨酶：其水平一般可反映肝细胞损伤程度，最为常用，但与病情的严重程度不一定平行。急性肝炎时，谷丙转氨酶（ALT）明显升高，AST/ALT 常小于 1。如果谷草转氨酶（AST）持续高水平，有转为慢性肝炎的可能。慢性乙型肝炎患者血清 ALT 持续或反复升高，约 30% 慢性丙型肝炎患者的血清 ALT 正常。

（4）血清总胆红素：通常与肝细胞坏死程度有关，但需与肝内外胆汁淤积所引起的胆红素升高鉴别。急性黄疸型肝炎时血清胆红素升高。直接胆红素在总胆红素中的比例可反映淤胆的程度。肝功能衰竭患者血清胆红素常较高，且呈进行性升高，也可出现胆红素与 ALT 和 AST 分离现象。

（5）凝血酶原时间（PT）及凝血酶原活动度（PTA）或国际标准化比值（INR）：PT 是反映肝脏合成凝血因子功能的重要指标，PTA 和 INR 是 PT 测定值的常用表示方法,对判断疾病进展及预后有较大价值。

（6）血清白蛋白和前白蛋白:反映肝脏合成功能,慢性乙型肝炎和肝衰竭患者的血清白蛋白和前白蛋白下降或球蛋白升高,表现为血清白蛋白与球蛋白比值降低。

（7）胆碱酯酶(ChE):可反映肝脏合成功能,对评价病情轻重和监测肝病发展有参考价值。

（8）甲胎蛋白(AFP):明显升高往往提示肝细胞癌,轻度 AFP 升高常提示大量肝细胞坏死后的肝细胞再生,可能有助于判断预后,也可监测肝细胞癌的发生,但应结合患者的临床表现和 B 超等影像学检查结果进行综合分析。

3. 影像学检查

（1）B 超检查:有助于鉴别阻塞性黄疸、脂肪肝及肝内占位性病变。

（2）CT 检查:慢性病毒性肝炎患者可见肝脾肿大,肝内可见弥漫性 CT 值增高等。

4. 肝组织病理学检查　肝脏肿大,肝细胞气球样变和嗜酸性变,形成点、灶状坏死,汇管区炎症细胞浸润,坏死区肝细胞增生,网状支架和胆小管结构正常。

二、西医治疗要点

病毒性肝炎应根据不同病原、不同临床类型及组织学损害予区别治疗。各型肝炎的治疗原则均以足够的休息、合理饮食,辅以适当药物,避免饮酒、过劳和损害肝脏药物。

（一）急性肝炎治疗

急性肝炎一般为自限性,临床以一般治疗及对症支持治疗为主,急性期应进行隔离,症状明显及有黄疸者应卧床休息,恢复期可逐渐增加活动量,但要避免过劳。饮食宜清淡易消化,适当补充维生素,热量不足者应静脉补充葡萄糖。避免饮酒和应用损害肝脏药物,辅以药物对症及恢复肝功能。一般不采用抗病毒治疗。而急性丙型肝炎需早期应用抗病毒治疗以降低转慢率,可选用干扰素或长效干扰素,加用利巴韦林。

（二）慢性肝炎治疗

1. 一般治疗　症状明显或病情较重者应强调卧床休息,病情轻者以活动后不觉疲乏为度。饮食上宜适当的高蛋白、高热量、高维生素的易消化食物。强调健康教育,帮助患者树立正确的疾病观。

2. 药物治疗

（1）改善和恢复肝功能：包括非特异性护肝药（如维生素类、还原型谷胱甘肽、葡醛内酯）、降酶药（如五味子类、山豆根类、甘草提取物、垂盆草等）、退黄药物（如丹参、茵栀黄、门冬氨酸钾镁、前列腺素 E_1、腺苷蛋氨酸、低分子右旋糖酐等）。

（2）免疫调节：如胸腺肽或胸腺素、转移因子、特异性免疫核糖核酸等。

（3）抗肝纤维化：主要有丹参、冬虫夏草、核仁提取物、γ干扰素等。

（4）抗病毒治疗：目的是抑制病毒复制，减少传染性；改善肝功能；减轻肝组织病变；提高生活质量；减少或延缓肝硬化、肝衰竭和肝细胞癌的发生，延长存活时间。主要有干扰素-α（IFN-α）、核苷类似物、苦参素等。干扰素-α（IFN-α）可用于慢性乙型肝炎和丙型肝炎抗病毒治疗。核苷类似物目前仅用于乙型肝炎的抗病毒治疗，临床主要有拉米夫定、阿德福韦酯、恩替卡韦、替比夫定等。

三、中成药应用

（一）基本病机

中医认为病毒性肝炎的病因有外邪和内因之分，外邪常为湿热疫毒之邪，内因主要责之肝胆脾胃功能失调，正气亏虚。急性期，湿热侵袭，内蕴中焦，湿郁热蒸，不得泄越，熏蒸肝胆，以致肝失疏泄，胆汁外溢，病位主要在肝、胆、脾、胃，且往往由脾胃涉及肝胆。慢性病毒性肝炎证候病机多为湿热蕴结、肝郁气滞、肝郁脾虚、肝肾阴虚、脾肾阳虚、瘀血阻络等几个主要方面。临床多表现为虚实夹杂之候。其病位主要在肝，涉及脾、肾两脏及胃、胆、三焦等腑。

（二）辨证分型使用中成药

急性黄疸性肝炎常用中成药一览表

证型	常用中成药
湿热蕴蒸证	茵栀黄颗粒、乙肝清热解毒胶囊
寒湿困脾证	–

急性非黄疸性肝炎常用中成药一览表

证型	常用中成药
湿浊中阻证	当飞利肝宁胶囊、垂盆草颗粒
肝郁气滞证	肝舒乐颗粒、护肝宁片

慢性病毒性肝炎常用中成药一览表

证型	常用中成药
湿热蕴结证	当飞利肝宁胶囊、垂盆草颗粒
肝郁气滞证	慢肝解郁胶囊
肝郁脾虚证	逍遥丸、乙肝益气解郁颗粒
肝肾阴虚证	乙肝养阴活血颗粒、杞菊地黄丸
脾肾阳虚证	金匮肾气丸、右归丸
瘀血阻络证	人参鳖甲煎丸、大黄䗪虫丸

急性黄疸性肝炎证治

1. 湿热蕴蒸证

〔**证候**〕**主症**:身目俱黄,色泽鲜明;**次症**:纳呆呕恶,厌油腻,口干苦,头身困重,胸脘痞满,乏力,大便干,尿黄赤;**舌脉**:舌苔黄腻,脉弦滑数。

〔**治法**〕清热解毒,利湿退黄。

〔**方药**〕茵陈汤(《伤寒全生集》)合甘露消毒丹(《医效秘传》)。

〔**中成药**〕(1) 茵栀黄颗粒^(医保目录)(详见第三章第八节非酒精性脂肪肝病)。

(2) 乙肝清热解毒胶囊^(医保目录)(由虎杖、茵陈、北豆根、白花蛇舌草、拳参、白茅根、茜草、淫羊藿、土茯苓、甘草、蚕沙、野菊花、橘红组成)。功能主治:清肝利胆,利湿解毒。用于肝胆湿热引起的黄疸(或无黄疸)、发烧(或低烧)口干苦或口黏臭,厌油,胃肠不适,舌质红,舌苔厚腻,脉弦滑数等;急、慢性病毒性乙型肝炎初期或活动期、乙型肝炎病毒携带者见上述证候者。用法用量:口服,一次 6 粒,一日 3 次。

2. 寒湿困脾证

〔**证候**〕**主症**:身目发黄,色泽晦暗;**次症**:纳呆腹胀,或神疲乏力,畏寒喜温,大便溏薄;**舌脉**:舌体胖,舌质淡,苔白滑,脉沉缓无力。

〔**治法**〕健脾和胃,温化寒湿。

〔**方药**〕茵陈术附汤(《伤寒论》)。

〔**中成药**〕指南暂无推荐。

急性非黄疸性肝炎证治

1. 湿浊中阻证

〔**证候**〕**主症**:脘闷不饥,肢体困重,急惰嗜卧,口中黏腻;**次症**:大便溏泻;**舌脉**:舌苔腻,脉濡缓。

163

〔**治法**〕清热利湿,健脾和胃。

〔**方药**〕茵陈五苓散(《金匮要略》)。

〔**中成药**〕(1) 当飞利肝宁胶囊^(医保目录)(详见第三章第八节非酒精性脂肪肝病)。

(2) 垂盆草颗粒^(医保目录)(由鲜垂盆草组成)。功能主治:清热解毒,活血利湿。用于急、慢性肝炎湿热瘀结证。用法用量:开水冲服,一次 1 袋,一日 2~3 次;或遵医嘱。

2. 肝郁气滞证

〔**证候**〕**主症**:胁胀脘闷,胸闷不舒;**次症**:善叹息,情志抑郁,不欲饮食,或口苦喜呕,头晕目眩;**舌脉**:舌苔白,脉弦。

〔**治法**〕疏肝理气。

〔**方药**〕柴胡疏肝散(《景岳全书》)。

〔**中成药**〕(1) 肝舒乐颗粒^(药监局)(由夏枯草、蒲公英、柴胡、白茅根、茵陈、甘草、马蓝草、苍术、虎杖组成)。功能主治:疏肝开郁,和解少阳,清热解毒,利黄疸,健脾胃。用于黄疸型及非黄疸型急性肝炎;亦可用于慢性肝炎,迁延性肝炎。用法用量:开水冲服,一次 20g,一日 3 次,儿童酌减。

(2) 护肝宁片^(医保目录)(由垂盆草、虎杖、丹参、灵芝组成)。功能主治:清热利湿退黄,疏肝化瘀止痛,降低丙氨酸转氨酶。用于湿热中阻、瘀血阻络所致的脘胁胀痛、口苦、黄疸、胸闷、纳呆;急、慢性肝炎见上述证候者。用法用量:口服,一次 4~5 片,一日 3 次。

慢性病毒性肝炎证治:

1. 湿热蕴结证

〔**证候**〕**主症**:右胁胀痛,脘腹满闷;**次症**:恶心厌油,身目黄或无黄,小便黄赤,大便黏滞臭秽;**舌脉**:舌苔黄腻,脉弦滑数。

〔**治法**〕清热利湿解毒。

〔**方药**〕茵陈汤(《伤寒全生集》)合甘露消毒丹(《医效秘传》)。

〔**中成药**〕(1) 当飞利肝宁胶囊^(医保目录)(详见第三章第八节非酒精性脂肪肝病)。

(2) 垂盆草颗粒^(医保目录)(详见本节急性非黄疸性肝炎"湿浊中阻证")。

2. 肝郁气滞证

〔**证候**〕**主症**:两胁胀痛,甚则连及胸肩背;**次症**:情志激惹则痛甚,胸闷,纳差,善太息,得嗳气稍舒,大便不调,小便黄;**舌脉**:舌质红,舌苔薄白,脉弦。

〔**治法**〕疏肝解郁,理气和中。

〔**方药**〕柴胡疏肝散(《景岳全书》)。

〔**中成药**〕慢肝解郁胶囊^(药典)(由当归、白芍、三棱、柴胡、茯苓、白术、甘草、薄荷、丹参、麦芽、香橼、川楝子、延胡索组成)。功能主治:疏肝解郁,健脾养血。用于肝郁脾虚所致的肝区胀痛,胸闷不舒,食欲不振,腹胀便溏者;迁延性肝炎或慢性肝炎见上述证候者。用法用量:口服,一次 4 粒,一日 3 次。

3. 肝郁脾虚证

〔**证候**〕**主症**:胁肋胀满,精神抑郁或性情急躁,面色萎黄,大便溏薄,纳食减少;**次症**:口淡乏味,脘腹痞胀;**舌脉**:舌质淡红,苔白,脉沉弦。

〔**治法**〕疏肝解郁,健脾和中。

〔**方药**〕逍遥散(《太平惠民和剂局方》)。

〔**中成药**〕(1)逍遥丸^(医保目录)(详见第三章第八节非酒精性脂肪肝病)。

(2)乙肝益气解郁颗粒^(医保目录)[由柴胡(醋炙)、枳壳、白芍、橘叶、丹参、黄芪、党参、桂枝、茯苓、刺五加、瓜蒌、法半夏、黄连、决明子、山楂、五味子组成]。功能主治:益气化湿,疏肝解郁。用于肝郁脾虚型慢性肝炎,症见胁痛腹胀、痞满纳呆、身倦乏力、大便溏薄、舌质淡黯、舌体胖或有齿痕、舌苔薄白或白腻、脉沉弦或沉缓。用法用量:开水冲服,一次 1 袋,一日 3 次。

4. 肝肾阴虚证

〔**证候**〕**主症**:头晕耳鸣,两目干涩;**次症**:咽干,失眠多梦,五心烦热,腰膝酸软,女子经少或经闭;**舌脉**:舌体红瘦,少津或有裂纹,脉细数。

〔**治法**〕养血柔肝,滋阴补肾。

〔**方药**〕一贯煎(《续名医类案》)。

〔**中成药**〕(1)乙肝养阴活血颗粒^(医保目录)[由地黄、北沙参、麦冬、酒女贞子、五味子、黄芪、当归、制何首乌、白芍、阿胶珠、泽兰、牡蛎、橘红、丹参、川楝子、黄精(蒸)组成]。功能主治:滋补肝肾,活血化瘀。用于肝肾阴虚型慢性肝炎,症见面色晦暗、头晕耳鸣、五心烦热、腰腿酸软、齿鼻衄血、胁下痞块、赤缕红斑、舌质红少苔、脉沉弦、细涩。用法用量:开水冲服,一次 1 袋,一日 3 次。

(2)杞菊地黄丸^(医保目录)(由枸杞子、菊花、熟地黄、酒萸肉、牡丹皮、山药、茯苓、泽泻组成)。功能主治:滋肾养肝。用于肝肾阴亏,眩晕耳鸣,羞明畏光,迎风流泪,视物昏花。用法用量:口服,水蜜丸一次 6g,小蜜丸一次 9g,大蜜丸一次 1 丸,一日 2 次。

5. 脾肾阳虚证

〔**证候**〕**主症**:畏寒喜暖,少腹、腰膝冷痛;**次症**:食少便溏,完谷不化,下肢浮肿;**舌脉**:舌质淡胖,脉沉细或迟。

〔**治法**〕温补脾肾。

〔**方药**〕附子理中汤(《三因极一病证方论》)合金匮肾气丸(《金匮要略》)。

〔**中成药**〕(1)金匮肾气丸^(医保目录)(详见第二章第七节病毒性心肌炎)。

(2)右归丸^(医保目录)(详见第一章第七节慢性肺源性心脏病)。

6. 瘀血阻络证

〔**证候**〕**主症**:胁肋刺痛,痛处固定而拒按;**次症**:面色晦暗;**舌脉**:舌质紫黯,脉沉弦或涩。

〔**治法**〕活血化瘀,通络散结。

〔**方药**〕膈下逐瘀汤(《医林改错》)。

〔**中成药**〕(1)人参鳖甲煎丸^(药监局)[由人参、桃仁、射干、白芍、干姜、鼠妇虫、大黄、黄芩、葶苈子、石韦、蜂房、牡丹皮、桂枝、瞿麦、厚朴、蜣螂虫、银硝、土鳖虫、凌霄花、鳖甲胶、柴胡、阿胶、生半夏(漂洗)组成]。功能主治:活血化瘀,软坚散结。适用于胁下癥块。用法用量:饭前口服。一次 3g,一日 3 次。

(2)大黄䗪虫丸^(医保目录)[由熟大黄、土鳖虫(炒)、水蛭(制)、虻虫(去翅足,炒)、蛴螬(炒)、干漆(煅)、桃仁、炒苦杏仁、黄芩、地黄、白芍、甘草组成]。功能主治:活血破瘀,通经消癥。用于瘀血内停所致的癥瘕、闭经,症见腹部肿块、肌肤甲错、面色黯黑、潮热羸瘦、经闭不行。用法用量:口服。水蜜丸一次 3g,小蜜丸一次 3~6 丸,大蜜丸一次 1~2 丸,一日 1~2 次。

四、单验方

1. 蒲公英 90~120g,水煎服。或鲜甜瓜蒂 5g,加水 100ml,水煎去渣,口服,一次 5ml,一日 2 次。均可治黄疸。(《中医内科常见病诊疗指南》)

2. 茵陈后下 30g,鸡内金 15g,炒研冲服,一日 2 次。治急性黄疸型肝炎。(《中医内科常见病诊疗指南》)

3. 刘渡舟经验方——柴胡解毒汤　柴胡 10g,黄芩 10g,茵陈蒿 12g,土茯苓 12g,凤尾草 12g,草河车 6g。每日 1 剂,水煎服。疏肝清热,解毒利湿。适用于急性肝炎或慢性肝炎活动期。

4. 刘渡舟经验方——柴胡鳖甲汤　柴胡 6g,鳖甲 15g,牡蛎 15g,沙参 10g,麦冬 10g,生地黄 10g,丹皮 10g,白芍 12g,红花 9g,茜草 9g,土元 6g。每日 1 剂,水煎服。滋阴软坚,活血化瘀。适用于慢性肝炎晚期或亚急性肝坏死,肝脾肿大疼痛者。

5. 秦伯未验方——疏肝解郁汤　白芍 10g,柴胡 5g,丹参 10g,郁金 6g,枳壳 5g，青皮 5g，陈皮 5g。每日 1 剂，水煎分服。疏肝调气，活血解郁。用于传染性无黄疸肝炎，症见右胁或连左胁胀痛、剧痛，或时痛时止，或牵及右胸少腹肩胛亦痛，肝大压痛，或兼见腹胀、食减、恶心、矢气等胃肠症状，舌苔薄腻或净，脉弦滑或细弦。

6. 关幼波验方——复肝草方　金钱草 12g，车前子（包）12g，泽泻 12g，薏苡仁 12g，草决明 15g，山楂 12g，丹皮 10g，丹参 15g，白花蛇舌草 15g，草河车 12g，桑枝 30g，生黄芪 15g，何首乌 12g，当归 12g，大黄炭 10g，生地黄 15g，桃仁 10g，黄精 15g。上方水煎 3 次，早、晚各服 1 次，每剂服 1 日半。清除余邪，扶正补虚，调理气血。主治乙型肝炎。

7. 陈继明验方——益肾解毒汤　淡苁蓉 12g，巴戟肉 10g，当归 10g，熟地黄 15g，炙蜂房 12g，土茯苓 30g，升麻 10g，桑寄生 12g。每日 1 剂，水煎分服。益肾解毒，疏调肝脾。主治乙型迁延性肝炎。

第十节　肝硬化与肝纤维化

肝硬化是一种由不同病因长期作用于肝脏引起的慢性、进行性、弥漫性肝病。是在肝细胞广泛坏死基础上产生肝脏纤维组织弥漫性增生，并形成再生结节和假小叶，导致肝小叶正常结构和血液供应遭到破坏，为多种慢性肝病晚期阶段的共同结局。

肝纤维化是向肝硬化发展的必经阶段，指肝组织内细胞外基质成分过度增生与异常沉积，导致肝脏结构或 / 和功能异常的病理变化，结构上表现为肝窦毛细血管化与肝小叶内以及汇管区纤维化，功能上可以表现为肝功能减退、门静脉高压等。

肝硬化发展到肝功能失代偿期，临床主要表现为肝细胞功能障碍和门脉高压症、细菌性腹膜炎、肝性脑病、肝肾综合征以及原发性肝癌等，每年约有 100 万患者死亡。肝硬化的病因有很多，在我国病毒性肝炎引起的肝硬化居于首位。

肝纤维化在中医多属"胁痛""积聚""肝积"等范畴。肝硬化代偿期多属于中医"癥积"范畴，失代偿期出现腹水则属"臌胀"范畴，此外，尚涉及"黄疸""胁痛""水肿""血证"等病证。

一、诊断要点

肝硬化出现黄疸、腹水等失代偿表现时，诊断并无困难。但在肝纤维化阶段及肝硬化早期，因缺乏特征性症状，需结合病史、体征和辅助检查进行综合判断。

（一）临床表现

1. 肝纤维化及代偿期肝硬化　可无特异性临床表现，主要取决其原发肝病。常见的临床表现有疲倦乏力、食欲不振、睡眠障碍、腹胀、腹泻、肝区不适或胀或痛、面色晦暗等。

2. 失代偿期肝硬化　出现腹水是肝硬化患者进入失代偿期的标志。

（1）症状：可有食欲减退，疲倦乏力，腹胀、腹痛、腹泻，体重减轻，出血倾向（鼻出血、牙龈出血、皮肤黏膜紫斑或出血点），内分泌系统失调（男性可见性欲减退，女性可见月经减少或提前闭经）等肝功能减退表现。也可有食管胃底静脉曲张出血、腹水、脾大、脾功能亢进等门静脉高压表现。肝硬化患者的糖尿病发病率增加，表现为高血糖、糖耐量试验异常、高胰岛素血症和外周性胰岛素抵抗。

（2）体征：患者呈慢性病容，面色黝黑晦暗、巩膜轻度黄染、肝掌及蜘蛛痣是肝硬化患者的特征性表现，男性可见睾丸萎缩、乳房发育。失代偿期患者常见双下肢浮肿，部分患者出现轻重不一的黄疸。腹部触诊中，脾脏可有不同程度的肿大，腹水量超过 1 000ml 时可见腹部膨隆，移动性浊音，小部分患者可出现胸水，以右侧多见。也可见舌下静脉、腹壁静脉曲张，皮下或舌质有瘀斑、瘀点。部分患者出现杵状指、匙状指或扁平指。

（3）并发症：可出现上消化道出血、胆石症、感染、电解质紊乱、原发性肝癌、肝肾综合征、肺肝综合征、肝性脑病等并发症。

（二）辅助检查

1. 实验室检查

（1）血常规：肝纤维化及肝硬化代偿期多在正常范围。失代偿期由于出血、营养不良、脾功能亢进可发生轻重不等的贫血；有感染时白细胞可能升高；脾功能亢进者见白细胞及血小板数量减少。

（2）肝功能检查：失代偿期可出现结合胆红素和总胆红素升高，胆红素的持续升高是预后不良的重要指标。血清酶学检查可有血清 ALT、AST 活性及 AST/ALT 比值增高，γ-谷氨酰转肽酶升高，胆碱酯酶酶活力下降，血清白蛋白含量与白 / 球比值降低，凝血酶原时间延长。失代偿期总胆固醇特别是胆固醇酯明显降低。

（3）肝纤维化血清学指标：有透明质酸（HA）、Ⅲ型前胶原肽或其代谢片段（PⅢP、PⅢNP、PⅢCP）、Ⅳ型胶原或其代谢片段（PⅣ-NP、PⅣ-NC1、PⅣ）及层黏蛋白（LN）、基质蛋白酶抑制因子-1（TIMP-1）和反映纤维化形成的相关细胞因子转化生长因子 β1（TGFβ1）。以上 6 项指标中有 2 项或以上指标有异常者对肝纤维化诊断有提示意义，但尚不能作为确诊指标，联合不同的血清学指标的数学模型有助于鉴别有无显著肝纤维化。

（4）甲胎蛋白（AFP）：肝硬化活动时，AFP 可升高。合并原发性肝癌时明显升高，如转氨酶正常 AFP 持续升高，需怀疑原发性肝癌。

（5）血氨：动脉血氨的测定对肝性脑病有辅助诊断的价值。

2. 影像学检查

（1）超声检查：对轻或中度肝纤维化不灵敏，对晚期肝纤维化及肝硬化脾大、门脉增宽具有较高的灵敏度和特异性。声像图可见肝表面不光滑或凹凸不平，此外，还有脾大、门静脉扩张和门脉侧支开放等门脉高压症的声像图改变，部分患者还可探及腹水。另外，超声造影检查对鉴别肝硬化结节和肝癌有较高的诊断价值。

（2）CT：对早期肝纤维化的诊断不敏感。肝硬化成像为肝叶比例失调、肝裂增宽和肝门区扩大，肝脏密度高低不均。此外，还可见脾大、门静脉扩张和腹水等门脉高压症表现。对于肝硬化和原发性肝癌的鉴别十分有用。

（3）MRI：同样对早期肝纤维化的诊断不敏感。肝硬化成像与 CT 相似，但对鉴别肝硬化结节、肝瘤结节更优于 CT 检查。

（4）肝纤维化程度分期：依据 2000 年西安全国肝病会议通过的标准，将肝纤维化程度分为 4 期。

分期	纤维化程度
0	无
1	汇管区纤维化扩大，限局窦周及小叶内纤维化
2	汇管区周围纤维化，纤维间隔形成，小叶结构保留
3	纤维间隔伴小叶结构紊乱，无肝硬化
4	早期肝硬化

临床上将 4 期以上诊断为肝硬化。

3. 胃镜检查或食管钡餐 X 线检查 以胃镜较准确，可直观地检查是否发生静脉曲张、曲张部位、严重程度、是否有出血倾向等。

4. 肝组织病理学检查 肝活检组织病理学检查至今仍被认为是肝纤维化和肝硬化诊断的金标准,可用于明确肝脏疾病病因,并可对肝组织炎症、坏死程度进行分级,对肝组织纤维化程度进行分期。其对早期肝硬化明确诊断尤为重要,但重度肝硬化由于纤维结缔组织大量增加难以获得具有完整肝小叶结构的肝组织,活检获得的肝组织往往呈碎屑状。若有明显凝血机制障碍及大量腹水者做肝活检应慎重。

（三）鉴别诊断

临床上常与以下疾病鉴别:肝纤维化及早期肝硬化阶段与慢性肝炎临床表现十分相似,鉴别较困难,常需依据病理学检查明确诊断。肝硬化失代偿期出现腹水,以下疾病也可引起腹水,包括结核性腹膜炎、腹腔肿瘤如间皮细胞瘤、原发性腹膜癌和卵巢肿瘤等。实验室检查对于鉴别腹水的病因十分重要,此外,肝功能、B超、CT及MRI也有助于鉴别。早期原发性肝癌与肝硬化鉴别主要依赖血清学指标与影像学检查。

二、西医治疗要点

对于肝纤维化阶段患者,应当以去除病因或高危因素,合理安排治疗方案和疗程,并及时评价疗效。对于肝硬化患者,治疗主要是预防和治疗肝硬化的并发症。针对病因进行治疗常可以改善肝脏结构和功能,进而逆转或减慢肝硬化的进程。

（一）一般治疗

对于肝纤维化患者以治疗原发病为主,如酒精性肝病患者应当戒酒,非酒精性脂肪肝病患者控制体重可减轻肝纤维化,病毒性肝炎患者予抗病毒治疗。

对于肝硬化患者强调休息与饮食控制。代偿期患者可参加轻工作,失代偿期尤其出现并发症患者应卧床休息。饮食上应给予高维生素、易消化的食物,可增加一次夜宵,严禁饮酒。可食瘦肉、河鱼、豆制品、牛奶、豆浆、蔬菜和水果。

（二）药物治疗

1. 减少炎症和宿主免疫反应 可以避免刺激肝星状细胞的激活,阻止肝纤维化的发生。临床用药包括糖皮质激素和水飞蓟素等。

2. 抗氧化剂 包括维生素E和多烯磷脂酰胆碱等。维生素E用于非酒精性脂肪性肝病,多烯磷脂酰胆碱多用于酒精性肝病。

（三）肝硬化腹水的治疗

1. 控制水和钠盐的摄入。

2. 利尿剂 经限钠饮食和卧床休息腹水仍不消退者须应用利尿剂,建议采用螺内酯与呋塞米的联合治疗。

3. 提高血浆胶体渗透压 对于低蛋白血症患者,每周定期输注白蛋白、血浆可提高血浆胶体渗透压,促进腹水消退。

三、中成药应用

（一）基本病机

中医认为肝纤维化及肝硬化的基本病机是正虚邪恋,气虚血瘀为肝硬化之本,而湿毒热邪稽留血分为标。肝阴虚、湿热之邪留恋及血脉瘀阻为肝硬化所共有的三个基本因素。初起湿热疫毒蕴阻中焦,肝失疏泄,气滞血瘀,进而横逆乘脾,脾失健运,水湿聚于腹中;久则及肾,肾关开阖不利,气化无权,水湿不化,则胀满更甚。病程晚期,肝、脾、肾俱虚,肾阳虚不能温煦脾土,则脾肾阳虚;或肾阴虚不能涵养肝木,则肝肾阴虚。终至肝脾肾亏败,气血水壅结更甚,病情危笃。

（二）辨证分型使用中成药

肝纤维化常用中成药一览表

证型	常用中成药
肝胆湿热证	苦参素胶囊、强肝胶囊
肝郁脾虚证	安络化纤丸
痰瘀互结证	大黄䗪虫丸、鳖甲煎丸、复方鳖甲软肝片
肝肾阴虚证	扶正化瘀胶囊
肝郁气滞证	–

肝硬化常用中成药一览表

证型	常用中成药
肝气郁结证	逍遥丸
水湿内阻证	–
湿热蕴结证	强肝胶囊、黄疸茵陈颗粒、垂盆草颗粒
肝肾阴虚证	扶正化瘀胶囊

续表

证型	常用中成药
脾肾阳虚证	济生肾气丸
瘀血阻络证	大黄䗪虫丸、鳖甲煎丸、复方鳖甲软肝片

肝硬化腹水常用中成药一览表

证型	常用中成药
气滞水停证	和络舒肝胶囊、木香顺气颗粒、枳术颗粒
脾虚水停证	—
湿热水停证	强肝胶囊、茵栀黄颗粒、利肝宁胶囊
血瘀水停证	大黄䗪虫丸、鳖甲煎丸、复方鳖甲软肝片
脾肾阳虚水停证	金匮肾气丸、刺五加片
肝肾阴虚水停证	扶正化瘀胶囊、金水宝胶囊、肝达片

肝纤维化证治

1. 肝胆湿热证

〔**证候**〕**主症**：口干苦或口臭,胁胀或痛,大便黏滞秽臭或大便不爽；**次症**：纳呆,胃脘胀闷,倦怠乏力,皮肤巩膜黄染；**舌脉**：舌质红,苔黄腻,脉弦数或弦滑数。

〔**治法**〕清热化湿。

〔**方药**〕茵陈蒿汤(《伤寒论》)或龙胆泻肝汤(《医方集解》)。

〔**中成药**〕(1)苦参素胶囊^(药监局)(主要成分为氧化苦参碱)。功能主治:用于慢性乙型病毒肝炎的治疗。用法用量:口服,成人每次2粒,每日3次,必要时可每次服3粒。

(2)强肝胶囊^(医保目录)(由茵陈、板蓝根、当归、白芍、丹参、郁金、黄芪、党参、泽泻、黄精、地黄、山药、山楂、六神曲、秦艽、甘草组成)。功能主治:口服。一次5粒,一日2次。每服6日停一日,8周为一疗程,停1周,再进行第二疗程。

2. 肝郁脾虚证

〔**证候**〕**主症**：胁肋胀满疼痛,胸闷善太息,纳食减少,神疲乏力；**次症**：精神抑郁或性情急躁,脘腹痞闷,面色萎黄,大便不实或溏泻；**舌脉**：舌质淡有齿痕,苔白,脉沉弦。

〔**治法**〕疏肝健脾。

〔**方药**〕逍遥散(《太平惠民和剂局方》)。

〔**中成药**〕安络化纤丸^(医保目录)(由地黄、三七、水蛭、僵蚕、地龙、白术、郁金、牛黄、瓦楞子、牡丹皮、大黄、生麦芽、鸡内金、水牛角浓缩粉组成)。功能主治:健脾养肝,凉血活血,软坚散结。用于慢性乙型肝炎、乙肝后早、中期肝硬化、表现为肝脾两虚、瘀热互结证候者,症见胁肋胀痛,脘腹胀满,神疲乏力,口干咽燥,纳食减少,便溏不爽,小便黄等。用法用量:口服,一次 6g,一日 2 次或遵医嘱,3 个月为一疗程。

3. 痰瘀互结证

〔**证候**〕**主症**:面色晦暗,体态肥胖,纳呆口渴;**次症**:呕恶痰涎,右胁下肿块,刺痛或钝痛,推之不移;**舌脉**:舌体胖大,边有齿痕或舌质黯有瘀斑,脉弦滑或弦涩。

〔**治法**〕燥湿化痰,活血化瘀。

〔**方药**〕二陈汤(《太平惠民和剂局方》)合鳖甲煎丸(《金匮要略》)。

〔**中成药**〕(1) 大黄䗪虫丸^(医保目录)(详见第三章第九节病毒性肝炎)。

(2) 鳖甲煎丸^(医保目录)(详见第三章第九节病毒性肝炎)。

(3) 复方鳖甲软肝片^(医保目录)[由鳖甲(制)、莪术、赤芍、当归、三七、党参、黄芪、紫河车、冬虫夏草、板蓝根、连翘组成]。功能主治:软坚散结,化瘀解毒,益气养血。用于慢性乙型肝炎肝纤维化,以及早期肝硬化属瘀血阻络、气血亏虚兼热毒未尽证。症见胁肋隐痛或胁下痞块,面色晦暗,脘腹胀满,纳差便溏,神疲乏力,口干且苦,赤缕红丝等。用法用量:口服。一次 4 片,一日 3 次,6 个月为一疗程,或遵医嘱。

4. 肝肾阴虚证

〔**证候**〕**主症**:胁肋隐痛,遇劳加重,腰膝酸软,两目干涩;**次症**:口燥咽干,心中烦热,头晕目眩,失眠多梦,耳鸣如蝉;**舌脉**:舌质红,苔薄白少津,脉弦细数。

〔**治法**〕滋养肝肾。

〔**方药**〕一贯煎(《续名医类案》)。

〔**中成药**〕扶正化瘀胶囊^(医保目录)[由丹参、发酵虫草菌粉、桃仁、松花粉、绞股蓝、五味子(制)组成]。功能主治:活血祛瘀,益精养肝。用于乙型肝炎肝纤维化属“瘀血阻络,肝肾不足”证者,症见胁下痞块,胁肋疼痛,面色晦暗,或见赤缕红斑,腰膝酸软,疲倦乏力,头晕目涩,舌质黯红或有瘀斑,苔薄或微黄,脉弦细。用法用量:口服,一次 5 粒,一日 3 次,24 周为一疗程。

5. 肝郁气滞证

〔证候〕**主症:**胁肋胀痛,走窜不定,甚则引及晌背肩臂,疼痛每因情志变化而增减;**次症:**胸闷腹胀,嗳气频作,得嗳气而胀痛稍舒,纳少口苦;**舌脉:**舌苔薄白,脉弦。

〔治法〕疏肝理气。

〔方药〕柴胡疏肝散(《景岳全书》)。

〔中成药〕指南暂无推荐,可使用慢肝解郁胶囊、逍遥丸等。

肝硬化证治

1. 肝气郁结证

〔证候〕**主症:**胁肋胀痛或窜痛急躁易怒,喜太息,口干口苦,或咽部有异物感;**次症:**纳差或食后胃脘胀满,便溏,腹胀,嗳气,乳房胀痛或结块;**舌脉:**舌苔薄白,脉弦。

〔治法〕疏肝理气。

〔方药〕柴胡疏肝散(《景岳全书》)。

〔中成药〕逍遥丸^(医保目录)(详见第三章第八节非酒精性脂肪性肝病)。

2. 水湿内阻证

〔证候〕**主症:**腹胀如鼓,按之坚满或如蛙腹,胁下痞胀或疼痛,脘闷纳呆,恶心欲吐;**次症:**小便短少,下肢浮肿,大便溏薄;**舌脉:**舌苔白腻或白滑,脉细弱。

〔治法〕运脾化湿,理气行水。

〔方药〕实脾饮(《济生方》)。

〔中成药〕指南暂无推荐。可用参苓白术类中成药。

3. 湿热蕴结证

〔证候〕**主症:**目肤黄染,色鲜明,恶心或呕吐,口干或口臭;**次症:**脘闷,纳呆,腹胀,小便黄赤,大便秘结或黏滞不畅,胁肋灼痛;**舌脉:**舌苔黄腻,脉弦滑或滑数。

〔治法〕清热利湿,攻下逐水。

〔方药〕中满分消丸(《兰室秘藏》)合茵陈蒿汤(《伤寒论》)。

〔中成药〕(1)强肝胶囊^(医保目录)(详见本节肝纤维化"肝胆湿热证")。

(2)黄疸茵陈颗粒^(药监局)[由茵陈、黄芩、大黄(制)、甘草组成]。功能主治:清热利湿,退黄疸。用于治疗急、慢性黄疸型传染性肝炎。用法用量:开水冲服。一次1袋,一日2次。

(3)垂盆草颗粒^(医保目录)(详见第三章第九节病毒性肝炎)。

4. 肝肾阴虚证

〔证候〕主症:腰痛或腰酸腿软,胁肋隐痛,劳累加重,眼干涩,五心烦热或低热;次症:耳鸣、耳聋、头晕、眼花,大便干结,小便短赤,口干咽燥;舌脉:舌红少苔,脉细或细数。

〔治法〕滋养肝肾,活血化瘀。

〔方药〕一贯煎(《续名医类案》)合膈下逐瘀汤(《医林改错》)。

〔中成药〕扶正化瘀胶囊^(医保目录)(详见本节肝纤维化"肝肾阴虚证")。

5. 脾肾阳虚证

〔证候〕主症:腹部胀满,入暮较甚,大便稀薄,阳痿早泄,神疲怯寒,下肢水肿;次症:小便清长或夜尿频数,脘闷纳呆,面色萎黄或苍白或晦暗;舌脉:舌质淡胖,苔润,脉沉细或迟。

〔治法〕温补脾肾。

〔方药〕附子理中丸(《太平惠民和剂局方》)合五苓散(《伤寒论》)。

〔中成药〕济生肾气丸^(医保目录)(详见第一章第七节慢性肺源性心脏病)。

6. 瘀血阻络证

〔证候〕主症:胁痛如刺,痛处不移,腹大坚满,按之不陷而硬,腹壁青筋暴露,胁下积块(肝或脾肿大),唇色紫褐;次症:面色黧黑或晦暗,头、项、胸腹见红点赤缕,大便色黑;舌脉:舌质紫黯,或有瘀斑瘀点,舌下静脉怒张,脉细涩或芤。

〔治法〕活血行气,化瘀软坚。

〔方药〕膈下逐瘀汤(《医林改错》)。

〔中成药〕(1)大黄䗪虫丸^(医保目录)(详见第三章第九节病毒性肝炎)。

(2)鳖甲煎丸^(医保目录)(详见第三章第九节病毒性肝炎)。

(3)复方鳖甲软肝片^(医保目录)(详见本节肝纤维化"痰瘀互结证")。

肝硬化腹水证治

1. 气滞水停证

〔证候〕主症:腹大坚满,叩之如鼓,两胁胀满或疼痛;次症:饮食减少,食后作胀,嗳气不适,小便短少;舌脉:舌淡红,苔白腻,脉弦。

〔治法〕疏肝理气,行水散满。

〔方药〕柴胡疏肝散(《景岳全书》)合胃苓汤(《丹溪心法》)。

〔中成药〕(1)和络舒肝胶囊^(药监局)〔由白术(炒)、白芍、三棱、香附(制)、莪术、当归、木瓜、大黄、红花、鳖甲(炙)、桃仁、郁金、茵陈、海藻、昆布、玄参、地黄、熟地黄、虎杖、土鳖虫、柴胡、制何首乌、凌霄花、蜣螂、五灵脂、黑豆、半边莲组成〕。功能主治:疏肝理气,清化湿热,活血化痰,滋养肝肾。用于慢性肝炎及早期肝硬化。用法用量:饭后温开水送服,一次 5 片,一日 3 次,或遵医嘱,小儿酌减。

(2) 木香顺气颗粒^(医保目录)(由木香、槟榔、香附、厚朴、枳壳、苍术、砂仁、陈皮、青皮、甘草组成)。功能主治:行气化湿,健脾和胃。用于脘腹胀痛,恶心,嗳气。用法用量:口服,一次 1 袋,一日 2 次,3 日为一疗程。

(3) 枳术颗粒^(医保目录)(由麸炒枳实、麸炒白术、荷叶组成)。功能主治:健脾消食,行气化湿。用于脾胃虚弱,食少不化,脘腹痞满。用法用量:开水冲服,一次 1 袋,一日 3 次,或遵医嘱,1 周为一疗程。

2. 脾虚水停证

〔证候〕**主症:**腹大胀满,按之如囊裹水,脘腹痞胀,得热则舒,食少便溏;**次症:**面色萎黄,困倦懒动,颜面、下肢浮肿,尿少;**舌脉:**舌白滑或白腻,脉缓。

〔治法〕温中健脾,行气利水。

〔方药〕四君子汤(《太平惠民和剂局方》)合实脾饮(《济生方》)。

〔中成药〕指南暂无推荐。可用参苓白术类中成药。

3. 湿热水停证

〔证候〕**主症:**腹大坚满,脘腹撑急,或腹痛拒按,两目、皮肤发黄;**次症:**发热口苦,渴不欲饮,小便短黄,大便秘结或溏垢;**舌脉:**舌红、苔黄腻,脉弦滑或数。

〔治法〕清热利湿,攻下逐水。

〔方药〕中满分消丸(《兰室秘藏》)合茵陈蒿汤(《伤寒论》)。

〔中成药〕(1) 强肝胶囊^(医保目录)(详见本节肝纤维化"肝胆湿热证")。

(2) 茵栀黄颗粒^(医保目录)(详见第三章第八节非酒精性脂肪性肝病)。

(3) 当飞利肝宁胶囊^(医保目录)(详见第三章第八节非酒精性脂肪性肝病)。

4. 血瘀水停证

〔证候〕**主症:**腹大如鼓,腹壁青筋暴露,胁肋刺痛,固定不移;**次症:**脘腹胀满,嗳气,纳差,口渴不欲饮,面色黧黑,面颈胸臂有丝状血痣,肌肤甲错;**舌脉:**舌紫红或有瘀斑,苔白润,脉细涩。

〔治法〕活血化瘀,行气利水。

〔方药〕调营饮(《证治准绳》)或膈下逐瘀汤(《医林改错》)。

〔中成药〕(1) 大黄䗪虫丸^(医保目录)(详见第三章第九节病毒性肝炎)。

(2) 鳖甲煎丸^(医保目录)(详见第三章第九节病毒性肝炎)。

(3) 复方鳖甲软肝片^(医保目录)(详见本节肝纤维化"痰瘀互结证")。

5. 脾肾阳虚水停证

〔证候〕**主症:**腹大胀满,形似蛙腹,早轻暮重,面色萎黄,怯寒肢冷;**次症:**

脘闷纳呆,食少便溏,肢冷喜暖,下肢水肿,小便短少不利;**舌脉**:舌淡胖,或有齿痕,苔薄白润,脉沉弦。

〔**治法**〕温补脾肾,化气利水。

〔**方药**〕附子理中丸(《太平惠民和剂局方》)合五苓散(《伤寒论》)。

〔**中成药**〕(1)金匮肾气丸^(医保目录)(详见第二章第七节病毒性心肌炎)。

(2)刺五加片^(医保目录)(主要成分为刺五加浸膏)。功能主治:益气健脾,补肾安神。用于脾肾阳虚,体虚乏力,食欲不振,腰膝酸痛,失眠多梦。用法用量:口服,一次2~3片,一日2次。

6. 肝肾阴虚水停证

〔**证候**〕**主症**:腹大胀急,牙龈出血,鼻衄时作;**次症**:面色晦暗,血痣赤缕,唇紫口燥,心烦失眠,头晕耳鸣,五心烦热,潮热盗汗,小便短少;**舌脉**:舌红绛少津,苔少或花剥,脉弦细数。

〔**治法**〕滋养肝肾,化瘀利水。

〔**方药**〕一贯煎(《续名医类案》)合猪苓汤(《伤寒论》)。

〔**中成药**〕(1)扶正化瘀胶囊^(医保目录)(详见本节肝纤维化"肝肾阴虚证")。

(2)金水宝胶囊^(医保目录)(主要成分为发酵虫草菌粉)。功能主治:补益肺肾,秘精益气。用于肺肾两虚,精气不足,久咳虚喘,神疲乏力,不寐健忘,腰膝酸软,月经不调,阳痿早泄;慢性支气管炎、慢性肾功能不全、高脂血症、肝硬化见上述证候者。用法用量:口服,一次3粒,一日3次;用于慢性肾功能不全者,一次6粒,一日3次;或遵医嘱。

(3)肝达片^(药监局)(由山茱萸、酸枣仁、蒺藜、黄芪、太子参、丹参、忍冬藤、制何首乌组成)。功能主治:滋补肝肾,健脾活血。用于慢性迁延性及慢性活动性乙型肝炎见肝肾亏损、脾虚夹瘀证候者,症见胁肋疼痛,腹胀纳差,倦怠乏力,头晕目涩,五心烦热,腰膝酸软等。用法用量:口服,一次5片,一日3次,疗程3个月,或遵医嘱。

四、单验方

1. 邓铁涛验方——软肝煎 太子参、鳖甲(醋炙)各30g,白术、茯苓各15g,楮实子、菟丝子各12g,萆薢18g,丹参10g,甘草6g,土鳖虫3g。土鳖虫烘干研成细末。水3碗,入鳖甲先煎半小时,纳诸药煎至1碗,冲服土鳖虫末,渣再煎服,每日1剂。功效健脾护肝补肾,活血化症软坚。主治肝硬化。

2. 钟一棠验方——育阴养肝汤 生地黄15g,白芍20g,枸杞子20g,女贞子20g,制首乌20g,丹皮15g,丹参20g,茜草15g,炙鳖甲或龟板20g。水煎服,每日 1 剂,分 2 次服。主治早、中期肝硬化,症见胁肋隐痛或不舒,脘腹胀满,头晕神疲纳少咽干,面色晦滞少华,舌嫩红,苔少,脉弦细。

3. 何炎燊验方——二甲调肝汤　炒山甲 15g,鳖甲 24g,三七 6g,丹参 15g,茵陈 30g,田基黄 3g,太子参 18g,茯苓 18g,白芍 15g,女贞子 15g,糯米根须 24g。水煎服,每日 1 剂,分 2 次服。主治慢性肝炎、早期肝硬化。

4. 姜春华验方——软肝汤　生大黄 6~9g、桃仁 9g、土元 3~9g、丹参 9g、鳖甲 9g、炮山甲 9g、黄芪 9~30g、白术 15~60g、党参 9~15g。水煎服,每日 1 剂,分 2 次服。主治癥瘕、积聚、胁痛、臌胀(早期肝硬化,轻度腹水)。

5. 张琪验方——清化四逆散　柴胡 10g,白芍 12g,枳实 10g,甘草 3g,白术 10g,茯苓 10g,茵陈 15g,黄连 6g,黄芩 10g,藿香 10g,砂仁 10g,陈皮 10g,厚朴 10g。每日 1 剂,水煎分服,30 日为一疗程。疏肝健脾,清化湿热,行气消胀。主治肝炎后肝硬化早期,肝郁气滞,湿热中阻证。

6. 朱良春验方——复肝丸　紫河车 60g,红参须 60g,炙土鳖虫 60g,炮甲片 60g,参三七 60g,片姜黄 60g,广郁金 60g,生鸡内金 60g,共研极细末,水泛为丸。每服 3g,每日 3 次,饭后温水送服,1 个月为一疗程。主治早期肝硬化肝功能损害,肝脾肿大。

7. 章真如验方——宽中达郁汤　沉香(研末冲服)3~6g,当归 10g,白芍 10g,柴胡 8g,香橼皮 10g,晚蚕沙 10g,鸡内金 10g,茅根 30g,川朴 10g,鲜葱 5 茎。每日 1 剂,水煎分服。宽中化气,解郁利水。主治肝硬化腹水。

8. 刘渡舟验方——消水丹　甘遂 10g,沉香 10g,琥珀 10g,枳实 5g,麝香 0.15g。上药共研细末,装入胶囊中,每粒 0.4g,每次服 4 粒。晨起空腹用桂枝汤去甘草(桂枝 10g,白芍 10g,生姜,肥大枣 20 枚),煎汤送服。主治肝硬化腹水属实证者。注意中病即止。

9. 李昌源验方——温肾理中汤　制附子 9g,白术 9g,茯苓 12g,白芍 9g,干姜 6g,党参 9g,甘草 6g,猪苓 12g,泽泻 12g,枳实 9g,沉香 9g,三七 9g,琥珀 9g。每日 1 剂,水煎分服,配合甘遂 5~10g,以蜂蜜调匀敷于脐上,每日一换。适用于脾肾阳虚之腹水症。

第十一节　胆囊炎

胆囊炎可根据发病急缓分为急性胆囊炎和慢性胆囊炎。急性胆囊炎是由胆囊管梗阻、化学性刺激和细菌感染等引起的胆囊急性炎症性病变,临床见发热、右上腹疼痛,或右胁肋胀痛放射至肩背部、伴恶心呕吐,可兼见黄疸、墨菲征阳性、外周白细胞计数增高等表现。慢性胆囊炎因胆囊结石、高脂饮食等诱发,呈慢性起病,也可由急性胆囊炎反复发作、失治所致,临床表现为反复右上腹胀痛或不适、腹胀、嗳气、厌油腻,右上腹部有轻度压痛及叩击痛等体征,是临床常见病与多发病,随着人们饮食结构的改变,胆囊疾病发病率也在不断上升。

急性胆囊炎多属于中医学"胁痛"范畴,慢性胆囊炎多属于中医学"胆胀"范畴。

一、诊断要点

(一) 临床表现

1. 急性胆囊炎

(1) 症状:腹痛是本病的主要症状,常在饱餐、进食油腻食物后出现,开始时可为中上腹剧烈绞痛,常放射至右肩部、肩脚部和背部,疼痛呈持续性并阵发性加剧,伴恶心、呕吐、厌食等,常有轻度发热,通常无畏寒,可出现轻度黄疸。结石性胆囊炎以胆绞痛为主,非结石性胆囊炎以右上腹部持续性闷痛为主,多无明显胆绞痛。

(2) 体征:右上腹部可有不同程度、不同范围的压痛、反跳痛及肌紧张,墨菲征阳性。常可扪及肿大而有触痛的胆囊。胆囊发生坏死、穿孔者,可出现弥漫性腹膜炎表现。

2. 慢性胆囊炎

(1) 症状:右中上腹或剑突下反复疼痛是主要表现,少数患者疼痛可发生于胸骨后或左上腹。疼痛程度可轻可重,表现为胀痛、窜痛、闷痛、刺痛、灼痛、空痛、牵掣痛等,可放射至肩背部、腰部或肝区,疼痛多在进食油腻食物或饱餐后诱发或加重,夜间出现较多,或与情绪变化有关。同时可伴腹胀、嗳气、恶心或呕吐、食欲减退、大便稀薄或夹有未消化的食物、便秘、口干口苦、咽燥、月经不调、失眠多梦等,但均无特异性。

(2) 体征:剑突下、右肋弓处深压痛、肝区叩击痛。有时无明显体征。

(二) 辅助检查

1. 实验室检查　急性胆囊炎血常规表现为白细胞计数及中性粒细胞计数升高,可有血清转氨酶、碱性磷酸酶升高,血清胆红素及血清淀粉酶也可有不同程度的升高。慢性胆囊炎患者若肝功能基本正常,对排除肝脏疾病、确诊慢性胆囊炎有意义。

2. 影像学检查

（1）B超：急性胆囊炎可表现为胆囊增大、胆囊壁增厚，轮廓模糊，呈双环状，胆囊内容物透声性降低，出现雾状散在的回声光点，发现结石影。慢性胆囊炎主要表现为胆囊壁毛糙、增厚，胆囊缩小、收缩功能减退、胆囊内有结石影、胆汁透声度改变。

（2）X线：急性胆囊炎表现为可在胆囊区显示钙质沉着的结石影，或出现肿大的胆囊或炎性组织包块阴影，或胆囊周围、胆囊内有积气。部分患者腹平片可发现右上腹胆囊区不透光的结石影、胆囊壁钙化，有助于慢性胆囊炎的诊断。口服胆囊造影可观察胆囊浓缩、排泄及收缩功能。胆囊不显影、显影差、收缩功能减弱或消失者常提示胆囊慢性炎症改变。

（3）CT：急性胆囊炎表现为胆囊壁增厚、胆囊显著增大、胆囊浆膜下层周围组织和脂肪呈低密度环，胆囊穿孔可见胆囊窝处有液平，增强扫描时，炎性胆囊壁密度明显增强。慢性胆囊炎成像可较清晰显示胆囊解剖位置、胆囊轮廓、胆囊壁厚度、胆囊与周围器官的位置关系、胆囊内有无不透光结石影等胆囊病理变化，对慢性胆囊炎的诊断有较高价值。

（三）诊断标准

急性胆囊炎的诊断标准：①症状：以右上腹急性疼痛为主，常伴发热、恶心、呕吐等症。②体征：查体可见右上腹压痛，同时伴有反跳痛、腹肌紧张，墨菲征阳性。③实验室检查：可见血白细胞计数及中性粒细胞计数增高。④超声检查：胆囊壁体积增大（胆囊横径≥4cm），胆囊壁水肿，胆囊壁增厚（≥3mm）或毛糙。

慢性胆囊炎的诊断标准：①症状：以反复右上腹胀痛或不适为最常见症状，可伴有腹胀、嗳气、厌油腻等消化不良症状。②体征：查体可见右上腹部有轻度压痛及叩击痛，但大多数患者可无任何阳性体征。③超声检查：可见胆囊体积常缩小或正常，也可见胆囊体积略有增大，胆囊壁增厚（≥3mm）或毛糙。

二、西医治疗要点

对于无症状的慢性胆囊炎患者主要原则是饮食调整，有症状时以控制症状、抗感染为主，必要时予手术治疗。对于急性胆囊炎患者，胆囊切除术是根本治疗手段。

（一）慢性胆囊炎

1. 饮食调整　建议规律、低脂、低热量膳食，并提倡定量定时的规律饮食方式。

2. 利胆治疗　常用药物有熊去氧胆酸、阿嗪米特、茴三硫等。

3. 解痉止痛　用于慢性胆囊炎急性发作时的胆绞痛。可用硝酸甘油酯、阿托品、异丙嗪、哌替啶等，一般禁用吗啡。

4. 抗感染治疗　根据慢性胆囊炎患者胆汁培养结果、患者感染严重程度、抗生素耐药性和抗菌谱，以及患者的基础疾病，特别是对于肝肾功能有损害等情况，在慢性胆囊炎胆道感染的治疗中合理应用抗生素具有重要意义。

5. 外科治疗　手术指征：①疼痛无缓解或反复发作，影响生活和工作者。②胆囊壁逐渐增厚达 4mm 及以上。③胆囊结石逐年增多和增大，合并胆囊功能减退或障碍。④胆囊壁呈陶瓷样改变。

对于易患胆囊癌的高危人群、器官移植后免疫抑制的患者、体质量迅速下降的患者可予预防性胆囊切除。

（二）急性胆囊炎

1. 抗菌治疗　对于所有急性胆囊炎患者，尤其是重度患者应进行胆汁和血液培养。轻度急性胆囊炎常为单一的肠道致病菌感染，若炎症反应不严重，可口服抗菌药物，甚至不使用抗生素，可在解痉、止痛、利胆治疗的同时，适当使用非甾体抗炎药物。中度和重度急性胆囊炎应根据当地病原学分布和细菌耐药情况、病情的严重程度、既往使用抗菌药物的情况、是否合并肝肾疾病选择抗菌药物。

2. 外科治疗　胆囊切除是针对急性胆囊炎的有效治疗手段，患者一般情况稳定，应尽早行胆囊切除术，首选早期（发病时间 <72h）行腹腔镜胆囊切除术。

手术指征：①胆囊坏疽及穿孔，并发弥漫性腹膜炎者；②急性胆囊炎反复急性发作，诊断明确者；③经积极内科治疗，病情继续发展并恶化者；④无手术禁忌证，且能耐受手术者。

三、中成药应用

（一）基本病机

中医认为胆囊炎的基本病机是胆失通降，不通则痛；胆络失养，不荣则痛。其病位在胆腑，与肝、脾、胃脏腑功能失调相关。情志不遂、饮食失节、感受外邪、虫石阻滞，均致肝胆疏泄失职，腑气不通，发病多为实证。久病体虚，劳欲过度，使得阴血亏虚，胆络失养，脉络拘急，胆失通降，发为虚证。属实的病理因素有"湿、热、毒、滞"，急性胆囊炎以"热、毒"为主，慢性胆囊炎以"湿、热"为主;属虚的病理因素有"脾虚、阴虚",慢性胆囊炎反复发作,可见"脾虚、阴虚"。

(二)辨证分型使用中成药

急性胆囊炎常用中成药一览表

证型	常用中成药
胆腑郁热证	消炎利胆片、金胆片、胆炎康胶囊
热毒炽盛证	茵栀黄注射液(谨慎使用)

慢性胆囊炎常用中成药一览表

证型	常用中成药
肝胆气滞证	胆宁片
肝胆湿热证	胆胃康胶囊、鸡骨草胶囊、利胆片
胆热脾寒证	–
气滞血瘀证	胆石利通片
肝郁脾虚证	
肝阴不足证	知柏地黄丸
脾胃气虚证	–

结石性胆囊炎常用中成药推荐

常用中成药
胆舒胶囊、舒胆片、胆康胶囊

急性胆囊炎证治

1. 胆腑郁热证

〔**证候**〕**主症**:上腹持续灼痛或绞痛,胁痛阵发性加剧,甚则痛引肩背;**次症**:晨起口苦,时有恶心,饭后呕吐,身目黄染,持续低热,小便短赤,大便秘结;**舌脉**:舌质红,苔黄或厚腻,脉滑数。

〔**治法**〕清热利湿,行气利胆。

〔**方药**〕大柴胡汤(《伤寒论》)。

〔**中成药**〕(1)消炎利胆片^(医保目录)(由穿心莲、溪黄草、苦木组成)。功能主治:清热,祛湿,利胆。用于肝胆湿热所致的胁痛、口苦;急性胆囊炎、胆管炎见上述证候者。用法用量:口服,一次6片(每片0.26g)或一次3片(每片0.52g),

一日 3 次。

（2）金胆片^{（医保目录）}（由龙胆、金钱草、虎杖、猪胆膏组成）。功能主治:利胆消炎。用于急、慢性胆囊炎,胆石症以及胆道感染。用法用量:口服,一次 5 片,一日 2~3 次。

（3）胆炎康胶囊^{（药监局）}（由连钱草、土大黄、虎耳草、黄芩、小花清风藤、凤尾草、黄柏、穿心莲组成）。功能主治:清热利湿,排石止痛。用于肝胆湿热蕴结所致急、慢性胆囊炎,胆管炎,胆石症,以及胆囊手术后综合征。用法用量:口服,一次 2~4 粒,一日 3 次。

2. 热毒炽盛证

〔**证候**〕**主症**:持续高热,右胁疼痛剧烈、拒按;**次症**:身目发黄,黄色鲜明,大便秘结,小便短赤,烦躁不安;**舌脉**:舌质红绛,舌苔黄燥,脉弦数。

〔**治法**〕清热解毒,通腑泻火。

〔**方药**〕茵陈蒿汤(《伤寒论》)合黄连解毒汤(《肘后备急方》)。

〔**中成药**〕茵栀黄注射液^{（医保目录）}（由茵陈提取物、栀子提取物、黄芩苷、金银花提取物组成）。功能主治:清热,解毒,利湿,退黄。用于肝胆湿热,面目悉黄,胸胁胀痛,恶心呕吐,小便黄赤。急性、迁延性、慢性肝炎,属上述证候者。用法用量:静脉滴注,一次 10~20ml,用 10% 葡萄糖注射液 250~500ml 稀释后滴注;症状缓解后可改用肌内注射,一日 2~4ml。

慢性胆囊炎证治

1. 肝胆气滞证

〔**证候**〕**主症**:右胁胀痛,心烦易怒;**次症**:厌油腻,时有恶心,饭后呕吐,脘腹满闷,嗳气;**舌脉**:舌质淡红,舌苔薄白或腻,脉弦。

〔**治法**〕疏肝利胆,理气解郁。

〔**方药**〕柴胡疏肝散(《景岳全书》)。

〔**中成药**〕胆宁片^{（医保目录）}（由大黄、虎杖、青皮、白茅根、陈皮、郁金、山楂组成）。功能主治:疏肝利胆,清热通下。用于肝郁气滞、湿热未清所致的右上腹隐隐作痛,食入作胀,胃纳不香,嗳气,便秘;慢性胆囊炎见上述证候者。用法用量:口服,一次 5 片,一日 3 次,饭后服用。

2. 肝胆湿热证

〔**证候**〕**主症**:胁肋胀痛,晨起口苦,口干欲饮;**次症**:身目发黄,身重困倦,脘腹胀满,咽喉干涩,小便短黄,大便不爽或秘结;**舌脉**:舌质红,苔黄或厚腻,脉弦滑数。

〔**治法**〕清热利湿,利胆通腑。

〔**方药**〕龙胆泻肝汤(《医方集解》)或大柴胡汤(《伤寒论》)。

〔**中成药**〕(1)胆胃康胶囊^(医保目录)(详见第三章第一节胃食管反流)。

(2)鸡骨草胶囊^(药监局)(由三七、人工牛黄、猪胆汁、牛至、毛鸡骨草、白芍、大枣、栀子、茵陈、枸杞子组成)。功能主治:疏肝利胆,清热解毒。用于急、慢性肝炎和胆囊炎属肝胆湿热证者。用法用量:口服,一次4粒,一日3次。

(3)利胆片^(医保目录)(由大黄、金银花、金钱草、木香、知母、大青叶、柴胡、白芍、黄芩、芒硝、茵陈组成)。功能主治:清热止痛,清热利湿。用于肝胆湿热所致的胁痛,症见胁肋及胃腹部疼痛、按之痛剧,大便不通,小便短赤,身热头痛,呕吐不食;胆道疾患见上述证候者。用法用量:口服,一次6~10片,一日3次。

3. 胆热脾寒证

〔**证候**〕**主症**:胁肋胀痛,恶寒喜暖;**次症**:口干不欲饮,晨起口苦,恶心欲呕,腹部胀满,大便溏泄,肢体疼痛,遇寒加重;**舌脉**:舌质淡红,苔薄白腻,脉弦滑。

〔**治法**〕疏利肝胆,温脾通阳。

〔**方药**〕柴胡桂枝干姜汤(《伤寒论》)。

〔**中成药**〕指南暂无推荐。

4. 气滞血瘀证

〔**证候**〕**主症**:右胁胀痛或刺痛,胸部满闷,喜善太息;**次症**:晨起口苦,咽喉干涩,右胁疼痛夜间加重,大便不爽或秘结;**舌脉**:舌质紫黯,苔厚腻,脉弦或弦涩。

〔**治法**〕理气活血,利胆止痛。

〔**方药**〕血府逐瘀汤(《医林改错》)。

〔**中成药**〕胆石利通片^(医保目录)[由硝石(制)、白矾、郁金、三棱、猪胆膏、金钱草、陈皮、乳香(制)、没药(制)、大黄、甘草组成]。功能主治:理气解郁、化瘀散结、利胆排石,用于胆石病气滞证。症见右上腹胀满疼痛,痛引肩背,胃脘痞满,厌食油腻。用法用量:口服,一次6片,一日3次,或遵医嘱。

5. 肝郁脾虚证

〔**证候**〕**主症**:右胁胀痛,腹痛欲泻;**次症**:体倦乏力,腹部胀满,大便溏薄,喜善太息,情志不舒加重,纳食减少;**舌脉**:舌质淡胖,苔白,脉弦或弦细。

〔**治法**〕疏肝健脾,柔肝利胆。

〔**方药**〕逍遥散(《太平惠民和剂局方》)。

〔**中成药**〕指南暂无推荐,可使用逍遥丸。

6. 肝阴不足证

〔**证候**〕**主症**:右胁部隐痛,两目干涩;**次症**:头晕目眩,心烦易怒,肢体困倦,纳食减少,失眠多梦;**舌脉**:舌质红,苔少,脉弦细。

〔**治法**〕养阴柔肝,清热利胆。

〔**方药**〕一贯煎(《续名医类案》)。

〔**中成药**〕知柏地黄丸^(医保目录)[由知母、黄柏、熟地黄、山药、山茱萸(制)、牡丹皮、茯苓、泽泻组成]。功能主治:滋阴清热。用于潮热盗汗,口干咽痛,耳鸣遗精,小便短赤。用法用量:口服,水蜜丸一次 6g(30 粒),一日 2 次。

7. 脾胃气虚证

〔**证候**〕**主症**:右胁隐痛,体倦乏力;**次症**:胃脘胀闷,纳食减少,肢体困倦;**舌脉**:舌质淡白,苔薄白,脉缓无力。

〔**治法**〕理气和中,健脾和胃。

〔**方药**〕香砂六君子汤(《古今名医方论》)。

〔**中成药**〕指南暂无推荐,可使用四君子类中成药。

结石性胆囊炎中成药推荐

(1) 胆舒胶囊^(医保目录)(主要成分为薄荷素油)。功能主治:疏肝理气,利胆。主要用于慢性结石性胆囊炎、慢性胆囊炎及胆石症肝胆郁结,湿热胃滞证。用法用量:口服,一次 1~2 粒,一日 3 次,或遵医嘱。

(2) 舒胆片^(医保目录)(由木香、厚朴、枳壳、郁金、栀子、茵陈、大黄、虎杖、芒硝组成)。功能主治:清热化湿,利胆排石,行气止痛。用于肝胆湿热,黄疸胁痛,发热口苦,尿赤便燥;胆囊炎、胆道感染、胆石症见上述证候者。用法用量:口服,一次 5~6 片,一日 3 次,小儿酌减,或遵医嘱。

(3) 胆康胶囊^(医保目录)(由茵陈、蒲公英、柴胡、郁金、人工牛黄、栀子、大黄、薄荷素油组成)。功能主治:疏肝利胆,清热解毒,消炎止痛。用于急、慢性胆囊炎,胆道结石等胆道疾患。用法用量:口服,一次 4 粒,一日 3 次,30 日为一疗程。

四、单验方

1. 大黄粉,口服,每次 0.6g,每日 3 次,30 日为一疗程。(《中医内科常见病诊疗指南》)

2. 刘渡舟验方——变通大柴胡汤　柴胡 18g,大黄 9g,白芍 9g,枳实 9g,黄芩 9g,半夏 9g,郁金 9g,生姜 12g。每日 1~2 剂,水煎分服。主治急性胆囊炎证属肝胆湿热者。

3. 顾伯华验方——变通一贯煎　生地黄 12g,首乌 9g,枸杞子 9g,茵陈 12g,虎杖 12g,生大黄(后下)6~9g 生山楂 12g,鸡内金(研粉分吞)3g,麦芽 12g,玫瑰花 3g,佛手 6g,绿萼梅 6g。水煎服,每日 1 剂,分 2 次服。主治慢性胆囊炎、胆石症证属肝阴不足者。

4. 魏长春验方——金钱开郁汤　金钱草 30g,柴胡 9g,枳实 9g,白芍 9g,炙甘草 3g,郁金 9g,乌贼骨 9g,浙贝母 9g。水煎服,每日 1 剂,分 2 次服。主治慢性胆囊炎、胆石症。

5. 费振平验方——六胆汤　金钱草 30g,鸡内金 9g,广木香 9g,香附 9g,佛手 3g,逍遥丸(包)9g。每日 1 剂,水煎分服。可理气解郁,利胆止痛。主治慢性胆囊炎、胆石症。症见右上腹胀痛或牵至右肩部疼痛,食后腹胀,每因情志或劳作而增减,饮食减少,嗳气频作,脉弦,苔薄。

6. 陈之才验方——蒲栀煎　蒲公英 10~15g,焦栀子 5~9g,茵陈 15g,制香附 12g,广郁金 12g,枳壳 6g,青皮 4.5g,陈皮 4.5g,忍冬藤 10g,鸡内金 10g。每日 1 剂,水煎分服,并配合芒硝外敷,250g 芒硝捣细末装入布袋,睡前敷于右上腹胆囊区,次晨取下,芒硝烊化为有效,每晚一次,连续使用至不烊化则停用。功效清热利胆,疏肝理气。主治胆囊炎、胆石症。

第十二节　急性胰腺炎

　　急性胰腺炎(acute pancreatitis,AP)是指多种病因引起的胰酶激活,继以胰腺局部炎性反应为主要特征,伴或不伴其他器官功能改变的疾病。临床以腹痛、恶心及呕吐,伴有血淀粉酶、脂肪酶升高,或伴有胰腺炎症、水肿或坏死的影像学表现为特点,大多数患者病程呈自限性,20%~30% 患者临床经过凶险,总体病死率 5%~10%。本病具有起病急、病情重、并发症多、病死率高等特点,近年来发病率有增加的趋势,是临床常见的消化系统疾病之一。

　　本病多属于中医学"腹痛""胃心痛""脾心痛""胰瘅"等范畴。

一、诊断要点

(一) 临床表现

1. 症状

(1) 腹痛:95% 急性胰腺炎患者有腹痛,多突然发作,呈持续刀割样,以上腹部多见。约一半患者腹痛可向左背部放射。腹痛通常持续 48 小时,偶可超过 1 周。

（2）恶心、呕吐:呕吐物多为胃内容物,重者可混有胆汁,甚至血液。呕吐后患者症状无减轻。

（3）发热:多为中度发热,偶有高热,一般持续 3~5 日。如发热不退或逐日升高,尤其持续 2~3 周以上者,要警惕胰腺脓肿的可能。

（4）黄疸:一般情况下,急性胰腺炎患者可无黄疸。若因胆道因素发病,或因胰头肿大、假性囊肿、脓肿压迫胆总管或合并肝脏损害等可出现黄疸。

（5）腹胀、休克:多发生于重症急性胰腺炎。

2. 体征

（1）腹部体征:轻症者仅为轻压痛,重症者可出现腹膜刺激征、胰源性腹水征、格雷·特纳征（Grey Turner sign）、卡伦征（Cullen sign）。部分患者因脾静脉栓塞出现门静脉高压体征。腹部因液体积聚或假性囊肿形成可触及肿块。

（2）全身体征:与病变的严重程度有关。黄疸可在胆结石性胰腺炎见到,提示可能由远端胆总管胆石性梗阻水肿的胰头压迫胆总管所致。重症胰腺炎患者多有循环系统、呼吸系统、泌尿系统、血液系统等异常改变。

（二）辅助检查

1. 实验室检查

（1）血常规:白细胞总数和中性粒细胞分类可以增高。

（2）酶学检查

1）血清淀粉酶:急性胰腺炎起病 6 小时后,血清淀粉酶 >500U/L 可确诊。

2）尿淀粉酶:急性胰腺炎起病 8~12 小时后开始升高,常可 >1 000U/L。若仅尿淀粉酶升高,尚不能诊断胰腺炎,但应继续动态监测血尿淀粉酶变化。

3）另外,血脂肪酶、血胰蛋白酶原、尿胰蛋白酶原、胰蛋白酶抑制物对诊断急性胰腺炎均有一定意义。

（3）血钙:急性胰腺炎时,血钙的明显下降提示胰腺广泛坏死。当血钙 <1.75mmol/L 时,提示患者预后不良。

（4）血糖:可呈暂时性升高。空腹血糖水平持续升高,提示广泛胰腺坏死,预后不良。

（5）C 反应蛋白（CRP）:当 CRP>200mg/L 时,提示急性重症胰腺炎;当CRP>279mg/L 时,提示胰腺坏死的风险显著增加。

2. 影像学检查

（1）X 线检查:腹平片可见肠麻痹。胸片可表现为双肺底和胸膜腔改变。

（2）B超检查：轻症者胰腺呈均匀性增大，回声减低，胰腺界线不清；重症者胰腺呈普遍增大，回声不均匀，或有散在回声，胰腺表面不光滑，有渗液。B超可清晰显示结石、假性囊肿和脓肿。

（3）CT检查：CT将胰腺炎症的严重程度分为A~E级。

A级：影像学为正常胰腺。

B级：胰腺实质改变，包括胰腺局部或弥漫性肿大，胰腺内小范围的积液（侧支胰管或直径<3cm的胰腺坏死所致）。

C级：胰腺实质及周围炎症改变，除B级所述胰腺实质的变化外，胰腺周围软组织也有炎症改变。

D级：胰腺外的炎症改变，以胰腺周围改变为突出表现而不是单纯的液体积聚。

E级：广泛的胰腺外积液和脓肿，包括胰腺内显著的积液坏死，胰腺周围的积液和脂肪坏死，胰腺脓肿。

（三）诊断标准

急性胰腺炎的诊断须符合下列3项指标中的2项：①上腹部持续疼痛（疼痛发病急、较重，并常常向后背部放射）；②血清淀粉酶或脂肪酶至少高于正常值上限的3倍（其中血清脂肪酶于起病后24~72h开始升高，持续7~10d；血清淀粉酶于起病后2~12h开始升高，48h开始下降，持续3~5d；尿淀粉酶于起病后8~12h开始升高，下降过程可持续3~10d）；③CT显示有特征性急性胰腺炎表现。

二、西医治疗要点

治疗原则：解决引起AP的原发病因；争取早发现、早治疗，减少并发症，防止复发，提高生活质量；降低手术率，降低病死率。

（一）内科治疗

1. 禁食、胃肠减压。

2. 加强营养支持治疗，纠正水电解质平衡的紊乱。

3. 液体复苏、维持水电解质平衡和加强监护是早期治疗的重点。

4. 镇痛 常用山莨菪碱、哌替啶肌注，一般不用吗啡。

5. 抗生素治疗 目的是预防和控制感染，防止病情恶化。无感染的急性胰腺炎不推荐静脉使用抗生素预防感染，伴有感染的中重症及重症急性胰腺炎应常规使用抗生素。

6. 抑制胰腺分泌的药物 包括抗胆碱能药物、H_2受体拮抗剂及生长抑素类似物等。

7. 胰酶抑制剂 多在发病早期应用。主要有加贝酯类、抑肽酶、乌司他丁。

8. 血浆置换 如有严重高脂血症,可用血浆置换法降低血中甘油三酯含量。

(二)外科治疗

主要针对胰腺局部并发症继发感染或产生压迫症状,如消化道梗阻、胆道梗阻等,以及胰瘘、消化道瘘、假性动脉瘤破裂出血等。胰腺及胰周无菌性坏死积液无症状者无须手术治疗。

对疑有胆源性胰腺炎的患者早期(发病后 24~72 小时内)进行 ERCP,可清除胆管结石,恢复胆流,并减少胆汁胰管反流,使患者病情迅速改善并减少复发。

三、中成药应用

(一)基本病机

中医认为急性胰腺炎的基本病机为腑气不通,瘀毒内蕴则是本病复杂多变、危重难治的关键病机。本病病位在脾,与肝、胆、胃密切相关,并涉及心、肺、肾、脑、肠。本病初起多因气滞食积或肝胆脾胃郁热引起气机不畅,脾胃运化失司,痰湿内蕴,郁久化热,久则血瘀、浊毒渐生,有形邪实阻滞中焦,从而导致腑气不通,不通则痛。病久生湿蕴热,进而演变为瘀、毒之邪内阻或互结,瘀毒兼夹热邪则或热伤血络,或上迫于肺,或内陷心包,从而导致病情复杂化。

(二)辨证分型使用中成药

急性胰腺炎急性期常用中成药一览表

证型	常用中成药
肝郁气滞证	柴胡舒肝丸
肝胆湿热证	龙胆泻肝丸、消炎利胆片、大黄利胆胶囊
腑实热结证	六味安消胶囊
瘀毒互结证	暂无推荐
内闭外脱证	安宫牛黄丸、参附注射液

急性胰腺炎恢复期常用中成药一览表

证型	常用中成药
肝郁脾虚证	金佛止痛丸、逍遥丸
气阴两虚证	参麦注射液

急性胰腺炎急性期证治

1. 肝郁气滞证

〔**证候**〕**主症**:脘腹胀痛,腹胀得矢气则舒;**次症**:善太息,恶心或呕吐,嗳气,大便不畅;**舌脉**:舌淡红,苔薄白或薄黄,脉弦紧或弦数。

〔**治法**〕疏肝解郁,理气通腑。

〔**方药**〕柴胡疏肝散(《景岳全书》)。

〔**中成药**〕柴胡舒肝丸[医保目录](由白芍、槟榔、薄荷、柴胡、陈皮、大黄、当归、豆蔻、莪术、防风、茯苓、甘草、厚朴、黄芩、姜半夏、桔梗、六神曲、木香、青皮、三棱、山楂、乌药、香附、枳壳、紫苏梗组成)。功能主治:疏肝理气,消胀止痛。用于肝气不舒,胸胁痞闷,食滞不清,呕吐酸水。用法用量:口服,小蜜丸一次 10g,大蜜丸一次 1 丸,一日 2 次。

2. 肝胆湿热证

〔**证候**〕**主症**:脘腹胀痛,大便黏滞不通;**次症**:胸闷不舒,发热,烦渴引饮,小便短黄,身目发黄;**舌脉**:舌质红,苔黄腻或薄黄,脉弦数。

〔**治法**〕清热化湿,利胆通腑。

〔**方药**〕茵陈蒿汤(《伤寒论》)合龙胆泻肝汤(《医方集解》)。

〔**中成药**〕(1) 龙胆泻肝丸[医保目录](详见第二章第九节 PCI 围术期)。

(2) 消炎利胆片[医保目录](详见第三章第十一节胆囊炎)。

(3) 大黄利胆胶囊[医保目录](由藏大黄、手掌参、余甘子组成)。功能主治:清热利湿,解毒退黄,用于肝胆湿热所致的胁痛口苦、食欲不振、胆囊炎、脂肪肝、酒精肝、肝肿胀、右胁疼痛、肝区隐痛、酒后肝区不适胆固醇升高等。用法用量:口服,一次 2 粒,一日 2~3 次,保健时每日 1 次或每日 1 粒。

3. 腑实热结证

〔**证候**〕**主症**:腹满硬痛拒按,大便干结不通;**次症**:日晡潮热,胸脘痞塞,呕吐,口臭,小便短赤;**舌脉**:舌质红,苔黄厚腻或燥,脉洪大或滑数。

〔**治法**〕清热通腑,内泄热结。

〔**方药**〕大柴胡汤(《伤寒论》)合大承气汤(《伤寒论》)。

〔**中成药**〕六味安消胶囊[医保目录]〔由藏木香、大黄、山奈、北寒水石(煅)、诃子、碱花组成〕。功能主治:健脾和胃,消积导滞,活血止痛。用于胃痛胀满,消化不良,便秘,痛经。用法用量:口服,一次3~6粒,一日2~3次。

4. 瘀毒互结证

〔证候〕主症:腹部刺痛拒按,痛处不移,大便燥结不通;次症:躁扰不宁,皮肤青紫有瘀斑,发热,小便短涩;舌脉:舌质红或有瘀斑,脉弦数或涩。

〔治法〕清热泻火,祛瘀通腑。

〔方药〕泻心汤(《伤寒论》)或大黄牡丹汤(《金匮要略》)合膈下逐瘀汤(《医林改错》)。

〔中成药〕暂无推荐。

5. 内闭外脱证

〔证候〕主症:意识模糊不清,大便不通;次症:肢冷抽搐,呼吸喘促,大汗出,小便量少甚或无尿;舌脉:舌质干绛,苔灰黑而燥,脉微欲绝。

〔治法〕通腑逐瘀,回阳救逆。

〔方药〕小承气汤(《伤寒论》)合四逆汤(《伤寒论》)。

〔中成药〕(1) 安宫牛黄丸(医保目录)(详见第一章第一节附 流行性感冒)。

(2) 参附注射液(医保目录)(详见第一章第一节附 流行性感冒)。

急性胰腺炎恢复期证治

1. 肝郁脾虚证

〔证候〕主症:胁腹胀满,便溏;次症:纳呆,恶心,善太息;舌脉:舌苔薄白或白腻,脉弦缓。

〔治法〕疏肝健脾,和胃化湿。

〔方药〕柴芍六君子汤(《医宗金鉴》)。

〔中成药〕(1) 金佛止痛丸(药典)(由白芍、醋延胡索、三七、郁金、佛手、姜黄、甘草组成)。功能主治:行气止痛,疏肝和胃,祛瘀生新。用于气血瘀滞所致的胃脘疼痛,痛经及消化性溃疡、慢性胃炎引起的疼痛。用法用量:口服,一次5~10g,一日2~3次,或痛时服;寒证腹痛须用姜汤送服。

(2) 逍遥丸(医保目录)(详见第三章第八节非酒精性脂肪性肝病)。

2. 气阴两虚证

〔证候〕主症:少气懒言,胃脘嘈杂;次症:神疲,口燥咽干,饥不欲食,大便干结;舌脉:舌淡红少苔或无苔,脉细弱。

〔治法〕益气生津,养阴和胃。

〔方药〕生脉散(《医学启源》)或益胃汤(《温病条辨》)。

〔中成药〕参麦注射液(医保目录)(由红参、麦冬组成)。功能主治:益气固脱,养阴生津,生脉。用于治疗气阴两虚型之休克、冠心病、病毒性心肌炎、慢性肺心病、粒细胞减少症。能提高肿瘤患者的免疫功能,与化疗药物合用时,有一定的增效作用,并能减少化疗药物所引起的毒副反应。用法用量:肌内注射,一次2~4ml,一日1次。静脉滴注,一次20~100ml(用5%葡萄糖注射液250~500ml稀释后应用)或遵医嘱,也可直接滴注。

四、单验方

1. 清胰Ⅰ号 柴胡15g,胡黄连9g,黄芩9g,木香9g,延胡索9g,白芍15g,大黄^{后下}15g,芒硝^{冲服}9g。水煎服,1日1剂,分2次服。适用于肝郁气滞、脾胃湿热、便结腑实证。(《中医内科常见病诊疗指南》)

2. 清胰Ⅱ号 柴胡15g,胡黄连9g,黄芩9g,木香9g,芒硝^{冲服}9g,槟榔30g,使君子12g,苦楝根皮9g,细辛3g。水煎服,1日1剂,分2次服。适用于蛔虫上扰型急性胰腺炎。(《中医内科常见病诊疗指南》)

3. 清胰Ⅲ号 栀子15g,牡丹皮15g,赤芍24g,木香15g,厚朴15g,延胡索15g,大黄(后下)24g,芒硝(冲服)9g。水煎服,1日1剂,分2次服。适用于急性胰腺炎火毒重者。(《中医内科常见病诊疗指南》)

4. 大黄30~60g,加开水120~150ml浸泡15~30分钟,分3次口服。(《中医内科常见病诊疗指南》)

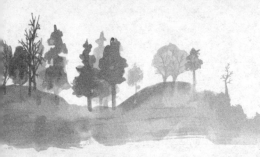

第四章 泌尿系统疾病

第一节 急性肾小球肾炎

急性肾小球肾炎简称急性肾炎（AGN），是以急性肾炎综合征为主要临床表现的一组疾病。其特点为急性起病，患者出现血尿、蛋白尿、水肿和高血压，并可伴有一过性肾功能不全。本病多见于链球菌感染后，而其他细菌、病毒及寄生虫感染亦可引起。本节主要介绍链球菌感染后急性肾小球肾炎。

本病属于中医学"水肿"范畴，部分以血尿为主者则属于"尿血"范畴。

一、诊断要点

一般于链球菌感染后 1~3 周发生血尿、蛋白尿、水肿和高血压，甚至少尿及肾功能不全等急性肾炎综合征表现，伴血清 C3 下降，病情在发病 8 周内逐渐减轻到完全恢复正常者，即可临床诊断为急性肾炎。若肾小球滤过率进行性下降或病情于 2 个月尚未见好转者应及时做肾活检，以明确诊断。

（一）临床表现

1. 症状

（1）血尿：肉眼血尿占 1/3，镜下血尿见于所有患者。

（2）蛋白尿：轻、中度蛋白尿，约 1/4 患者 24 小时尿蛋白定量 >3.5g。

（3）水肿：多为晨起眼睑水肿，严重时波及全身，可见凹陷性。

（4）少尿：见于 50% 患者，无尿罕见。

（5）高血压：见于 60%~80% 患者，血压轻、中度升高，重度高血压少见。

（6）高血容量：严重者可有气急、呼吸困难、心脏扩大及奔马律。

（7）全身症状：包括疲乏、厌食、恶心、呕吐等。

2. 体征

（1）水肿：为最常见的体征，先见于眼睑，渐及全身，按之凹陷不平。

（2）眼底改变：为高血压引起，可见视网膜小动脉痉挛，偶有火焰状出血及视神经头水肿。

（二）辅助检查

1. 实验室检查

（1）尿液检查：血尿几乎见于所有患者，尿红细胞呈多形性，常伴有肾小管上皮细胞、白细胞、透明或颗粒管型，轻、中度蛋白尿，约有 1/4 患者 24 小时尿蛋白定量 >3.5g，尿中纤维蛋白降解产物增加。

（2）血沉：急性期病变血沉常增快。

（3）肾功能测定：多数患者急性期有轻度肾小球滤过率下降，血尿素氮和肌酐浓度在正常上限，肾血流量正常。极少数肾小球滤过率严重下降，出现尿毒症、高血钾表现。

（4）血清补体及免疫球蛋白测定：一过性血清补体降低是本病重要的诊断依据之一。疾病早期血清总补体活性（CH_{50}）、C3、C4 及备解素下降，其后逐渐恢复，6~8 周恢复正常。

（5）细菌培养及血清学试验：咽拭子或皮肤培养常见 A 组 β 溶血性链球菌；血清抗链球菌溶血素 "O" 抗体常在链球菌感染后 2~3 周出现，3~5 周滴度达高峰后逐渐下降；在感染后 4 周可检测到抗链球菌胞壁 M 蛋白抗体。

2. B 超检查　多数表现为双肾增大或正常大小。

3. 肾活检病理学检查　当临床诊断困难时，急性肾炎综合征患者需考虑进行肾活检以明确诊断、指导治疗。肾活检的指征为：①少尿 1 周以上或进行性尿量减少伴肾功能恶化者；②病程超过 2 个月而无好转趋势者；③急性肾炎综合征伴肾病综合征者。

（三）鉴别诊断

临床常与以急性肾炎综合征起病的肾小球疾病、急进性肾小球肾炎、系统性红斑狼疮肾炎及过敏性紫癜肾炎等相鉴别。

二、西医治疗要点

本病治疗以休息及对症治疗为主。急性肾衰竭患者可予透析治疗，待其自然恢复。本病为自限性疾病，不宜使用糖皮质激素及细胞毒药物治疗。

（一）一般治疗

急性期应卧床休息，待肉眼血尿消失、水肿消退及血压恢复正常后逐步增加活动量。急性期应予低盐（每日 3g 以下）饮食。肾功能正常者不需限制蛋白质入量，但肾功能不全时可考虑限制蛋白质摄入，并以优质动物蛋白为主。明显少尿者应注意控制液体入量。

(二) 治疗感染灶

由于本病主要为链球菌感染后造成的免疫反应所致,急性肾炎发作时感染灶多数已经得到控制。因此,以往主张病初注射青霉素 10~14 日(过敏者可用大环内酯类抗生素),但其必要性现有争议。对于反复发作的慢性扁桃体炎,待病情稳定后[尿蛋白少于(+),尿沉渣红细胞少于 10 个/HP]可考虑做扁桃体摘除,术前、术后 2 周需注射青霉素。

(三) 对症治疗

包括利尿消肿、降血压、预防心脑并发症的发生。休息、低盐和利尿后高血压控制仍不满意时,可加用降压药物。

(四) 透析治疗

少数发生急性肾衰竭而有透析指征时,应及时给予透析治疗以帮助患者度过急性期。由于本病具有自愈倾向,肾功能多可逐渐恢复,一般不需要长期维持透析。

三、中成药应用

(一) 基本病机

中医认为急性肾小球肾炎的病因病机可归结为风邪、疮毒、水湿之邪外袭,饮食不节,禀赋不足,久病劳倦,以致肺失通调、脾失转输、肾失开阖,水液代谢失常,潴留体内,泛溢肌肤。病位在肺、脾、肾,病性有阴阳之别,当区分虚实、寒热。

(二) 辨证分型使用中成药

急性肾小球肾炎常用中成药一览表

证型	常用中成药
风水泛溢证	银黄口服液
湿毒浸淫证	清开灵注射液
水湿浸渍证	香砂六君丸、参苓白术丸
湿热内壅证	肾炎四味片、肾炎康复片
下焦湿热证	三金片、八正合剂
阴虚湿热证	二至丸、六味地黄胶囊

1. 风水泛溢证

〔证候〕**主症**:起病急,颜面及四肢或全身浮肿,尿少;**次症**:咳嗽,恶风寒或发热;**舌脉**:苔薄白或薄黄,脉浮紧或浮数。

〔**治法**〕疏风清热,宣肺利水。

〔**方药**〕偏于风寒者,用越婢加术汤(《金匮要略》);偏于风热者,用麻黄连翘赤小豆汤(《伤寒论》)。

〔**中成药**〕银黄口服液(医保目录)(由金银花、黄芩组成)。功能主治:清热疏风,利咽解毒。用于外感风热、肺胃热盛所致的咽干、咽痛、喉核肿大、口渴、发热;急性或慢性扁桃体炎、急性或慢性咽炎、上呼吸道感染见上述证候者。用法用量:口服,一次 5~10ml,一日 3 次。

2. 湿毒浸淫证

〔**证候**〕**主症**:面浮肢肿,尿少色赤;**次症**:身发疮痍,皮肤溃烂;**舌脉**:舌红苔黄,脉数或滑数。

〔**治法**〕宣肺解毒,利湿消肿。

〔**方药**〕麻黄连翘赤小豆汤(《伤寒论》)合五味消毒饮(《医宗金鉴》)。

〔**中成药**〕清开灵注射液^(医保目录)(详见第一章第五节慢性呼吸衰竭)。

3. 水湿浸渍证

〔**证候**〕**主症**:遍体浮肿;**次症**:身重困倦,胸闷纳呆,泛恶;**舌脉**:舌质淡,体胖大,苔白腻,脉沉缓。

〔**治法**〕健脾化湿,通阳利水。

〔**方药**〕五皮饮(《中藏经》)合胃苓汤(《丹溪心法》)。

〔**中成药**〕(1) 香砂六君丸^(医保目录)(详见第三章第三节消化性溃疡)。

(2) 参苓白术丸^(医保目录)(详见第三章第七节溃疡性结肠炎)。

4. 湿热内壅证

〔**证候**〕**主症**:遍体浮肿;**次症**:尿黄赤,口苦,口黏,腹胀,便秘;**舌脉**:舌红苔黄腻,脉滑数。

〔**治法**〕分利湿热,导水下行。

〔**方药**〕疏凿饮子(《济生方》)。

〔**中成药**〕(1) 肾炎四味片^(医保目录)(由细梗胡枝子、黄芩、石韦、黄芪组成)。功能主治:清热利尿,补气健脾。用于湿热内蕴兼气虚所致的水肿,症见浮肿、腰痛、乏力、小便不利;慢性肾炎见上述证候者。用法用量:口服,一次 8 片(每片重 0.36g 或糖衣片重 0.35g),或一次 4 片(每片重 0.70g),一日 3 次。

(2) 肾炎康复片^(医保目录)(由西洋参、人参、地黄、盐杜仲、山药、白花蛇舌草、黑豆、土茯苓、益母草、丹参、泽泻、白茅根、桔梗组成)。功能主治:益气养阴,健脾补肾,清解余毒。用于气阴两虚,脾肾不足,水湿内停所致的水肿,症见神疲乏力,腰膝酸软,面目、四肢浮肿,头晕耳鸣;慢性肾炎、蛋白尿、血尿见上述证候者。用法用量:口服。一次8片(每片0.3g),或一次5片(每片重0.48g),一日3次;小儿酌减或遵医嘱。

5. 下焦湿热证

〔**证候**〕**主症:**遍身浮肿;**次症:**尿呈洗肉水样,小便频数,心烦,口干;**舌脉:**舌红少苔,脉细数。

〔**治法**〕清热利湿,凉血止血。

〔**方药**〕小蓟饮子(《济生方》)。

〔**中成药**〕(1)三金片^(医保目录)(由金樱根、菝葜、羊开口、金沙藤、积雪草组成)。功能主治:清热解毒,利湿通淋,益肾。用于下焦湿热所致的热淋、小便短赤、淋沥涩痛、尿急频数;急性或慢性肾盂肾炎、膀胱炎、尿路感染见上述证候者;慢性非细菌性前列腺炎肾虚湿热下注证。用法用量:口服。①慢性非细菌性前列腺炎:大片一次3片,一日3次。疗程为4周。②其他适应证:小片一次5片,大片一次3片,一日3~4次。

(2)八正合剂^(药典)(由瞿麦、车前子、萹蓄、大黄、滑石、川木通、栀子、甘草、灯心草组成)。功能主治:清热,利尿,通淋。用于湿热下注,小便短赤,淋沥涩痛,口燥咽干。用法用量:口服。一次15~20ml,一日3次,用时摇匀。

6. 阴虚湿热证

〔**证候**〕**主症:**遍体浮肿;**次症:**腰酸乏力,面热颧红,口干咽燥;**舌脉:**舌红,苔薄黄或少苔,脉细数。

〔**治法**〕滋阴益肾,清热利湿。

〔**方药**〕知柏地黄丸(《医宗金鉴》)或大补阴丸(《丹溪心法》)。

〔**中成药**〕(1)二至丸^(医保目录)(由酒女贞子、墨旱莲组成)。功能主治:补益肝肾,滋阴止血。用于肝肾阴虚,眩晕耳鸣,咽干鼻燥,腰膝酸痛,月经量多。用法用量:口服。一次9g,一日2次。

(2)六味地黄胶囊^(医保目录)(由熟地黄、酒萸肉、牡丹皮、山药、茯苓、泽泻组成)。功能主治:滋阴补肾。用于肾阴亏损,头晕耳鸣,腰膝酸软,骨蒸潮热,盗汗遗精,消渴。用法用量:口服。一次1粒(每粒装0.3g),或一次2粒(每粒装0.5g),一日2次。

四、单验方

1. 鱼腥草汤　鱼腥草15g,倒扣草30g,半枝莲15g,益母草15g,车前草15g,白茅根30g,灯心草10g。具有清热利水,活血解毒作用。用于治疗急性

肾炎浮肿、高血压、蛋白尿、血尿诸症。(《中医内科常见病诊疗指南》)

2. 鲜茅根 250g,水煎服,一日 1 剂,适用于急性肾炎血尿显著者。(《中医内科常见病诊疗指南》)

3. 玉米须 60g,水煎服,适用于急性肾炎浮肿者。(《中医内科常见病诊疗指南》)

第二节 慢性肾小球肾炎

慢性肾小球肾炎(CGN)是由多种原因引起的、由多种病理类型组成的、原发于肾小球的一组疾病。病程长,呈缓慢进展;尿常规检查有不同程度的蛋白尿和血尿;大多数患者出现程度不等的高血压和肾功能损害;后期出现贫血、视网膜病变、固缩肾和尿毒症。本病可有多种病理类型,如系膜增殖性肾炎、局灶节段硬化性肾炎、膜增殖性肾炎、膜性肾炎、增生硬化性肾小球肾炎等。病程中可因呼吸道感染等原因诱发急性发作,出现类似急性肾炎的表现,部分病例可有自动缓解期。国内有资料表明,在引起终末期肾衰的各种病因中,慢性肾炎占 64.1%,居于首位。

本病属于中医学的"风水""肾风""水肿"范畴,亦可归属"虚劳""腰痛"等范畴。

一、诊断要点

慢性肾炎的诊断并不完全依赖病史的长短,多数慢性肾炎其病理类型决定其起病即为慢性病程。一般而言,凡有尿检异常(血尿、蛋白尿、管型尿)、水肿及高血压病史,病程迁延,无论有无肾功能损害均应考虑此病,肾活检病理检查可确诊并有利于指导治疗。

(一) 临床表现

1. 症状

(1)水肿:在慢性肾炎的整个疾病过程中,多数患者有不同程度的水肿,轻者仅见于面部、眼睑等组织疏松部位,晨起比较明显,进而发展至足踝、下肢;重者全身水肿,并可有腹(胸)水。

(2)高血压:部分患者以高血压为首发症状,高血压的程度差异较大,轻者仅 140~160/95~100mmHg,重者可达到或超过 200/110mmHg。持续高血压容易导致心功能受损,加速肾功能恶化,其程度与预后关系密切。高血压在临床上常表现为头胀,头痛,眩晕,眼花,耳鸣,失眠多梦,记忆力减退等症状。

(3)尿异常改变:是慢性肾炎的基本标志。水肿期间尿量减少,无水肿者,尿量接近正常;常有夜尿及低比重尿,尿比重(禁水 1~2 小时)不超过 1.020;至尿毒症期即可出现少尿(<400ml/d)或无尿(<100ml/d);有不同程度的尿蛋白,一般在 1~3g/d,也可呈大量蛋白尿(>3.5g/d);蛋白尿多呈非选择性;尿沉渣可见颗粒管型和透明管型;不同程度的血尿,在急性发作期可出现镜下血尿甚至肉眼血尿。

(4)贫血:患者呈现中度以上贫血,表明肾单位损坏及肾功能损害已很严重,发展到终末期出现严重贫血如果患者无明显营养不良,其贫血多属正细胞、正色素型。患者可有头晕,乏力,心悸,面色苍白,唇甲色淡等症状体征。

(5)肾功能不全:主要表现为肾小球滤过率(GFR)下降,肌酐清除率(Ccr)降低。轻中度肾功能受损患者可无任何临床症状,当 Ccr 低于 10ml/min,临床上可见少尿或者无尿,恶心呕吐,纳呆,乏力,嗜睡,皮肤瘙痒等症。

2. 体征 患者具有贫血貌,唇甲苍白,眼睑及颜面甚至双下肢浮肿,严重者可有胸水、腹水。

(二)辅助检查

1. 实验室检查

(1)尿液检查:尿常规检查有尿蛋白、镜下血尿和 / 或管型尿;尿比重降低,圆盘电泳为中分子型蛋白尿为主,红细胞形态为变(畸)形红细胞。

(2)血常规检查:轻度贫血常见,肾衰竭时出现较严重贫血。

(3)肾功能测定:肾功能不同程度受损,血尿素氮、血肌酐升高,内生肌酐清除率下降,浓缩稀释功能异常。

2. B 超检查 双肾可缩小,双肾实质病变。

3. 肾活检病理检查 慢性肾炎肾活检可表现为各种病理类型的肾小球疾病,病理检查对于指导治疗和估计预后具有重要价值。我国常见慢性肾炎的类型有系膜增生性肾小球肾炎(包括 IgA 肾病和非 IgA 系膜增生性肾小球肾炎)、局灶节段性肾小球硬化、膜性肾病及系膜毛细血管性肾小球肾炎等。病变后期,均可转化为硬化性肾小球肾炎。不同类型病理变化本身的特点可部分消失。

(三)鉴别诊断

临床上常与无症状性血尿或 / 和蛋白尿、感染后急性肾小球肾炎、原发性高血压肾损害、继发性肾小球肾炎及遗传性肾炎等相鉴别。

二、西医治疗要点

慢性肾炎早期应该针对其病理类型给予相应的治疗，抑制免疫介导炎症，抑制细胞增殖，减轻肾脏硬化。并应以防止或延缓肾功能进行性恶化、改善或缓解临床症状以及防治合并症为主要目的。

（一）积极控制高血压

可以防止肾功能减退或使已经受损的肾功能有所改善，防止心血管合并症，并改善远期预后。

1. 治疗原则

（1）力争达到目标值：如尿蛋白 <1g/d，血压应该控制在 130/80mmHg 以下；如蛋白尿≥1g/d，无心脑血管合并症者，血压应控制在 125/75mmHg 以下。

（2）降压不能过低过快，保持降压平稳。

（3）一种药物小剂量开始调整，必要时联合用药，直至血压控制满意。

（4）优选具有肾保护作用、能延缓肾功能恶化的降压药物。

2. 治疗方法

（1）非药物治疗：限制饮食中钠的摄入，伴高血压患者应限钠（<3g/d），钠摄入量控制在 80~100mmol，降压药物应该在限制钠饮食的基础上进行；调整饮食蛋白质与含钾食物的摄入；戒烟、限制饮酒；减肥；适当锻炼等。

（2）药物治疗：常用的降压药物有血管紧张素转换酶抑制药（ACEI）、血管紧张素受体阻滞药（ARB）、钙通道阻滞药（CCB）、利尿剂、β 受体阻滞剂等。由于 ACEI 与 ARB 除具有降低血压作用外，还有减少尿蛋白和延缓肾功能恶化的肾保护作用，应优选。使用 ACEI 与 ARB 类药物应该定期检测血压、肾功能和血钾。部分患者首次应用 ACEI 与 ARB 两周左右出现血肌酐升高，需要检查有无危险因素，如果未超过基础水平的 30%，仍然可以继续应用。有双侧肾动脉狭窄者禁用。肾功能不全患者应用 ACEI 与 ARB 要慎重，尤其注意防止高血钾。少数患者应用 ACEI 有持续性干咳的不良反应，可以换用 ARB 类。

（二）减少尿蛋白并延缓肾功能的减退

蛋白尿与肾脏功能减退密切相关，因此应该严格控制。ACEI 与 ARB 具有降低尿蛋白的作用，其用药剂量常需要高于其降压所需剂量。但应预防低血压的发生。

（三）限制食物中蛋白及磷的摄入

低蛋白与低磷饮食可以减轻肾小球高压、高灌注与高滤过状态，延缓肾小球硬化，根据肾功能的状况给予优质低蛋白饮食，保证进食优质蛋白质（动物蛋白为主)。在进食低蛋白饮食时,应适当增加碳水化合物的摄入以满足机体生理代谢所需要的热量,防止负氮平衡。限制蛋白入量后同样可以达到低磷饮食的作用。

(四)避免加重肾损害的因素

感染、低血容量、脱水、劳累、水电解质和酸碱平衡紊乱、妊娠及应用肾毒性药物(如氨基糖苷类抗生素、含有马兜铃酸中药、非甾体抗炎药、造影剂等),均可能损伤肾,应避免使用或者慎用。

(五)糖皮质激素和细胞毒药物

由于慢性肾炎是包括多种疾病在内的临床综合征,其病因、病理类型及其程度、临床表现和肾功能等差异较大,故是否应用应根据病因及病理类型确定。

(六)其他

抗血小板聚集药、抗凝药、他汀类降脂药也可以使用。

三、中成药应用

(一)基本病机

慢性肾炎的中医病机特点为本虚标实,虚实相兼。肺、脾、肾虚为本;风寒湿热浊毒侵袭、瘀血交阻为标。脏腑虚损与外邪侵袭为本病的中心环节,故慢性肾小球肾炎的治疗,以治本和治标相兼为原则。脏腑虚损以脾肾两脏气虚为主,故以培补脾肾、温阳化气为基本治疗大法。

(二)辨证分型使用中成药

慢性肾小球肾炎常用中成药一览表

证型	常用中成药
脾肾气虚证	参苓白术丸、人参归脾丸、黄芪注射液
肺肾气虚证	通宣理肺丸、金水宝胶囊
脾肾阳虚证	济生肾气丸、肾炎舒片、黄芪注射液
肝肾阴虚证	六味地黄胶囊
气阴两虚证	生脉注射液
水湿证	参苓白术丸
湿热证	肾炎四味片、肾炎康复片
血瘀证	肾炎四味片、丹参注射液
湿浊证	尿毒清颗粒

1. 脾肾气虚证

〔**证候**〕主症:腰脊酸痛,疲倦乏力,或浮肿;次症:纳少或脘腹胀满,大便溏薄,尿频或夜尿多;舌脉:舌淡红、有齿痕,舌苔薄白,脉细。

〔**治法**〕补脾益肾。

〔**方药**〕补脾益肾方(《张伯臾医案》)。

〔**中成药**〕(1)参苓白术丸^(医保目录)(详见第三章第七节溃疡性结肠炎)。

(2)人参归脾丸^(医保目录)(详见第二章第七节病毒性心肌炎)。

(3)黄芪注射液^(医保目录)(详见第二章第一节心力衰竭)。

2. 肺肾气虚证

〔**证候**〕主症:颜面浮肿或肢体肿胀;次症:疲倦乏力,少气懒言,易感冒,腰脊酸痛,色萎黄;舌脉:舌淡、苍白润,有齿痕,脉细弱。

〔**治法**〕补益肺肾。

〔**方药**〕防己黄芪汤(《金匮要略》)。

〔**中成药**〕(1)通宣理肺丸^(医保目录)(详见第一章第二节急性气管-支气管炎)。

(2)金水宝胶囊^(医保目录)(详见第三章第十节肝硬化与肝纤维化)。

3. 脾肾阳虚证

〔**证候**〕主症:全身浮肿;次症:食少纳呆无力,面色苍白,畏寒肢冷,精神倦怠,足跟作痛,腰脊冷痛或酸痛,纳少或便溏或泄泻或五更泄泻,大便溏薄;舌脉:舌质淡胖,边有齿痕,脉沉偏细或沉迟。

〔**治法**〕温补脾肾,行气利水。

〔**方药**〕黄芪补中汤(《医学发明》)或真武汤(《伤寒论》)。

〔**中成药**〕(1)济生肾气丸^(医保目录)(详见第一章第七节慢性肺源性心脏病)。

(2)肾炎舒片^(医保目录)(由苍术、茯苓、白茅根、防己、人参、黄精、菟丝子、枸杞子、金银花、蒲公英组成)。功能主治:益肾健脾,利水消肿。用于脾肾阳虚、水湿内停所致的水肿,症见浮肿、腰痛、乏力、怕冷、夜尿多;慢性肾炎见上述证候者。用法用量:口服,一次6片,一日3次。小儿酌减。

(3)黄芪注射液^(医保目录)(详见第二章第一节心力衰竭)。

4. 肝肾阴虚证

〔**证候**〕主症:目睛干涩或视物模糊,头晕耳鸣,腰脊酸痛;次症:五心烦热,或手足心热,口干咽燥,遗精,滑精,或月经失调;舌脉:舌红少苔,脉弦细或细数。

〔**治法**〕滋补肝肾,滋阴清热。

〔**方药**〕杞菊地黄丸(《医级宝鉴》)合大补阴汤(《罗氏会约医镜》)。

〔**中成药**〕六味地黄胶囊^(医保目录)(详见第四章第一节急性肾小球肾炎)。

5. 气阴两虚证

〔**证候**〕**主症**:腰痛或浮肿;**次症**:面色无华,少气乏力,或易感冒,午后低热,手足心热,口干咽燥或咽部黯红;**舌脉**:舌质红或偏红,少苔,脉细或弱。

〔**治法**〕益气养阴,调补肾气。

〔**方药**〕六味地黄汤(《小儿药证直诀》)合生脉散(《医学启源》)。

〔**中成药**〕生脉注射液^(医保目录)(详见第一章第一节附 流行性感冒)。

6. 水湿证

〔**证候**〕**主症**:颜面或肢体浮肿;**次症**:口淡乏味,胸痞腹胀,小便不利;**舌脉**:舌苔白或白腻,脉细或沉细。

〔**治法**〕健脾益气,行气化湿。

〔**方药**〕参苓白术散(《宋·太平惠民和剂局方》)。

〔**中成药**〕参苓白术丸^(医保目录)(详见第三章第七节溃疡性结肠炎)。

7. 湿热证

〔**证候**〕**主症**:面目或肢体浮肿;**次症**:皮肤疖肿、疮疡,咽喉肿痛,小便黄赤、灼热或涩痛不利,口苦或口干,胸闷纳呆,口干喜热饮;**舌脉**:舌苔黄腻,脉濡数或滑数。

〔**治法**〕清利三焦湿热。

〔**方药**〕三仁汤(《温病条辨》)。

〔**中成药**〕(1)肾炎四味片^(医保目录)(详见第四章第一节急性肾小球肾炎)。

(2)肾炎康复片^(医保目录)(详见第四章第一节急性肾小球肾炎)。

8. 血瘀证

〔**证候**〕**主症**:面色黧黑或晦暗,腰痛固定或呈刺痛;**次症**:肌肤甲错或肢体麻木;**舌脉**:舌色紫黯或有瘀点瘀斑,脉细涩。

〔**治法**〕活血化瘀。

〔**方药**〕肾炎化瘀汤(《中医内科常见病诊疗指南》)。

〔**中成药**〕(1)肾炎四味片^(医保目录)(详见第四章第一节急性肾小球肾炎)。

(2)丹参注射液^(医保目录)(由丹参组成)。功能主治:活血化瘀,通脉养心。用于冠心病胸闷,心绞痛。用法用量:肌内注射,一次 2~4ml,一日 1~2 次;静脉注射,一次 4ml(用 50% 葡萄糖注射液 20ml 稀释后使用),一日 1~2 次;静脉滴注,一次 10~20ml(用 5% 葡萄糖注射液 100~500ml 稀释后使用),一日 1 次。或遵医嘱。

9. 湿浊证

〔**证候**〕**主症**：纳呆，恶心或呕吐；**次症**：口中黏腻，脘胀或腹胀，身重困倦，精神萎靡；**舌脉**：舌色紫黯或有瘀点瘀斑，脉细涩。

〔**治法**〕温阳泄浊。

〔**方药**〕温脾汤（《备急千金要方》）。

〔**中成药**〕尿毒清颗粒^(医保目录)（由大黄、黄芪、桑白皮、苦参、白术、茯苓、白芍、制何首乌、丹参、车前草组成）。功能主治：通腑降浊，健脾利湿，活血化瘀。用于慢性肾衰竭，氮质血症期和尿毒症早期，中医辨证属脾虚湿浊证和脾虚血瘀证者。可降低肌酐、尿素氮，稳定肾功能，延缓透析时间，对改善肾性贫血，提高血钙、降低血磷也有一定作用。用法用量：温开水冲服。一日 4 次，6、12、18 时各服 1 袋，22 时服 2 袋，每日最大服用量 8 袋，也可另定服药时间，但两次服药间隔勿超过 8 小时。

四、单验方

1. 绿豆附子汤　绿豆 30g，附子 15g，水煎煮熟后食豆，次日仍可再加绿豆 30g，煮熟后食豆，第 3 日则另用附子与绿豆同煮如前，忌生冷、盐、酒 60 日，用于慢性肾炎水肿偏于阳虚者。（《中医内科常见病诊疗指南》）

2. 玉米须煎剂　玉米须（干）60g，洗净，水煎服，连服 6 个月，用于慢性肾炎轻度水肿而尿蛋白不消者。（《中医内科常见病诊疗指南》）

3. 朱良春验方——益气化瘀补肾汤　生黄芪 30g，淫羊藿 20g，石韦 15g，熟附子 10g，川芎 10g，红花 10g，全当归 10g，川续断 10g，怀牛膝 10g。用益母草 90~120g 煎汤代水煎药，每日 1 剂，早、晚分服。主治慢性肾炎日久，肾气亏虚，络脉瘀滞，气化不行，水湿潴留，肾功能损害，缠绵不愈者。

4. 李寿山验方——清化益肾汤　生黄芪 30~50g，白术 10~15g，当归 10~15g，丹参 15~30g，冬葵子 30~50g，土茯苓 30~50g，益母草 30~50g，益智仁 15~20g，浙贝母 10~15g，白茅根 30~50g。文火久煎，分 2 次温服。水肿者，少盐饮食。主治慢性肾小球肾炎之脾肾亏虚，气阴两虚或阴阳两虚而兼夹湿邪血瘀之水肿、肾劳证者。

5. 李丹初验方——益阴凉血汤　制首乌 15g，生地黄 20g，女贞子 12g，墨旱莲 12g，生地榆 20g，茅根 15g，小蓟 15g，丹皮 12g，栀子 12g，知母 10g，黄柏 12g，泽泻 12g，车前草 12g。每日 1 剂，水煎分服。滋阴凉血，通利清热。主治慢性肾炎血尿症。

6. 马骥验方——离明肾气汤　干地黄 25g，制附子 10~25g，炒白术 15g，嫩桂枝 10~20g,山萸肉 15g,炒山药 15~25g,盐泽泻 20g,白茯苓 25~50g,巴戟天 20g,车前子 25~50g,生黄芪 25~50g。每日 1 剂,冷水浸泡后,文火煎煮 2 次,每次 30 分钟,混合后分服。温补脾肾,利水消肿。主治慢性肾炎之脾肾阳虚、水湿泛滥者。

7. 裘沛然验方——裘氏慢肾简验方　黄芪 30g,煅牡蛎 30g,巴戟天 15g,黄柏 10g,泽泻 15g,土茯苓 30g,黑大豆 30g,大枣 7 枚。每日 1 剂,冷水浸药半小时,文火煎煮 40 分钟,两煎混合,早、晚温服。补气健脾益肾,利水泄浊解毒。主治多种类型的慢性肾炎。

第三节　急性肾盂肾炎

急性肾盂肾炎,又名急性上尿路感染,是由细菌(极少数可由病毒、原虫、真菌)引起的一侧或两侧肾盂以及肾实质的局灶性炎症改变。本病可发生于各种年龄,以育龄妇女最多见,起病急骤,主要以寒战高热、小便频数、赤涩热痛、少腹胀痛、腰痛为临床表现。

本病属于中医学的"淋证""腰痛"范畴。

一、诊断要点

(一)临床表现

1. 症状　起病急骤,可见寒战、高热(体温多在 38.5℃以上)、头痛、恶心、呕吐等全身感染症状;出现尿频、尿急和尿痛,耻骨上部不适,尿混浊和肉眼血尿等;腰痛,呈持续性,但疼痛程度、性质不一;某些患者可出现上腹痛或下腹痛,并伴有相应区域的胃肠功能紊乱的表现,且出现腹部沿输尿管走向压痛。

2. 体征　肾区叩击痛明显;在上输尿管点(腹直肌外缘平脐处)或腰肋点(腰大肌外缘与十二肋骨交叉处)压痛。

(二)辅助检查

1. 血常规　血白细胞总数升高,中性粒细胞左移。

2. 尿常规　主要表现为脓尿,即离心标本白细胞≥10 个/HP,未离心的≥5 个/HP。如镜检见白细胞管形,对诊断价值极大。镜下血尿常见,而蛋白尿少见。

3. 清洁尿、中段尿细菌培养　尿菌含量≥10^5/ml,为有意义菌尿。尿菌含量≥10^5/ml且已排除假阳性,并有尿路感染的症状;或虽无症状,但2次清洁中段尿培养尿菌含量均≥10^5/ml,则为真性菌尿。真性菌尿是诊断尿路感染的可靠依据。

4. 亚硝酸盐试验　对大肠杆菌、副大肠杆菌的阳性率达85%,变形杆菌的阳性率为50%,球菌和结核杆菌均为阴性。

5. 膀胱穿刺尿培养阳性。

二、西医治疗要点

首次发生的急性肾盂肾炎的致病菌80%为大肠埃希菌,在留取尿细菌检查标本后应立即开始治疗,首选对革兰氏阴性杆菌有效的药物。72小时显效者无需换药,否则应按药敏结果更改抗生素。急性肾盂肾炎的治疗目的是:①控制和预防败血症;②清除进入泌尿道的致病菌;③防止复发。

(一) 一般治疗

鼓励患者多饮水,勤排尿,以降低髓质渗透压,提高机体吞噬细胞的功能,并冲洗掉膀胱内的细菌。有发热等全身感染症状应卧床休息。可服用碳酸氢钠(1g,3次/日)碱化尿液,以减轻膀胱刺激症状。

(二) 病情较轻者

可在门诊口服药物治疗,疗程10~14日。常用药物有喹诺酮类(如氧氟沙星0.2g,1次/日;环丙沙星0.25g,2次/日)、半合成青霉素类(如阿莫西林0.5g,3次/日)、头孢菌素类(如头孢呋辛0.25g,2次/日)等。治疗14日后,通常90%患者可治愈。如尿菌仍阳性,应参考药敏试验选用有效抗生素继续治疗4~6周。

(三) 严重感染全身中毒症状明显者

需住院治疗,应静脉给药。常用药物如氨苄西林1.0~2.0g,每4小时一次;头孢噻肟钠2.0g,每8小时一次;头孢曲松钠1.0~2.0g,每12小时一次;左氧氟沙星0.2g,每12小时一次。必要时联合用药。氨基糖苷类抗生素肾毒性大,应慎用。经过上述治疗若好转,可于热退后继续用药3日再改为口服抗生素,完成2周疗程。治疗72小时无好转,应按药敏结果更换抗生素,疗程不少于2周。经此治疗,仍有持续发热者,应注意肾盂肾炎并发症,如肾盂积脓、肾周脓肿、感染中毒症等。

三、中成药应用

(一) 基本病机

中医认为急性肾盂肾炎的病机是下焦湿热邪毒,膀胱气化失司,其病位在肾、膀胱,又与肝胆、脾胃有关,病性总属湿热实证,病程日久,损伤正气,表现为虚实夹杂。常见证型主要有膀胱湿热证、肝胆郁热证、中焦湿热证、热毒伤络证、肾阴不足证、邪恋正虚证等。治疗上以清热解毒、利湿通淋为主,如热在脏腑者宜加清泄之品。

（二）辨证分型使用中成药

急性肾盂肾炎常用中成药一览表

证型	常用中成药
膀胱湿热证	清开灵口服液、甘露消毒丸
肝胆郁热证	龙胆泻肝丸
中焦湿热证	藿香正气滴丸
热毒伤络证	荷叶丸
肾阴不足证	知柏地黄丸
邪恋正虚证	六味地黄胶囊、参苓白术丸

1. 膀胱湿热证

〔证候〕**主症**:尿频尿急,灼热涩痛,色黄或赤,腰痛拒按;**次症**:发热便秘,胸闷脘痞,身重纳呆,或恶风发热,头痛咽痛;**舌脉**:舌苔黄腻,脉象濡数或滑数。

〔治法〕清热利湿通淋。

〔方药〕八正散(《太平惠民和剂局方》)。

〔中成药〕(1) 清开灵口服液^(医保目录)(由胆酸、珍珠母、猪去氧胆酸、栀子、水牛角、板蓝根、黄芩苷、金银花组成)。功能主治:清热解毒,镇静安神。用于外感风热时毒、火毒内盛所致高热不退、烦躁不安、咽喉肿痛、舌质红绛、苔黄、脉数者;上呼吸道感染、病毒性感冒、急性化脓性扁桃体炎、急性咽炎、急性气管炎、高热等病症属上述证候者。用法用量:口服,一次 20~30ml,一日 2 次;儿童酌减。

(2) 甘露消毒丸^(医保目录)(由滑石、茵陈、石菖蒲、木通、射干、豆蔻、连翘、黄芩、川贝母、藿香、薄荷组成)。功能主治:芳香化湿,清热解毒。用于暑湿蕴结,身热肢酸,胸闷腹胀,尿赤黄疸。用法用量:口服,一次 6~9g,一日 2 次。

2. 肝胆郁热证

〔证候〕**主症**:尿频尿急,滞涩灼痛,色黄或赤,腰痛拒按;**次症**:发热面赤,烦躁易怒,口苦咽干,恶心纳呆,少腹胀满疼痛或胁痛;**舌脉**:舌红,苔黄或黄腻,脉弦数或者滑数。

〔治法〕清利肝胆,渗利湿热。

〔方药〕龙胆泻肝汤(《医方集解》)。

〔中成药〕龙胆泻肝丸^(医保目录)(详见第二章第九节 PCI 围术期)。

3. 中焦湿热证

〔证候〕**主症**:尿数黄赤涩痛;**次症**:午后身热,身重疼痛,面色淡黄;**舌脉**:舌红苔黄,脉弦滑数。

〔治法〕宣通气机,化湿清热。

〔方药〕三仁汤(《温病条辨》)。

〔中成药〕藿香正气滴丸^(医保目录)(第一章第一节急性上呼吸道感染)。

4. 热毒伤络证

〔证候〕**主症**:尿血红赤或夹血块;**次症**:尿频尿急,灼热刺痛,痛引腰腹,心烦不寐;**舌脉**:舌尖红,苔薄黄,脉数。

〔治法〕凉血止血,清热通淋。

〔方药〕小蓟饮子(《济生方》)。

〔中成药〕荷叶丸^(医保目录)(由荷叶、藕节、大蓟炭、小蓟炭、知母、黄芩炭、地黄炭、棕榈炭、栀子、茅根炭、玄参、白芍、当归、香墨组成)。功能主治:凉血止血。用于血热所致的咯血、衄血、尿血、便血、崩漏。用法用量:口服,一次 1 丸(每丸重 9g),一日 2~3 次。

5. 肾阴不足证

〔证候〕**主症**:尿频,尿道灼热,尿血反复发作;**次症**:四肢乏力,手足心热,口苦咽干;**舌脉**:舌红,脉细数。

〔治法〕滋阴补肾,清热利湿。

〔方药〕知柏地黄丸(《医宗金鉴》)。

〔中成药〕知柏地黄丸^(医保目录)(详见第三章第十一节胆囊炎)。

6. 邪恋正虚证

〔证候〕**主症**:尿频、尿急、尿痛诸症减轻,身热渐退,或见低热;**次症**:倦怠乏力,食欲不振,口干咽燥,腰膝酸软;**舌脉**:舌淡红,苔少,脉细数。

〔治法〕益气养阴,解毒通淋。

〔方药〕参芪地黄汤(《沈氏尊生书》)。

〔中成药〕(1)六味地黄胶囊^(医保目录)(详见第四章第一节急性肾小球肾炎)。

(2)参苓白术丸^(医保目录)(详见第三章第七节溃疡性结肠炎)。

四、单验方

1. **三草汤** 败酱草 30g,车前草 30g,金钱草 50g,萹蓄 15g,白茅根 30g,煎汤频饮。(《中医内科常见病诊疗指南》)

2. **车前草粥** 先用新鲜车前草 50g 洗净切碎,用葱白 10g 加水煮汁后去渣,然后放入粳米煎煮成粥,分次随量服用。(《中医内科常见病诊疗指南》)

3. **朱良春验方——清泄通淋汤** 生地榆 15g,生槐角 15g,白槿花 10g,白花蛇舌草 30g,瞿麦 15g,白茅根 15g,土茯苓 15g,甘草梢 5g。每日 1 剂,水煎分服。功效清泄湿热,通淋利尿,凉血消毒。主治肾盂肾炎属湿热证者。症见小便短数,灼热刺痛,舌红苔黄,脉濡数。

第四节 慢性肾盂肾炎

慢性肾盂肾炎,又名慢性上尿路感染,临床可见排尿异常、腰痛、低热、脓尿等症状,主要是急性肾盂肾炎反复发作半年以上,多次清洁中段尿培养或镜检均为阳性,或虽经治疗症状消失,但仍有肾小管功能减退,或经影像学检查发现肾盂、肾盏变形,肾影不规则甚则缩小等。存在持续感染者为活动性慢性肾盂肾炎,既往感染遗留的局部无菌性瘢痕为非活动性慢性肾盂肾炎。

本病属于中医学的"淋证""腰痛""虚劳"等范畴。

一、诊断要点

(一)临床表现

1. **症状** 反复发作的尿路刺激症状,极少数患者表现不明显。有的患者有低热、乏力、腰痛、尿频或反复检查有脓尿等;有时见面黄、倦怠、食欲不振,小儿为厌食,精神委顿、贫血、发育不良、尿失禁等;可表现为真性细菌尿,尿中少量红细胞或白细胞,但细菌尿可持续性或间歇性。有部分患者体内存在易感因素如尿路结石、尿路畸形等,常反复发作,出现不同程度的肾损害。

2. **体征** 在腰肋点(腰大肌外缘与 12 肋骨交叉处)和上输尿管(腹直肌外缘平脐处)有压痛及肾区叩击痛,当炎症侵犯肾实质时可见高血压、水肿、贫血、肾功能障碍。

（二）辅助检查

1. 尿液检查

（1）菌尿检测：是确定有无活动性尿路感染的重要手段。除清洁中段尿培养外，膀胱冲洗后尿培养和输尿导管培养及中段尿抗体包裹，细菌检测均可出现阳性结果。

（2）尿常规：如见白细胞增多，甚至出现成堆白细胞或白细胞管型，提示活动性尿路感染的存在；如见到含细菌的管型，则可确定为活动性的尿路感染；有些可以出现红细胞尿，尿比重低，尿 pH 值可增高。一日尿蛋白排泄为 0.5~1.5g，多在 0.5g 左右，绝大多数为小分子量蛋白，如尿 β_2-微球蛋白、α_2-微球蛋白和视黄醇结石蛋白等均增高。尿酸增多，其中碱性磷酸酶、门冬氨酸氨基转移酶、乳酸脱氢酶、N-乙酰-β-D 氨基葡萄糖苷酶、溶菌酶等在尿中排出量也增高。

2. 影像学检查

（1）静脉肾盂造影：可出现特异的征象，即常见于肾脏上、下两极的局灶性粗糙的皮质瘢痕，并伴有附属肾乳头的收缩和肾盏的扩张、变钝。

（2）B 超：可反映肾实质情况和肾瘢痕的范围，更适合随访。

（3）CT 和磁共振等检查：可排除膀胱输尿管反流、尿路梗阻等病因。

3. 肾功能检查　早期出现肾浓缩功能降低、莫氏试验阳性、晨尿渗透压示低渗尿或等渗尿。尿钠增高、血钠降低，重吸收障碍。肾小管酸中毒或氯化铵试验阳性。晚期可见血肌酐及尿素氮明显升高。

（三）鉴别诊断

慢性肾盂肾炎当出现肾功能减退、高血压时应与慢性肾小球肾炎相鉴别。后者多为双侧肾脏受累，且肾小球功能受损较肾小管功能受损突出，并常有较明确的蛋白尿、血尿和水肿病史；而前者常有尿路刺激征，细菌学检查阳性，影像学检查可表现为双肾不对称性缩小。

二、西医治疗要点

慢性肾盂肾炎治疗的关键是积极寻找并去除易感因素。急性发作时治疗同急性肾盂肾炎。

复发的常见原因有：①尿路解剖或功能异常，引起尿流不畅；可通过静脉肾盂造影或逆行肾盂造影确诊，如有明显解剖异常情况存在，需手术加以纠正；如果梗阻因素难以解除，则根据药敏选用恰当抗生素治疗 6 周。②抗菌药物选用不当或剂量和疗程不足，常易复发；可按药敏选择用药，治疗 4 周。

③由于病变部位瘢痕形成,血供差,病灶内抗菌药物浓度不足;可试用较大剂量杀菌类型抗生素治疗,如头孢菌素、氨苄西林、羧苄西林、奈替米星等,疗程6周。

三、中成药应用

(一)基本病机

本病病程不长者多为气阴两虚或肾阴不足证,病程较长者为脾肾两虚证;在病变过程中,因证候间可相互转化,常可兼见。由于本病的基本病机是正虚邪恋,水道不利,根据"实则清利,虚则补益"原则,故治疗以扶正祛邪、通利水道为基本大法。

(二)辨证分型使用中成药

慢性肾盂肾炎常用中成药一览表

证型	常用中成药
气阴两虚,湿热留恋证	麦味地黄丸
肾阴不足,湿热稽留证	知柏地黄丸
肝胆郁热,湿热内蕴证	逍遥丸
脾肾气虚,湿浊缠绵证	补中益气丸、济生肾气丸
气血瘀滞,湿热郁结证	肾康宁

1. 气阴两虚,湿热留恋证

〔**证候**〕**主症**:尿频、尿急、尿痛或小便淋沥不畅,反复发作;**次症**:腰部酸痛,食欲减退,倦怠乏力,低热或者手足心热,口干舌燥;**舌脉**:舌边有齿痕,苔少或根苔黄腻,脉细弱或者细数无力。

〔**治法**〕益气养阴,清利湿热。

〔**方药**〕生脉地黄汤(《医宗金鉴》)。

〔**中成药**〕麦味地黄丸[医保目录](详见第一章第七节慢性肺源性心脏病)。

2. 肾阴不足,湿热稽留证

〔**证候**〕**主症**:尿频、尿急、尿痛或小便淋沥不畅,反复发作;**次症**:眩晕耳鸣,腰膝酸软,时有低热或五心烦热,夜寐不安甚则盗汗,或有血尿;**舌脉**:舌红苔少或舌根部苔黄腻,脉细数或虚数。

〔**治法**〕滋补肾阴,清热化湿。

〔**方药**〕知柏地黄丸(《医宗金鉴》)。

〔**中成药**〕知柏地黄丸^(医保目录)（详见第三章第十一节胆囊炎）。

3. 肝胆郁热,湿热内蕴证

〔**证候**〕**主症**:尿频、尿急、尿痛或尿黄或小便淋沥不畅,反复发作;**次症**:胁肋胀痛拒按,伴恶心纳呆,厌食油腻,口干且苦;**舌脉**:舌红苔腻,脉沉滑数。

〔**治法**〕疏利肝胆,清热利湿。

〔**方药**〕小柴胡汤(《伤寒论》)合猪苓汤(《伤寒论》)。

〔**中成药**〕逍遥丸^(医保目录)（详见第三章第八节非酒精性脂肪肝病）。

4. 脾肾气虚,湿浊缠绵证

〔**证候**〕**主症**:每逢劳累则见尿频、尿急、尿痛或者小便淋沥不畅;**次症**:腰膝酸软,食少神疲,少腹坠胀,甚则畏寒肢冷,面浮肢肿;**舌脉**:舌淡苔薄白润,脉沉细无力。

〔**治法**〕健脾益肾,清利湿浊。

〔**方药**〕无比山药丸(《太平惠民和剂局方》)。

〔**中成药**〕(1) 补中益气丸^(医保目录)（由炙黄芪、党参、炙甘草、炒白术、当归、升麻、柴胡、陈皮组成）。功能主治:补中益气,升阳举陷。用于脾胃虚弱、中气下陷所致的泄泻、脱肛、阴挺,症见体倦乏力、食少腹胀、便溏久泻、肛门下坠或脱肛、子宫脱垂。用法用量:口服,小蜜丸一次 9g,大蜜丸一次 1 丸（每丸重 9g）,一日 2~3 次。

(2) 济生肾气丸^(医保目录)（详见第一章第七节慢性肺源性心脏病）。

5. 气血瘀滞,湿热郁结证

〔**证候**〕**主症**:尿频、尿急、尿痛或小便淋沥不畅,反复发作;**次症**:肋腰刺痛酸胀,少腹胀痛;**舌脉**:舌质紫黯或有瘀斑,脉细涩。

〔**治法**〕理气化瘀,清利湿热。

〔**方药**〕沉香散(《金匮翼》)合桃核承气汤(《伤寒论》)。

〔**中成药**〕肾康宁片^(医保目录)（由黄芪、丹参、茯苓、泽泻、益母草、淡附片、锁阳、山药组成）。功能主治:补脾温肾,渗湿活血。用于脾肾阳虚、血瘀湿阻所致的水肿,症见浮肿、乏力、腰膝冷痛;慢性肾炎见上述证候者。用法用量:口服,一次 5 片,一日 3 次。

四、单验方

1. 滋阴通淋方　生地黄 30g,白茅根 30g,山药 12g,山茱萸 12g,黄柏 10g,牡丹皮 60g,泽泻 10g,茯苓 10g,瞿麦 15g,琥珀粉^(冲服)3g,肉桂 3g,每日 1 剂,早、晚分服。(《中医内科常见病诊疗指南》)

2. 通利粥　滑石 50g 用纱布包好,然后与瞿麦 30g 一起加水煎煮取汁,以汁煮粳米 100g 为粥,食用。(《中医内科常见病诊疗指南》)

3. 张琪验方——益气解毒汤　黄芪 30g,党参 20g,柴胡 15g,白花蛇舌草 30g,麦冬 15g,地骨皮 15g,黄芩 10g,蒲公英 10g,车前子 15g,生地黄 15g,甘草 15g。每日 1 剂,水煎分服。补气滋阴,清热解毒。主治慢性肾盂肾炎,症见小便涩痛,淋沥不已,遇劳即发,时作时止,腰酸气短,乏力,五心烦热,舌红苔白,脉弱或细数无力。

4. 杜雨茂验方——滋阴益肾汤　生地黄 15g,山萸肉 10g,墨旱莲 12g,粉丹皮 9g,泽泻 10g,茯苓 12g,猪苓 15g,怀牛膝 12g,桑寄生 15g,白茅根 30g,生益母草 30g,黄芪 30g,小叶石韦 12g。水煎服,每日 1 剂。文火煎煮 30~40 分钟,两煎混合,早、晚温服,病重者日服 1 剂半。主治慢性肾盂肾炎、肾小球肾炎之肾阴亏虚,水热互结,瘀血内阻证,甚至慢性肾衰之尿毒症轻症者。

第五节　IgA 肾病

IgA 肾病,又称 Berger 病,是一组以 IgA 或 IgA 为主的免疫复合物在肾小球系膜区沉积为特征,临床和肾病理表现多样且不伴系统性损害的原发性肾小球疾病。本病是免疫复合物介导的肾小球疾病,但确切的免疫学发病机制尚不明确。研究发现骨髓来源的 IgA,结构异常可能在发病中起重要作用。本病多数以血尿为主要临床表现,或伴有蛋白尿,甚至大量蛋白尿,呈肾病综合征表现,少数患者出现急进性肾炎综合征。本病是最常见的肾小球疾病和导致终末期肾病最主要的原因。

本病属于中医学的"虚劳""尿血""腰痛""肾风""水肿"等范畴。

一、诊断要点

本病的诊断仍依据肾组织的免疫病理检查,即 IgA 在肾小球系膜区呈弥漫性或节段性沉积,多数伴有其他免疫球蛋白和补体成分的沉积,但 C1q 和 C4 较少出现。部分患者肾小球毛细血管壁可有 IgA 沉积。

(一)临床表现

1. 症状

(1) 反复发作性肉眼血尿,40%~50% 患者可见,多为小儿及青年患者常紧跟于非特异性感染,如上呼吸道感染、扁桃体炎、胆囊炎、肠炎、尿路感染之后,一般无或仅有 1~2 日间歇,其中 30% 为肉眼血尿,持续 3~5 日后变成镜下血尿,呈反复发作或持续存在,反复发作血尿者约占半数左右。少数患者可有腰痛或尿路刺激症状,多不伴大量蛋白尿和高血压。

(2)无症状性尿检异常:多数患者起病隐匿,除尿检异常外,缺乏明显症状和阳性体征。根据尿检是否有蛋白尿分为两个亚型。A 型:仅表现为持续性镜下血尿,无蛋白尿,亦无高血压及肾功能不全等临床表现;肾病理改变以系膜增生性病变为主,间质及血管病变不明显。B 型:表现为持续性镜下血尿伴轻至中度蛋白尿(<2.0g/24h),不伴高血压及肾功能减退。

(3)大量蛋白尿:尿蛋白≥2.0g/24h,部分达到肾病综合征蛋白尿水平,大多伴有镜下血尿及不同程度的水肿。IgA 肾病出现大量蛋白尿,往往提示预后不良,有高血压及肾功能不全者预后较差。

(4)高血压:以血压增高为突出临床表现,可伴不同程度的肾功能不全。

(5)急性肾衰竭:不常见(<10%)。表现为持续性肉眼血尿和大量蛋白尿,肾功能于短期内急剧恶化,往往伴有高血压和水肿。

(6)慢性肾衰竭:上述临床症状迁延不愈后进入慢性肾衰;也有部分患者首诊时即已存在慢性肾衰竭。

2. 体征 一般无明显体征,部分患者腰痛、腹痛明显,部分患者有水肿、高血压,一旦出现高血压,常伴有肾功能减退。

（二）辅助检查

1. 实验室检查

(1)尿常规及尿红细胞形态检查:尿常规有红细胞,伴或不伴蛋白;尿红细胞形态为多形性。

(2)肾功能:早期肾功能正常,随病程进展而使肾功能有不同程度减退,表现为内生肌酐清除率的降低和血肌酐升高。

(3)免疫学检查:仅部分患者血清 IgA 轻度增高,IgG、IgM 水平也偶可升高。

2. 肾穿刺活检 IgA 肾病光镜下最常见变化为系膜区由于基质增生和细胞增多而扩大,在电镜下则呈均一的颗粒状电子致密沉积物。

（三）鉴别诊断

1. 原发性和继发性 IgA 肾病 原发性和继发性 IgA 肾病的鉴别主要依靠病史和辅助检查。一般情况下,肾脏免疫病理表现为肾小球系膜区有 IgA 沉积的疾病,只要有继发因素存在,首先考虑继发性 IgA 肾病,尤其是 IgA 的沉积是局灶或节段性的,或不很明显,以及组织病理表现的程度和类型很不均一时,更应考虑继发性 IgA 肾病。

2. 血尿　由于 IgA 肾病主要表现为无痛性的镜下血尿和肉眼血尿,因此 IgA 肾病在临床上需要与主要表现为血尿的其他疾病鉴别,如 Alport 综合征、薄基底膜肾病、左肾静脉压迫综合征、恶性肿瘤、尿路感染等。

3. 其他增殖性肾小球疾病　原发性 IgA 肾病与非 IgA 系膜增生性肾炎等其他增殖性肾小球疾病的鉴别,有时较困难,需要肾活检病理检查,才能明确诊断。

二、西医治疗要点

根据不同的临床表现及病理改变决定治疗方案。处理原则:①防治感染;②控制血压;③减少蛋白尿;④保护肾功能;⑤避免劳累、脱水和肾毒性药物的使用;⑥定期复查。常用的治疗方法包括:血管紧张素转换酶抑制药(ACEI),血管紧张素受体阻滞药(ARB),糖皮质激素和其他免疫抑制剂,抗血小板聚集、抗凝及促纤溶药,中药的应用以及扁桃体摘除。欧美国家部分学者推荐使用鱼油,但由于其疗效不确切,国内少用。

(一)反复发作性肉眼血尿的治疗

对于扁桃体感染或其他感染后,反复出现肉眼血尿或尿检异常加重的患者,应积极控制感染,建议行扁桃体摘除。回顾性研究显示,扁桃体摘除可以降低部分患者的蛋白尿、血尿和终末期肾衰的发生率。

(二)无症状性尿检异常的治疗

对于血压正常、肾功能正常、单纯性镜下血尿、病理改变轻微的 IgA 肾病患者,不需要特殊治疗,但需要定期复查。对于有扁桃体肿大或扁桃体感染后尿检异常加重的患者,可行扁桃体摘除。也可以根据患者血尿的程度和心理情况,选用一些抗血小板聚集和活血化瘀的药物。

对于血尿伴有尿蛋白 0.5~1.0g/d 的患者,扁桃体摘除、ACEI/ARB 以及抗血小板聚集、抗凝促纤溶治疗,有利于患者完全缓解。

对于尿蛋白 >1g/d 的患者,不管血压是否增高,首选 ACEI 或 / 和 ARB。要避免血压降得过低、影响脏器供血。如果使用最大耐受剂量的 ACEI 和 ARB,尿蛋白仍 >1g/d,宜加用糖皮质激素治疗,可给予泼尼松 0.6~1.0mg/(kg·d),4~8周后酌情减量,总疗程 6~12 个月。如激素反应不佳或有禁忌证,可应用免疫抑制剂治疗。另外,激素和其他免疫抑制剂的应用,除了考虑尿蛋白量以外,还要考虑肾活检病理改变。明显的炎细胞浸润、系膜细胞增殖、细胞性新月体形成,是应用激素和其他免疫抑制剂的适应证。

(三)大量蛋白尿的治疗

对于临床表现为大量蛋白尿,病理表现为肾小球系膜细胞增殖、球囊粘连、间质炎细胞浸润明显的 IgA 肾病患者,需要肾上腺皮质激素和其他免疫抑制剂、ACEI、ARB 以及抗血小板聚集、抗凝、促纤溶的综合治疗。由于激素和其他免疫抑制剂具有一定的副作用,因此要严格掌握使用的适应证。

对于临床表现为肾病综合征、病理表现为轻微病变或微小病变的 IgA 肾病患者,按微小病变肾病综合征处理。

(四)高血压的治疗

对于 IgA 肾病合并高血压的患者,排除肾动脉狭窄和严重肾衰竭后,首选 ACEI 或 / 和 ARB。如果降压效果不好,可以加用长效的钙通道阻滞药、利尿剂和 β 受体阻滞剂、α 受体阻滞剂。

(五)肾功能急剧恶化的治疗

对于 IgA 肾病合并肾功能急剧恶化的患者,宜首先明确肾功能不全的原因,针对原因进行治疗。合并脱水、感染、肾毒性药物所致的,补充血容量,抗感染,停用可疑药物。合并药物所致急性间质性肾炎的,除停用可疑药物外,可用激素治疗。合并恶性高血压的,积极控制血压。对于临床表现明显血尿、蛋白尿、肾功能急剧恶化,病理表现为明显的肾小球系膜细胞增殖、毛细血管襻坏死、细胞或纤维细胞新月体形成、弥漫性间质炎细胞浸润的 IgA 肾病患者,在没有严重感染、活动性消化道溃疡出血等禁忌证的前提下,可给予甲泼尼龙冲击治疗,即静脉滴入甲泼尼龙 0.5~1.0g/d,连续 3 日。随后给予常规剂量的肾上腺皮质激素和其他免疫抑制剂治疗。同时根据血压和肾功能的改变,给予降压治疗和抗血小板聚集、抗凝、促纤溶治疗。

(六)终末期 IgA 肾病的治疗

对于肾脏已缩小、绝大多数肾小球已球性硬化、血肌酐 >442μmol/L 的 IgA 肾病患者,给予慢性肾衰一体化治疗,目的是延缓肾功能的恶化,防治并发症,提高患者生活质量,做好肾脏替代治疗前的准备。重点是低蛋白饮食减轻肾脏的负担,同时给予足够的热卡和适当的必需氨基酸;适当饮水以保持足够的尿量;尽可能将血压控制在 130/80mmHg 以内;补充铁剂、叶酸、维生素 B_{12} 和促红细胞生成素纠正贫血;适当补充碳酸氢钠治疗代谢性酸中毒;适当补充碳酸钙和活化的维生素 D_3 纠正钙磷代谢紊乱,防治继发性甲状旁腺功能亢进。

由 IgA 肾病的临床表现和病理改变复杂多样,因此治疗的策略也应该是综合的、个体化的,需要联合不同的治疗方法并随病情的改变适当进行调整。

三、中成药应用

(一) 基本病机

中医认为 IgA 肾病的病因有主因与诱因之分,主因多系脾肾虚损,致使机体免疫功能失调,诱因则为外邪与过劳,以致血尿反复发作,迁延不愈,其病位在肾,涉及肺脾。肾气阴两虚是 IgA 肾病的基础证候或中心证候。风热上扰及下焦湿热是 IgA 肾病的初始证候,或短期出现的急性伴发证候;脉络瘀阻及风湿内扰则是 IgA 肾病气阴两虚证候最常见、最重要并与之在某一阶段长期并存的合并证候。因此,IgA 肾病总的病机及演变特点是虚中夹实。

(二) 辨证分型使用中成药

IgA 肾病常用中成药一览表

证型	常用中成药
风热上扰证	板蓝根颗粒
下焦湿热证	复方金钱草颗粒、复方黄连素片
气阴两虚证	六味地黄胶囊、金匮肾气丸
脉络瘀阻证	三七片
风湿内扰证	雷公藤多苷片

1. 风热上扰证

〔证候〕**主症**:咽痛,咽红肿(或扁桃体肿大);**次症**:血尿,或伴蛋白尿,发热,微恶风,口干,咳嗽;**舌脉**:舌红,苔薄黄,脉浮数或滑数。

〔治法〕疏风清热。

〔方药〕银翘散(《温病条辨》)。

〔**中成药**〕板蓝根颗粒[医保目录](由板蓝根组成)。功能主治:清热解毒,凉血利咽。用于肺胃热盛所致的咽喉肿痛、口咽干燥、腮部肿胀;急性扁桃体炎、腮腺炎见上述证候者。用法用量:开水冲服。一次 5~10g〔每袋装 5g(相当于饮片 7g)或每袋装 10g(相当于饮片 14g)〕,或一次 1~2 袋〔每袋装 3g(无蔗糖,相当于饮片 7g)或每袋装 1g(无蔗糖,相当于饮片 7g)〕,一日 3~4 次。

2. 下焦湿热证

〔证候〕**主症**:腹痛,泻痢或腰痛;**次症**:尿频涩痛,血尿,伴或不伴蛋白尿,发热;**舌脉**:舌红,苔薄黄腻,脉濡滑数。

〔治法〕清热化湿,和血宁络。

〔**方药**〕白头翁汤(《伤寒论》)。

〔**中成药**〕(1) 复方金钱草颗粒^(医保目录)(由广金钱草、车前草、光石韦、玉米须组成)。功能主治:清热利湿,通淋排石。用于湿热下注所致的热淋、石淋,症见尿频、尿急、尿痛、腰痛;尿路结石、尿路感染见上述证候者。用法用量:开水冲服,一次 1~2 袋,一日 3 次。

(2) 复方黄连素片^(医保目录)(由盐酸小檗碱、木香、吴茱萸、白芍组成)。功能主治:清热燥湿,行气止痛,止痢止泻。用于大肠湿热,赤白下痢,里急后重或暴注下泻,肛门灼热;肠炎、痢疾见上述证候者。用法用量:口服,一次 4 片,一日 3 次。

3. 气阴两虚证

〔**证候**〕**主症:**腰酸乏力,手足心热,眼睑或足胕浮肿;**次症:**夜尿多,泡沫尿(尿蛋白伴或不伴镜下红细胞、尿蛋白定量 <1.0g/d);**舌脉:**舌红体胖,舌边有齿痕,苔薄。

〔**治法**〕益气养阴,固肾涩精。

〔**方药**〕黄芪四物汤(《济阴纲目》)。

〔**中成药**〕(1) 六味地黄胶囊^(医保目录)(详见第四章第一节急性肾小球肾炎)。

(2) 金匮肾气丸^(医保目录)(详见第二章第七节病毒性心肌炎)。

4. 脉络瘀阻证

〔**证候**〕**主症:**血尿(包括镜下红细胞尿),腰部刺痛,或久病(反复迁延不愈病程 1 年以上);**次症:**肾病理见毛细血管襻闭塞、塌陷、僵硬,毛细血管有微血栓样物质形成,系膜基质增生、局灶节段或球性硬化,肾小球球囊粘连,肾小球基底膜增厚;面色黧黑,肌肤甲错,皮肤赤丝红缕,蟹爪纹络;**舌脉:**舌有瘀点、瘀斑,或舌下脉络瘀滞,脉涩。

〔**治法**〕养血活血,祛瘀消癥。

〔**方药**〕桃红四物汤(《医宗金鉴》)。

〔**中成药**〕三七片^(药典)(由三七组成)。功能主治:散瘀止血,消肿止痛。用于咯血,吐血,衄血,便血,崩漏,外伤出血,胸腹刺痛,跌仆肿痛。用法用量:口服,小片一次 4~12 片,大片(每片含三七 0.25g):一次 2~6 片,一日 3 次。

5. 风湿内扰证

〔**证候**〕**主症:**泡沫尿(尿蛋白伴或不伴镜下红细胞尿),尿蛋白定量≥1.0g/d;乏力、眩晕加重,水肿逐渐加重;**次症:**实验室、辅助检查及肾病理:血压、血肌酐、尿蛋白等从原先稳定的水平出现波动、升高;病理出现系膜细胞增生、间质炎细胞浸润或节段性毛细血管襻纤维素样坏死、细胞性新月体形成和/

218

或足突广泛融合;**舌脉:**舌淡红,苔薄腻,脉弦,或弦细,或沉。

〔**治法**〕养血活血,祛风胜湿。

〔**方药**〕大秦艽汤(《嵩崖尊生全书》)。

〔**中成药**〕雷公藤多苷片^(医保目录)(由雷公藤多苷组成)。功能主治:祛风解毒,除湿消肿,舒筋通络。有抗炎及抑制细胞免疫和体液免疫等作用。用于风湿热瘀,毒邪阻滞所致的类风湿关节炎、肾病综合征、白塞综合征、麻风反应、自身免疫性肝炎等。用法用量:口服。按体重每 1kg 每日 1~1.5mg,分 3 次饭后服用,或遵医嘱(例如:按 60kg 体重的成年人计算,一次 2~3 片,一日 3 次,饭后服用)。

四、单验方

1. 茅根糖茶　鲜白茅根 500g,洗净,加水煎煮,去渣,加少许黄糖,代茶饮。(《中医内科常见病诊疗指南》)

2. 止血剂　苎麻根 15g,生地黄、茯苓各 10g,海螵蛸 9g,水煎服。(《中医内科常见病诊疗指南》)

3. 茅根粥　鲜白茅根 60g,洗净,加水煎煮半小时,取茅根水煮粥,每日 1 次。(《中医内科常见病诊疗指南》)

4. 鲫鱼冬瓜汤　250g 鲫鱼 1 条,去鳞及内脏,冬瓜 500g 同煮,加盐及少许调味料,弃鱼喝汤。(《中医内科常见病诊疗指南》)

5. 地榆炭 30g,杜仲炭 20g,蒲黄炭 15g,牛蒡子 15g,小蓟 15g,白茅根 30g,三七(研末冲服)5g,女贞子、墨旱莲、黄芩各 15g,蝉蜕 10g。每日 1 剂,水煎分 2 次服,12 岁以下用量减半。疗程为 12 周。[王庆高 . 验方集锦 . 广西中医药,2006(1):61.]

6. 张琪验方——张氏肾病方　黄芪 30g,党参 20~30g,麦冬 15g,地骨皮 15g,茯苓 15g,车前子 15g,白花蛇舌草 30g,柴胡 10g,甘草 10g。蛋白尿多者加芡实、莲子以固摄缩泉,久病血尿者加白茅根、瞿麦、小蓟等通淋止血。每日 1 剂,水煎分服。益气养阴,清热利湿。主治慢性肾病,蛋白尿为主症者。

第六节　原发性肾病综合征 ·

原发性肾病综合征(NS)是以肾小球滤过膜通透性增高,导致大量蛋白质从尿中漏出为主要病变的临床综合征。临床上以大量蛋白尿（>3.5g/24h）、低蛋白血症（<30g/L）、高脂血症和水肿（简称"三高一低"）为主要特征。本病发病以青少年和儿童为多见，在儿童肾小球疾病中占 70%~90%。

本病在发病过程中，以水肿最具特征性，故属于中医学的"水肿"范畴。

一、诊断要点

（一）临床表现

1. 症状

（1）水肿：以全身性为多。严重者可以出现胸腔、腹腔、阴囊等积液，甚至心包腔大量积液。

（2）蛋白尿：尿液中含有大量泡沫，消散缓慢。1 日流失蛋白 3.5~20g，亦有多达 40~60g。

（3）低蛋白血症：血清白蛋白水平在 30g/L 以下。

（4）高脂血症：血浆胆固醇、甘油三酯均明显增加，血清中低密度及极低密度脂蛋白浓度增加，高密度脂蛋白正常或稍下降。

（5）消化道功能障碍：因胃肠道水肿，可见厌食、恶心、呕吐、腹泻、腹痛等。

2. 体征：眼睑、颜面及双下肢不同程度的水肿，严重者可有胸水、腹水，肾区叩击痛。

（二）辅助检查

1. 尿液生化检查　尿常规中尿蛋白定性多（+++）~（++++），24 小时尿蛋白量 >3.5g/24h。

2. 血液生化检查　①血清白蛋白 <30g/L；②血清胆固醇、甘油三酯及低密度脂蛋白升高；③血清免疫球蛋白以 IgG 下降为主；④血清补体 C3 含量测定对膜增殖性病变的鉴别有意义，约 68% 病例在病初即见持续下降；⑤肾功能多数正常，但肾炎性的肾病综合征可见不同程度的肾损害。

3. 血或尿的 CDP（纤维蛋白降解产物）检测　其含量增加。

4. 选择性蛋白尿　如尿中出现的是大分子、中分子蛋白质则提示病变在肾小球；如是小分子蛋白质则提示病变在肾小管及间质；如为混合性蛋白质则提示病变累及肾小球、肾小管及间质；如尿中主要是中分子蛋白质，则为选择性蛋白尿，说明损害较轻；如有大分子蛋白漏出，则选择性差，肾损害较严重。

5. 肾活检　这是确定临床病理类型的唯一手段，且对明确诊断、制订治疗方案及判断预后有帮助。

（三）诊断依据

本病临床诊断：①大量蛋白尿；②低蛋白血症；③明显水肿；④高脂血症。其中①、②两项必备。如发生可疑，可以取任意尿测定其蛋白浓度及肌酐浓度及其两者比率。若尿蛋白与尿肌酐比率 >3.5 即为肾病综合征范围的蛋白尿。病理诊断：主要病理类型有微小病变肾病、系膜增生性肾炎、局灶性节段性肾小球硬化、膜性肾病、膜增生性肾炎。微小病变以儿童多见，预后好；膜性肾病在成人多见。各病理类型之间可以转化。

（四）鉴别诊断

1. 过敏性紫癜肾炎　好发于青少年，有典型的皮肤紫癜，可伴关节痛、腹痛及黑便，多在皮疹出现后 1~4 周出现血尿和 / 或蛋白尿，典型皮疹有助于鉴别诊断。

2. 系统性红斑狼疮肾炎　好发于青少年和中年女性，依据多系统受损的临床表现和免疫学检查可检出多种自身抗体，一般不难明确诊断。

3. 乙型肝炎病毒相关性肾炎　多见于儿童及青少年，以蛋白尿或肾病综合征为主要临床表现，常见的病理类型为膜性肾病，其次为系膜毛细血管性肾小球肾炎等。国内依据以下三点进行诊断：①血清乙型肝炎病毒抗原阳性；②有肾小球肾炎临床表现，并可除外狼疮性肾炎等继发性肾小球肾炎；③肾活检切片中找到乙型肝炎病毒抗原。我国为乙型肝炎高发区，对有乙型肝炎患者，儿童及青少年蛋白尿或肾病综合征患者，尤其是膜性肾病，应认真排除之。

4. 糖尿病肾病　好发于中老年，肾病综合征常见于病程 10 年以上的糖尿病患者。早期可发现尿微量白蛋白排出增加，以后逐渐发展成大量蛋白尿甚至肾病综合征的表现。糖尿病病史及特征性眼底改变有助于鉴别诊断。

5. 肾淀粉样变性　好发于中老年，肾淀粉样变性是全身多器官受累的一部分。原发性淀粉样变性主要累及心、肾、消化道（包括舌）、皮肤和神经；继发性淀粉样变性常继发于慢性化脓性感染、结核、恶性肿瘤等疾病，主要累及肾脏、肝和脾等器官。肾受累时体积增大，常呈肾病综合征。肾淀粉样变性常需肾活检确诊。

6. 骨髓瘤性肾病　好发于中老年，男性多见，患者可有多发性骨髓瘤的特征性临床表现，如骨痛、血清单株球蛋白增高、蛋白电泳 M 带及尿本周蛋白阳性，骨髓象显示浆细胞异常增生（占有核细胞的 15% 以上），并伴有质的改变。多发性骨髓瘤累及肾小球时可出现肾病综合征。上述骨髓瘤特征性表现有利于鉴别诊断。

二、西医治疗要点

(一) 一般治疗

1. 休息　凡有严重水肿、低蛋白血症者需卧床休息。水肿消失、一般情况好转后,应适当活动,以防止血栓形成。

2. 饮食　给予正常量 0.8~1.0g/(kg·d) 的优质蛋白(富含必需氨基酸的动物蛋白)饮食。热量要保证充分,每日每千克体重不应少于 126~147kJ (30~35kcal)。尽管患者丢失大量尿蛋白,但由于高蛋白饮食增加肾小球高滤过,加重蛋白尿并促进肾脏病变进展,故目前一般不再主张应用。水肿时应低盐(<3g/d)饮食。为减轻高脂血症,应少进富含饱和脂肪酸(动物油脂)的饮食,而多吃富含多聚不饱和脂肪酸(如植物油、鱼油)及富含可溶性纤维(如燕麦、米糠及豆类)的饮食。

(二) 对症治疗

1. 利尿消肿

(1) 噻嗪类利尿剂:主要作用于髓袢升支厚壁段和远曲小管前段,通过抑制钠和氯的重吸收,增加钾的排泄而利尿。常用氢氯噻嗪 25mg,每日 3 次口服。长期服用应防止低钾血症、低钠血症。

(2) 保钾利尿剂:主要作用于远曲小管后段,排钠、排氯,但潴钾,适用于低钾血症的患者。单独使用时利尿作用不显著,可与噻嗪类利尿剂合用。常用氨苯蝶啶 50mg,每日 3 次,或醛固酮拮抗剂螺内酯 20mg,每日 3 次。长期服用需防止高钾血症,对肾功能不全患者应慎用。

(3) 袢利尿剂:主要作用于髓袢升支,对钠、氯和钾的重吸收具有强力的抑制作用。常用呋塞米(速尿)20~120mg/d,或布美他尼(丁尿胺)1~5mg/d(同等剂量时,作用较呋塞米强 40 倍),分次口服或静脉注射。在渗透性利尿药物应用后随即给药效果更好。应用袢利尿剂时需谨防低钠血症及低钾、低氯血症性碱中毒发生。

(4) 渗透性利尿剂:通过一过性提高血浆胶体渗透压,可使组织中水分回吸收入血。此外,它们又经过肾小球滤过,造成肾小管内液的高渗状态,减少水、钠的重吸收而利尿。常用不含钠的右旋糖酐 40(低分子右旋糖酐)或淀粉代血浆(706 代血浆),分子量均为 2.5 万 ~4.5 万,250~500ml 静脉点滴,隔日 1 次。随后加用袢利尿剂可增强利尿效果。但对少尿(尿量 <400ml/d)患者应慎用此类药物,因其易与肾小管分泌的 Tamm-Horsfall 蛋白和肾小球滤过的白蛋白一起形成管型,阻塞肾小管,并由于其高渗作用导致肾小管上皮细胞变

性、坏死,诱发"渗透性肾病",导致急性肾损伤。

（5）提高血浆胶体渗透压:血浆或白蛋白等静脉输注可提高血浆胶体渗透压,促进组织中水分回吸收并利尿,如继而用呋塞米 60~120mg 加于葡萄糖溶液中缓慢静脉滴注,有时能获得良好的利尿效果。但由于输入的蛋白均将于 24~48 小时内由尿中排出,可引起肾小球高滤过及肾小管高代谢造成肾小球脏层及肾小管上皮细胞损伤,促进肾间质纤维化,轻者影响糖皮质激素疗效,延迟疾病缓解,重者可损害肾功能。故应严格掌握适应证,对严重低蛋白血症、高度水肿而又少尿(尿量 <400ml/d)的肾病综合征患者,在必需利尿的情况下方可考虑使用,但也要避免过频过多。心力衰竭患者应慎用。

对肾病综合征患者利尿治疗的原则是不宜过快过猛,以免造成血容量不足、加重血液高黏滞倾向,诱发血栓、栓塞并发症。

2. 减少尿蛋白 持续性大量蛋白尿本身可导致肾小球高滤过、加重肾小管-间质损伤、促进肾小球硬化,是影响肾小球疾病预后的重要因素。已证实减少尿蛋白可以有效延缓肾功能的恶化。

血管紧张素转换酶抑制药(ACEI)或血管紧张素受体阻滞药(ARB),除有效控制高血压外,均可通过降低肾小球内压和直接影响肾小球基底膜对大分子的通透性,有不依赖于降低全身血压的减少尿蛋白作用。用 ACEI 或 ARB 降低尿蛋白时,所用剂量一般比常规降压剂量大,才能获得良好疗效。

3. 降脂治疗 一般而言,存在高脂血症的肾病综合征患者因其发生心血管疾病的风险增高,可以考虑给予降脂药物治疗。

（三）抑制免疫与炎症反应

1. 糖皮质激素 通过抑制免疫炎症反应,抑制醛固酮和抗利尿激素分泌,影响肾小球基底膜通透性等综合作用而发挥其利尿、消除尿蛋白的疗效。使用原则和方案是:①起始足量:常用药物为泼尼松 1mg/(kg·d),口服 8 周,必要时可延长至 12 周;②缓慢减药:足量治疗后每 2~3 周减原用量的 10%,当减至 20mg/d 时病情易复发,应更加缓慢减量;③长期维持:最后以最小有效剂量(10mg/d)再维持半年左右。激素可采取全日量顿服或在维持用药期间两日量隔日一次顿服,以减轻激素的副作用。水肿严重、有肝功能损害或泼尼松疗效不佳时,可更换为甲泼尼龙(等剂量)口服或静脉滴注。因地塞米松半衰期长,副作用大,现已少用。根据患者对糖皮质激素的治疗反应,可将其分为"激素敏感型"(用药 8~12 周内肾病综合征缓解)、"激素依赖型"(激素减药到一定程度即复发)和"激素抵抗型"(激素治疗无效)三类,其各自的进一步治疗有所区别。

长期应用激素的患者可出现感染、药物性糖尿病、骨质疏松等副作用,少数病例还可能发生股骨头无菌性缺血性坏死,需加强监测,及时处理。

2. 细胞毒药物　这类药物可用于"激素依赖型"或"激素抵抗型"的患者,协同激素治疗。若无激素禁忌,一般不作为首选或单独治疗用药。

(1)环磷酰胺:是国内外最常用的细胞毒药物,在体内被肝细胞微粒体羟化,代谢产物具有较强的免疫抑制作用。应用剂量为每日每千克体重 2mg,分 1~2 次口服;或 200mg,隔日静脉注射。累积量达 6~8g 后停药。主要副作用为骨髓抑制及中毒性肝损害,并可出现性腺抑制(尤其是男性)、脱发、胃肠道反应及出血性膀胱炎。

(2)盐酸氮芥:为最早用于治疗肾病综合征的药物,治疗效果较佳。因引起注射部位血管炎或局部组织坏死及严重的胃肠道反应和严重的骨髓抑制,目前临床上较少应用。

(3)其他:苯丁酸氮芥 2mg,每日 3 次口服,共服用 3 个月,毒性较氮芥小,疗效较差。此外,硫唑嘌呤亦有使用报道,但疗效也较弱。

3. 环孢素　属钙调神经蛋白抑制剂,能选择性抑制 T 辅助细胞及 T 细胞毒效应细胞,已作为二线药物用于治疗激素及细胞毒药物无效的难治性肾病综合征。常用量为每日每千克体重 3~5mg,分 2 次空腹口服,服药期间需监测并维持其血浓度谷值为 100~200ng/ml。服药 2~3 个月后缓慢减量,疗程至少 1 年。副作用有肝肾毒性、高血压、高尿酸血症、多毛及牙龈增生等。停药后易复发,使其广泛应用受到限制。他克莫司(tacrolimus,FK506)也属钙调神经蛋白抑制剂,但肾毒性副作用小于环孢素 A。成人起始治疗剂量为 0.05mg/(kg·d),血药浓度保持在 5~8ng/ml,疗程为半年至 1 年。

4. 麦考酚吗乙酯　在体内代谢为霉酚酸,后者为次黄嘌呤单核苷酸脱氢酶抑制剂,抑制鸟嘌呤核苷酸的经典合成途径,故而选择性抑制 T、B 淋巴细胞增殖及抗体形成达到治疗目的。常用量为 1.5~2g/d,分 2 次口服,共用 3~6 个月,减量维持半年。已广泛用于肾移植后排斥反应,副作用相对较小。近年一些报道表明,该药对部分难治性肾病综合征有效,尽管尚缺乏大宗病例的前瞻对照研究结果,但已受到重视。

应用激素及细胞毒药物治疗肾病综合征可有多种方案,原则上应以增强疗效的同时最大限度地减少副作用为宜。对于是否应用激素治疗、疗程长短以及应否使用细胞毒药物等应结合患者肾小球病理类型、年龄、肾功能和有否相对禁忌证等情况不同而区别对待,制订个体化治疗方案。

(四) 并发症防治

肾病综合征的并发症是影响患者长期预后的重要因素,应积极防治。

1. 感染　通常在激素治疗时无需应用抗生素预防感染,否则不但达不到预防目的,反而可能诱发真菌二重感染。免疫增强剂(如胸腺素、转移因子及左旋咪唑等)能否预防感染尚不完全肯定。一旦发现感染,应及时选用对致病菌敏感、强效且无肾毒性的抗生素积极治疗,有明确感染灶者应尽快去除。严重感染难控制时应考虑减少或停用激素,但需视患者具体情况决定。

2. 血栓及栓塞并发症　一般认为,当血浆白蛋白低于 20g/L 时,提示存在高凝状态,即应开始预防性抗凝治疗。可给予肝素钠 1 875~3 750U 皮下注射,每 6 小时 1 次;或选用低分子肝素 4 000~5 000U,皮下注射,每日 1~2 次,维持凝血时间(试管法)延长于正常的一倍;也可服用华法林,维持凝血酶原时间国际标准化比值(INR)于 1.5~2.5。抗凝同时可辅以抗血小板药,如双嘧达莫 300~400mg/d,分 3~4 次口服,或阿司匹林 75~100mg/d,口服。对已发生血栓、栓塞者应尽早(6 小时内效果最佳,但 3 日内仍可望有效)给予尿激酶或链激酶全身或局部溶栓,同时配合抗凝治疗,抗凝药一般应持续应用半年以上。抗凝及溶栓治疗时均应避免药物过量导致出血。

3. 急性肾损伤　肾病综合征并发急性肾损伤如处理不当可危及患者生命,若及时给予正确处理,大多数患者可望恢复。可采取以下措施:①袢利尿剂:对袢利尿剂仍有效者应予以较大剂量,以冲刷阻塞的肾小管管型;②血液透析:利尿无效,并已达到透析指征者,应给血液透析以维持生命,并在补充血浆制品后适当脱水,以减轻肾间质水肿;③原发病治疗:因其病理类型多为微小病变型肾病,应予以积极治疗;④碱化尿液:可口服碳酸氢钠碱化尿液,以减少管型形成。

4. 蛋白质及脂肪代谢紊乱　在肾病综合征缓解前常难以完全纠正代谢紊乱,但应调整饮食中蛋白和脂肪的量和结构,力争将代谢紊乱的影响减少到最低限度。目前,不少药物可用于治疗蛋白质及脂肪代谢紊乱,如 ACEI 及 ARB 均可减少尿蛋白;中药黄芪(30~60g/d,煎服)可促进肝脏白蛋白合成,并可能兼有减轻高脂血症的作用。降脂药物可选择降胆固醇为主的羟甲戊二酸单酰辅酶 A 还原酶抑制剂,如洛伐他汀等他汀类药物;或降甘油三酯为主的氯贝丁酯类,如非诺贝特等。肾病综合征缓解后高脂血症可自然缓解,则无需再继续药物治疗。

三、中成药应用

(一) 基本病机

原发性肾病综合征患者初期多见尿液泡沫不易消散,继而出现水肿及精微亏损证候,多见本虚标实。病程中虚实证候常有转化。其病位在肾,累及肝、脾时则见病情严重而致多脏器损害。本病治疗上要以澄源、塞流和复本为原则。澄源是以祛邪解毒,化湿利水为主;塞流是以扶正祛邪,益肾祛瘀为主;复本是以固本培元为主。

(二) 辨证分型使用中成药

原发性肾病综合征常用中成药一览表

证型	常用中成药
风水泛溢证	肾炎康复片、银翘解毒片
湿热蕴结证	黄葵胶囊
肾络瘀阻证	复方血栓通胶囊
脾肾阳虚证	济生肾气丸、雷公藤多苷片、百令胶囊
肝肾阴虚证	左归丸

1. 风水泛溢证

〔证候〕**主症**:颜面、眼睑浮肿,很快累及全身;**次症**:肢节酸重,小便不利,有的兼见恶风寒、鼻塞、咳嗽,或咽红而痛;**舌脉**:舌苔薄白、脉浮而紧,或舌质红、脉浮数。

〔治法〕祛风利水。

〔**方药**〕风寒为主者,以麻杏五皮饮(《中医内科常见病诊疗指南》)加减;风热为主者,以越婢汤(《金匮要略》)合麻黄连翘赤小豆汤(《伤寒论》)加减。

〔**中成药**〕(1) 肾炎康复片^(医保目录)(详见第四章第一节急性肾小球肾炎)。

(2) 银翘解毒片^(医保目录)(由金银花、连翘、薄荷、荆芥、豆豉、炒牛蒡子、桔梗、淡竹叶、甘草组成)。功能主治:疏风解表,清热解毒。用于风热感冒,症见发热头痛、咳嗽口干、咽喉疼痛。用法用量:口服,一次 4 片,一日 2~3 次。

2. 湿热蕴结证

〔证候〕**主症**:全身浮肿,皮色光亮;**次症**:胸痞腹胀,烦热口渴,大便秘结,小便短赤,或皮肤有疮疡疖肿;**舌脉**:舌红,苔滑或腻,脉滑数。

〔治法〕清化湿热,利水消肿。

〔**方药**〕疏凿饮子（《济生方》）。

〔**中成药**〕黄葵胶囊^(医保目录)（由黄蜀葵花组成）。功能主治：清利湿热，解毒消肿。用于慢性肾炎之湿热证，症见浮肿、腰痛、蛋白尿、血尿、舌苔黄腻等。用法用量：口服，一次5粒，一日3次；8周为一疗程。

3. 肾络瘀阻证

〔**证候**〕**主症**：面目、四肢浮肿，迁延日久；**次症**：肌肤甲错，或见红丝赤缕，瘀点瘀斑，或者腰痛尿赤；**舌脉**：舌质淡或黯红，边有瘀点，舌下脉络瘀紫，苔薄黄或腻，脉细涩。

〔**治法**〕益肾通络，活血化瘀。

〔**方药**〕桃红四物汤（《医宗金鉴》）。

〔**中成药**〕复方血栓通胶囊^(医保目录)（由三七、黄芪、丹参、玄参组成）。功能主治：活血化瘀，益气养阴。用于血瘀兼气阴两虚证的视网膜静脉阻塞，症见视力下降或视觉异常、眼底瘀血征象、神疲乏力、咽干、口干；以及用于血瘀兼气阴两虚的稳定性劳累型心绞痛，症见胸闷、胸痛、心悸、心慌、气短、乏力、心烦、口干。用法用量：口服，一次3粒，一日3次。

4. 脾肾阳虚证

〔**证候**〕**主症**：面色㿠白，形寒肢冷，遍体浮肿，按之没指；**次症**：甚则伴有胸水、腹水，乃至胸闷气急，小便短少，大便溏薄；**舌脉**：舌淡体胖，苔薄腻或白腻，脉沉细滑。

〔**治法**〕健脾温肾，通阳利水。

〔**方药**〕实脾饮（《济生方》）合真武汤（《伤寒论》）。

〔**中成药**〕（1）济生肾气丸^(医保目录)（详见第一章第七节慢性肺源性心脏病）。

（2）雷公藤多苷片^(医保目录)（详见第四章第五节 IgA 肾病）。

（3）百令胶囊^(医保目录)（详见第一章第三节慢性阻塞性肺疾病）。

5. 肝肾阴虚证

〔**证候**〕**主症**：面目四肢浮肿不甚，眩晕口干；**次症**：咽喉干痛反复不已，心烦急躁，腰酸，时见盗汗，小便短赤；**舌脉**：舌质红，脉细弦数。

〔**治法**〕滋补肝肾，化湿利水。

〔**方药**〕二至丸（《医便》）合知柏地黄丸（《医宗金鉴》）。

〔**中成药**〕左归丸^(医保目录)（由川牛膝、熟地黄、枸杞子、龟板胶、鹿角胶、山药、山茱萸、菟丝子组成）。功能主治：滋阴补肾，填精益髓。真阴不足证。头晕目眩，腰酸腿软，遗精滑泄，自汗盗汗，口燥舌干，舌红少苔，脉细。用法用量：口服，一次9g，一日2次。

四、单验方

1. 鲤鱼赤小豆汤 鲤鱼1条(约500g,去肠杂),赤小豆300g,花生仁150g,大蒜5g,红辣椒(干品)1g,上药混合,煲烂,分数次服用。可以利水消肿,提高血浆蛋白。(《中医内科常见病诊疗指南》)

2. 黄芪炖鸡 母鸡1只(约1000g),黄芪150g,不放盐,共炖煮烂,喝汤吃肉,可分3~4次服用,对提高血浆白蛋白有一定作用。(《中医内科常见病诊疗指南》)

3. 朱宗元验方——抗病肾病方 乌梅4g,防风3g,柴胡5g,五味子4g,甘草2g,雷公藤7g,白花蛇舌草7g,生黄芪10g,红花5g,桃仁5g,熟地黄6g,桑螵蛸4g。每日1剂,水煎分服。补脾益肾,升清降浊。主治慢性肾炎、肾病。

4. 马骥验方1——复元固本汤 干地黄15~20g,山萸肉15g,炒山药15~25g,白茯苓20~50g,人参10~15g,黄芪15~50g,牡丹皮15g,菟丝子15g,枸杞子15g,五味子10g,制附子5g,嫩桂枝10g。每日1剂,冷水浸泡后,文火煎煮2次,每次30分钟,混合后分服。补肾固本,健脾益气。主治肾病型肾炎属脾肾气虚者。

5. 马骥验方2——六五地黄汤 干地黄25g,牡丹皮10~20g,炒山药20g,山萸肉15g,白茯苓15~25g,桑椹子25g,枸杞子15~25g,地肤子15~25g。每日1剂,冷水浸泡后,文火煎煮2次,每次30分钟,混合后分服。滋补肝肾,淡渗利水。主治肾病型肾炎,发病日久,肝肾阴伤者。

6. 蒋文照验方——芪萸仲柏汤 黄芪15g,山茱萸9g,杜仲12g,黄柏6g,白茅根12g,茯苓15g,牡蛎20g,金樱子12g。每日1剂,水煎分服。益气养阴,补肾化浊。主治慢性肾炎、肾病综合征,症见腰酸体瘦,舌质淡红胖嫩,苔腻,脉沉细弦,蛋白尿者。

7. 陈苏生验方——强肾泄浊煎 桑寄生12g,川续断12g,全狗脊12g,鹿衔草12g,土茯苓30~60g,忍冬藤24~40g,连翘9~12g,白薇9~12g。每日1剂,水煎分服。可连服数月,每周停药1日。可补肾葆真,解毒泄浊。主治慢性肾病,肾功能不全者。

第七节 急性肾衰竭

急性肾衰竭(ARF)是指数小时至数日内发生的肾脏功能异常,包括血、尿、组织学检查或影像学检查的异常,持续时间不超过 3 个月。近年部分肾脏病学家和重症监护专家提出急性肾损伤(AKI)的概念,临床可以参考。所谓 AKI 是指 48 小时内发生的肾脏结构或功能异常,包括血、尿、组织学检查或影像学检查异常,时间不超过 3 个月。其诊断标准为血肌酐升高绝对值≥26.4μmol/L(0.3mg/dL),或较基础值升高≥50%(增至 1.5 倍);或尿量小于 0.5ml/(kg·h)超过 6 小时。ARF 患病率高,社区获得性 ARF 患病率为 1%,医院获得性为 5%~7%,重症监护病房高达 20%~30%。

因少尿、无尿为急性肾衰竭的突出症状,故将其归属于中医学的"癃闭""关格""水肿"等范畴。

一、诊断要点

对 ARF 患者的评估需要详细询问病史,深入回顾既往史和近期用药史,进行全面的体格检查,尿液分析以及其他实验室检查、影像学检查,必要时行肾活检。

(一)分期标准

根据患者血清肌酐(Scr)和尿量,参考急性肾损伤的分期标准,将其分为 3 期。

ARF 的分期标准

分期	Scr 标准	尿量标准
1 期	增加≥26.4μmol/L(0.3mg/dl)或增至基线的 150%~200%(1.5~2 倍)	<0.5ml/(kg·h),时间超过 6 小时
2 期	增至基线的 200%~300%(2~3 倍)	<0.5ml/(kg·h),时间超过 12 小时
3 期	增至基线的 300% 以上(>3 倍)或绝对值≥354μmol/L(4mg/dl)且急性增高≥44μmol/L(0.5mg/dl)	<0.3ml/(kg·h),时间超过 24 小时或无尿 12 小时

(二)临床表现

1. **症状**　急性肾衰竭的症状可概括为三种类型:非少尿型、少尿型、高分解型。

(1)非少尿型急性肾衰竭:是指急性肾衰竭患者在氮质血症期内一日尿量超过 400ml,甚至达到 1 000~2 000ml 以上。其临床表现相对较轻,特别多见于老年患者,此型肾衰竭经及时发现,正确处理,一般预后较好。

（2）少尿型急性肾衰竭：是以少尿（尿量 <400ml/d）或无尿（尿量 <100ml/d）为显著特征的。通常都经过少尿期（或无尿期）、多尿期和恢复期三个临床阶段。一般少尿期的持续时间平均约 10 日左右，短则 2~3 日，长则 4 周左右。

（3）高分解型急性肾衰竭：指一部分急性肾衰竭发生于组织分解代谢极度活跃的情况下，其一日尿素氮上升速度 >14.3mmol/L、肌酐上升速度 >177μmol/L。通常见于大手术后、严重感染、大面积创伤等情况。

2. 体征：急性肾衰竭的体征主要是在少尿期可有明显的水肿、酸中毒症状和可能存在的神经系统改变等一般随着疾病的转归，这些体征可以得到明显改善直至完全消失，同时存在的尿毒症症状亦可得到最大限度的缓解。而相对于少尿型及高分解型急性肾衰竭来说，非少尿型急性肾衰竭的临床体征并不典型。

（三）辅助检查

1. 实验室检查

（1）尿液检查：包括尿常规、尿蛋白定量、尿细胞形态学，以及尿酶、尿渗透压的检查。它们对急性肾衰的病因鉴别有一定意义。

（2）肾小球滤过功能检查：包括肌酐（Scr）、尿素氮（BUN）浓度及其每日上升幅度，可反映肾功能损害程度，以及有无高分解代谢存在。

（3）指甲、头发肌酐测定：能帮助鉴别急、慢性肾衰竭。若指甲或头发肌酐正常而血肌酐升高，提示急性肾衰竭；若指甲或头发肌酐及血肌酐均升高，则提示慢性肾衰竭。

2. 声像学检查　包括 B 超、多普勒超声、腹部 X 线平片、肾盂造影、CT 及磁共振成像等。

3. 肾活检　肾活检对一肾性 ARF 患者的诊断及鉴别诊断具有重大的意义，而肾前性和肾后性 ARF 患者一般不需要进行肾活检术。

二、西医治疗要点

早期诊断、及时干预能最大限度地减轻肾损伤，促进肾功能恢复。AKI 治疗主要包括尽早识别并纠正可逆病因，维持内环境稳定，营养支持，防治并发症及肾脏替代治疗等方面。

（一）尽早纠正可逆病因

AKI 治疗首先要纠正可逆的病因。对于各种严重外伤、心力衰竭、急性失血等都应进行相关治疗，包括输血，等渗盐水扩容，处理血容量不足、休克和感染等。停用影响肾灌注或肾毒性的药物。存在尿路梗阻时，应及时采取措施去除梗阻。

（二）维持体液平衡

每日补液量应为显性失液量加上非显性失液量减去内生水量。由于非显性失液量和内生水量估计常有困难，因此每日大致的进液量可按前一日尿量加 500ml 计算。发热患者只要体重不增加即可增加进液量。

在容量控制治疗中应用袢利尿剂可增加尿量，从而有助于清除体内过多的液体。当使用后尿量并不增加时，应停止使用以防止不良反应发生。

（三）饮食和营养

补充营养以维持机体的营养状况和正常代谢，有助于损伤细胞的修复和再生，提高存活率。AKI 患者每日所需能量应为 1.3 倍基础能耗量（BEE），即 147kJ/（kg·d）[35kcal/（kg·d）]，主要由碳水化合物和脂肪供应；蛋白质摄入量应限制为 0.8g/（kg·d），对于有高分解代谢或营养不良以及接受透析的患者蛋白质摄入量可放宽。尽量减少钠、钾、氯的摄入量。

（四）高钾血症

血钾超过 6.5mmol/L，心电图表现为 QRS 波增宽等明显的变化时，应予以紧急处理。

①钙剂：10% 葡萄糖酸钙 10~20ml 稀释后缓慢静脉注射（5 分钟）；②11.2% 乳酸钠或 5% 碳酸氢钠 100~200ml 静滴，以纠正酸中毒并同时促进钾离子向细胞内流动；③ 50% 葡萄糖溶液 50~100ml 加胰岛素 6~12U 缓慢地静脉注射，可促进糖原合成，使钾离子向细胞内移动；④口服聚磺苯乙烯 15~30g，每日 3 次。以上措施无效，或为高分解代谢型 ATN 的高钾血症患者，血液透析是最有效的治疗。

（五）代谢性酸中毒

应及时治疗，如血清 HCO_3^- 浓度低于 15mmol/L，可选用 5% 碳酸氢钠 100~250ml 静滴。对于严重酸中毒患者，应立即予以透析治疗。

（六）感染

是常见并发症，也是死亡主要原因之一。应尽早使用抗生素，但不提倡预防性使用抗生素。根据细菌培养和药物敏感试验选用对肾脏无毒性或毒性低的药物，并按 GFR 调整用药剂量。

（七）肾脏替代疗法

严重高钾血症（>6.5mmol/L）、代谢性酸中毒（pH 值 <7.15）、容量负荷过重对利尿剂治疗无效、心包炎和严重脑病等都是透析治疗指征。对非高分解型、

无少尿患者,可试行内科综合治疗。重症患者倾向于早期进行透析,其目的在于:①对容量负荷过重者可清除体内过多的水分;②清除尿毒症毒素;③纠正高钾血症和代谢性酸中毒以稳定机体的内环境;④有助于液体、热量、蛋白质及其他营养物质的补充。

AKI 的透析治疗可选择腹膜透析(PD)、间歇性血液透析(IHD)或连续性肾脏替代治疗(continuous renal replacement therapy,CRRT)。腹膜透析无需抗凝和很少发生心血管并发症,适合于血流动力学不稳定的患者,但其透析效率较低,且有发生腹膜炎的危险,在重症 AKI 已少采用。血液透析的优点是代谢废物的清除率高、治疗时间短,但易有心血管功能不稳定和症状性低血压,且需要应用抗凝药,对有出血倾向的患者增加治疗的风险。CRRT 包括连续性静-静脉血液滤过(CVVH)、连续性静-静脉血液透析(CVVHD)、连续性静-静脉血液透析滤过(CVVHDF)等一系列方法,对血流动力学影响较小,适用于多器官衰竭患者,但要注意监护及肝素用量。

（八）多尿期的治疗

多尿开始时,由于 GFR 尚未恢复,肾小管的浓缩功能较差,治疗仍应以维持水、电解质和酸碱平衡,控制氮质血症和预防各种并发症为主。已行透析的患者,应继续透析。多尿期 1 周后可见血肌酐和尿素氮水平逐渐降至正常范围,饮食中蛋白质摄入量可逐渐增加,并逐渐减少透析频率直至停止透析。

（九）恢复期的治疗

一般无需特殊处理,定期随访肾功能,避免使用肾毒性药物。

三、中成药应用

（一）基本病机

本病病位在肾,涉及肺、脾(胃)、三焦、膀胱。病机主要为肾失气化,水湿浊瘀潴留。初期主要为火热、湿毒、浊瘀之邪壅滞气焦,水道不利,以实热居多;后期以脏腑虚损为主。早期、少尿期多表现为实证,以热证居多,故治疗以通为原则,通腑泄热、通络祛瘀、通淋泄浊等是基本方法。而在中期、恢复期则以正伤不复为主,中期多见脾肾两虚之证,恢复期则为肝肾阴虚或气阴两虚之候,治疗上多以补益脾肾、益气养阴为主,兼以祛邪。但运用攻伐之药不宜过度,以防伤正,调补脏腑气血应把握时机,以防留邪,攻补适宜,方可收效。

（二）辨证分型使用中成药

急性肾衰竭常用中成药一览表

	证型	常用中成药
少尿期	热毒炽盛证	三黄片
	火毒瘀滞证	清开灵注射液
	湿热蕴结证	尿毒清颗粒
	气脱津伤证	参麦注射液、参附注射液
多尿期	气阴两虚证	麦味地黄丸

1. 热毒炽盛证（少尿期）

〔**证候**〕**主症**：尿量急剧减少，甚至闭塞不通；**次症**：发热不退，口干欲饮，头痛身痛，烦躁不安；**舌脉**：舌质绛红，苔黄干，脉数。

〔**治法**〕泻火解毒。

〔**方药**〕黄连解毒汤（《肘后备急方》）。

〔**中成药**〕三黄片$^{（医保目录）}$（由大黄、盐酸小檗碱、黄芩浸膏组成）。功能主治：清热解毒，泻火通便，用于三焦热盛所致的目赤肿痛、口鼻生疮、咽喉肿痛、牙龈肿痛、心烦口渴、尿黄、便秘；亦用于急性胃肠炎、痢疾。用法用量：口服，小片一次4片，大片一次2片，一日2次；小儿酌减。

2. 火毒瘀滞证（少尿期）

〔**证候**〕**主症**：尿点滴难出，或尿血、尿闭；**次症**：高热谵语、吐血、衄血、斑疹紫黑或鲜红；**舌脉**：舌质紫绛，苔黄焦或芒刺遍起，脉细数。

〔**治法**〕清热解毒，活血化瘀。

〔**方药**〕清瘟败毒饮（《疫疹一得》）。

〔**中成药**〕清开灵注射液$^{（医保目录）}$（详见第一章第五节慢性呼吸衰竭）。

3. 湿热蕴结证（少尿期）

〔**证候**〕**主症**：尿少尿闭，恶心呕吐，口中尿臭；**次症**：发热口干而不欲饮，头痛烦躁，严重者可神昏抽搐；**舌脉**：舌苔黄腻，脉滑数。

〔**治法**〕清热利湿，降逆泄浊。

〔**方药**〕黄连温胆汤（《六因条辨》）。

〔**中成药**〕尿毒清颗粒$^{（医保目录）}$（详见第四章第二节慢性肾小球肾炎）。

4. 气脱津伤证（少尿期）

〔**证候**〕**主症**：尿少或无尿；**次症**：汗出黏冷，气微欲绝，或喘咳息促，唇黑甲青;**舌脉**:脉沉伏或细数。多见于吐泻失水或失血之后。

〔**治法**〕益气养阴,回阳固脱。

〔**方药**〕生脉散(《医学启源》)合参附汤(《正体类要》)。

〔**中成药**〕(1)参麦注射液^(医保目录)(详见第三章第十二节急性胰腺炎)。

(2)参附注射液^(医保目录)(详见第一章第一节附　流行性感冒)。

5. 气阴两虚证(多尿期)

〔**证候**〕**主症**:全身疲乏;**次症**:腰酸,咽干思饮,尿多清长;**舌脉**:舌红少津,脉细。

〔**治法**〕益气养阴,扶正固本。

〔**方药**〕参芪地黄汤(《沈氏尊生书》)。

〔**中成药**〕麦味地黄丸^(医保目录)(详见第一章第七节慢性肺源性心脏病)。

四、单验方

1. 鲜车前草 60g,鲜藕 60g,共捣汁,1 次服。用于急性肾衰竭少尿或无尿者。(《中医内科常见病诊疗指南》)

2. 番泻叶 15~18g,泡开水饮用,每 1~2 小时 1 次,连服 3 次,泻出后根据排便量再酌情使用,通过导泻从肠道排出毒素,以改善全身中毒症状。(《中医内科常见病诊疗指南》)

3. 何炎燊验方——加味神芎导水汤　川芎 12g,黑丑 20g,大黄、黄芩各 15g,黄连 10g,薄荷 9g,滑石、苏叶各 30g,鲜崩大碗 500g。加水 1 200ml,煎诸药得 300ml,入大黄,微火煮沸 3 分钟,去渣。另将鲜崩大碗温开水洗数遍,捣烂后绞汁约 200ml,和药液混匀,1 日分 3 次服。神昏痉厥者可鼻饲给药。可荡涤浊邪,泄热行水,降低血中非蛋白氮。主治急、慢性肾衰竭。

第八节　慢性肾衰竭

慢性肾衰竭(CRF),是在各种慢性肾脏病(CKD)基础上缓慢出现肾功能进行性减退直至衰竭的一组临床综合征。临床上以肾小球滤过率下降、代谢产物潴留、水电解质和酸碱平衡失调为主要表现。

本病属于中医学"溺毒""癃闭""关格""肾劳""虚劳"等疾病的范畴。

一、诊断要点

（一）临床表现

1. 症状 临床表现十分复杂,基本可以分为代谢紊乱和各系统症状两大组。但两者亦互为因果,许多代谢紊乱可以是系统症状的基本原因,反过来,各系统脏器因代谢异常而导致毒性代谢产物潴留,影响脏器功能,从而加剧代谢紊乱。

2. 体征 慢性肾衰竭患者无明显特异性的体征,主要根据患者的原发病及控制情况、肾功能损害、并发症、生活方式的调节等不同而表现各异,如水肿、高血压、皮肤改变等。

（二）辅助检查

1. 尿常规检查 可有程度不等的蛋白尿、血尿、管型尿,也可无明显尿检异常,以 24 小时尿肌酐计算肌酐清除率,有明显下降。

2. 血液检查 有红细胞、血红蛋白、红细胞压积的明显下降,部分患者可有白细胞和血小板的减少;肾功能有尿素氮及血肌酐的明显升高,达到失代偿指标;早期患者可呈低钙高磷,在合并甲状旁腺功能亢进时可呈高钙高磷,慢性肾功能不全患者应注意血钾水平的变化及酸中毒状态的纠正;血脂水平为甘油三酯的中度升高及胆固醇在不同脂蛋白的分布异常;血 β_2-微球水平可反映肾小球的滤过功能,通常可升高,血碱性磷酸酶升高,钙磷乘积升高。病因诊断时还可以检查血糖、血尿酸、免疫指标等项目。

3. 影像学检查 包括 B 超、ECT、心脏超声、X 线摄片等。

4. 肾活检 一般来说,慢性肾衰竭不是肾活检的适应证。

（三）临床分期标准

依据《慢性肾衰竭中西医结合诊疗指南》将 CRF 分为三个阶段:慢性肾衰竭早期、中期、晚期,分别相当于 CKD 的 3 期[GFR30~59ml/（min·1.73m²）],4 期[GFR15~29ml/（min·1.73m²）]和 5 期[GFR<15ml/（min·1.73m²）的非透析患者]。CRF 分期对于病情严重程度的判断、中西医结合治疗及学术交流具有指导意义。

（四）诊断标准

2012 年 Kidney Disease:Improving Global Outcomes（KDIGO）工作组对 CKD 定义为对健康产生影响的肾脏结构或功能异常 >3 个月,包括:①肾脏损伤（肾脏结构或功能异常）,可表现为以下任何一条:白蛋白尿（尿白蛋白排泄率 AER≥30mg/24h 或尿白蛋白／肌酐比值 ACR≥30mg/g（3mg/mmol）;尿沉渣检查异常(如血尿、红细胞管型等);肾小管功能异常导致的电解质异常等;肾脏病理检查异常;影像学检查发现肾结构异常;有肾移植病史。②肾小球滤过率(GFR)下降,GFR<60ml/(min·1.73m^2)>3 个月。CKD 和 CRF 是两个不同的概念,两者有重叠,CKD 范围广,CRF 则只代表 CKD 患者中 GFR 下降、有异常表现的那一部分患者。

（五）鉴别诊断

1. 慢性肾衰竭与肾前性氮质血症　两者的鉴别并不困难,在有效血容量补足 48~72 小时后肾前性氮质血症患者肾功能即可恢复,而慢性肾衰竭肾功能则难以恢复。

2. 慢性肾衰竭与急性肾损伤　两者的鉴别多数情况下并不困难,往往根据患者病史即可做出鉴别。在患者病史欠详时,可借助影像学检查(如 B 超、CT 等)或肾图检查结果进行分析,如双肾明显缩小,或肾图提示慢性病变,则支持慢性肾衰竭的诊断。

但需注意,慢性肾衰竭有时可发生急性加重或伴发急性肾损伤。如慢性肾衰本身已相对较重,或其病程加重过程未能反映急性肾损伤的演变特点,则称之为慢性肾衰急性加重。如果慢性肾衰竭较轻,而急性肾损伤相对突出,且其病程发展符合急性肾损伤演变过程,则可称为慢性肾衰基础上急性肾损伤,其处理原则基本与急性肾损伤相同。

二、西医治疗要点

（一）积极治疗原发病

CRF 的病因多样,包括各种原发性肾小球疾病、继发性肾小球疾病、肾小管间质疾病、肾血管疾病、遗传性肾病等,其中原发性肾小球疾病、糖尿病肾病、高血压肾损害是三大主要病因。有效治疗原发病,可阻抑或延缓 CRF 的进展。

（二）避免和纠正 CRF 进展的危险因素

包括避免 CRF 急性恶化的危险因素和减少 CRF 渐进性发展的危险因素。急性恶化的危险因素主要有:肾脏基础疾病的未控制和急性加重、血容量不足(低血压、脱水、大出血或休克等)、肾脏局部血供急剧减少、各种感染、尿路梗阻、使用肾毒性药物(西药如氨基糖苷类抗生素,中药如马兜铃、关木通、广防己、青木香等)、严重高血压未能控制、其他器官功能衰竭(如心力衰竭和严重心律失常、严重肝衰竭)等。渐进性发展的危险因素主要有:高血糖控制不满意、高血压、蛋白尿、低蛋白血症、吸烟、贫血、老年、高脂血症、肥胖、营养不良等。

1. **严格控制血压** 2012年KDIGO指南建议CKD患者高血压控制靶目标:CKD患者无论是否伴有糖尿病,若尿白蛋白<30mg/24h,建议控制血<140/90mmHg;若尿白蛋白≥30mg/24h,建议控制血压<130/80mmHg。如果尿蛋白≥1g/24h,则目标血压应更低。2014年成人高血压管理指南(JNCB)提出≥60岁的老年人,血压应控制在150/90mmHg以内;<60岁的患者或合并糖尿病或慢性肾脏病,血压应控制在140/90mmHg以内;超过上述界限应开始降压。

降压措施包括生活方式的调整(强调低盐饮食)和降压药物的同时启用。合并肾脏病的高血压患者,降压药首选血管紧张素转换酶抑制药(ACEI)或者血管紧张素受体阻滞药(ARB),也可选用钙通道阻滞药和噻嗪类利尿剂。ACEI和ARB除具有良好降压作用,还有减低高滤过、减轻蛋白尿的作用,但在应用时需注意:①单用ACEI或ARB降压不能达标时,可联合应用钙通道阻滞药或其他降压药物,但ACEI和ARB两者不宜联合使用;②对老年或肾衰竭患者,使用ACEI或ARB时,需密切观察血肌酐和血钾的变化;③血清肌酐>256mol/L(或3mg/dl)时宜慎用ACEI和ARB;④使用ACEI或ARB后,Scr值无变化或轻度升高(升高幅度<30%)可继续使用;后Scr值2周内上升>30%~50%,提示有肾动脉狭窄或脱水、肾病综合征有效容量不足、左心衰竭心搏出量减少等情况;此时宜暂停使用ACEI或ARB,并寻找Scr上升的可能诱因;若能及时纠正该诱因并使Scr降至用药前水平,则可继续使用这类药物;否则不宜继续使用。

2. **严格控制血糖** 糖尿病肾病是导致CRF的重要原发病,严格控制血糖可减轻糖尿病肾病的发展。2014美国糖尿病协会推荐的糖尿病管理指南,CKD患者糖化血红蛋白(HbA1c)的靶目标<7%。但对于老年人、情绪抑郁或有低血糖倾向的患者,应适当放宽标准至HbA1c 7%~8%。

3. **降低蛋白尿** 将患者尿蛋白控制在<0.5g/d,可改善CRF长期预后。KDIGO指南推荐,若尿白蛋白水平>30mg/24h时,合并糖尿病的CRF患者可单用一种ARB或ACEI药物;若尿白蛋白水平>300mg/24h时,无论是否合并糖尿病,均推荐采用ARB或ACEI药物降低尿蛋白。

4. **调节血脂** 调脂治疗可预防CRF患者心血管疾病的高发生率及高死亡率,减慢蛋白尿患者肾功能损伤的进展。推荐采用他汀类药物及依哲麦布降低低密度脂蛋白胆固醇、非诺贝特降低甘油三酯水平。

5. **饮食控制** ①盐的摄入:低盐饮食,如无其他禁忌,KDIGO推荐CRF

成人每日钠摄入 <2g（相当于盐 <5g）。②蛋白的摄入：CRF 患者蛋白摄入量一般控制在 0.6~0.8g/（kg·d），以满足基本生理需求。目前观点认为 CRF 蛋白摄入过多会增加肾脏负担，加速 GFR 下降，但同时需关注 CKD 的蛋白质-能量消耗状态（protein-energy wasting，PEW）。在严格低蛋白饮食的同时可适量补充必需氨基酸和 / 或 α-酮酸。低蛋白饮食的患者需注意保证摄入足够的热卡，一般为 30~35kcal/（kg·d）。③磷的摄入：一般应该 600~800mg/d；对严重高磷血症患者，还应同时给予磷结合剂。④钾的摄入：当 GFR<25ml/（min·1.73m^2）时，应限制钾的摄入（一般为 1 500~2 000mg/d）；当 GFR<10ml/（min·1.73m^2）或血清钾水平 >5.5mmol/L 时，则严格限制钾的摄入（<1 000mg/d）。

6. 其他　包括改善生活方式，如戒烟、控制体重、有氧运动等。

（三）防治并发症

1. 纠正酸中毒　代谢性酸中毒（metabolic acidosis，MA），CRF 的常见并发症，处理主要是补充碳酸氢钠。阴离子间隙（AG）正常或轻度增高的 MA，其酸中毒主要因为 HCO_3^- 的净丢失所致，故需要补充碳酸氢钠，使血 pH 值恢复正常。AG 明显增高的 MA，需排除乳酸和酮体所致的 MA（可代谢生成 HCO_3^-，补碱可诱发不良反应），首先宜积极治疗原发病。一般情况下，血 pH 值 >7.2 时，建议口服碳酸氢钠；pH 值 <7.2 时应静滴碳酸氢钠；必要时行血液透析治疗，血液透析是纠正 MA 最有效的方法。MA 合并低钙血症的患者，补充碳酸氢钠纠正酸中毒时，要及时补充钙以免游离钙向结合钙转移诱发低钙性抽搐。

2. 纠正贫血　CRF 成人患者血红蛋白（haemoglobin，Hb）水平男性 <130g/L、女性 <120g/L 诊断贫血。中国专家共识推荐，如排除缺铁等其他因素，若间隔 2 周或者以上连续 2 次 Hb 检测值均 <110g/L，应开始应用重组人促红细胞生成素治疗，同时在评估体内铁状态的指导下有效应用铁剂，如需补铁，优先考虑静脉补铁（首选蔗糖铁）。KDOGI 推荐的 CKD 贫血治疗 Hb 靶目标值为 110~120g/L，不推荐 >130g/L。

3. 纠正矿物质和骨代谢异常　建议在 CRF 初诊时至少检测 1 次血钙、磷、甲状旁腺激素（parathyroid hormone，PTH）、碱性磷酸酶活性。CRF 早期可限制磷摄入，靶目标值全段甲状旁腺激素（intact PTH，iPTH）35~70ng/L、血钙 2.1~2.55mmol/L、血磷 0.87~1.48mmol/L；CRF 中期，应用骨化三醇或帕立骨化醇等活性维生素 D 制剂及磷结合剂，靶目标值 iPTH 70~110ng/L，血钙、血磷靶目标同 CRF 早期；CRF 晚期，应用骨化醇 / 维生素 D 衍生物 / 钙敏感受体激动剂，必要者可考虑甲状旁腺切除，靶目标值 iPTH150~300ng/L、血钙 2.1~2.37mmol/L、血磷 1.13~1.77mmol/L。

4. 防治心血管疾病　心血管疾病(CVD)是影响 CRF 患者预后的主要因素,CRF患者是CVD的极高危人群。随着肾功能的减退,CVD发生率明显升高。CKD 患者的 CVD 主要表现为两大类:①心肌疾病,包括向心性左心室肥厚(left ventricular hypertrophy,LVH)和远心性 LVH;②动脉血管疾病,包括动脉粥样硬化和小动脉硬化;两类 CVD 均可导致缺血性心脏病、慢性心力衰竭、脑血管病变和外周血管病变等表现。CRF 患者应当监测脑钠肽(brain natriuretic peptide,BNP)和氨基末端脑钠肽原(N-terminal fragment of proBNP,NT-proBNP)排查心衰竭并进行容量评估,检测血肌钙蛋白排查急性冠脉综合征,在无出血风险的情况下,对存在动脉粥样硬化风险的 CKD 患者推荐抗血小板治疗。目前将 CRF 的 CVD 危险因素分为两类:"传统危险因素"(与一般人群相同的CVD 危险因素)和"非传统危险因素"(与尿毒症有关的 CVD 危险因素)。应及时预防 CRF 发生 CVD,主要是干预各种 CVD 的危险因素,具体包括降压、调脂、纠正贫血、抗炎、改善钙磷代谢、抗血小板等治疗。

5. 防治水钠代谢紊乱　防治水钠潴留,需适当限制钠摄入量。个别水肿严重病例,可根据需要适当应用袢利尿剂(呋塞米、布美他尼、托拉塞米等)。Scr 220μmol/L 者不宜应用噻嗪类利尿剂及潴钾利尿剂,因这两类药物此时疗效甚差。必要时及时给予血液透析或持续性血液滤过。对低钠血症的处理,需认真分析不同原因,只对真性缺钠者谨慎补充钠盐。轻中度低钠血症一般不必积极补钠。

6. 防治高钾血症　CRF 患者应避免食用含钾量高的食物和水果;避免使用含钾高或减少尿钾排泄的药物(包括含钾高的中药汤剂);如因病情需要输血时,避免使用库存血。一旦出现高钾血症,宜根据情况,用氯化钙或葡萄糖酸钙拮抗钾的毒性,用碳酸氢钠等碱性药物或葡萄糖促进钾的转移,用呋塞米等排钾利尿药促进钾的排泄,如药物治疗无效,及时进行血液净化治疗纠正高钾血症。

三、中成药应用

(一) 基本病机

本病为本虚标实,正虚为本,邪实为标;以正虚为纲,邪实为目。临床辨证分类以正虚为主,治疗多采用扶正与祛邪兼顾,标本同治。但应分清标本主次,轻重缓急。治本是根本措施,应贯穿在全过程中,治标可在某一阶段突出,时间宜短。因此,保护肾气和其他内脏功能,调节阴阳平衡,始终是治疗慢性肾衰竭的基本原则。

（二）辨证分型使用中成药

慢性肾衰竭常用中成药一览表

证型	常用中成药
气血亏虚证	生血宁片、八珍颗粒、人参养荣丸
气血阴虚证	黄芪注射液、肾炎康复片、生脉饮
气血阳虚证	黄芪注射液、百令胶囊、金水宝胶囊
气血阴阳俱虚证	金匮肾气丸、济生肾气丸
血瘀水湿证	血塞通注射液、参苓白术丸
血瘀湿热证	血塞通注射液、热淋清颗粒、三金片
血瘀溺毒证	尿毒清颗粒、肾康注射液、复方丹参片

1. 气血亏虚证

〔**证候**〕**主症**：神疲乏力，少气懒言，动则气促，面色无华；**次症**：自汗易感，纳差便溏，唇甲色淡，经少色淡；**舌脉**：舌胖质淡有印，脉细弱。

〔**治法**〕益气补血。

〔**方药**〕当归补血汤（《内外伤辨惑论》）。

〔**中成药**〕（1）生血宁片^{（医保目录）}（由蚕沙提取物组成）。功能主治：益气补血。用于缺铁性贫血属气血两虚证者，症见面部、肌肤萎黄或苍白，神疲乏力，眩晕耳鸣，心悸气短，舌淡或胖，脉弱等。用法用量：轻度缺铁性贫血患者，一日 2 次，一次 2 片；中、重度患者，一日 3 次，一次 2 片；儿童患者，一日 3 次，一次 1 片。30 日为一疗程。

（2）八珍颗粒^{（医保目录）}（由党参、炒白术、茯苓、炙甘草、当归、炒白芍、川芎、熟地黄组成）。功能主治：补气益血。用于气血两虚，面色萎黄，食欲不振，四肢乏力，月经过多。用法用量：开水冲服，一次 1 袋，一日 2 次。

（3）人参养荣丸^{（医保目录）}（由人参、土白术、茯苓、炙甘草、当归、熟地黄、白芍、炙黄芪、陈皮、制远志、肉桂、五味子组成）。功能主治：温补气血。用于心脾不足，气血两亏，形瘦神疲，食少便溏，病后虚弱。用法用量：口服，水蜜丸一次 6g，大蜜丸一次 1 丸，一日 1~2 次。

2. 气血阴虚证

〔**证候**〕**主症**：神疲乏力，面色无华，潮热盗汗，手足心热或五心烦热；**次症**：纳差便溏，唇甲色淡，口干咽痛，大便干燥；**舌脉**：舌瘦红而裂，脉细数。

〔**治法**〕益气补血，滋肾补阴。

〔**方药**〕参芪地黄汤(《沈氏尊生书》)合当归补血汤(《内外伤辨惑论》)。

〔**中成药**〕(1) 黄芪注射液^(医保目录)(详见第二章第一节心力衰竭)。

(2) 肾炎康复片^(医保目录)(详见第四章第一节急性肾小球肾炎)。

(3) 生脉饮口服液^(医保目录)(详见第一章第一节急性上呼吸道感染)。

3. 气血阳虚证

〔**证候**〕**主症**:神疲乏力,面色无华,畏寒肢冷;**次症**:纳差便溏,唇甲色淡,尿少浮肿,小便清长;**舌脉**:舌胖苔白,脉沉细缓。

〔**治法**〕益气温肾。

〔**方药**〕右归饮(《景岳全书》)合当归补血汤(《内外伤辨惑论》)。

〔**中成药**〕(1) 黄芪注射液^(医保目录)(详见第二章第一节心力衰竭)。

(2) 百令胶囊^(医保目录)(详见第一章第三节慢性阻塞性肺疾病)。

(3) 金水宝胶囊^(医保目录)(详见第三章第十节肝硬化与肝纤维化)。

4. 气血阴阳俱虚证

〔**证候**〕**主症**:神疲乏力,面色无华,口干咽痛,大便干燥,畏寒肢冷;**次症**:纳差便溏,唇甲色淡,尿少浮肿,小便清长,食少神疲;**舌脉**:舌淡苔薄白润,脉沉细无力。

〔**治法**〕益气补血,温阳益肾。

〔**方药**〕金匮肾气丸(《金匮要略》)合当归补血汤(《内外伤辨惑论》)。

〔**中成药**〕(1) 金匮肾气丸^(医保目录)(详见第二章第七节病毒性心肌炎)。

(2) 济生肾气丸^(医保目录)(详见第一章第七节慢性肺源性心脏病)。

5. 血瘀水湿证

〔**证候**〕**主症**:腰痛固定,夜间加重,面肢浮肿,甚至伴有胸水、腹水;**次症**:肌肤甲错,口唇紫黯或有瘀斑,肢体困重,胸闷脘痞,纳呆便溏;**舌脉**:舌体胖大,或有瘀斑,脉细涩或缓。

〔**治法**〕化瘀利水。

〔**方药**〕桃红四物汤(《医宗金鉴》)合五苓散(《伤寒论》)。

〔**中成药**〕(1) 血塞通注射液^(医保目录)(由三七总皂苷组成)。功能主治:活血祛瘀,通脉活络。用于中风偏瘫、瘀血阻络证;动脉粥状硬化性血栓性脑梗死、脑栓塞、视网膜中央静脉阻塞见瘀血阻络证者。

(2) 参苓白术丸^(医保目录)(详见第三章第七节溃疡性结肠炎)。

6. 血瘀湿热证

〔**证候**〕**主症**:腰痛固定,夜间加重,头重而痛,口苦口黏;**次症**:肌肤甲错,口唇紫黯或有瘀斑,尿急而涩,色黄或夹有砂石;**舌脉**:舌紫黯或红,苔黄腻,脉滑数或涩。

〔**治法**〕化瘀清热除湿。

〔**方药**〕桃红四物汤(《医宗金鉴》)合四妙散(《丹溪心法》)。

〔**中成药**〕(1)血塞通注射液^(医保目录)(详见本节"血瘀水湿证")。

(2)热淋清颗粒^(医保目录)(由头花蓼组成)。功能主治:清热泻火,利尿通淋。用于下焦湿热所致的热淋,症见尿频、尿急、尿痛;尿路感染、肾盂肾炎见上述证候者。用法用量:开水冲服。一次 1~2 袋,一日 3 次。

(3)三金片^(医保目录)(详见第四章第一节急性肾小球肾炎)。

7. 血瘀溺毒证

〔**证候**〕**主症:**腰痛固定,夜间加重,呕恶纳呆,口腻味秽;**次症:**肌肤甲错,口唇紫黯或有瘀斑,神识呆钝,或烦闷不宁,皮肤瘙痒;**舌脉:**舌紫黯或红,苔污浊,脉滑数。

〔**治法**〕化瘀蠲毒。

〔**方药**〕桃红四物汤(《医宗金鉴》)合苏叶黄连汤(《湿热病篇》)、调胃承气汤(《伤寒论》)。

〔**中成药**〕(1)尿毒清颗粒^(医保目录)(详见第四章第二节慢性肾小球肾炎)。

(2)肾康注射液^(医保目录)(由大黄、丹参、红花、黄芪组成)。功能主治:降逆泄浊,益气活血,通腑利湿。适用于慢性肾衰竭属湿浊血瘀证。症见恶心呕吐、口中黏腻、面色晦暗、身重困倦、腰疼、纳呆、腹胀、肌肤甲错、肢体麻木、舌质紫黯或有瘀点、舌苔厚腻、脉涩或细涩。用法用量:静脉滴注,一次 100ml(5 支),一日 1 次,使用时用 10% 葡萄糖液 300ml 稀释。每分钟 20~30 滴。疗程 4 周。

(3)复方丹参片^(药典)(由丹参、三七、冰片组成)。功能主治:活血化瘀,理气止痛。用于气滞血瘀所致的胸痹,症见胸闷、心前区刺痛;冠心病心绞痛见上述证候者。用法用量:口服,一次 3 片〔薄膜衣小片:每片重 0.32g(相当于饮片 0.6g),或糖衣片(相当于饮片 0.6g)〕或 1 片〔薄膜衣大片:每片重 0.8g(相当于饮片 1.8g)〕,一日 3 次。

四、单验方

1. 加味肾气丸　附子 60g,茯苓、泽泻、肉桂、牛膝、车前子、山药、山茱萸、牡丹皮各 30g,熟地黄 15g。上为末,蜜丸如梧子大。空心米饮下,每服 70 丸或 100 丸。治疗肾阳虚不能行水者。(《中医内科常见病诊疗指南》)

2. 大腹水肿气息不通方　牛黄 0.6g,椒目 0.9g,昆布、海藻、牵牛子、桂心各 2.4g,葶苈子 1.8g。上七味为末,另捣葶苈如膏,蜜和丸如梧子。口服,每服

10 丸,每日 2 次,小便利为度。(《中医内科常见病诊疗指南》)

3. 慢性肾衰基本方 黄芪 15g、党参 15g、白术 10g、茯苓 10g、泽泻 10g、木香 10g、厚朴 10g、生地黄 15g、熟地黄 15g、山萸肉 10g、山药 15g、红花 15g、桃仁 10g、赤芍 15g、川芎 15g、大黄 15g、枳壳 10g。[王瑞强,吴平,杨陈,等."慢性肾衰基本方"抗肾小球硬化的实验研究.中国中西医结合肾病杂志,2009,10(3):194-196,283.]

第九节 尿路结石

尿路结石,又称尿石症,系指一些晶体物质(如钙、草酸、尿酸、胱氨酸等)和有机物质(如基质 A、T-H 糖蛋白、酸性黏多糖等)在泌尿系统中的异常聚集。其发病与环境因素、全身性疾病和泌尿系病变有密切关系。主要病理改变是由结石引起梗阻、感染和直接对尿路黏膜损伤,部分患者肾功能可受影响。肾结石形成时多位于肾盂或肾盏,可排入输尿管和膀胱,原发于膀胱的结石很少见。临床主要表现为腰腹部疼痛、尿血、排尿困难等。

本病属于中医学的"石淋""血淋""腰痛"等范畴。

一、诊断要点

腰部或上腹部持续钝痛或阵发性剧烈绞痛,常放射至同侧下腹部或外阴。肉眼或镜下血尿,绞痛发作时血尿加重。X 线腹部尿路平片大多可见阳性结石影。肾盂造影可进一步确定腹部平片中钙化影是否与泌尿系有关,可明确结石部位、有无梗阻,并可显示 X 线阴性的结石。核素肾图及 B 超、CT 对诊断有一定帮助。

(一)临床表现

1. 症状 尿路结石的临床症状与结石所在部位、大小、性质、有无感染等诸多因素有重要关系。

(1)无症状结石:见于表面光滑的小结石,能自动排出而不引起明显症状。此外,固定在肾盂或下肾盏内不移动而又无感染的结石,可长期存在而不引起症状,或仅有轻度腰部不适或酸胀感,在拍摄腹部 X 线平片或 B 型超声检查时偶然发现。

(2)疼痛:肾和输尿管结石的疼痛部位常位于腰腹部,为钝痛、隐痛或绞痛,以间歇发作性疼痛为特点。典型的肾绞痛常在夜间或清晨突然发作,患者表现为腰腹部急剧疼痛,并向同侧腹股沟、睾丸、大阴唇等处放射,常伴有恶心、呕吐、腹胀、尿少。输尿管下段的结石疼痛发作时,可伴有尿频、尿急、尿痛等症状。

(3)血尿:肾绞痛时,多伴有肉眼血尿或镜下血尿,以后者为多见。偶有无痛性血尿,活动后血尿加重。

(4)排沙石:患者可从尿中排出沙石,特别在疼痛及血尿发作后,尿中可检出沙粒或小结石。结石在排出过程中可出现尿道刺痛或发生尿中断阻塞现象。

(5)尿路梗阻和尿路感染:肾结石较常见的并发症是梗阻和感染,梗阻可引起肾积水,易发生尿路感染,可为无症状性细菌尿或有明显的尿路感染症状。梗阻再加上感染,会较快地导致肾实质损害,发生肾衰竭。双肾结石或孤立肾结石梗阻可出现无尿而致急性肾衰竭。

2. 体征　无并发症的肾结石患者在发作间歇期体检可无任何阳性体征。在肾绞痛发作时可有肾区压痛和肋脊角叩击痛、沿输尿管走行压痛。合并有肾积水时可触及肿大的肾脏;合并慢性肾衰竭的患者可有不同程度的贫血。

(二) 辅助检查

1. 尿液检查

(1)尿常规:镜下或肉眼血尿。并发感染时,尿中血细胞或脓细胞增多。新鲜尿液有时可见结石。

(2)24 小时尿定量分析:测定钙、磷、草酸、胱氨酸、钠、镁、氯化物、枸橼酸等。

2. 血液生化检查

(1)并发肾衰竭时,血肌酐、尿素氮升高,二氧化碳结合力降低,高钾或低钾血症。

(2)血清钙、磷、尿酸的测定,对于明确结石成因及性质有重要意义。

3. 影像学检查

(1)X 线腹平片:约 90% 的尿路结石可在 X 线腹平片上显影。结石在 X 线腹平片上显影密度的高低和结石成分有关,依次为草酸钙、磷酸盐、含钙的尿酸盐和胱氨酸,而纯尿酸和胱氨酸石可不显影。

(2)静脉肾盂造影:能明确显示结石的位置和整个泌尿道的情况。腹部平片未显示的肾结石,通过静脉肾盂造影,可见肾结石区充盈缺损。

(3)B 型超声波检查:可发现肾积水,结石强回声和声影,能诊断出 X 线阴性结石,当结石直径 >0.5cm 时即可显示。

（4）逆行肾盂造影:对于静脉肾盂造影显像不理想的患者可采取该方法肾盂注气造影,适用于阴性结石患者。

（5）核素肾图和肾扫描:放射性核素扫描不仅可以显示结石,而且也能表明梗阻和肾功能损害程度,肾图可提示有无梗阻。

（6）CT 和 MRI:可鉴别结石、血块或肿瘤。

4. 结石检查

（1）结石定性分析:对排出或取出的结石,在可能条件下应进行化学分析,并结合尿液、血液等检查,探讨结石形成的原因,以便提出针对性防治措施。

（2）偏光显微镜检查:将取出结石磨成薄片,进行镜下观察,可直接鉴定结石的成分和结构,对结石的治疗和防治有指导意义。

二、西医治疗要点

（一）肾绞痛的治疗

1. 药物治疗

（1）解痉药:常用药物有硫酸阿托品和 654-2（山莨菪碱）,654-2 的通常剂量为 10~20mg,肌内注射;黄体酮和 α 受体阻滞剂（坦索罗辛）可以抑制平滑肌的收缩而缓解痉挛,对止痛和排石有一定的疗效。

（2）阿片类镇痛药:常用药物有二氢吗啡酮（5~10mg,肌内注射）,哌替啶（50~100mg,肌内注射）、盐酸布桂嗪（50~100mg,肌内注射）和曲马多（100mg,肌内注射）等。阿片类药物在治疗肾绞痛时不应单独使用,一般需要配合阿托品、654-2 等解痉类药物一起使用。

2. 外科治疗　当疼痛不能被药物缓解或结石直径大于 6mm 时,应考虑采取外科治疗措施。

（二）肾结石治疗

临床上绝大多数尿路结石可以通过微创的治疗方法将结石粉碎并排出体外,少数比较小的尿路结石可以选择药物排石。

1. 内科治疗　结石直径小于 0.6cm;结石表面光滑;结石以下尿路无梗阻;结石未引起尿路完全梗阻,停留于局部少于 2 周;特殊成分的结石,对尿酸结石和胱氨酸结石推荐采用内科治疗。

（1）增加液体摄入:每日饮水 2 000~3 000ml,使尿量增加至 2~2.5L/24h。鼓励患者睡前及半夜多饮水,保持夜间尿液呈稀释状态,有利于减少结晶形成和排出小结石。

（2）改变饮食习惯：包括限制盐、蛋白质和草酸摄入。每天钠摄入应控制在 3g 以内；蛋白质摄入量控制在 0.8~1.0g/（kg·d）。菠菜、红茶及巧克力等食物草酸含量高，应尽量减少摄入。高尿酸血症和高尿酸尿时要吃低嘌呤饮食，避免进食动物内脏、鱼和咖啡等。

（3）药物治疗：双氯芬酸钠栓剂塞肛、口服坦索罗辛（α 受体阻滞剂）0.4mg/d，连用 2 周，可促进输尿管结石排出。尿酸结石患者可口服别嘌醇，常用剂量为 300mg/d，可根据肾功能和临床需要作适当增减。口服枸橼酸氢钾钠，每次剂量为 3~5g 口服，3 次 /d，以碱化尿液维持尿液 pH 值在 6.8~7.2 之间，抑制尿酸结石形成。

2. 体外冲击波碎石（ESWL） 目前治疗直径≤20mm 的肾结石的标准治疗方法；直径 >20mm 的结石或鹿角形结石可采用经皮肾镜或联合应用 ESWL。若单用 ESWL 治疗，建议于 ESWL 前插入双 J 管，防止"石街"形成阻塞输尿管。

禁忌证包括妊娠、不能纠正的出血性疾病、结石以下尿路有梗阻、严重肥胖或骨骼畸形、心力衰竭，严重心律失常和泌尿系统活动性结核等。推荐 ESWL 治疗次数 <5 次，否则应该选择经皮肾镜取石术（PNL），间隔的时间以 10~14 日为宜。

3. 微创手术

（1）经皮肾镜取石术：适用于所有需开放手术干预的肾结石，包括完全性和不完全性鹿角结石、≥2cm 结石、有症状的肾盏或憩室内结石、体外冲击波难以粉碎及治疗失败的结石。

（2）输尿管镜取石术：逆行输尿管镜治疗肾结石以输尿管软镜为主，其损伤介于 ESWL 及 PNL 之间。配合钬激光治疗肾结石（<2cm）和肾盏憩室结石，取得了良好效果。

4. 开放性手术 少数较复杂的肾结石患者需手术治疗。手术方式包括单纯性肾盂或肾窦内肾盂切开取石术，肾盂肾实质联合切开取石术，无萎缩性肾实质切开取石术，肾脏部分切除术和全切除术等。

三、中成药应用

（一）基本病机

尿路结石早期及有急性发作症状，多属实证；因下焦湿热，或肝经气滞，或瘀血内阻所致。病程较长，邪气不甚，正气转虚，或无自觉症状，体检发现结石，多属虚证或虚实夹杂证；因脾肾亏虚，或气阴不足所致。实则通利，虚则补益，标本兼顾是治疗尿路结石的基本法则。

（二）辨证分型使用中成药

尿路结石常用中成药一览表

证型	常用中成药
下焦湿热证	排石颗粒、泌石通胶囊
肝经气滞证	肾石通颗粒、尿石通丸
瘀血内阻证	–
脾肾两虚证	黄芪注射液、济生肾气丸、补中益气丸
气阴不足证	知柏地黄丸、六味地黄胶囊

1. 下焦湿热证

〔**证候**〕**主症**：腰部疼痛，少腹胀满，小便涩滞不畅，或尿中时夹沙石；**次症**：尿色黄赤，或尿血鲜红，有的兼有寒热，口苦，呕恶，大便秘结；**舌脉**：舌质红、苔黄腻，脉滑数。

〔**治法**〕清热利湿，通淋排石。

〔**方药**〕石韦散（《证治汇补》）合三金汤（上海中医药大学附属曙光医院方）。

〔**中成药**〕（1）排石颗粒[医保目录]（由连钱草、盐车前子、木通、徐长卿、石韦、忍冬藤、滑石、瞿麦、茼麻子、甘草组成）。功能主治：清热利水，通淋排石。用于下焦湿热所致的石淋，症见腰腹疼痛、排尿不畅或伴有血尿；尿路结石见上述证候者。用法用量：开水冲服，一次1袋，一日3次；或遵医嘱。

（2）泌石通胶囊[药典]（由槲叶干浸膏、滑石粉组成）。功能主治：清热利湿，行气化瘀。用于气滞血瘀型及湿热下注型肾结石或输尿管结石，适用于结石在1.0cm以下者。用法用量：口服，一次2粒，一日3次。

2. 肝经气滞证

〔**证候**〕**主症**：腰胁胀痛，小便涩滞，淋沥不尽，或腰痛引及少腹阴股，或尿流突然中断，点滴而出；**次症**：小腹膨隆，窘迫难忍，嗳气，胸腹胀满；**舌脉**：舌苔薄黄或薄白，脉弦滑。

〔**治法**〕利气疏导，通淋排石。

〔**方药**〕沉香散（《金匮翼》）。

〔**中成药**〕（1）肾石通颗粒[医保目录]（由金钱草、王不留行、萹蓄、延胡索、丹参、木香、瞿麦、牛膝、海金沙组成）。功能主治：清热利湿，活血止痛，化石，排石。用于肾结石、肾盂结石、膀胱结石、输尿管结石。用法用量：温开水冲服，一次 1 袋，一日 2 次。

（2）尿石通丸^{（医保目录）}（由广金钱草、海金沙、茯苓、车前草、茼麻子、川木通、丝瓜络、鸡内金、枳实、牛膝组成）。功能主治：清热祛湿，行气逐瘀，通淋排石。适用于气滞湿阻型尿路结石以及震波碎石后者。用法用量：口服，一次 4g，一日 2 次，1 个半月为一疗程。

3. 瘀血内阻证

〔**证候**〕**主症**：腰腹疼痛，固定不移，或可触及肿块，按之痛甚，尿血紫黯，反复不已，或夹有血块；**次症**：尿出茎中涩痛，少腹硬满；**舌脉**：舌质紫黯或有瘀斑，脉弦涩。

〔**治法**〕活血化瘀，化石通淋。

〔**方药**〕少腹逐瘀汤（《医林改错》）合王不留行散（《太平圣惠方》）。

〔**中成药**〕指南暂无推荐。可用血府逐瘀类中成药配合通淋排石的中成药。

4. 脾肾两虚证

〔**证候**〕**主症**：腰酸乏力，不耐劳累，肾区喜揉喜按；**次症**：小便涩滞不甚，少腹坠胀，伴见腰酸乏力，面色萎黄；**舌脉**：舌质淡胖，苔薄，脉细弱无力。

〔**治法**〕健脾补肾，通淋排石。

〔**方药**〕济生肾气丸（《济生方》）。

〔**中成药**〕（1）黄芪注射液^{（医保目录）}（详见第四章第二节慢性肾小球肾炎）。

（2）济生肾气丸^{（医保目录）}（详见第一章第七节慢性肺源性心脏病）。

（3）补中益气丸^{（医保目录）}（详见第四章第四节慢性肾盂肾炎）。

5. 气阴不足证

〔**证候**〕**主症**：结石日久不消，头晕耳鸣，腰痛绵绵，时轻时重；**次症**：小便微涩，或带血丝，可伴口干咽燥，心烦失眠，手足心热；**舌脉**：舌质红少苔，脉弦细数。

〔**治法**〕益气养阴，通淋排石。

〔**方药**〕生脉散（《医学启源》）合知柏地黄丸（《医宗金鉴》）。

〔**中成药**〕（1）知柏地黄丸^{（医保目录）}（详见第三章第十一节胆囊炎）。

（2）六味地黄胶囊^{（医保目录）}（详见第四章第一节急性肾小球肾炎）。

四、单验方

1. 金钱草鸡腌汤　金钱草 50g，鸡肫 2 只（约 30g）。将金钱草洗净，冷水浸 70 分钟，鸡肫除去食渣，留肫内皮，两者共用小火炖 1 小时，分两次喝汤，鸡

肫切片蘸酱油佐膳食。功效化石通淋,清热利水,健胃消食。(《中医内科常见病诊疗指南》)

2. 茯苓胡桃饼 茯苓 60g,鸡内金 15g,胡桃仁 120g,蜂蜜适量。将茯苓、鸡内金(焙)研成细粉,调糊做薄层煎饼,胡桃仁用香油炸酥,加蜂蜜调味,共研成膏做茯苓饼馅,1 日服完。功效健脾利湿,化石通淋,对石淋兼有脾肾虚的患者适宜。(《中医内科常见病诊疗指南》)

3. 约 500g 左右野生甲鱼 1 只,开水烫死,刷去表面污物,整只加三白草根 100g 炖烂,滤取汁约 1 小碗,顿服,治疗下尿路结石。[李大奇.验方四则.中国民间疗法,2013,21(11):92.]

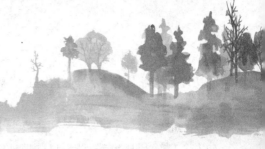

第五章　血液系统疾病

第一节 缺铁性贫血

铁缺乏症(ID)是体内长期铁负平衡的结果,最初引起体内贮存铁耗尽,继之红系细胞内发生缺铁,称为缺铁性红细胞生成(IDE),最后才发生缺铁性贫血(IDA)。IDA 是体内贮存铁缺乏影响血红素合成所引起的贫血,其特点是骨髓、肝、脾等器官组织中贮存铁减少,血清铁、运铁蛋白饱和度和血清铁蛋白降低,典型的呈小细胞低色素性贫血。它是一种综合征,并非一种疾病。缺铁性贫血的病因主要是慢性失血(如痔疮、胃十二指肠溃疡、胃肠道肿瘤、长期使用阿司匹林)。偏食习惯、膳食结构不合理、生长发育迅速而铁补充不足以及妊娠、月经过多,均可引起缺铁性贫血。

本病属于中医学"虚劳""虚损""萎黄""黄肿""黄胖"等范畴。

一、诊断要点

IDA 的诊断包括两个方面:确立是否由缺铁引起的贫血和明确引起缺铁的病因。典型的 IDA 诊断不难,可根据病史、典型的低色素性贫血形态学改变以及缺铁指标阳性而获得诊断。对早期缺铁的诊断需借助于实验室检查,铁剂治疗试验亦为确诊早期缺铁的方法之一。临床上缺铁性贫血应与慢性病贫血相鉴别。

(一) 临床表现

1. 缺铁原发病表现　如消化性溃疡、肿瘤或痔疮导致的黑便、血便或腹部不适;肠道寄生虫感染导致的腹痛或大便性状改变;妇女月经过多;肿瘤性疾病的消瘦;血管内溶血的血红蛋白尿等。

2. 贫血表现　常见症状为乏力、易倦、头晕、头痛、眼花、耳鸣、心悸、气短、纳差等;有苍白、心率增快。

3. 组织缺铁表现　由于许多影响细胞氧化还原过程的酶含有铁或为铁依赖酶,酶活力降低具体表现为:①可引起患儿精神发育和行为改变,这可能和单胺氧化酶活力降低、儿茶酚胺代谢紊乱有关;②劳动耐力降低,可能和细胞色素 C 及线粒体中甘油磷酸氧化酶活力降低、肌红蛋白量减少、影响骨骼肌氧代谢有关;③细胞免疫功能减弱,中性粒细胞杀菌能力减低;④抗寒能力降低,三碘甲腺原氨酸(T_3)水平减低。

严重 IDA 可致黏膜组织变化和外胚叶营养障碍,出现口炎、舌炎、萎缩性胃炎和胃酸缺乏,皮肤干燥、毛发干枯脱落、指甲扁平、脆薄易裂和反甲,甚至出现吞咽困难及异食癖。缺铁和感染的关系有待澄清,缺铁患儿易发生感染,但过量补铁后感染反而增多。

（二）辅助检查

1. 小细胞低色素性贫血　血红蛋白男性低于 120g/L,女性低于 110g/L,孕妇低于 100g/L;红细胞平均体积(MCV)小于 80fl,红细胞平均血红蛋白量(MCH)小于 27pg,红细胞平均血红蛋白浓度(MCHC)小于 310g/L,网织红细胞平均血红蛋白量(CHr)小于 28pg/cell,红细胞中心淡染区扩大。

2. 骨髓象　骨髓涂片铁染色显示骨髓小粒或块团中可染铁(细胞外铁)消失,铁粒幼红细胞少于 15%。

3. 血清铁和总铁结合力测定　在 IDA 时,血清铁(SI)<8.95μmol/L,总铁结合力(TIBC)>64.44μmol/L,转铁蛋白饱和度(TS)低于 15%。

4. 血清铁蛋白(SF)低于 12μg/L。

（三）鉴别诊断

低色素性贫血可见于珠蛋白生成障碍性贫血、血红蛋白病和铁粒幼细胞性贫血等。功能性缺铁指患者体内总铁量并不少,但铁被锁定在巨噬细胞,不能释放供幼红细胞合成 Hb 用,常见于慢性病贫血和肾衰长期血透患者,也可有小细胞低色素性贫血,都需注意鉴别。

二、西医治疗要点

本病治疗原则为去除造成缺铁的病因,补充铁剂,恢复血红蛋白及铁贮存。

（一）病因治疗

应予营养知识教育和治疗基础疾病。

（二）补充铁剂

1. 口服铁剂　宜选用二价铁盐,治疗剂量为元素铁 100~150mg/d。常用的有硫酸亚铁、琥珀酸亚铁、葡萄糖酸亚铁及富马酸亚铁。疗程一般应在血红蛋白恢复正常后再服用 2~3 个月。如有条件可测定血清铁蛋白,在血清铁蛋

白 >30μg/L（女性）或 >50μg/L（男性）后停药。

2. 注射铁剂　如患者不能口服和不能忍受口服铁剂的胃肠道反应，或持续失血一时不易控制时，可用肌内或静脉注射铁剂。用前应计算所需注射的总剂量。所需注射的总剂量（mg）=[150-患者血红蛋白（g/L）]体重（kg）×0.3，分次使用。

（三）输血治疗

缺铁性贫血一般不需要输血，仅在患者出现严重贫血而又有不易控制的出血或组织明显缺氧时应用。

三、中成药应用

（一）基本病机

中医认为本病的发生多由禀赋不足、饮食不节、劳倦过度、妊娠失养，或病久虚损，或长期失血、虫积伤耗等引起脾胃虚弱，精血亏虚而致。其病位在脾胃，与肝、肾相关。本病以血虚不足，失于濡养为主要特征，其病性以虚为本。禀赋不足，妊娠失养，或长期失血，虫积伤耗等致气血不足，精血亏虚；饮食不节，劳倦过度，或病久虚损等伤及中焦致脾胃虚弱，运化失司，气血生化匮乏，气虚血少。精血亏虚，气血不足，外不能濡养头面与四肢百骸，则面色萎黄，倦怠乏力，爪甲脆薄，唇舌淡白；内不能布陈五脏六腑，心失所养，则心悸怔忡；脾气亏虚，运化无力，则胃纳呆滞，失于输布津液，水湿潴留，症见腹胀浮肿；肝血不足，失于血养，见头晕目眩；肾精失养，而耳鸣失聪，腰膝酸软。

（二）辨证分型使用中成药

缺铁性贫血常用中成药一览表

证型	常用中成药
脾胃虚弱证	四君子颗粒、人参健脾丸、启脾丸
脾肾阳虚证	四君子丸、右归丸
肝肾阴虚证	六味地黄丸、大补阴丸、左归丸

1. 脾胃虚弱证

〔**证候**〕**主症**：面色萎黄，口唇色淡，爪甲无泽，纳少，腹胀，便溏。**舌脉**：舌淡，苔薄白腻，脉沉细。

〔**治法**〕健脾和胃，益气养血。

〔**方药**〕香砂六君子汤(《古今名医方论》)合当归补血汤(《内外伤辨惑论》)加减。

〔**中成药**〕(1)四君子颗粒^(医保目录)(由党参、炒白术、茯苓、炙甘草组成)。功能主治:益气健脾。用于脾胃气虚,胃纳不佳,食少便溏。用法用量:口服,一次1袋,一日3次。

(2)人参健脾丸^(医保目录)(详见第一章第四节支气管扩张)。

(3)启脾丸^(医保目录)〔由人参、茯苓、麸炒白术、甘草、山药、炒山楂、炒麦芽、莲子(炒)、六神曲、泽泻、陈皮组成〕。功能主治:健脾和胃。用于脾胃虚弱,消化不良,腹胀便溏。用法用量:口服。小蜜丸一次3g(15丸),大蜜丸一次1丸,一日2~3次;3岁以内小儿酌减。

2. 脾肾阳虚证

〔**证候**〕**主症**:面色萎黄或苍白无华,形寒肢冷,唇甲色淡,周身浮肿,眩晕耳鸣,腰膝冷痛,大便溏或五更泻,小便清长。**舌脉**:舌胖淡有齿痕,脉沉细。

〔**治法**〕益气健脾,温补肾阳。

〔**方药**〕实脾饮(《济生方》)合四神丸(《证治准绳》)加减。

〔**中成药**〕(1)四君子丸^(医保目录)(由党参、炒白术、茯苓、炙甘草组成)。功能主治:益气健脾。用于脾胃气虚,胃纳不佳,食少便溏。用法用量:口服,一次3~6g,一日3次。

(2)右归丸^(医保目录)(详见第一章第七节慢性肺源性心脏病)。

3. 肝肾阴虚证

〔**证候**〕**主症**:头晕耳鸣,两目干涩,面部烘热,胁肋灼痛,五心烦热,潮热盗汗,口干咽燥,腰膝酸软,或见手足蠕动。**舌脉**:舌红少津,脉弦细数。

〔**治法**〕滋肾养肝,兼以清热。

〔**方药**〕四物汤(《太平惠民和剂局方》)合二至丸(《医便》)加减。

〔**中成药**〕(1)六味地黄丸^(医保目录)(由熟地黄、酒萸肉、牡丹皮、山药、茯苓、泽泻组成)。功能主治:滋阴补肾。用于肾阴亏损,头晕耳鸣,腰膝酸软,骨蒸潮热,盗汗遗精,消渴。用法与用量:口服。水丸一次5g,水蜜丸一次6g,小蜜丸一次9g,大蜜丸一次1丸,一日2次。

(2)大补阴丸^(医保目录)(由熟地黄、盐知母、盐黄柏、醋龟甲、猪脊髓组成)。功能主治:滋阴降火。用于阴虚火旺,潮热盗汗,咳嗽咯血,耳鸣遗精。用法用量:口服。水蜜丸一次6g,一日2~3次;大蜜丸一次1丸,一日2次。

(3)左归丸^(医保目录)(详见第四章第六节原发性肾病综合征)。

四、单验方

1. 周信有验方——益气补血汤　党参 20g,黄芪 20g,黄精 20g,山萸肉 20g,女贞子 15g,淫羊藿 15g,巴戟天 20g,丹参 15g,鸡血藤 20g,龟板 30g,鹿角胶 9g(烊化),大枣 10 枚,干地黄 15g。水煎,日服三次。另人参研粉,每服 1.5g,早、晚 2 次吞服。培补脾肾,益气养血。用于各种贫血症以及化疗后骨髓抑制所出现的贫血、白细胞减少、血小板减少等。中医证属气血阴阳俱虚。

2. 枣矾丸　绿矾 205g,去核大枣 120g,面粉 1 000g,米醋 2 500g,捣匀,制成等大 4 000 丸,1 次 2 丸,每日 2~3 次。主治黄胖。(《古今医统大全》)

3. 伐木丸　苍术 1 000g(米泔浸两宿)黄酒曲 120g(同苍术共炒为赤色)皂矾 500g(醋拌晒干,入瓶火煅)。上药为末,醋糊丸,如梧桐子大。每服 30~40 丸,好酒、米汤任下,每日 2~3 次。功效燥湿运脾,泻肝消积。主治脾土衰弱,肝木气盛,皮肤黄肿如土色,心腹胀满,肢倦无力,能食而不消化。(《本草纲目》)

4. 小温中丸　苍术 60g,香附 60g,神曲 60g,川芎 30g,针砂 90g。上药共研细末,醋糊为丸。每服 6g,每日 2 次。可消食助运,理气补血。主治食少运迟,面色萎黄,肢楚乏力,心悸头晕,或兼脘腹胀满、苔腻等。可用于治疗消化不良,胃肠功能紊乱,钩虫病等引起的黄胖、臌胀等病症。(《丹溪心法》)

5. 人参、升麻各 10g,黄芪 30g,白术 12g,炙甘草 6g。水煎 3 次,取汁。每日 1 剂,早、中、晚 3 次分服。用于治疗缺铁性贫血、面色萎黄、头晕眼花、乏力、纳差、心慌气短等症。[福如海.治疗缺铁性贫血验方四款.农村百事通,2010(6):70.]

6. 人参 10g,生黄芪 25g,鹿角胶(烊化)、龟板、阿胶(烊化)、当归、白芍、熟地黄各 12g,制首乌 30g,紫河车、枸杞子各 15g,灵磁石头 10g,炙甘草 6g。水煎服,每日 1 剂。用于治疗缺铁性贫血、面色苍白、畏寒肢冷、神疲乏力、气短懒言、心慌等症。[福如海.治疗缺铁性贫血验方四款.农村百事通,2010(6):70.]

第二节　白细胞减少和粒细胞缺乏症

外周血白细胞计数持续低于 4.0×10^9/L 时,称为白细胞减少症。当中性粒细胞绝对数低于 2.0×10^9/L 时,称为粒细胞减少症,低于 0.5×10^9/L 时,称为粒细胞缺乏症（简称粒缺）。粒细胞缺乏症的发生率约为 3.4/10 万，其发生率随年龄增长而急剧上升，其中半数以上为老年人，女性多于男性。白细胞减少症和粒细胞减少症的预后良好，粒细胞缺乏症极易发生严重感染，如果治疗不及时，常可危及生命，其病死率较高（高于 10%）。

白细胞减少症在中医学无此病名，据其主症有乏力、头晕、心悸、易外感发热等，归属于中医学"虚劳""诸虚不足"等范畴。

一、诊断要点

从症状与体征来看，白细胞减少症起病缓，少数可无症状，多数有头晕、乏力、低热、食欲减低、疲惫等，对感染的易感性因人而异，有的患者可反复感染。粒细胞缺乏症起病急骤，可有畏寒、发热、乏力、口咽部溃疡和坏死、感染、败血症等，常可找到诱发因素。两者血象都有异常改变，白细胞减少症血液中白细胞总数低于 $4.0 \times 10^9/L$，多为 $(2.0~4.0) \times 10^9/L$，而粒细胞缺乏症血液中白细胞常在 $2 \times 10^9/L$ 以下，中性粒细胞绝对值低于 $0.5 \times 10^9/L$，继而通过详细询问病史明确急、慢性及诱发因素等，再结合其他各实验室检查结果以明确诊断。

（一）临床表现

1. 症状

（1）白细胞减少症：临床一般多数呈慢性过程。少数可无症状而在验血时才发现；多数可有乏力、头晕、精神萎靡、记忆力减退、食欲减退等神经衰弱症状。患者常由于白细胞减少而有反复感冒、支气管炎、肺炎、中耳炎、泌尿道感染等。常反复发作而又不易治愈。败血症不多见。白细胞数可有波动，但感染时，常无明显升高。

（2）粒细胞缺乏症：绝大多数有药物或化学物品接触史。患者起病急，可有畏寒、高热、头痛、全身困倦及盗汗等表现。严重的肺部感染、败血症、脓毒血症等往往导致患者死亡。

2. 体征　由于继发感染出现咽喉痛，严重病例在皮肤、鼻腔、阴道、肛门、直肠等处发生溃疡，可呈进行性坏死、溃烂、假膜形成，特别是坏死性口腔炎、急性肛门脓肿。

3. 常见并发症　粒细胞减少症和粒细胞缺乏症常见并发症为感染。由于免疫力显著降低，容易并发脓毒血症而导致死亡。

（二）辅助检查

1. 白细胞减少症　白细胞总数低于 $4 \times 10^9/L$，常在 $(2.0~4.0) \times 10^9/L$，中性粒细胞百分比正常或轻度减低，粒细胞绝对值在 $(1~1.8) \times 10^9/L$。淋巴细胞相对增多。粒细胞除了量的变化外,尚可有核左移或核分叶过多等。红细胞与血小板一般大致正常。骨髓检查随不同病因而异,可呈增生活跃、增生明显活跃或增生低下,或粒细胞成熟障碍等。

2. 粒细胞缺乏症　血常规检查白细胞多在 2×10^9/L 以下,粒细胞绝对值低于 0.5×10^9/L。粒细胞胞浆中可出现中毒颗粒、空泡、核染色不佳等中毒现象。恢复期外周血可出现各种幼稚细胞,可呈类白血病反应。淋巴细胞相对增多,红细胞与血小板一般正常。骨髓检查粒细胞系明显受抑,比较成熟的中性粒细胞明显减少,有时几乎完全没有。而原粒、早幼粒细胞仍有相当数量。其余各阶段均减少。幼粒细胞也有退行性变,有的粒细胞呈空泡样变、有中毒颗粒、核固缩等。红系和巨核细胞一般正常,淋巴细胞、浆细胞、网状细胞可增多。恢复过程中,骨髓首先出现原始和早幼粒细胞,且早幼粒细胞体积较大而颗粒粗,随后中晚幼粒细胞逐渐增多,最后成熟粒细胞开始逐渐增多。

（三）鉴别诊断

应注意白细胞减少症与粒细胞缺乏症的鉴别,各种遗传性与获得性白细胞减少症的鉴别,以及和再生障碍性贫血(AA)、阵发性睡眠性血红蛋白尿症(PNH)、白细胞不增多性白血病相鉴别。

1. 白细胞减少症和粒细胞缺乏症　前者临床表现轻微,白细胞数在 $(2.0\~4.0) \times 10^9$/L,后者则病情重,粒细胞数 $<0.5 \times 10^9$/L,需及时救治。

2. 获得性白细胞减少症和遗传性白细胞减少症　获得性白细胞减少症是后天过程中产生的,遗传性白细胞减少症则生来具有,而且有染色体的改变。

3. 再生障碍性贫血　虽也有白细胞减少,但一般还具有贫血及血小板的减少,骨髓检查有增生减低,三系细胞均受抑。

4. 白细胞不增多性白血病　常具有肝脾及淋巴结肿大,骨髓增生明显或极度活跃,幼稚细胞数量超出 30%。

5. 阵发性睡眠性血红蛋白尿症及各种溶血性贫血　除白细胞减少外,常伴有贫血、黄疸以及溶血试验为阳性,骨髓呈现红系增生性骨髓象,故不难鉴别。

二、西医治疗要点

首先应寻找引起白细胞减少或粒细胞缺乏症的病因并祛除病因(放射线、脾亢、感染等)。其次,粒细胞缺乏症是内科急、重症,必须有强有力的治疗措施,包括患者的隔离、应用抗生素抗感染治疗、粒细胞集落刺激因子(G-CSF)和粒-巨噬细胞集落刺激因子(GM-CSF)的应用等。

（一）白细胞减少症的治疗

1. 寻找并祛除病因　是治疗白细胞减少症的关键。

2. 升白细胞药物

（1）维生素 B$_4$：为核酸的活性成分,可刺激白细胞生成,10~20mg/ 次,每日 3 次,口服。

（2）鲨肝醇：造血组织中含量较多,可能属造血因子,50~100mg/ 次,每日 3 次,口服。

（3）利血生：内含半胱氨酸、苯乙酸,可促进造血功能,10~20mg/ 次,每日 3 次,口服。

（4）碳酸锂：20~30mg/ 次,每日 3 次,口服。

3. 糖皮质激素　对一般升白细胞药物治疗无效,白细胞持续减少,其原因为免疫因素的患者,可选用泼尼松 10~20mg/ 次,口服,每日 3 次,但长期应用要注意其副作用。

（二）粒细胞缺乏症的治疗

粒细胞减少者易发感染,特别是细菌和真菌感染。感染菌多为革兰氏阳性菌,也可有革兰氏阴性菌感染。粒缺者几乎均发生感染,除非给予如骨髓移植病房一样或相似的全环境保护(TEP)。

1. 祛除病因　应先祛除病因,如因药物所致者,要立即停用相关的药物。

2. 支持治疗　患者进行必要隔离,对患者皮肤、口腔、消化道、肛门、阴道等进行清洁护理,以防继发感染。TEP 主要包括几个方面：①肠道灭菌。通常用肠道不吸收的抗生素如新霉素、庆大霉素、制霉菌素、万古霉素等。②环境消毒。让患者于空气净化的层流病房,空气消毒及物体表面消毒,每日数次。③体表体腔消毒。如入室前药浴半小时,每日用硼酸水、苏打水漱口数次。用药水滴眼、耳、鼻。④无菌操作。医务人员入室接触患者前要先更衣、沐浴、穿隔离衣、戴口罩、戴手套。检查患者要站在层流空气的下风向。在大剂量化放疗之后的所有支持治疗中,给予未污染肿瘤细胞的自身造血干细胞,或主要组织相容性复合体相配的志愿者之造血干细胞,是最有效的支持疗法。

3. 抗生素治疗　大多数患者出现反复皮肤黏膜和上、下呼吸道的感染,在这些部位可找到致病微生物。此时,预防性的用药往往无效,要针对特异性部位和特异性种类的感染,采用杀菌抗生素。分离细菌,仔细培养,做好药敏,是成功治疗的关键。体温大于 38.5℃时,在进行血液及其他体液数病菌培养的同时,应开始经验性抗生素治疗,原则是广谱、高效、足量和联合应用抗生素。抗生素治疗分三种策略:预防性、前瞻性和治疗性。在骨髓严重抑制期,常采用前瞻性治疗,即在可能出现某种致命感染前,给予足量强大抗生素。

4. 升白细胞药物　同白细胞减少症治疗。

5. 造血刺激因子　除积极对因治疗外,予造血刺激因子治疗。粒-单核细胞集落刺激因子及粒细胞集落刺激因子常规剂量[3~5μg/(kg·次)],皮下注射,每日 1 次。

6. 增强免疫力的药物　如胸腺素,口服,每次 0.25~0.5g,每日 3 次;丙种球蛋白,静脉注射,4~5mg/(kg·d),5 日为一疗程。

三、中成药应用

(一)基本病机

中医认为本病的发生与禀赋不足、劳伤过度、饮食不节、邪毒内侵(含药物毒邪)等相关,伤及脏腑,气血阴阳亏虚,则成诸虚不足之症。病位在脾肾及骨髓,病性以虚为本。父母体虚,而胎气不足,胎中失养,致使婴儿脏腑不健,尤以肾精亏虚为关键;肾为先天之本,藏精生髓,因精血同源,精不足则血亦亏。烦劳过度,凡劳体则伤脾、房劳过度则伤肾,脾肾不足,精血亏虚,气血生化之源匮乏;七情内伤,情志不遂,气滞血瘀,气有余便是火,则耗伤肝肾精血;若暴饮暴食,嗜欲偏食,饮酒过度,伤及脾胃,使其腐熟水谷、化生精微、生长气血功能受损;凡用药不当,物理或化学毒物内侵,损及气血或伤及脾肾;久病失治,正气虚损,加之失于调理,遂影响气血生成;上述诸因,均伤及脏腑,尤其是脾肾及骨髓,气血阴阳亏虚,遂致虚劳之证。气血阴阳亏虚,则倦怠乏力,头晕不适,面色不华,腰膝酸软,活动后心悸怔忡等虚损不足之证。

(二)辨证分型使用中成药

白细胞减少症及粒细胞缺乏症常用中成药一览表

证型	常用中成药
气阴两虚证	生脉饮口服液、薏参胶囊、参麦注射液
心脾两虚证	人参归脾丸、芪胶升白胶囊、艾愈胶囊
肝肾阴虚证	生血宝合剂、川黄口服液、血复生胶囊
脾肾阳虚证	右归丸、金匮肾气丸、复方皂矾丸

1. 气阴两虚证

〔证候〕主证：全身乏力，反复外感，经久不愈，低热，五心烦热，咽干，咽痛，失眠盗汗，周身不适。舌脉：舌质红，苔薄，脉细数。

〔治法〕益气养阴。

〔方药〕生脉散（《医学启源》）合当归补血汤（《内外伤辨惑论》）加减。

〔中成药〕（1）生脉饮口服液^(医保目录)（详见第一章第一节急性上呼吸道感染）。

（2）薏参胶囊^(药监局)（由人参、麦冬、五味子、薏苡仁组成）。功能主治：补气养阴。用于慢性辐射引起的气阴两虚证及白细胞减少患者的辅助治疗。用法用量：口服，一次 2~3 粒，一日 3 次。预防酌减量服用。

（3）参麦注射液^(医保目录)（详见第三章第十二节急性胰腺炎）。

2. 心脾两虚证

〔证候〕主证：心悸，失眠，多梦，气短，乏力，头晕，纳食不佳，面色无华。舌脉：舌淡有齿痕，苔薄白，脉沉细无力。

〔治法〕健脾养心，补益气血。

〔方药〕归脾汤（《济生方》）加减。

〔中成药〕（1）人参归脾丸^(医保目录)（详见第二章第七节病毒性心肌炎）。

（2）芪胶升白胶囊^(医保目录)（由大枣、阿胶、血人参、淫羊藿、苦参、黄芪、当归组成）。功能主治：补血益气。用于气血亏损证所引起的头昏眼花、气短乏力、自汗盗汗，以及白细胞减少症见上述证候者。用法用量：口服，一次 4 粒，一日 3 次；或遵医嘱。

（3）艾愈胶囊^(医保目录)（由山慈菇、白英、淫羊藿、苦参、当归、白术、人参组成）。功能主治：解毒散结，补气养血。用于中晚期癌症的辅助治疗以及癌症放化疗引起的白细胞减少症属气血两虚者。用法用量：口服，一次 3 粒，一日 3 次。

3. 肝肾阴虚证

〔证候〕主证：头晕耳鸣，腰膝酸软，手足心热，遗精，眠差，多梦。舌脉：舌质稍红，脉象细数。

〔治法〕补益肝肾。

〔方药〕大补阴丸（《丹溪心法》）加减。

〔中成药〕（1）生血宝合剂^(医保目录)（由墨旱莲、女贞子、桑椹、黄芪、制何首乌、白芍、狗脊组成）。功能主治：滋补肝肾，益气生血。用于肝肾不足、气血两虚所致的神疲乏力、腰膝酸软、头昏耳鸣、心悸、气短、失眠、咽干、纳差食少；

放、化疗所致的白细胞减少,缺铁性贫血见上述证候者。用法用量:口服,一次15ml,一日3次。

(2)川黄口服液^(药监局)(由丹参、党参、制何首乌、枸杞子、杜仲、川芎、黄芪、当归组成)。功能主治:益气养血,滋补肝肾,活血化瘀。能改善气血两虚、肝肾不足所致的神疲乏力,头晕目眩,腰膝酸软等症。对免疫功能低下、放化疗后白细胞减少及高脂血症等有辅助治疗作用。用法用量:口服,一次10ml,一日3次。

(3)血复生胶囊^(药监局)[由黄芪(炙)、当归、白芍、熟地黄、川芎、女贞子、墨旱莲、茯苓、山药、天花粉、牡丹皮、泽泻、川牛膝、甘草组成]。功能主治:益气养血,滋阴凉血,化瘀解毒。用于气血两虚、阴虚津亏、自汗盗汗、烦躁失眠,出血紫斑等恶性贫血,癌症放、化疗的血象异常;尤其对白细胞减少症有明显的升高或调整血象作用。用法用量:口服,一次2~4粒,一日3次。小儿酌减或遵医嘱。

4. 脾肾阳虚证

〔**证候**〕**主证:**面色苍白,精神萎靡,畏寒肢冷,少气懒言,腰膝酸软,大便溏泻,小便清长。**舌脉:**舌体胖大,舌质淡,边有齿痕,脉沉。

〔**治法**〕温补脾肾,益气养血。

〔**方药**〕右归饮(《景岳全书》)合四君子汤(《太平惠民和剂局方》)加减。

〔**中成药**〕(1)右归丸^(医保目录)(详见第一章第七节慢性肺源性心脏病)。

(2)金匮肾气丸^(医保目录)(详见第二章第七节病毒性心肌炎)。

(3)复方皂矾丸^(医保目录)(由海马、核桃仁、肉桂、西洋参、皂矾、大枣等组成)。功能主治:温肾健髓,益气养阴,生血止血。用于再生障碍性贫血,白细胞减少症,血小板减少症,骨髓增生异常综合征及放疗和化疗引起的骨髓损伤、白细胞减少属肾阳不足、气血两虚证者。用法用量:口服,一次7~9丸,一日3次,饭后即服。

四、单验方

1. 梁贻俊验方——生血增白汤　人参10~20g,白术15g,当归10g,首乌20g,淫羊藿20g,菟丝子20g,肉桂3~6g,枸杞子20g,女贞子20g,赤芍30g。人参另煎兑服,余药以水900ml浸泡2小时,用中小火煎40分钟倒出,二煎以水700ml煎30分钟倒出,早、晚空腹温服。功效补脾益肾,养血活血,适用于面色㿠白,身倦懒言,动则气短,食少便溏,腰膝酸冷,双足痿弱。包括贫血,慢性再生障碍性贫血、白细胞减少诸病。

2. 胡青山验方——生生丹 青黛（4/10），天花粉（3/10），牛黄（1/10），芦荟（1/10）。按比例共为细末，制成水丸，每日服 3g，分 2 次口服。功效清髓热解毒，开心窍泻肝。主治慢性粒细胞白血病。症见发热、形体消瘦，口舌溃疡、大便干结、肝脾肿大，胁肋胀痛，胸痛、胫骨压痛。

3. 周信有验方——益气补血汤 党参 20g，黄芪 20g，黄精 20g，山萸肉 20g，女贞子 15g，淫羊藿 15g，巴戟天 20g，丹参 15g，鸡血藤 20g，龟板 30g，鹿角胶 9g（烊化），大枣 10 枚，干地黄 15g。水煎，日服 3 次。另外，人参研粉每服 1.5g，早晚 2 次吞服。主治各种贫血症和化疗后骨髓抑制所出现的贫血、白细胞减少、血小板减少等。

4. 鸡蛋 2 只，鸡血藤 20g，水 300ml。鸡血藤煎 20 分钟取浓汁，放入鸡蛋，煮 5 分钟后，将蛋壳敲破，再煮 5 分钟即可，每日分上午、下午 2 次食用。适用于头晕、乏力等白细胞减少症。[尚正杰. 治疗白细胞减少症验方. 中国民间疗法，2007（12）:63.]

5. 党参 20g，黄芩 20g，生白术 15g，白芍 15g，陈皮 15g，茯苓 20g，鸡血藤 20g，女贞子 20g，墨旱莲 15g，酸枣仁 15g，生地黄 20g，熟地黄 15g，当归 15g，生甘草 10g。每日 1 剂，水煎服。[黄淑荣，于海英，吕新政. 治疗白细胞减少中药验方. 中国民间疗法，2014，22（8）:96.]

第三节 骨髓增生异常综合征

骨髓增生异常综合征（MDS）是一组异质性后天性克隆性造血干细胞疾病，其共同特征是骨髓造血细胞发育异常（病态造血）伴有或不伴有原始细胞增多，以及无效造血，导致外周血细胞减少，并可出现少量原始细胞。一部分 MDS 患者可在数月至数年内转化为急性髓系白血病（AML）。

本病多归属于中医学"虚损""虚劳""热劳""急劳""血证""癥积""内伤发热"等范畴。

一、诊断要点

临床上出现贫血，和 / 或伴有感染、出血；外周血有一系、两系或全血细胞减少，外周血有巨大红细胞、巨大血小板、有核红细胞等情况；骨髓为增生性骨髓象，红系比例明显增加，有一系或两系甚至三系血细胞的发育异常（病态造血);骨髓活检有 ALIP 现象,或伴有纤维组织增生;染色体核型异常。除外其他伴有病态造血的疾病、其他全血细胞减少的疾病、其他红系增生性疾病,可考虑 MDS,再进一步分型。

(一)临床表现

起病相对缓慢,症状和体征主要是各类血细胞减少的反应。RA 和 RAS 患者一般以顽固性贫血的相关表现为主,出血和感染较为少见,一般无肝、脾、淋巴结肿大。RAEB 患者除贫血表现外,还可有出血和感染,较晚期患者且可出现肝、脾、淋巴结肿大。临近或发生白血病转化时,表现与 AML 基本相同。

(二)辅助检查

1. 血细胞发育异常的形态学

	骨髓	外周血
红系	幼红细胞巨幼样变,核碎片核型异常,胞浆着色不均,有不规则缺染区、嗜碱点彩、巨大幼红细胞、巨大红细胞、异常核分裂象	大(卵圆)红细胞增多,有核红细胞
粒系	较早期细胞嗜天青颗粒缺失或异常粗大,较晚期细胞特异性颗粒减少或缺如,胞浆嗜碱着色不均(周边深染而核周缺染),成熟中性粒细胞颗粒缺如,胞浆持续嗜碱,假 Pelger-Huët(P-H)核异常,核分叶过多,核叶形异常	中性粒细胞形态改变同骨髓中所见
巨核系	小巨核细胞(1~3 个核),核分叶明显,多个小核大巨核细胞,淋巴细胞样巨核细胞,颗粒异常,巨大血小板	巨大血小板,偶见小巨核细胞

2. 血象 一系或多系血细胞减少,随着病程进展,绝大多数患者均有全血细胞减少。

3. 骨髓象 有核细胞增多或正常,原始细胞占 0~19%。红系细胞百分比常明显增高,巨核细胞数量正常或增多。红系、粒系、巨核系细胞至少一系有明确的发育异常的形态改变。

4. 细胞遗传学检查 可有 5q-、7q-、-5、-7、+8、11q-、17p-、20q-等异常。

5. 骨髓细胞培养 BFU-E、CFU-E、CFU-MK、CFU-GEMM 集落减少或无生长,CFU-GM 可为集落减少,而集簇增多。

(三)鉴别诊断

1. 慢性再生障碍性贫血 再生障碍性贫血多为全血细胞减少,部分患者骨髓有局灶性增生,而 MDS 多为增生性,少数为增生低下,需要鉴别。慢性再生障碍性贫血淋巴细胞相对增多,骨髓象中红系、粒系及巨核系形态无异常,且巨核细胞常减少或缺如,骨髓小粒主要是非造血细胞,染色体检查无异常。MDS 骨髓一般有红系、粒系及巨核系的增生,并有病态造血,骨髓小粒主要是造血细胞,常有染色体异常。

2. 巨幼细胞贫血　MDS 会出现巨大红细胞及巨幼样红细胞,应与巨幼细胞贫血鉴别。后者常可找到引起叶酸或 / 和维生素 B_{12} 缺乏的原因,血清叶酸或 / 和维生素 B_{12} 测定降低,红、粒、巨核细胞均可巨幼变,幼红细胞 PAS 染色阴性,补充叶酸和 / 或维生素 B_{12} 病情可以改善。

3. 红白血病(M_6)　MDS 骨髓红系比例可明显增加,有时可达≥50% 有核细胞,这时需注意和纯红白血病、急性红白血病及 AML 伴 MDS 相关改变做鉴别,如外周血或骨髓原始细胞 <20%,骨髓非红系细胞中原始细胞 <20% 应诊断为 MDS。

4. 其他　还应与慢性病性贫血(感染、非感染性炎症或肿瘤)、慢性肝病、HIV 感染、自身免疫性血细胞减少、甲状腺功能减退或其他甲状腺疾病等鉴别。

二、西医治疗要点

MDS 尚无特效治疗方法,应根据患者的临床危度及具体病情,先用下述治疗方法:

1. 低危和中危Ⅰ患者,一般应主要选用支持治疗,如定期输血,应用雄激素类药物、红细胞生成素、粒细胞集落刺激因子、环孢素、沙利度胺等,以纠正血细胞减少的程度,改善生活质量。

2. RARS 患者尚可试用维生素 B_6。如果有体内铁负荷过多的证据(包括反复大量输血引起继发性含铁血黄素沉积症的其他 MDS 亚型患者),可给予去铁胺去铁治疗。

3. 年龄较大(50 岁),体能状况较差的中危Ⅱ和高危患者,可选用小剂量阿糖胞苷、VP16、三尖杉碱、美法仑等药化疗。

4. 年龄较轻(<50 岁),体能状况较好的中危Ⅱ和高危患者,可选用 AML 类方案联合化疗,或异基因造血干细胞移植。

5. 增生低下性 MDS 患者,体能状况较好,可选用抗胸腺细胞球蛋白(ATG)等免疫抑制治疗。

三、中成药应用

(一) 基本病机

中医认为本病基本病机是脾肾亏损,精髓匮乏,气血双亏,病程中常伴随邪毒因素,病久不愈常致瘀血内停,甚至病情恶化、瘀积化热、热毒犯髓时,则疾病预后较为凶险。但都由于先天不足,后天失养,病位多在脾、肾与气血,以虚证为主,而气、血、阴、阳虚均较常见。此外,还有医家认为在 MDS 的病情变化及进展的不同阶段,其病机侧重也不相同。

(二) 辨证分型使用中成药

骨髓增生异常综合征常用中成药一览表

证型	常用中成药
气血两虚证	八珍颗粒、人参归脾丸、人参养荣丸
热毒炽盛,痰湿瘀阻证	热炎宁片、青黄散
肝肾两虚证	人参养荣丸、杞菊地黄丸、知柏地黄丸

1. 气血两虚证

〔**证候**〕主证:头昏心悸,气短懒言,体倦乏力,或有自汗,腹泻,面色㿠白无华。**舌脉**:舌质淡,苔薄白,脉细无力。

〔**治法**〕双补气血,佐以温肾滋阴。

〔**方药**〕八珍汤(《瑞竹堂经验方》)或归脾汤《济生方》)加味。

〔**中成药**〕(1)八珍颗粒^(医保目录)(详见第四章第八节慢性肾衰竭)。

(2)人参归脾丸^(医保目录)(详见第二章第七节病毒性心肌炎)。

(3)人参养荣丸^(医保目录)(详见第四章第八节慢性肾衰竭)。

2. 热毒炽盛,痰湿瘀阻证

〔**证候**〕主证:高热不退,甚则神昏谵语,口干不甚渴,面色㿠白,神疲,牙宣或鼻衄,腹胀。或有皮肤紫癜,可有轻度淋巴结及肝、脾肿大。**舌脉**:舌质红绛,苔黄腻,脉细数。

〔**治法**〕清热解毒,凉血止血,化痰利湿。

〔**方药**〕犀角地黄汤(《外台秘要》)、化斑汤(《类证活人书》)、消瘰丸(《医学心悟》)合方加味。

〔**中成药**〕(1)热炎宁片^(药监局)(由蒲公英、虎杖、北败酱、半枝莲组成)。功能主治:清热解毒。用于外感风热、内郁化火所致的风热感冒、发热、咽喉肿痛、口苦咽干、咳嗽痰黄、尿黄便结；化脓性扁桃体炎、急性咽炎、急性支气管炎、单纯性肺炎见上述证候者。用法用量：口服，一次 3~6 片，一日 2~4 次；或遵医嘱。

（2）青黄散^{（药监局）}（由青黛、雄黄组成）。功能主治：解毒化瘀，消积聚。用法用量：晚饭后口服，一次 1 粒，一天 1 次。

3. 肝肾两虚证

〔**证候**〕**主证**：持续低热不退，盗汗，手足心热，头昏心悸，气短，神倦乏力，腰酸肢软，口干咽燥，食少，面色㿠白，皮肤有紫癜。**舌脉**：舌质淡，少苔，脉大而虚数。

〔**治法**〕益气养阴清热。

〔**方药**〕人参养荣汤（《三因极一病证方论》）合青蒿鳖甲汤（《温病条辨》）。

〔**中成药**〕（1）人参养荣丸^{（医保目录）}（详见第四章第八节慢性肾衰竭）。

（2）杞菊地黄丸^{（医保目录）}（详见第三章第九节病毒性肝炎）。

（3）知柏地黄丸^{（医保目录）}（详见第三章第十一节胆囊炎）。

四、单验方

1. 温肾益髓方　红参 12g，熟附子 6g，肉桂 6g，鹿角片 12 片，炙龟板 12g，菟丝子 15g，巴戟天 15g，黄精 18g，补骨脂 15g，锁阳 15g，黄芪 12g，熟地黄 12g 为主。成人每日 1 剂，水煎服，分 2 次早、晚温服。［胡晓莹，邱仲川，赵琳，等. 温肾益髓法治疗肾阳虚型骨髓增生异常综合征临床研究. 四川中医，2014，32（5）：86-88.］

2. 健脾补肾中药基本方　生地黄 15g，熟地黄 15g，山药 10g，山萸肉 10g，茯苓 10g，泽泻 10g，补骨脂 15g，菟丝子 15g，桑椹 30g，制何首乌 20g，太子参 30g，炒白术 10g，生姜 10g，大枣 40g；阳虚明显者酌加桂枝 10g、炮附片 10g。每日 1 剂，水煎，分 2 次服。共治疗 3 个月。［周庆兵，王洪志，杨秀鹏，等. 青黄散及健脾补肾方药联合西药治疗骨髓增生异常综合征 107 例临床观察. 中医杂志，2014，55（10）：838-841.］

3. 补肾健脾方　山药 30g，太子参 20g，菟丝子、补骨脂、炙何首乌、巴戟天、女贞子、锁阳、熟地黄各 15g，山萸肉、白术、茯苓各 10g。患者骨髓中原始细胞增多者，每剂中药中加龙葵 30g，半枝莲 20g，白英 15g。水煎服，每日 1 剂。［刘驰，张姗姗，肖海燕，等. 补肾健脾方配合促红细胞生成素治疗低中危骨髓增生异常综合征 43 例. 陕西中医，2011，32（9）：1147-1148.］

第四节　特发性血小板减少性紫癜

特发性血小板减少性紫癜(ITP)或称原发性血小板减少性紫癜,是临床上常见的一种出血性疾病。常因患者外周血中存在拮抗血小板的自身抗体,引起免疫性血小板破坏增多而发病,故又称自身免疫性血小板减少性紫癜(ATP)。其特点为血小板寿命缩短,骨髓巨核细胞正常或增多,伴成熟障碍。本病分急性型与慢性型,多见于儿童及青年女性,常有反复发作倾向。临床上常表现为皮肤黏膜出血,甚或内脏出血。

本病属于中医学的"血证""衄血""发斑"等范畴。

一、诊断要点

根据病史、临床表现往往可得到明确的临床诊断,进行相关的实验室检查则可进一步做出病原学诊断。但须注意与急性上呼吸道感染、流行性感冒、支气管哮喘、肺炎、肺结核、支气管扩张症、肺脓肿、肺癌等鉴别。

(一) 临床表现

1. 症状

(1) 急性型:常见于儿童,占儿童免疫性血小板减少病例的90%。男女发病率相近。起病前1~3周80%左右患者有呼吸道或其他病毒感染史,秋冬季发病最多。起病急骤,可有发热、畏寒、皮肤黏膜紫癜。若患者头痛、呕吐,要警惕颅内出血的可能。病程多为自限性,80%以上可自行缓解,平均病程4~6周。少数可迁延半年或数年以上转为慢性。急性型占成人ITP不到10%。

(2) 慢性型:常见于青年女性,女性为男性的3~4倍。起病隐匿,症状较轻。出血常反复发作,每次出血持续数日到数月。出血程度与血小板计数有关,血小板计数 >50×10⁹/L,常为损伤后出血;血小板计数在(20~50)×10⁹/L之间可有不同程度自发性出血,血小板计数 <20×10⁹/L常有严重出血。本病自发性缓解者粒少,患者除出血症状外全身情况良好。

2. 体征

(1) 急性型:常突然发生广泛而严重的皮肤黏膜紫癜,甚至大片瘀斑和血肿,皮肤瘀点多为全身性,以下肢为多,分布均匀。黏膜出血多见于鼻腔、齿龈,口腔可有血疱。脾脏常不肿大。

（2）慢性型：皮肤紫癜以下肢远端多见，可有鼻腔、牙龈及口腔黏膜出血，女性月经过多有时是唯一症状。少数因反复发作可引起贫血和轻度脾肿大。如有明显脾肿大，要除外继发性血小板减少的可能性。

3. 常见并发症　消化道及泌尿道出血并发症在 AITP 中并不少见，严重者可并发颅内出血而危及生命，引起死亡。

（二）辅助检查

1. 血常规检查　血小板计数减少，在急性型与慢性型急性发作期血小板计数常 $<20 \times 10^9/L$，当 $<10 \times 10^9/L$ 时可有广泛严重自发性出血；慢性型慢性期血小板计数一般在（30~80）$\times 10^9/L$ 之间，其 $>50 \times 10^9/L$ 者常无自发性出血；血红蛋白和红细胞计数一般正常，慢性失血者可出现小细胞低色素性改变。

2. 出凝血时间检查　出血时间可延长，毛细血管脆性试验阳性，而凝血时间正常。

3. 血小板抗体检查　用酶联免疫或荧光免疫法检测患者血小板相关抗体 PAIgG、PAIgM、PAIgA、PAC₃ 可增高，与血小板破坏及减少程度成正比，其中 PAIgG 增高者占80%~95%，PAIgM 增高者占20%左右，后者常伴有较严重出血。

4. 骨髓检查　巨核细胞增多或正常，以未成熟型巨核细胞增多为主，部分病例可见幼稚巨核细胞，而产板型巨核细胞较少，常低于 0.3，提示血小板生成障碍。急性型的巨核细胞数量增多及成熟障碍表现为巨核细胞形态异常、体积增大、胞浆少而缺乏颗粒、细胞核圆形、甚少分叶；在胞浆中可有各种大小不等的空泡以及血小板形成不良。

5. 血小板动力学检查　可采用核素法（51Cr 或 ¹¹¹In 标记血小板）或丙二醛法检测血小板生存时间，ITP 患者的血小板寿命较正常人明显缩短。

（三）鉴别诊断

1. 过敏性紫癜　过敏性紫癜属于变态反应性毛细血管炎，血小板计数、功能及凝血检查正常，其紫癜主要局限于四肢，常有成批出现、反复发生、对称分布、高出皮肤等特点，可伴有皮肤水肿、荨麻疹、腹痛、关节肿痛或血尿等。发病前常有上呼吸道感染史。

2. 血栓性血小板减少性紫癜　血栓性血小板减少性紫癜（TTP）为一种获得性、多系统的微血管血栓-出血性综合征，主要病理变化特点为全身各器官小动脉及前毛细血管存在广泛的透明血栓。其临床特征为血小板减少性紫癜、微血管病性溶血性贫血和中枢神经系统异常（通常称"三联征"），部分患者尚有发热、肾功能受损（"五联征"）。皮肤、骨髓或淋巴结活检可发现 TTP 典型的病理改变。

3. 溶血尿毒症综合征 溶血尿毒症综合征（HUS）多见婴幼儿，也见于青少年。典型者在胃肠炎或上呼吸道感染后数天到 2 周突然发病，出现贫血、溶血、皮肤和黏膜出血、急性肾衰竭和轻度精神神经症状。血象中出现畸形和碎片细胞，结合上述临床表现，具有诊断意义。

4. 继发性血小板减少性紫癜 继发性血小板减少性紫癜（STP）有以下三型需要进行鉴别：

（1）血小板生成障碍所引起：如早期再生障碍性贫血（AA）、骨髓增生异常综合征（MDS），放、化疗药物引起的血小板减少性紫癜，以上情况外周血白细胞计数多减少，骨髓巨核细胞亦减少或缺如或有病态造血小巨核。

（2）其他自身免疫性疾病引起：如红斑狼疮、类风湿关节炎、Evans 综合征、甲状腺功能亢进、慢性肝炎等均可以血小板减少性紫癜为首发表现，经过一段演变过程才显现出原发病的特点。可通过免疫学检查如抗核抗体、类风湿因子、补体、Coomb、T_3、T_4、TSH 及肝功能检查来鉴别。这类疾病往往可有外周血白细胞计数减低、肝肿大或脾肿大等特征。

（3）血小板分布异常所引起：如脾功能亢进、骨髓纤维化、肝硬化、血吸虫病等所致脾肿大，可使血小板在肝、脾脏滞留，鉴别要点是明显肝脾肿大，外周血白细胞计数可减少。

二、西医治疗要点

（一）治疗原则

急性 ITP，尤其是儿童患者，大多可自发缓解，对于出血症状较轻者可不治疗。对于慢性 ITP，若血小板计数 >30×10^9/L 且无出血表现也可不予治疗。对于各型中出血较重者酌情选择以下治疗。

（二）治疗方案

1. 去除各种可能的诱发因素 如控制感染、停用可疑药物等。有幽门螺杆菌感染者应给予抗幽门螺杆菌治疗。

2. 糖皮质激素 首选泼尼松，常用剂量为 0.5~1mg/（kg·d）。也可选用地塞米松或氢化可的松等。一般应用 3~6 周，如血小板计数已恢复正常，逐步将剂量减至维持量，维持治疗一般为 3~6 个月。糖皮质激素治疗 4 周仍无效者需快速减量至停药。糖皮质激素治疗有效但停药后复发者，重新使用糖皮质激素治疗部分患者仍有效。

3. 脾切除 主要适合于对糖皮质激素无效、依赖或有禁忌的成人慢性 ITP。

4. 其他免疫抑制剂 可给予环孢素、长春新碱、环磷酰胺、硫唑嘌呤或其他有关药物。

5. 达那唑　用药期间应注意检测肝功能。达那唑与糖皮质激素有协同作用,两者合用可减少糖皮质激素的用量。

6. 静脉滴注免疫球蛋白　用于严重血小板减少者,或拟手术、分娩需快速提升血小板计数者。常用方法为 200~400mg/(kg·d),静脉滴注,连续 5 日。

7. 输注浓缩血小板　适用于血小板明显降低伴有严重出血者。脾切除手术前应输注浓缩血小板。

8. 联合治疗　对血小板明显降低伴严重出血的难治病例,可联合采用输注血小板浓缩液、免疫球蛋白、大剂量糖皮质激素及甲基泼尼松龙等联合治疗方法。

9. 其他治疗　如中药、维生素 C、秋水仙碱等。对于难治性 ITP,还可试用抗 Rh(D)免疫球蛋白、α-干扰素与抗 CD20 单克隆抗体等。

三、中成药应用

(一) 基本病机

中医学认为本病病机总属血不循经,溢于脉外;涉及火与虚两个方面,火有实火与虚火之分,虚有气虚与阴虚之别;火热可灼伤脉络,迫血妄行,气虚致血失统摄,血溢脉外;另外,血瘀阻络,血不归经亦可导致本病。外感者,外感邪热,蕴毒于内,波及血分,灼伤脉络,血液渗于脉络之外而留着于肌肤之间,发为紫癜;若毒蕴于内,血随火升,上出清窍则为吐衄,移热于下,灼伤阴络则见尿血黑粪。内伤者,烦劳过度、房室不节、早婚多育、久病热病等损及肝肾,伤阴耗津,致阴血亏虚,滋生内热,灼伤脉络;或饮食不节、暴饮暴食、饥饱无度、劳倦过度,皆伤于脾,失于统摄,血溢脉外;或久病入络,络脉不畅,或肝郁气滞,血行不畅则脉络瘀阻,血液不循常道,溢于脉外,出现各种出血症状。急性型者多因外感邪热,火热炽盛,灼伤脉络,迫血妄行而发病;慢性型者以肝、脾、肾虚损为其发病基础,常因外感或劳累而诱发,易虚实并存,"虚"则常见气虚、阴虚甚或脾肾阳虚,"实"则食见热和瘀,并可见湿。

(二) 辨证分型使用中成药

特发性血小板减少性紫癜常用中成药一览表

证型	常用中成药
热盛迫血证	栀子金花丸、清开灵注射液、升血小板胶囊
阴虚火旺证	知柏地黄丸、六味地黄丸、大补阴丸

续表

证型	常用中成药
气不摄血证	乌鸡白凤丸、归脾丸、人参健脾丸
瘀血阻络证	复方三七胶囊、血府逐瘀丸

1. 热盛迫血证

〔证候〕**主症**：发病急骤，壮热口渴，烦躁不宁，出血倾向较重，肌肤大片紫斑，色深，常伴有鼻衄、齿衄、便血、妇女月经过多等，咽干口燥，喜冷饮，大便干结，小便短赤。**舌脉**：舌质红绛，苔黄燥，脉浮数或滑数。

〔治法〕清热解毒，凉血止血。

〔方药〕犀角地黄汤（《外台秘要》）加减。

〔中成药〕（1）栀子金花丸^{（药典）}（由栀子、黄连、黄芩、黄柏、大黄、金银花、知母、天花粉组成）。功能主治：清热泻火，凉血解毒。用于肺胃热盛，口舌生疮，牙龈肿痛，目赤眩晕，咽喉肿痛，吐血衄血，大便秘结。用法用量：口服，一次 9g，一日 1 次。

（2）清开灵注射液^{（医保目录）}（详见第一章第五节慢性呼吸衰竭）。

（3）升血小板胶囊^{（医保目录）}（由青黛、连翘、仙鹤草、牡丹皮、甘草组成）。功能主治：清热解毒，凉血止血，散瘀消斑。用于原发性血小板减少性紫癜。症见全身瘀点或瘀斑，发热烦渴，小便短赤，大便秘结，或见鼻衄、齿衄，舌红苔黄，脉滑数或弦数。用法用量：口服，一次 4 粒，一日 3 次。

2. 阴虚火旺证

〔证候〕**主症**：起病缓慢，病程长，皮下瘀斑时轻时重，呈散在分布，色红，或有鼻衄、齿衄，伴头晕耳鸣，身倦乏力，心烦不宁，手足心热，五心烦热，或有潮热盗汗，口渴不欲饮。**舌脉**：舌质红，少苔或无苔，脉细数。

〔治法〕滋阴降火，凉血宁络。

〔方药〕知柏地黄丸（《景岳全书》）合茜根散（《太平圣惠方》）加减。

〔中成药〕（1）知柏地黄丸^{（医保目录）}（详见第三章第十一节胆囊炎）。

（2）六味地黄丸^{（医保目录）}（详见第五章第一节缺铁性贫血）。

（3）大补阴丸^{（医保目录）}（详见第五章第一节缺铁性贫血）。

3. 气不摄血证

〔证候〕**主症**：起病缓慢，紫斑色淡，多散在出现，时隐时现，反复发作，过劳则加重，精神萎靡，面色无华，头晕心悸，四肢倦怠，胃纳欠佳，腹胀便溏，或有便血。**舌脉**：舌质淡，苔薄白，脉细弱。

〔**治法**〕健脾益气,养血摄血。

〔**方药**〕归脾汤(《济生方》)加减。

〔**中成药**〕(1)乌鸡白凤丸^(医保目录)[由乌鸡(去毛爪肠)、醋鳖甲、桑螵蛸、黄芪、白芍、天冬、地黄、川芎、丹参、芡实(炒)、鹿角胶、煅牡蛎、人参、当归、醋香附、甘草、熟地黄、银柴胡、山药、鹿角霜组成]。功能主治:补气养血,调经止带。用于气血两虚,身体瘦弱,腰膝酸软,月经不调,崩漏带下。用法用量:口服,水蜜丸一次 6g,小蜜丸一次 9g,大蜜丸一次 1 丸,一日 2 次。

(2)归脾丸^(医保目录)(详见第二章第三节高血压)。

(3)人参健脾丸^(医保目录)(详见第一章第四节支气管扩张)。

4. 瘀血阻络证

〔**证候**〕**主症:**紫癜色紫而黯,腹痛有积块,毛发枯黄无泽,面色黧黑,或伴有胸闷胁痛。**舌脉:**舌质紫黯,有瘀点,脉弦或涩。

〔**治法**〕化瘀通络,活血止血。

〔**方药**〕桃红四物汤(《医宗金鉴》)。

〔**中成药**〕(1)复方三七胶囊^(药监局)[由三七、土鳖虫、川芎、当归、红花、乳香(制)、没药(制)、白芷组成]。功能主治:化瘀止血,消肿止痛。用于跌打损伤所致的瘀血肿痛。用法用量:口服,一次 4~6 粒,一日 2 次。

(2)血府逐瘀丸^(医保目录)(由柴胡、地黄、红花、麸炒枳壳、川芎、桔梗、当归、赤芍、桃仁、甘草、牛膝组成)。功能主治:活血祛瘀,行气止痛。用于气滞血瘀所致的胸痛、头痛日久、痛如针刺而有定处、内热烦闷、心悸失眠、急躁易怒。用法用量:空腹时用红糖水送服,一次 1~2 丸,一日 2 次。

四、单验方

1. 邵经明验方——理血养肝健脾汤 当归 12g、白芍 15g、生地黄 20g、丹皮 12g、阿胶 9g、墨旱莲 12g、白术 12g、茯苓 12g、炙甘草 6g。每日 1 剂,水煎,分 2 次服。功效补血滋肾,养肝健脾,益气补中。主治原发性血小板减少性紫癜,以皮肤黏膜出血为主要表现,其病机主要为肝肾阴虚,脾气虚弱。

2. 萧佐桃验方——扶命培土汤 上桂肉 3g,熟附子 5g,西党参 15g,北黄芪 15g,怀山药 15g,淫羊藿 15g,巴戟天 10g,枸杞子 12g,菟丝子 12g,淡大云 10g,蒸黄精 15g,制锁阳 10g。每日 1 剂,水煎分服。可助阳养阴,补髓生血。主治血小板减少性紫癜。一般疗程为 3 个月左右,血小板升至正常水平后,仍需继续服用 1 个月以巩固疗效。

3. 苏尔云验方——自拟消斑饮 鸡血藤 30g、当归 12g、商陆(先煎 3 小时)30g、墓头回 24g、仙鹤草 80g、侧柏叶 15g、生黄芪 120g、生地黄 60g、生甘草 30g。阴虚者将生黄芪与生地黄剂量调换即可,血瘀明显者加倍鸡血藤用量,每日 1 剂水煎服。

4. 陈德仁验方——消斑合剂　雪见愁、生地黄、白茅根各 30g,扦扦活 25g,乌梅炭、生甘草各 15g,炙黄芪 60g,焦三仙各 10g。每日 1 剂,水煎服,另用黄鼠狼肉粉 3g,每日 3 次冲服。

5. 王晋源验方——平癜汤　黄芪 30~60g,白及、黄精各 15g,甘草 15~30g,丹皮 20g,阿胶、赤芍、连翘各 10g,白茅根、丹参、仙鹤草各 30g,每日 1 剂,水煎服。

6. 张镜人验方——益气活血汤　党参、黄芪各 15~30g,炙甘草 6g,犀角粉 3g(现用水牛角粉 30g 代),生地黄 30~60g,丹皮 9g,赤芍 15g,仙鹤草、土大黄、猪殃殃各 30g,红枣 10g,当归 9g。此为基本方,临床需辨证加减。

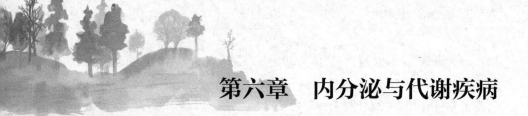

第六章　内分泌与代谢疾病

第一节 甲状腺功能亢进症

甲状腺功能亢进,简称甲亢,指甲状腺的高功能状态,是一种自身免疫性疾病,不仅限于甲状腺,而是一种多系统的综合征,包括高代谢综合征、弥漫性甲状腺肿、眼征、皮损和甲状腺肢端病。由于多数患者同时有高代谢症状和甲状腺肿大,故称为毒性弥漫性甲状腺肿,又称 Graves 病。本病多见于女性,男女之比为 1∶(4~6),以 20~40 岁最多见。

本病属于中医学的"瘿病"病范畴。

一、诊断要点

(一)临床表现

1. 症状

(1)神经系统:易激动、精神过敏、舌和双手平举向前伸出时有细震颤、多言多动、失眠紧张、思想不集中、焦虑烦躁、多猜疑等,有时出现幻觉,甚至亚躁狂症,但也有寡言、抑郁者。患者腱反射活跃,反射时间缩短。

(2)高代谢综合征:怕热多汗,皮肤、手掌、面、颈、腋下皮肤红润多汗。常有低热,发生危象时可出现高热。常有心动过速、心悸、食欲亢进,但体重下降,疲乏无力。

(3)心血管系统:心悸、气促,稍活动即明显加剧。重症者常有心律不齐,心脏扩大,心力衰竭等。心动过速常系窦性,一般心率 100~120 次 /min,静息或睡眠时心率仍快,为本病特征之一。心律失常以期前收缩最为常见,阵发性或持久性心房颤动和扑动,以及房室传导阻滞等心律失常也可发生。心音增强,心搏动有力,心尖部第一心音亢进,常闻及收缩期杂音,偶闻舒张期杂音。心脏扩大和充血性心力衰竭多见于年长久病的男性重患。当合并感染或应用 β 受体阻滞剂时易诱发心力衰竭。可见收缩压增高,舒张压稍低或正常,脉压增大。

（4）消化系统：食欲亢进，体重却明显下降。过多甲状腺素可兴奋肠蠕动以致大便次数增多，有时因脂肪吸收不良而呈脂肪泻。甲状腺激素对肝脏可有直接毒性作用，可致肝肿大和谷丙转氨酶（ALT）增高。

（5）血液系统：可见周围血液中白细胞总数偏低，淋巴细胞百分比和绝对值及单核细胞增多，血小板寿命缩短，有时可出现紫癜，由于消耗增加，营养不良和铁的利用障碍，偶可引起贫血。

（6）运动系统：主要表现为肌肉软弱无力，少数可表现为甲亢性肌病。

（7）生殖系统：女性患者常有月经减少，周期延长，甚至闭经，但部分患者仍能妊娠、生育。男性多阳痿，偶见乳房发育。

（8）内分泌系统：肾上腺皮质功能于本病早期常较活跃，但在重症（如危象）患者中，其功能呈相对减退，甚或不全；垂体分泌促肾上腺皮质激素（ACTH）增多，血浆皮质醇的浓度正常，但其清除率加速，说明其运转和利用增快。

2. 体征

（1）甲状腺体征：常呈弥漫性，对称性肿大，质地呈轻或中度硬，有时可触及震颤，可闻及血管杂音。少数患者甲状腺肿大不明显。

（2）眼征：Graves病可伴浸润性或非浸润性突眼，浸润性者可有畏光、流泪、复视、眼球明显突出、眼睑和球结膜充血、水肿、眼球活动障碍、角膜溃疡、失明等；非浸润性突眼者仅有交感神经兴奋所致的上眼睑挛缩、眼裂增宽、瞬目减少、惊恐眼神等。

（3）皮肤及肢端表现：少数患者有典型对称性黏液性水肿，多见于小腿胫前下段，可伴继发感染和色素沉着。少数患者可有指端粗厚。

（二）辅助检查

1. 超声检查　采用彩色多普勒超声检查，可见患者甲状腺腺体呈弥漫性或局灶性回声减低，在回声减低处，血流信号明显增加，CDFI呈"火海征"。甲状腺上动脉和腺体内动脉流速明显加快、阻力减低。

2. 实验室检查

（1）甲状腺功能试验

1）血清总甲状腺素（TT_4）：在估计患者甲状腺激素结合球蛋白（TBG）正常情况下，T_4的增高提示甲亢。

2）血清总三碘甲状腺原氨酸（TT_3）：增高幅度常大于TT_4。

3）血清反T_3（rT_3）：甲亢时明显增高。

4）游离甲状腺素T_4（FT_4）和游离三碘甲状腺原氨酸T_3（FT_3）：FT_4和FT_3

的测定结果不受前述 TBG 的影响,较 TT_4 和 TT_3 的结果更能正确地反映甲状腺功能状态。甲亢时明显高于正常,尤以 FT_3 的增高更为明显。

（2）促甲状腺素（TSH）:低于正常。

（3）甲状腺摄 ^{131}I 率:如摄碘率增高,3 小时 >25%,或 24 小时 >45%（近距离法),峰值前移可符合本病,但宜做 T_3 抑制试验,以区别单纯性甲状腺肿。

（4）T_3 抑制试验:正常及单纯甲状腺肿时第二次摄 ^{131}I 率明显下降,达 50% 以上。本病及浸润性突眼患者中,TSH 对甲状腺的刺激已为 TSAb 所取代,且不受 T_3 和 T_4 所抑制,故在服用 TT_3 20μg 每 8 小时 1 次,持续 1 周后,第二次摄 ^{131}I 率不被抑制或 <50%。此法对老年冠心病患者不宜采用,以免引起心律失常或心绞痛。

（5）促甲状腺激素释放激素（TRH）兴奋试验:有兴奋反应为正常,如 TSH 接近于零,或用灵敏度较高的免疫测量分析结果 TSH 低于正常,且不受 TRH 兴奋,可提示甲亢。

（6）甲状腺球蛋白抗体（TGA）和甲状腺微粒体抗体（MCA）:在本病中 TGA 和 MCA 均可阳性,但其滴度远不如桥本甲状腺炎时高。

（三）诊断标准

1. 具有甲亢典型症状及体征患者。

2. 血清总甲状腺素（TT_4）、总三碘甲状腺原氨酸（TT_3）、游离甲状腺素（FT_4）、游离三碘甲状腺原氨酸（FT_3）升高。血清促甲状腺素（TSH）水平降低,且对促甲状腺素释放激素（TRH）兴奋试验无反应。

3. 甲状腺摄 ^{131}I 率升高（3 小时 >25%;24 小时 >45%),高峰值提前（3 小时的摄 ^{131}I 率为 24 小时的 80% 以上),T_3 抑制试验阴性（不能抑制）。

4. 免疫学检查:甲状腺球蛋白抗体（TGA）、甲状腺微粒体抗体（MCA）的阳性率和滴度可升高,甲状腺刺激性抗体（TSAb）阳性。

二、西医治疗要点

（一）一般治疗

适当休息、补充足够热量和营养,包括碳水化合物、蛋白质和 B 族维生素等,限制碘的摄入,精神紧张、不安或失眠者,可给予镇静剂。

（二）药物治疗

1. 抗甲状腺药物（ATD）　ATD 适用于所有甲亢患者的初始治疗。优点是:①疗效较肯定;②不导致永久性甲减;③方便,经济,使用较安全。缺点是:①疗程长,一般需 1 年以上,有时长达数年;②治愈率低,仅 50% 左右,停药后的复发率较高,达 50%~60%;③可并发肝损害或粒细胞减少症。ATD 分为硫脲类和咪唑类。硫脲类有丙硫氧嘧啶(PTU)和甲硫氧嘧啶(MTU),咪唑类有甲巯咪唑(MMI,他巴唑)和卡比马唑(CMZ,甲亢平),目前常用 MMI 和 PTU。

2. β 受体阻滞剂 阻滞 β 受体,解除儿茶酚胺效应,可作为甲亢初治期的辅助治疗。有多种药物可供选择。普萘洛尔(10~40mg,每日 3~4 次)还具有抑制 T_4 转换为 T_3 的作用。支气管哮喘或喘息型支气管炎患者禁用。

（三）^{131}I 治疗

利用甲状腺高度摄取和浓集碘的能力及 ^{131}I 释放 β 射线对甲状腺的生物效应(β 射线在组织内的射程约 2mm,电离辐射仅限于甲状腺而不累及甲状旁腺和其他毗邻组织),破坏滤泡上皮而减少 TH 分泌,治愈率 85% 以上,复发率小于 1%。

适应证:①成人 Graves 甲亢伴甲状腺肿大Ⅱ度及以上者;② ATD 治疗失败或不良反应严重者;③合并心血管系统、血液系统等疾病者,合并糖尿病者;④毒性多结节性甲状腺肿和毒性甲状腺腺瘤者。相对适应证:①青少年和儿童甲亢,用 ATD 治疗失败、拒绝手术或有手术禁忌证;②甲亢合并肝、肾等脏器功能损害;③ Graves 眼病。对轻度和稳定期的中、重度病例可单用 ^{131}I 治疗甲亢。对病情处于进展期患者,可在 ^{131}I 治疗后加用泼尼松。妊娠、哺乳期妇女禁用。

（四）手术治疗

甲状腺次全切除术的治愈率可达 70% 以上,但可引起多种并发症,有的病例于术后多年仍可复发或出现甲减。

1. 适应证 ①中、重度甲亢长期服药无效,停药后复发,或不愿长期服药者;②甲状腺巨大或伴结节,有压迫症状者;③胸骨后甲状腺肿伴甲亢者;④结节性甲状腺肿伴甲亢者。

2. 禁忌证 ①严重或发展较快的浸润性突眼者;②合并较重心、肝、肾、肺疾病,全身状况差不能耐受手术者;③妊娠早期及晚期。

3. 术前准备 术前必须用 ATD 和 β 受体阻滞剂充分治疗至症状控制,心率 <80 次 /min,T_4、T_3 在正常范围内。于术前 2 周开始加服复方碘溶液,每次 3~5 滴,每日 1~3 次,以减少术中出血。

4. 手术方式及并发症 通常为甲状腺次全切除术,两侧各留下 2~3g 甲状腺组织。可发生创口出血、呼吸道压迫、感染、甲状腺危象、喉返神经损伤、甲状旁腺暂时性或永久性功能减退、甲减等并发症。

三、中成药应用

（一）基本病机

中医认为本病主要由情志内伤、饮食及水土失宜等原因损伤肝脾,使气机郁滞,津凝痰聚,痰气壅结颈前所致。痰气郁结日久,则产生瘀血的病变。痰气郁结化火,火热耗伤阴精,可致阴虚火旺,尤以肝、心两脏阴虚火旺的病变突出。治疗以理气化痰、消瘿散结为基本治则。瘿肿质地较硬及有结节者,应配合活血化瘀;阴虚火旺者,则当以滋阴降火为主。

（二）辨证分型使用中成药

甲状腺功能亢进症常用中成药一览表

证型	常用中成药
气郁痰阻证	五海瘿瘤丸
痰结血瘀证	–
肝火旺盛证	龙胆泻肝丸
心肝阴虚证	大补阴丸、知柏地黄丸

1. 气郁痰阻证

〔**证候**〕**主症**:颈前正中肿大,质软不痛而胀;**次症**:胸闷、喜太息,胸胁窜痛,病情的波动常与情志因素有关;**舌脉**:舌淡红,苔薄白,脉弦。

〔**治法**〕理气舒郁,化痰消瘿。

〔**方药**〕柴胡疏肝散(《景岳全书》)合二陈汤(《太平惠民和剂局方》)。

〔**中成药**〕五海瘿瘤丸^(医保目录)[由海带、海藻、海螵蛸、蛤壳、昆布、夏枯草、白芷、川芎、木香、海螺(煅)组成]。功能主治:软坚散结,化核破瘀,化痰,消肿。用于瘿瘤、瘰疬、乳中结核等症。用法用量:口服,一次9g,一日3次。

2. 痰结血瘀证

〔**证候**〕**主症**:颈前出现肿块,按之较硬或有结节,肿块经久未消;**次症**:胸闷,纳差;**舌脉**:舌质黯红,苔薄白或白腻,脉弦。

〔**治法**〕理气活血,化痰消瘿。

〔**方药**〕化肝煎(《景岳全书》)。

〔**中成药**〕指南暂无推荐。可使用五海瘿瘤丸配合血府逐瘀类中成药。

3. 肝火旺盛证

〔**证候**〕**主症**:颈前轻度或中度肿大,一般柔软、光滑;**次症**:烦热多汗,急躁易怒,眼球突出,手指颤抖,面部烘热,口渴;**舌脉**:舌红,苔薄黄,脉弦。

〔**治法**〕清泄肝火。

〔**方药**〕栀子清肝汤(《医学入门》)。

〔**中成药**〕龙胆泻肝丸^(医保目录)(详见第二章第九节 PCI 围术期)。

4. 心肝阴虚证

〔**证候**〕**主症**:瘿肿或大或小、质软,病起较缓,心悸不宁,心烦少寐;**次症**:易出汗,手指颤动,眼干目涩,倦怠乏力;**舌脉**:舌质红,舌体颤动,脉弦细数。

〔**治法**〕滋养阴精,宁心柔肝。

〔**方药**〕天王补心丹(《校注妇人良方》)合一贯煎(《续名医类案》)。

〔**中成药**〕(1)大补阴丸^(医保目录)(详见第五章第一节缺铁性贫血)。

(2)知柏地黄丸^(医保目录)(详见第三章第十一节胆囊炎)。

四、单验方

1. 吕承全验方 1——甲亢平复汤 玄参 30g,生地黄 30g,天花粉 20g,知母 10g,黄柏 10g,昆布 10g,海藻 10g,夏枯草 30g,丹皮 10g。发作期用,每日 1 剂,水煎 2 次,分 2 次服。一周服 6 剂,轻者 2~3 周可缓解,重者需服 2~3 个月左右。功效养阴清火,化瘀散结。主治气瘿,西医学之甲状腺功能亢进症等。

2. 吕承全验方 2——甲亢平复丸 羊靥 40g,玄参 100g,天花粉 100g,麦冬 60g,夏枯草 60g,知母 60g,黄柏 60g,煅牡蛎 60g,浙贝母 150g,海浮石 60g,石决明 100g,昆布 120g,海藻 120g,丹皮 50g,三棱 60g,莪术 60g。共研细末,炼蜜为丸,每次 10g,每日 2 次。缓解期用本方善后。主治气瘿,西医学之甲状腺功能亢进症等。

3. 任继学经验方——抑亢丸 羚羊角(先煎)2g,生地黄 15g,天竺黄 20g,白蒺藜 25g,黄药子 15g,沉香 15g,白芍 15g,香附 10g,紫贝齿 25g,莲子心 15g,珍珠母 50g。水煎服,每日 1 剂,水煎 2 次,分 2 次服。功效平肝清热,消瘀散结。主治甲状腺功能亢进者。

4. 薛盟验方——消瘿制亢汤 黄芪 30g,夏枯草 15g,海藻 15g,昆布 15g,酒黄药子 12g,天葵子 10g,玄参 10g,浙贝母 10g,牡蛎 20g,葎草 10g,丹参 10g,龙齿 15g,海浮石 15g,预知子 10g。每日 1 剂,水煎分服,1 个月为一疗程,症状消除后仍需 1~3 个月的治疗。功效平肝养心,化痰消瘿。主治甲状腺功能亢进症,表现为颈部中央漫肿,按之无物,不痛不痒,微有压迫感。多数自觉胸闷心悸,动辄气急,心情烦躁不安,能食善饥,失眠,盗汗,时有烘热,口干,手指轻度震颤,神疲乏力,或形体呈进行性消瘦,严重者可出现突眼症。

第二节 甲状腺功能减退症 •

甲状腺功能减退症,简称甲减,是由各种原因导致的甲状腺激素合成和分泌减少或组织利用不足而引起的全身性低代谢综合征。其病理特征是黏多糖在组织和皮肤堆积,表现为黏液性水肿。在引起甲减的病因中,原发性甲减约占99%。无明显甲减症状与体征,甲状腺激素正常、血TSH升高的轻型甲减称为亚临床甲减。严重的甲减可导致黏液性水肿昏迷。各个地区甲减的患病率有所差异。国外报告的临床甲减患病率为0.8%~1.0%,发病率为3.5/1 000。我国学者报告临床甲减患病率为1.0%,发病率2.9/1 000。成年人甲减女性较男性多见,老年人及一些种族和区域甲减患病率升高。

本病属于中医学的"虚劳""水肿"病范畴。

一、诊断要点

(一) 临床表现

1. 症状 本病常隐匿起病,发病初期,症状一般不典型,进展缓慢,典型症状经常在几个月或几年后才显现出来。甲减早期症状多变且缺乏特异性。病情轻重取决于激素不足的程度、速度和病程,可有乏力、困倦、畏寒、便秘、体重增加、表情淡漠、反应迟钝、脱发、声音嘶哑、食欲不振、眼睑和颜面水肿、皮肤干燥、结膜苍白、手掌皮肤发黄等,常累及全身各个系统。

2. 体征 甲状腺体征因病因不同而异。桥本甲状腺炎时甲状腺显著肿大,质地中、重度硬。萎缩性甲状腺炎时甲状腺不能触及。本症累及心脏严重时表现为心脏扩大,心音低弱,心包积液,有学者称之为甲减性心脏病。严重者可导致黏液水肿性昏迷。

(二) 辅助检查

1. 实验室检查

(1) 甲状腺激素水平:甲状腺激素 TT_4、FT_4 降低是诊断甲减的必备指标。原发性甲减血TSH升高先于 T_4 的降低,故血清TSH是评估原发性甲状腺功能异常最敏感和最早期的一线指标。亚临床甲减仅有血清TSH增高,但是血清 TT_4/FT_4 正常。临床甲减血清TSH升高,TT_4/FT_4 降低,严重时血清 TT_3 和 FT_3 减低。垂体性和下丘脑性甲减 TT_4/FT_4 降低,通常TSH正常或降低。

（2）促甲状腺激素释放激素兴奋试验（TRH 兴奋试验）：主要用于原发性甲减与中枢性甲减的鉴别。静脉注射 TRH 后，血清 TSH 不增高，提示为垂体性甲减；延迟增高者为下丘脑性甲减；基础 TSH 升高，TRH 刺激后 TSH 升高更明显，提示原发性甲减。

（3）血清抗甲状腺过氧化物酶抗体（TPOAb）、抗甲状腺球蛋白抗体（anti-TGAb）阳性，提示甲减是由于自身免疫性甲状腺炎所致。

2. 心功能检查　心电图示低电压、窦性心动过缓、T 波低平或倒置，偶见 P-R 间期延长。心肌收缩力下降，射血分数减低，左室收缩时间间期延长，静息左心室舒张期功能障碍。

3. 影像学检查　X 线检查示骨龄延迟，骨化中心骨化不均匀，呈斑点状（多发性骨化灶）有助于呆小病的早期诊断。胸部 X 线可见心脏向两侧增大，可伴心包或胸腔积液。部分患者有蝶鞍增大，必要时做垂体增强磁共振，以除外下丘脑垂体肿瘤。甲状腺核素扫描检查可发现异位甲状腺（舌骨后、胸骨后、纵隔内和卵巢甲状腺等）。

（三）诊断标准

结合典型的临床表现、体征和实验室检查可确诊。实验室检查血清 TSH 增高，血清 TT_3、TT_4、FT_3 和 FT_4 均可减低，但以 FT_4 为主。血清甲状腺过氧化物酶抗体（TPOAb）、抗甲状腺球蛋白抗体（anti-TGAb）强阳性提示为自身免疫性甲状腺疾病，如慢性淋巴细胞性甲状腺炎（又称桥本病）和原发性萎缩性甲状腺炎。

二、西医治疗要点

（一）一般治疗

有贫血者可补充铁剂、维生素 B_{12} 和叶酸、胃酸不足者补充稀盐酸，缺碘者补充碘剂，但必须与左旋甲状腺素（L-T_4）合用才能取得疗效。

（二）甲状腺激素替代治疗

左旋甲状腺素片为首选。总替代剂量，成人需 0.05~0.3mg/d。每日早晨服用一次。注意初治时剂量宜偏小，然后依症状改善程度（血甲状腺激素和 TSH 水平）逐步递增。定期监测血清 TT_3、TT_4、FT_3、FT_4 和 TSH，直至正常水平。冠心病患者宜从更小剂量开始，小剂量缓慢增加，避免诱发和加重冠心病。若伴有肾上腺皮质功能减退者，甲状腺激素替代治疗应在有效糖皮质激素替代治疗后进行。

（三）黏液性水肿昏迷的治疗

1. 对症支持治疗　吸氧保温，抗感染，保持呼吸道通畅。谨慎补液，可用 5%~10% 葡萄糖生理盐水 500~1 000ml/d，缓慢静脉滴注，每日补液量一般宜控制在 1 000ml 以内，NaCl 量也应限制，以免引起心衰与脑水肿，必要时，予氢化可的松 50~100mg 静脉滴注，酌情每 6~8h 一次。

2. 甲状腺激素治疗　应即刻快速补充甲状腺激素，严重者静脉注射 L-T_3 针剂，首次 40~60μg，以后每 6h 予 5~15μg，静脉滴注，或首次静脉注射 L-T_4 针剂 100~200μg，以后改用静脉滴注，至患者清醒后改为口服片剂。如无注射液，可予 T_3 或 T_4 片剂经胃管给药，每 4~6h 给予 20~30μg，清醒后改为口服。伴有心脏病者，起始剂量为一般用量的 1/5~1/3。

三、中成药应用

（一）基本病机

中医认为本病多由先天禀赋不足、后天失养、积劳内伤、久病失于调补所致。其病机主要为虚实兼夹之证，虚多为阳虚气耗或阴阳两虚，气血俱损，实则为气郁、痰阻、血瘀。阳虚气耗为关键，病位累及心、脾、肾。按病情发展演变可分为气血两虚、脾肾阳虚、肾阳虚衰、心肾阳虚、阴阳两虚等。

（二）辨证分型使用中成药

甲状腺功能减退症常用中成药一览表

证型	常用中成药
气血两虚证	–
脾肾阳虚证	补中益气丸、金匮肾气丸
心肾阳虚证	金匮肾气丸
阴阳两虚证	右归丸、左归丸

1. 气血两虚证

〔**证候**〕**主症**：神疲乏力，气短懒言；**次症**：面色苍白，头晕心悸，五心烦热，表情呆板，动作或语言迟缓；**舌脉**：舌淡苔薄，脉沉细。

〔**治法**〕益气养阴，气血双补。

〔**方药**〕十全大补汤（《太平惠民和剂局方》）。

〔**中成药**〕指南暂无推荐。可用归脾类或八珍类中成药。

2. 脾肾阳虚证

〔证候〕主症:偏于脾阳虚者,面浮苍黄或苍白无华,神疲肢软,少气懒言,腹胀纳减,口淡乏味,畏寒便溏,头晕目眩,四肢不温,男子阳痿,女子月经不调,或见崩漏;偏于肾阳虚者,形寒怯冷,精神萎靡,腰背、二阴皆肿,头晕嗜睡,动作缓慢,表情淡漠,神情呆板,思维迟钝,面色苍白,毛发稀疏,性欲减退,经事不调,体温偏低;舌脉:偏于脾阳虚者舌质淡胖,舌苔白滑或薄腻脉,弱濡软或沉迟无力。偏于肾阳虚,舌质淡胖,脉沉伏。

〔治法〕健脾益气,温肾助阳。

〔方药〕偏于脾阳虚者,补中益气汤(《脾胃论》);偏于肾阳虚者,附桂八味丸(《金匮要略》)。

〔中成药〕(1) 补中益气丸^(医保目录)(详见第四章第四节慢性肾盂肾炎)。

(2) 金匮肾气丸^(医保目录)(详见第二章第七节病毒性心肌炎)。

3. 心肾阳虚证

〔证候〕主症:形寒肢冷,心悸怔忡,面㿠虚浮;次症:动作懒散,头晕目眩,耳鸣重听,肢软无力,嗜睡息短,或有胸闷胸痛;舌脉:舌质黯淡,苔薄白,脉沉迟细弱,或见结代。

〔治法〕温补心肾,强心复脉。

〔方药〕金匮肾气丸(《金匮要略》)合生脉散(《医学启源》)。

〔中成药〕金匮肾气丸^(医保目录)(详见第二章第七节病毒性心肌炎)。

4. 阴阳两虚证

〔证候〕主症:神疲嗜寐,表情淡漠,口干舌燥,毛发干枯,肢凉怕冷;次症:皮肤粗糙,头晕耳鸣,周身肿胀,腹胀纳呆,舌黯体胖;舌脉:舌黯体胖,苔薄或少,脉沉细或沉缓。

〔治法〕滋阴补阳。

〔方药〕阳虚偏重,右归丸(《景岳全书》);阴虚偏重,左归丸(《景岳全书》)。

〔中成药〕(1) 右归丸^(医保目录)(详见第一章第七节慢性肺源性心脏病)。

(2) 左归丸^(医保目录)(详见第四章第六节原发性肾病综合征)。

四、单验方

1. 吕承全验方——开郁消胀汤　郁金 10g,三棱 10g,莪术 10g,丹参 30g,川军 10g,肉苁蓉 10g,淫羊藿 10g,巴戟天 10g。每日 1 剂,水煎 2 次,分 2 次服,每周服 6 剂,1 个月可显效,3 个月左右可消退。开郁行气,活血化瘀,消肿除胀。主治瘀胀症,类似西医学的特发性水肿、更年期综合征、高脂血症、甲状腺功能减退症、冠心病、消化不良等。

2. 张琪验方　附子 15g，红参 15g，茯苓 20g，白术 20g，白芍 20g，赤芍 20g，桃仁 20g，红花 15g，丹参 20g，益母草 20g，丹皮 15g，麦冬 15g，五味子 15g。主治甲状腺功能减退症之脾肾阳虚，水湿蕴蓄，血运瘀阻证。

3. 封赛红验方——温肾填精方　肉桂 6g，熟地黄 15g，仙茅 10g，菟丝子 10g，淫羊藿 10g，巴戟天 10g，川芎 10g，黄芪 30g，党参 20g，白术 10g，茯苓 10g。随症加减，并配合小剂量甲状腺素片。功效温补肾阳，益气健脾，治疗甲状腺功能减退症。

第三节　糖尿病

糖尿病（DM）是由于胰岛素分泌绝对或相对不足（胰岛素分泌缺陷），以及机体靶组织或靶器官对胰岛素敏感性降低（胰岛素作用缺陷）引起的以血糖水平升高，可伴有血脂异常等为特征的代谢性疾病。可并发多种慢性并发症导致器官功能障和衰竭，甚至致残或致死。2015 年世界糖尿病患者为 4.15 亿，预测 2040 年则可达 6.42 亿。本病多见于中老年，患病率随年龄而增长，自 45 岁后明显上升，至 60 岁达高峰。我国糖尿病绝大多数属 2 型，1 型糖尿病患病率为万分之 0.61 到 0.83。因此本节我们重点论述最常见的 2 型糖尿病。

本病属于中医学的"消渴""肥胖"病范畴。

一、诊断要点

（一）临床表现

1. 无症状期　大部分患者食欲良好，体态肥胖，精神体力正常，往往因体检或检查其他疾病或妊娠检查时偶然发现食后有少量糖尿。空腹血糖正常或稍高，但饭后 2 小时血糖高峰超过正常，糖耐量试验往往显示糖尿病。不少患者可先发现常见的兼有病或并发症如高血压、动脉硬化、肥胖症及心血管病、高脂血症或高脂蛋白血症，或频发化脓性皮肤感染及尿路感染等。1 型糖尿病患者有时因生长迟缓、体力虚弱、消瘦或有酮症酸中毒等明显症状而易被发现。

2. 症状期

（1）多尿、烦渴、多饮：由于糖尿，尿渗透压升高而肾小管回吸收水减少，尿量常增多。病者尿意频频,多者一日夜可 20 余次,夜间多次起床,影响睡眠。一日尿总量常在 2~3L 以上,偶可达 10 余升。由于多尿失水,患者烦渴,饮水量及次数均增多,可与血糖浓度及尿量和失糖量成正比;当胰岛素缺乏及酮症酸中毒时,钠、钾离子回吸收更困难,多尿加重;常使血浆浓缩,影响渗透压,可酿成高渗性昏迷等严重后果。

(2) 善饥多食:由于失糖,糖分未能充分利用,伴以高血糖刺激胰岛素分泌,食欲常亢进,易有饥饿感,每日进食主食量有时达 500~1 000g,进食菜肴量比正常人多一倍以上,尚不能满足。但有时病者食欲忽然降低,则应注意有否感染、发热、酸中毒,或已诱发酮症酸中毒等并发症。多尿、多饮及多食临床上常称"三多症"。

(3) 疲乏、体重减轻、虚弱:由于代谢失常,能量利用减少,负氮平衡,失水和电解质,酮症酸中毒时更严重,患者感疲乏、虚弱无力。尤其是幼年(1 型)及重症(2 型)患者消瘦明显,体重可大幅下降,劳动力常减弱。久病幼儿生长发育受抑制,身材矮小、脸色萎黄、毛发少光泽,体力多虚弱。但中年以上 2 型轻症患者常因多食而肥胖。

(4) 皮肤瘙痒:多见于女性阴部,由于尿糖刺激局部所致。有时并发白念珠菌等真菌性阴道炎,瘙痒更严重。失水后皮肤干燥亦可发生全身瘙痒,但较少见。

(5) 其他症状:有四肢酸痛、麻木、腰痛、性欲减退、阳痿不育、月经失调、便秘、视力障碍等。有时有顽固性腹泻,每日大便 2~6 次不等,呈稀糊状,一般为功能性腹泻,可能与自主神经功能紊乱有关。有时有直立性低血压、大汗淋漓、大小便失禁等亦属严重神经系表现,许多症状由于并发症与兼有病所致。

(6) 体征:早期轻症,大多无体征。久病者常可发现因失水、营养障碍、继发感染、心血管、神经、肾、眼部、肌肉、关节等并发症而出现各种体征。可肝大,尤多见于 1 型糖尿病患者,适当治疗后可恢复。

(二) 辅助检查

1. 尿糖测定　在多数情况下,24 小时尿糖总量与糖代谢紊乱的程度有较高的一致性,目前一般不作为判定血糖控制的参考指标,尿糖阳性是诊断糖尿病的重要线索,尿糖阴性也不能排除糖尿病的可能。

2. 尿酮测定　初发病者尿酮体阳性提示为 1 型糖尿病,对 2 型糖尿病或正在治疗的患者,提示疗效不满意或出现了急性代谢紊乱。

3. 血浆葡萄糖(血糖)测定　血糖升高是诊断糖尿病的依据,也是评价疗效的主要指标。一日内多次血糖测定(三餐前后及睡前,每周 2 日,如怀疑有夜间低血糖,应加测凌晨时段血糖)可更准确反映血糖控制情况。

4. 糖化血红蛋白(HbA1c)和糖化血清蛋白测定　正常值为 4%~6%。国际上将 HbA1c 作为糖尿病的诊断指标,一般以 6.5% 为切点,但我国目前不推荐用此指标诊断糖尿病。该指标也受某些因素的影响,如药物、血红蛋白,甚至年龄。

5. 口服葡萄糖耐量试验(OGTT):血糖高于正常范围但又未达到糖尿病诊断标准者需进行。

(三) 诊断标准

1. 糖代谢状态分类　根据 WHO(1999 年)标准,糖代谢状态分为以下几类:

糖代谢状态分类

糖代谢分类	静脉血浆葡萄糖(mmol/L)	
	空腹血糖	糖负荷后 2h 血糖
正常血糖	<6.1	<7.8
空腹血糖受损(IFG)	≥6.1,<7.0	<7.8
糖耐量异常(IGT)	<7.0	≥7.8,<11.1
糖尿病	≥7.0	≥11.1

注:IFG 和 IGT 统称为糖调节受损,也称糖尿病前期

2. 糖尿病的诊断标准

糖尿病的诊断标准

诊断标准	静脉血浆葡萄糖(mmol/L)
(1) 典型糖尿病症状(烦渴多饮、多尿、多食、不明原因的体重下降)加上随机血糖	≥11.1
(2) 或加上空腹血糖	≥7.0
(3) 或加上葡萄糖负荷后 2h 血糖 (无典型糖尿病症状者,需改日复查确认)	≥11.1

注:空腹状态指至少 8h 没有进食热量;随机血糖指不考虑上次用餐时间,一天中任意时间的血糖,不能用来诊断空腹血糖异常或糖耐量异常

二、西医治疗要点

（一）糖尿病控制目标

中国 2 型糖尿病综合控制目标

指标	目标值
血糖（mmol/L）	
空腹	4.7~7.0
非空腹	<10.0
糖化血红蛋白（%）	<7.0
血压（mmHg）	<130/80
总胆固醇（mmol/L）	<4.5
高密度脂蛋白胆固醇（mmol/L）	
男性	>1.0
女性	>1.3
甘油三酯（mmol/L）	<1.7
低密度脂蛋白胆固醇（mmol/L）	
未合并动脉粥样硬化性心血管疾病	<2.6
合并动脉粥样硬化性心血管疾病	<1.8
体质指数（kg/m^2）	<24.0

（二）饮食治疗

饮食治疗原则：调控每日摄入的总热量；均衡饮食，合理安排各种营养成分；规律、定量饮食，少食多餐。与运动、药物治疗密切配合；戒烟、限酒；饮食治疗个体化，满足生长发育，妊娠、哺乳妇女的特殊需要；严格遵守，长期坚持。

1. 碳水化合物　占总膳食热量的 50%~55%，多选米、面和杂粮，大米女性以 200~250g/d，男性以 300~350g/d 为宜。

2. 蛋白质　占 15%~20%。推荐每日摄入 0.8~1.2g/kg 标准体重，处于生长发育阶段的儿童或糖尿病合并感染，妊娠、哺乳、营养不良以及慢性消耗性疾病者这一比例应当适当增加，可每日 1.2~1.5g/kg 计算；儿童每日 2g/kg。糖尿病肾病患者减至 0.6~0.8g/kg。其中动物蛋白占到 1/3 以上。

3. 脂类　脂类 <30%。每日 0.6~1.0g/kg。单不饱和脂肪酸占 10%~15%，多不饱和脂肪酸 <10%，避免反式不饱和脂肪酸，胆固醇 <300mg/d；若血清 LDL≥100mmol/dl，则饱和脂肪酸 <7%，胆固醇 <200mg/d。

4. 维生素、无机盐与微量元素　维生素和矿物质充足,尤其是维生素 B 类和钙。食盐小于 3~6g/d。如无心脏和肾、肝病变,则进水不限量。

5. 膳食纤维　20~35g/d。

6. 戒烟、限酒　红酒每天少于 150ml,白酒每天不超过 30ml。酒精可增加低血糖的危险性,应与食物同时摄入。

（三）运动治疗

规律运动有助于控制血糖,减少心血管危险因素,减轻体重,提升幸福感,而且对糖尿病高危人群一级预防效果显著。规律运动 8 周以上可将 2 型糖尿病患者 HbA1c 降低 0.66%;坚持规律运动 12~14 年的糖尿病患者病死率显著降低。

需要注意的是合并各种急性感染,伴有心功能不全或心律失常,患有严重糖尿病慢性并发症,新近发生的血管栓塞,空腹血糖大于 16.7mmol/L,立位低血压,糖尿病急性并发症等情况下不宜进行运动疗法。

1. 运动项目　有氧代谢运动特点是强度低、有节奏、不中断和持续时间较长,但简单易坚持,此类运动包括:步行、慢跑、骑车、游泳、太极拳、徒手体操、羽毛球、扭秧歌、做健身操等。

2. 运动强度　可以用运动后心率来衡量,如实际运动后心率(靶心率)=170- 年龄(岁),则这样的运动量属于中等。

3. 运动时间　一般以达到靶心率后持续 20~30 分钟为宜。运动后精力充沛、不易疲劳,心率常在运动后 10 分钟内恢复至安静时心率数说明运动量比较适合。每周至少运动 3~5 次,累计时间 150 分钟为宜。

（四）口服药物治疗

1. 二甲双胍　通过减少肝脏葡萄糖的输出和改善外周胰岛素抵抗而降低血糖。适用于经单纯饮食治疗和体育锻炼不能满意控制的 2 型糖尿病,尤其是肥胖患者疗效更佳。常见不良反应有乳酸酸中毒、胃肠道反应。其禁忌证为心衰、败血症、肝病、呼吸疾病、肾衰患者。

2. 磺脲类药物　属胰岛素促泌剂,通过刺激胰岛 β 细胞分泌胰岛素,增加体内的胰岛素水平而降低血糖。常用有格列本脲、格列吡嗪、格列齐特、格列波脲、格列喹酮及格列美脲等药。适用于经单纯饮食治疗和体育锻炼不能满意控制的非肥胖 2 型糖尿病。常见不良反应有低血糖、体重增加。其禁忌证为 1 型糖尿病,糖尿病急性并发症,2 型糖尿病合并严重慢性并发症,急性严重感染、手术、创伤等应激,严重肝、肾功能不全。

3. 格列奈类药物　非磺脲类胰岛素促泌剂,通过刺激胰岛素的早时相分泌而降低餐后血糖。常用有瑞格列奈和那格列奈。适用于饮食控制、降低体重及运动治疗尚不能有效控制的2型糖尿病患者,其中新诊断的非肥胖者可作为首选,对餐后血糖增高者更适合。常见不良反应与磺脲类类似,但较轻。肝、肾功能减退者慎用。

4. 噻唑烷二酮类(TZDs)　通过增加靶细胞对胰岛素作用的敏感性而降低血糖。常用有罗格列酮。适用于2型糖尿病的胰岛素抵抗及糖耐量减低的治疗。常见不良反应有体重增加、水肿。对TZDs过敏者禁用。

5. α-糖苷酶抑制剂　通过抑制碳水化合物在小肠上部的吸收而降低餐后血糖。常用有阿卡波糖、伏格列波糖、米格列醇等。适用于单纯饮食治疗和体育锻炼不能满意控制的2型糖尿病,尤其是肥胖者更优,可单独使用,也可与双胍类、磺酰脲类、胰岛素联用。常见不良反应为胃肠道反应。禁忌证为肝硬化、糖尿病酮症酸中毒、严重消化道疾病。

6. DPP-4抑制剂　通过抑制DPP-4而减少GLP-1在体内的失活,使内源性GLP-1的水平升高,GLP-1以葡萄糖浓度依赖的方式增强胰岛素分泌,抑制胰高血糖素分泌。常用有西格列汀、沙格列汀等。常见不良反应有上呼吸道感染、鼻咽炎、胃肠道反应,轻度增加血清肌酐水平。不适用于1型糖尿病及糖尿病酮症酸中毒的治疗。

7. SGLT2抑制剂　通过抑制肾脏肾小管中负责从尿液中重吸收葡萄糖的SGLT2降低肾糖阈,促进尿葡萄糖排泄,从而达到降低血液循环中葡萄糖水平的作用。该药物降糖疗效与二甲双胍相当,并可降低心血管风险。目前在我国被批准临床使用的SGLT2抑制剂为达格列净、恩格列净和卡格列净。常见不良反应为生殖泌尿道感染,罕见的不良反应包括酮症酸中毒、急性肾损伤、骨折风险和足趾截肢。

(五)胰岛素治疗

胰岛素治疗是控制高血糖的重要手段。1型糖尿病患者需依赖胰岛素维持生命,也必须使用胰岛素控制高血糖,并降低糖尿病并发症的发生风险。2型糖尿病患者虽不需要胰岛素来维持生命,但当口服降糖药效果不佳或存在口服药使用禁忌时,仍需使用胰岛素,以控制高血糖,并减少糖尿病并发症的发生危险。在某些时候,尤其是病程较长时,胰岛素治疗可能是最主要甚至是必需的控制血糖措施。

三、中成药应用

(一)基本病机

中医认为本病病机主要在于阴津亏损,燥热偏胜。以阴虚为本,燥热为标,两者互为因果,阴愈虚则燥愈盛,燥热愈盛则阴愈虚。其病位主要在肺、胃、肾,尤以肾为关键。初期为情志失调,痰浊化热伤阴,以标实为主;继之为气阴两虚,最后阴阳两虚,兼夹痰浊瘀血,以本虚为主。阴虚血脉运行涩滞、气虚鼓动无力、痰浊阻滞、血脉不利等都可形成瘀血,痰浊是瘀血形成的病理基础,且两者相互影响,瘀血贯穿糖尿病始终,是并发症发生和发展的病理基础;痰浊瘀血又可损伤脏腑,耗伤气血,使病变错综复杂。

(二)辨证分型使用中成药

糖尿病中成药的选用必须适合该品种的证型,切忌盲目使用。建议选用无糖颗粒剂、胶囊剂、浓缩丸或片剂。由于本病指南[中华医学会《糖尿病中医防治指南》(2011)]中推荐中成药过少,故编者根据临床常用药物情况予以推荐。

糖尿病常用中成药一览表

证型	常用中成药
痰(湿)热互结证	芪黄消渴胶囊、芪味糖平胶囊、益气消渴颗粒
热盛伤津证	降糖胶囊、消渴康颗粒、玉泉颗粒
气阴两虚证	消渴丸、参芪消渴胶囊、天麦消渴片
肝肾阴虚证	六味地黄丸、杞菊地黄丸
阴阳两虚证	金匮肾气丸、益肾消渴胶囊、七味消渴胶囊
兼痰浊	二陈丸
兼血瘀	芪蛭降糖胶囊、通脉降糖胶囊、糖脉康胶囊

1. 痰(湿)热互结证

〔**证候**〕**主症**:形体肥胖,腹部胀大,口干口渴,喜冷饮,饮水量多,脘腹胀满,易饥多食,心烦口苦,大便干结,小便色黄;**次症**:或见五心烦热,盗汗,腰膝酸软,倦怠乏力;**舌脉**:舌质淡红,苔黄腻,脉弦滑,或舌质红,苔少,脉弦细数。

〔**治法**〕清热化痰。

〔**方药**〕小陷胸汤(《伤寒论》)。

〔**中成药**〕(1)芪黄消渴胶囊^(药监局)(由人参、黄芪、地黄、玄参、麦冬、天花粉、山药、苍术、黄连、五味子、丁香叶组成)。功能主治:益气养阴,清热生津,健脾和胃。用于2型糖尿病气阴两虚证,改善口渴多饮、消谷易饥、倦怠乏力等症。用法用量:口服,一次4粒,一日3次,温开水送服;或遵医嘱。

(2)芪味糖平胶囊^(药监局)(由黄芪、黄芩、紫苏子、党参、大黄、大枣、熟地黄、柴胡、丹参、郁金、茵陈、天花粉、石膏、车前子组成)。功能主治:益气养阴,滋补肝肾,清热生津。用于阴虚热盛型糖尿病的治疗,可改善其多饮、多食、多尿、倦怠消瘦、五心烦热、尿赤便干等症状。用法用量:口服,一次 4~5 粒,一日 3 次。

(3) 益气消渴颗粒^(药监局)(由黄芪、天花粉、仙鹤草、山药、何首乌、山茱萸、玄参、知母、苍术组成)。功能主治:益气养阴,生津止渴。适用于 2 型糖尿病气阴两虚证候,改善倦怠乏力、口干舌燥、烦渴多饮等症。用法用量:开水冲服,一次 2 袋,一日 3 次。尿糖正常后,一次 1 袋,一日 3 次。

2. 热盛伤津证

〔证候〕主症:咽干口燥,口渴多饮;次症:神疲乏力,气短懒言,形体消瘦,腰膝酸软,自汗盗汗,五心烦热,心悸失眠;舌脉:舌红少津,苔薄白干或少苔,脉弦细数。

〔治法〕益气养阴。

〔方药〕玉泉丸(《杂病源流犀烛》)或玉液汤(《医学衷中参西录》)。

〔中成药〕(1) 降糖胶囊^(药监局)(由人参、知母、三颗针、干姜、五味子、人参茎叶皂苷组成)。功能主治:清热生津,滋阴润燥。用于消渴症,多饮,多尿,多食,消瘦,体倦无力。用法用量:口服,一次 4~6 粒,一日 3 次。

(2) 消渴康颗粒^(医保目录)(由生地黄、玄参、知母、南五味子、石膏、玉竹、泽泻、天花粉、枇杷叶、党参、丹参、麦冬、牛膝、山茱萸组成)。功能主治:清热养阴,生津止渴。用于 2 型糖尿病阴虚热盛型。症见口渴喜饮,消谷易饥,小便频数,急躁易怒,怕热心烦,大便干结等。用法用量:餐前温开水送服。一次 1 包,一日 3 次。30 日为一疗程。

(3) 玉泉颗粒^(医保目录)(由天花粉、葛根、人参、麦冬、地黄、黄芪、茯苓、乌梅、甘草、五味子组成)。功能主治:养阴益气,生津止渴,清热除烦。主治气阴不足,口渴多饮,消食善饥;糖尿病属上述证候者。用法用量:开水冲服,一次 5g(1 袋),一日 4 次。

3. 气阴两虚证

〔证候〕主症:形寒肢冷,心悸怔忡,面㿠虚浮;次症:动作懒散,头晕目眩,耳鸣重听,肢软无力,嗜睡息短,或有胸闷胸痛;舌脉:舌质黯淡,苔薄白,脉沉迟细弱,或见结代。

〔治法〕温补心肾,强心复脉。

〔方药〕金匮肾气丸(《金匮要略》)合生脉散(《医学启源》)。

〔中成药〕(1) 消渴丸^(医保目录)(由葛根、地黄、黄芪、天花粉、玉米须、南五味子、山药、格列本脲组成)。功能主治:滋肾养阴,益气生津。用于气阴两虚所致的消渴病,症见多饮、多尿、多食、消瘦、体倦乏力、眠差、腰痛;2 型糖尿病见上述证候者。用法用量:口服。一次 5~10 丸,一日 2~3 次。饭前用温开水送服。或遵医嘱。

(2) 参芪消渴胶囊^(药典)(由天花粉、乌梅肉、枇杷叶、麦冬、五味子、瓜蒌、人参、黄芪、粉葛、檀香组成)。功能主治:益气养阴,生津止渴。用于消渴病气阴两虚证,症见口渴喜饮、自汗盗汗、倦怠乏力、五心烦热;2 型糖尿病见上述证候者。用法用量:口服,一次 6 粒,一日 3 次。

(3) 天麦消渴片^(医保目录)(由吡考啉酸铬、五味子、麦冬、天花粉组成)。功能主治:滋阴,清热,生津。用于消渴病气阴两虚内热症,症见口渴多饮,消谷善饥,形体消瘦,气短乏力,自汗盗汗及五心烦热。用法用量:口服,第一周一次 2 片,一日 2 次,以后一次 1~2 片,一日 2 次。

4. 肝肾阴虚证

〔证候〕**主症:**小便频数,混浊如膏,视物模糊,腰膝酸软,眩晕耳鸣,五心烦热,低热颧红,口干咽燥;**次症:**多梦遗精,皮肤干燥,雀目,或蚊蝇飞舞,或失明,皮肤瘙痒;**舌脉:**舌红少苔,脉细数。

〔治法〕滋补肝肾。

〔方药〕杞菊地黄丸(《医级宝鉴》)或麦味地黄汤(《寿世保元》)。

〔中成药〕(1) 六味地黄丸^(医保目录)(详见第五章第一节缺铁性贫血)。

(2) 杞菊地黄丸^(医保目录)(详见第三章第九节病毒性肝炎)。

5. 阴阳两虚证

〔证候〕**主症:**小便频数,夜尿增多,混浊如脂如膏,甚至饮一溲一,五心烦热,口干咽燥,神疲,耳轮干枯,面色黧黑;**次症:**腰膝酸软无力,畏寒肢凉,四肢欠温,阳痿,下肢浮肿,甚则全身皆肿;**舌脉:**舌质淡,苔白而干,脉沉细无力。

〔治法〕滋阴补阳。

〔方药〕金匮肾气丸(《金匮要略》),水肿者用济生肾气丸(《济生方》)。

〔中成药〕(1) 金匮肾气丸^(医保目录)(详见第二章第七节病毒性心肌炎)。

(2) 益肾消渴胶囊^(药监局)(由生地黄、熟地黄、山药、枸杞子、麦冬、天冬、肉桂、山茱萸、牡丹皮、天花粉、北沙参、黄芪、牡蛎组成)。功能主治:滋阴固肾。用于尿频量多、混浊如脂膏,兼有口渴心烦、腰酸乏力等症。用法用量:口服,治疗期一次 7~8 粒,巩固期一次 3~4 粒,一日 3 次,温开水送服。

(3) 七味消渴胶囊^(药监局)[由黄芪、蚕蛾、黄精(酒制)、枸杞子、葛根、天花粉、大黄(酒制)组成]。功能主治:滋阴壮阳,益气活血,用于消渴病,糖尿病 2 型阴阳两虚兼气虚血瘀证。用法用量:口服,一次 4 粒,一日 3 次,疗程 2 个月。

6. 兼痰浊

〔证候〕**主症**:形体肥胖,嗜食肥甘,脘腹满闷,肢体沉重,呕恶眩晕,恶心口黏,头重嗜睡;**舌脉**:舌质淡红,苔白厚腻,脉弦滑。

〔治法〕理气化痰。

〔方药〕二陈汤(《太平惠民和剂局方》)。

〔中成药〕二陈丸^(医保目录)(详见第一章第二节急性气管-支气管炎)。

7. 兼血瘀

〔证候〕**主症**:肢体麻木或疼痛,下肢紫黯,胸闷刺痛,中风偏瘫,或语言謇涩,眼底出血;**舌脉**:唇舌紫黯,舌有瘀斑或舌下青筋显露,苔薄白,脉弦涩。

〔治法〕活血化瘀。

〔方药〕一般瘀血选用桃红四物汤(《医宗金鉴》),也可根据瘀血的部位选用王清任五个逐瘀汤(《医林改错》)。

〔中成药〕(1)芪蛭降糖胶囊^(医保目录)(由黄芪、地黄、黄精、水蛭组成)。功能主治:益气养阴,活血化瘀。用于 2 型糖尿病证属气阴两虚兼瘀者,症见口渴多饮,多尿易饥,体瘦乏力,自汗盗汗,面色晦暗,肢体麻木,舌黯有瘀斑等。用法用量:口服,一次 5 粒,一日 3 次,3 个月为一疗程,或遵医嘱。

(2)通脉降糖胶囊^(药监局)(由太子参、丹参、黄连、黄芪、绞股蓝、山药、苍术、玄参、水蛭、冬葵果、葛根组成)。功能主治:养阴清热,清热活血。用于气阴两虚,脉络瘀阻所致的消渴病(糖尿病),症见神疲乏力,肢麻疼痛,头晕耳鸣,自汗等。用法用量:口服,一次 3 粒,一日 3 次。

(3)糖脉康胶囊^(医保目录)(由黄芪、地黄、赤芍、丹参、葛根、桑叶、淫羊藿组成)。功能主治:养阴清热,活血化瘀,益气固肾之功效。主治糖尿病气阴两虚兼血瘀所致的倦怠乏力,气短懒言,自汗,盗汗,五心烦热,口渴喜饮,胸中闷痛,肢体麻木或刺痛,便秘,舌质红少津,舌体胖大,舌薄或花剥,或舌黯有瘀斑,脉弦细或细数,或沉涩等症及 2 型糖尿病并发症见上述证候者。用法用量:口服,一次 1 袋,一日 3 次。

四、单验方

1. 祝谌予验方 1——降糖方 生黄芪 30g,生地黄 30g,苍术 15g,玄参 30g,葛根 15g,丹参 30g。每日 1 剂,水煎分服。益气养阴活血。主治气阴两虚型糖尿病。

2. 祝谌予验方 2——降糖活血方 广木香 10g,当归 10g,益母草 30g,赤芍 15g,川芎 10g,丹参 30g,葛根 15g,苍术 15g,元参 30g,生地黄 30g,生黄芪

30g。每日 1 剂,水煎分服。功效气阴双补,活血降糖。主治糖尿病瘀血证。

3. 汪履秋验方——二地降糖饮 地锦草 15g,地骨皮 15g,南沙参 12g,麦冬 10g,石膏(先煎)30g,知母 10g,生地黄 15g,僵蚕 10g,青黛(包煎)5g,泽泻 30g,苦参 15g。上药浸泡 30 分钟,先煎 30 分钟,两煎混合,早、晚温服。功效养阴清热,降糖除消。

4. 关幼波验方——关氏糖尿病专方 生黄芪 30g,淫羊藿 15g,杭白芍 30g,生甘草 10g,乌梅 10g,葛根 10g。每日 1 剂,水煎分服。功效补肾益气,生津敛阴。主治糖尿病。

5. 李孔定验方——糖尿病方 地骨皮 30~50g,僵蚕 15~30g,枸杞子 15~20g,丹参 15~30g,赤芍 15~30g,苍术 15~30g。每日 1 剂,水煎分服。功效活血化瘀,滋肾降糖。主治 2 型糖尿病。

6. 史方奇验方——左归麦门冬汤 北沙参 30g,麦冬 15g,法半夏 12g,甘草 6g,粳米 15g,熟地黄 15g,枣皮 15g,怀山药 15g,茯苓 15g,枸杞子 15g,生麦芽 15g,黄连 6g。每日 1 剂,水煎分服。功效益气养阴,滋肾健脾。主治气阴两虚消渴证。症见口渴引饮,五心烦热,嘈杂善饥,消瘦,舌红少苔或舌淡红中有裂纹,苔薄黄,脉细数。

第四节 血脂异常和脂蛋白异常血症

血脂异常症即血浆脂蛋白紊乱血症,是脂质代谢障碍的表现,血脂异常通常是指胆固醇(TC)和 / 或甘油三酯(TG)升高,俗称高脂血症。实际上高脂血症也泛指包括低 HDL 血症在内各种血脂异常,其主要危害是导致心脑和周围动脉粥样硬化性疾病,有效防治血脂异常是预防心脑血管疾病的重要途径。中国 MONICA 流行病学研究表明,不同地区人群血脂异常成分差异较大,各地区分布不均衡,但差异性在缩小;不同地区人群血脂异常患病率不同,但总体患病率较高。

本病属于中医学的"痰饮"范畴。

一、诊断要点

(一)临床表现

多数无明显的症状和体征,常常于血液检查或因其他疾病(如糖尿病、心肌梗死、急性胰腺炎等)就诊时发现。

1. 症状 多数患者同时合并有肥胖、糖尿病、高血压、冠心病等,亦即代谢综合征;严重的高甘油三酯血症可因乳糜微粒(CM)栓子阻塞毛细血管而导致急性胰腺炎;家族高 CM 血症可导致呼吸困难和神经系统症状;纯合子家族性高甘油三酯血症性可出现游走性多关节炎。

2. 体征 典型病例可因脂质在真皮内沉积引起的黄色瘤,表现为局限性皮肤异常隆起,颜色呈黄色、橘黄色或棕红色,多呈结节、斑块或丘疹样,质地柔软。甘油三酯沉积于网状内皮细胞可引起肝脾大;严重的高甘油三酯血症时富含甘油三酯的大颗粒脂蛋白沉积在眼底小动脉上引起光散射可致视网膜脂质症。

(二) 辅助检查

血脂异常的诊断主要依靠的是实验室检查,主要包括 TC、TG、HDL-C、LDL-C,其他如 ApoA1、ApoB、LP(a)等对预测冠心病有一定的临床意义,受检者应在检验前 2 周保持一般的饮食习惯和体重的稳定,测定前 24h 避免剧烈运动,采血前 1 日 20:00 后开始禁食,次日 8:00—10:00 采血。如血脂异常应在 2 个月内再次复查(间隔需超过 1 周)。

(三) 诊断标准

根据 2007 年中国成人血脂异常防治指南,血脂水平分层标准如下:

中国血脂水平分层标准

分层		TC	LDL-C	HDL-C	TG
合适范围	mmol/L	<5.18	<3.37	≥1.04	<1.70
	mg/dl	<200	<130	≥40	<150
边缘升高	mmol/L	5.18~6.19	3.37~4.12		1.70~2.25
	mg/dl	200~239	130~159		150~199
升高	mmol/L	≥6.22	≥4.14	≥1.55	≥2.26
	mg/dl	≥240	≥160	≥60	≥200
降低	mmol/L			<1.04	
	mg/dl			<40	

上述血脂指标有一项异常则可诊断为血脂异常。

二、西医治疗要点

(一) 治疗性生活方式改变

包括饮食调节(原则是在满足人体生理需要、维持合理体重的基础上,减少饱和脂肪酸和胆固醇的摄入）、减轻体重、增加运动、纠正不良生活方式（如戒烟、限酒、限盐）等。饮食治疗控制饮食可使血浆胆固醇降低 5%~10%，同时有助于减肥，达到或接近标准体重，并使调脂药物发挥出最佳效果。

（二）药物治疗

1. 他汀类药物　即三羟基三甲基戊二酸单酰辅酶 A（HMG-CoA）还原酶抑制剂，是目前临床使用最广泛的一类调脂药物。主要降低血清 TC 和 LDL-C，是降低高 LDL-C 血症的首选药物。此外，还具有抗炎、免疫调节和保护血管内皮细胞功能作用。常用的他汀类药物包括匹伐他汀（pitavastatin）1~2mg/d，阿托伐他汀（atorvastatin）10~80mg/d，普伐他汀（pravastatin）10~40mg/d，洛伐他汀（lovastatin）10~80mg/d，辛伐他汀（simvas-tatin）10~40mg/d，瑞舒伐他汀（rosuvastatin）5~20mg/d，氟伐他汀（fluvastatin）20~40mg/d，他汀类药物耐受性好，一般不良反应有口干、腹痛、便秘、流感症状、消化不良、转氨酶升高、肌肉疼痛、血糖轻度升高等。少数患者可出现肌病（包括肌炎和横纹肌溶解）、肾功能减退等，严重者出现肾衰竭。

2. 贝特类　即苯氧芳酸衍生物。包括非诺贝特、吉非贝齐和苯扎贝特。贝特类药物可使血清 TG 水平下降 20%~60%，TC 下降 10%~20%，LDL-C 下降 5%~20%；HDL-C 升高 50%~20%。是治疗高甘油三酯血症的首选药物。单纯的低 HDL-C 血症的患者也可选用。禁用于严重肝肾功能障碍的患者、孕妇、哺乳期妇女以及有生育可能的妇女。贝特类药物具有一定降低血浆纤维蛋白原，增强抗凝的作用，使用抗凝药物者应注意调整剂量。长期服用贝特类药物，需定期监测肝肾功能、CK 等。

3. 烟酸类　烟酸属于 B 族维生素，超过维生素作用剂量时有调节血脂作用。适用于高甘油三酯血症，低 HDL-C 血症或以 TG 升高为主的混合型高脂血症。烟酸有速释和缓释两种剂型。缓释型因不良反应较速释型明显减轻，较易耐受。主要不良反应有脸部潮红、消化道反应、肝脏损害、诱发溃疡等。禁用于慢性肝病和严重痛风。高尿酸血症、消化性溃疡为相对禁忌证。

4. 树脂类（胆酸螯合剂）　树脂类药物是不为肠道所吸收的高分子阴离子交换树脂，包括考来烯胺和考来替泊。适用于纯合子家族性高胆固醇血症。该类药物可能引起 VLDL 水平增加而升高 TG 水平，对高甘油三酯血症无效。对于混合型血脂异常需与其他类型的调脂药物合用。常见副反应是胃肠道反应，如恶心、腹胀、便秘、纳差等。由于可能干扰叶酸以及其他脂溶性维生素的吸收，因此长期服用者应适当补充维生素 A、维生素 D、维生素 K、钙和叶酸。

5. 胆固醇吸收抑制剂　代表药物依折麦布（ezetimibe）口服后吸收迅速，

依折麦布可使 LDL-C 降低约 18%,与他汀类合用对 LDL-C、HDL-C 和 TG 的作用进一步增强,安全性和耐受性良好。最常见的不良反应为头痛和恶心,肌酸激酶(CK)和肝酶升高超过 3×ULN 以上的情况仅见于极少数患者。

6. 其他类药物　普罗布考(probucol)通过掺入到脂蛋白颗粒中,影响脂蛋白代谢,从而产生调脂作用,主要应用于高 TC 血症患者,用量为 500mg,一日 2 次,其不良反应包括胃肠道反应、头晕、肝功或肾功异常、尿酸升高等。苯氟雷司(benfluorex)起始剂量 150mg,一日 1 次,每周增加 150mg,直至 150mg,一日 3 次,不良反应包括胃肠道反应、乏力、倦怠等。

为了确保药物调脂治疗的有效性和安全性,应每隔 1~3 个月复查血脂,并根据血脂水平适当调整调脂药物的种类和剂量;定期复查肝肾功能、肌酸磷酸激酶、血糖、血尿酸及心电图等。

(三)其他治疗

对于难治性高 TC 血症者或对调脂药物过敏者,可以进行血液净化治疗。对血脂谱异常症并有重度肥胖者,可进行回肠末端部分切除术、门-腔静脉分流吻合术、胃搭桥术或胃成形术。

三、中成药应用

(一)基本病机

中医认为本病主要由于饮食不节,过食肥甘厚味,加之脾失健运,肝失疏泄,水聚痰饮,痰浊不化,痰瘀互结,变生脂膏;老年肾虚,五脏衰减,更易发为本病。本病本虚标实,涉及肝、脾、肾三脏。应以健脾化湿,行气化痰,活血祛瘀,补益肝肾为治疗原则。

(二)辨证分型使用中成药

血脂异常和脂蛋白异常血症常用中成药一览表

证型	常用中成药
湿热蕴结证	桑葛降脂丸
痰湿内阻证	脂可清胶囊、血脂灵片、月见草油乳
痰瘀结滞证	血脂康胶囊、山庄降脂片、通脉降脂片
脾虚湿盛证	健脾降脂颗粒、脂必妥胶囊、绞股蓝总苷片
肝肾阴虚证	降脂灵片、玉金方胶囊、制何首乌颗粒
脾肾阳虚证	丹田降脂丸

1. 湿热蕴结证

〔证候〕**主症**:肥胖,口干口苦,烦热;**次症**:头晕,疲乏,便干尿赤;**舌脉**:舌红,苔黄腻,脉弦滑。

〔**治法**〕清热利湿。

〔**方药**〕龙胆泻肝汤(《医方集解》)。

〔**中成药**〕桑葛降脂丸^(药典)(由桑寄生、葛根、山药、大黄、山楂、丹参、红花、泽泻、茵陈、蒲公英组成)。功能主治:补肾健脾,通下化瘀,清热利湿。用于脾肾两虚、痰浊血瘀型及湿热蕴结型高脂血症。用法用量:口服,一次 4g,一日 3 次;或遵医嘱。

2. 痰湿内阻证

〔证候〕**主症**:胸脘满闷,胃纳呆滞;**次症**:头晕身重,大便不畅;**舌脉**:舌苔白腻,脉濡滑。

〔**治法**〕化痰祛湿。

〔**方药**〕温胆汤(《三因极一病证方论》)。

〔**中成药**〕(1)脂可清胶囊^(药监局)(由葶苈子、山楂、茵陈、黄芩、泽泻、大黄、木香等组成)。功能主治:宜通导滞,通络散结,消痰渗湿。用于痰湿证引起的眩晕,四肢沉重、神疲少气、肢麻、胸闷、舌苔黄腻或白腻等症,临床见于高脂血症。用法用量:口服,一次 2~3 粒,一日 3 次。

(2)血脂灵片^(药典)(由泽泻、决明子、山楂、制何首乌组成)。功能主治:化浊降脂,润肠通便。用于痰浊阻滞型高脂血症,症见头昏胸闷、大便干燥。用法用量:口服,一次 4~5 片,一日 3 次。

(3)月见草油乳^(药监局)(由月见草组成)。功能主治:降血脂药。用于防治动脉粥样硬化、高脂血症。用法用量:口服,一次 10ml,一日 3 次。

3. 痰瘀结滞证

〔证候〕**主症**:头晕身重,胸胁胀闷,肢体麻木;**次症**:口干纳呆,大便不爽;**舌脉**:舌质黯红或紫黯,有瘀斑,脉弦滑或细涩。

〔**治法**〕化痰行瘀。

〔**方药**〕二陈汤(《太平惠民和剂局方》)合血府逐瘀汤(《医林改错》)。

〔**中成药**〕(1)血脂康胶囊^(医保目录)(详见第二章第四节动脉粥样硬化)。

(2)山庄降脂片^(药监局)(由决明子、山楂、荷叶组成)。功能主治:清热活血,降浊通便。用于痰浊瘀滞所致高血压、高脂血症,也可用于预防动脉粥样硬化。用法用量:口服,一次 8 片,一日 3 次。

(3)通脉降脂片^(药监局)(由笔管草、川芎、荷叶、三七、花椒组成)。功能主治:

降脂化浊,活血通脉。用于治疗高脂血症,防治动脉粥样硬化。用法用量:口服,一次4片,一日3次。

4. 脾虚湿盛证

〔证候〕**主症:**倦怠乏力,腹胀纳呆,头晕身重;**次症:**大便溏薄;**舌脉:**舌质淡胖,边有齿痕,脉濡缓。

〔治法〕健脾利湿。

〔方药〕胃苓汤(《丹溪心法》)。

〔中成药〕(1) 健脾降脂颗粒^(药监局)(由南山楂、泽泻、丹参、党参、灵芝、远志组成)。功能主治:健脾化浊,益气活血。用于脾运失调、气虚、血瘀引起的高脂血症,症见眩晕耳鸣,胸闷纳呆,心悸气短等。用法用量:口服,一次10g,一日3次。

(2) 脂必妥胶囊^(药监局)(由山楂、白术、红曲组成)。功能主治:消痰化瘀,健脾和胃的功效。主治痰瘀互结、血气不利所致的高脂血症。症见头昏、胸闷、腹胀、食欲减退、神疲乏力。用法用量:口服,一次1粒,一日2次。

(3) 绞股蓝总苷片^(医保目录)(详见第三章第八节非酒精性脂肪肝病)。

5. 肝肾阴虚证

〔证候〕**主症:**腰膝酸软,口燥咽干,头晕耳鸣;**次症:**右胁隐痛,手足心热;**舌脉:**舌质红,少苔,脉弦细。

〔治法〕滋补肝肾。

〔方药〕一贯煎(《续名医类案》)合杞菊地黄丸(《医级宝鉴》)。

〔中成药〕(1) 降脂灵片^(医保目录)(由制何首乌、枸杞子、黄精、山楂、决明子组成)。功能主治:补肝益肾,养血明目。用于肝肾不足型高脂血症,症见头晕、目眩、须发早白。用法用量:口服,一次5片,一日3次

(2) 玉金方胶囊^(药监局)(由人参、海马粉、制首乌、黄精膏、猕猴桃原汁干粉及脑粉等组成)。功能主治:补益元气,滋补肝肾,调气和血。主治因元气亏虚,肝肾不足所致的心悸、胸痹,用于冠心病、动脉硬化、高脂血症、高血糖症及精力不足、老年斑、早衰症。用法用量:口服,一次2粒,一日3次。

(3) 制何首乌颗粒^(药监局)(由制首乌等组成)。功能主治:补肝肾,益精血,乌须发,强筋骨。用于血虚萎黄,眩晕耳鸣,须发早白,腰膝酸软,肢体麻木。用法用量:口服,一次1袋,一日2次。

6. 脾肾阳虚证

〔证候〕**主症:**腰膝酸软,畏寒肢冷,脘痞腹胀;**次症:**夜尿频多,大便不实热;**舌脉:**舌质淡,苔薄白,脉沉迟。

〔**治法**〕补肾健脾。

〔**方药**〕右归丸(《景岳全书》)合参苓白术散(《太平惠民和剂局方》)。

〔**中成药**〕丹田降脂丸^(药监局)(由丹参、田七、川芎、泽泻、人参、当归、首乌、黄精组成),功能主治:降低血清脂质,改善微循环,活血化瘀。用于高脂血症以及伴有脑动脉硬化、冠心病等。用法用量:口服,一次 1~2g,一日 2 次。

四、单验方

1. 朱良春验方——双降汤　水蛭 3g,广地龙 10g,黄芪 30g,丹参 15g,当归 10g,赤芍 10g,川芎 10g,泽泻 10g,生山楂 10g,豨莶草 10g,甘草 3g。每日 1 剂,水煎服,水蛭研极细末,分 2 次冲服。功效益气通络,活血降脂。主治高脂血症或伴高血压者尤宜。

2. 邵念方验方——降脂通脉饮　首乌 30g,金樱子 30g,决明子 30g,生薏苡仁 30g,茵陈 24g,泽泻 24g,生山楂 18g,柴胡 12g,郁金 12g,酒军 6g。每日 1 剂,用水 500ml,文火煎至 250ml,分 2 次服。滋阴降火,行滞通脉,泄浊洁腑。主治高脂血症。每 2 周为一疗程,一般服药 1~3 个疗程。

3. 陈克忠验方——神仙服饵方　制首乌 20g,枸杞子 15g,熟地黄 20g,黄精 30g,淫羊藿 30g,泽泻 40g,生山楂 30g。每日 1 剂,水煎分服。亦可研末炼蜜为丸,长期服用,每次 10g,每日 2 次。益肾填精,健脾渗湿,化痰祛瘀。主治高脂血症。

4. 葛文津验方——健脾益肾散　山药 30g,茯苓 30g,大豆 30g,黑米 30g,荞麦 30g,山楂 20g,黑芝麻 30g。健脾益肾,减肥降脂。将上品烘干,研极细末,制成散剂,可采用两种减肥法:一是快速减肥,一日三餐仅食本品,每餐 10g,用开水调成粥状,细嚼慢咽服下,每日加 500~1 000g 蔬菜、水果;二是缓慢减肥,在快速减肥基础上,每日增加鸡蛋 1 个,瘦肉、鱼、豆制品总量不超过 100g,再加上牛奶 250ml,一个减肥周期为 10 天。用于治疗肥胖症伴高脂血症。

5. 茶饮方　决明子 30g,开水泡后代茶饮,每日饮量 500ml 以上。或泽泻 30g,水泡代茶饮。或山楂切片,水泡代茶饮。(《中医内科常见病诊疗指南》)

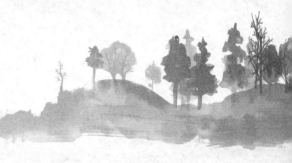

第七章 风湿性疾病

第一节 类风湿关节炎 •

类风湿关节炎（RA）是常见的以关节慢性炎症性病变为主要表现的全身性自身免疫性疾病。主要侵犯外周关节，肺、心、神经系统、血液、眼等其他器官或组织亦可受累。主要病理变化为滑膜细胞增生，炎症细胞浸润，血管翳形成并侵蚀人软骨及骨组织，滑膜持续炎症导致关节结构的破坏、畸形和功能丧失。

本病属于中医学"痹证""历节""尪痹"等范畴。

一、诊断要点

（一）临床表现

1. 症状 常起病缓慢，有乏力、纳差、体重减轻及低热等。最常见以近端指间关节、掌指关节及腕关节为主的对称性、多关节、小关节肿痛，活动受限，指关节呈梭形肿胀，晚期可畸形。晨僵的持续时间常与病情活动程度一致。关节外表现常见有类风湿结节、血管炎、胸膜炎、间质性肺炎、心包炎、浅表淋巴结肿大、肝脾肿大等全身各个系统的损伤。

2. 体征 对称性的关节肿胀、变形，活动受限，以四肢小关节多见，或可见皮下类风湿结节等。

（二）辅助检查

1. 一般检查 轻、重度贫血，活动期血沉增快，C反应蛋白增高。

2. 免疫学检查 血清免疫球蛋白升高，早期IgG增高有参考意义；抗核抗体（ANA）有10%~20%患者呈阳性；类风湿因子（RF）有60%~80%患者呈阳性；类风湿关节炎特异性自身抗体：抗RA33抗体、抗核周因子抗体（APF）、抗角蛋白抗体（AKA）、抗聚角蛋白微丝抗体（AFA）、抗环瓜氨酸肽抗体（CCP）等检查有助于本病的早期诊断，敏感性在30%~40%，免疫复合物（CIC）阳性者表示疾病呈进行性。

3. 滑液检查 半透明或不透明，黄色，黏度差，常规和生化检查表现为炎性,但非化脓性特征、病原学检查为阴性。

4. X线检查　美国风湿学会根据X线表现将RA分为四期:

Ⅰ期:软组织肿胀,可见骨质疏松,但尚无骨质破坏。

Ⅱ期:关节端骨质疏松,偶有关节软骨下囊样破坏或骨侵蚀改变。

Ⅲ期:明显的关节软骨下囊性破坏,关节间隙狭窄,关节半脱位等畸形。

Ⅳ期:除Ⅱ、Ⅲ期改变外,并有纤维性或骨性强直。

5. CT及MRI检查　CT有助于发现平片不易显示的早期骨关节侵蚀、关节脱位;MRI能清晰地显示关节内透明软骨、肌腱、韧带、滑膜、骨髓等结构,能早期发现滑膜炎、骨髓水肿、骨侵蚀、血管翳、肌腱炎和断裂、关节腔积液、关节软骨破坏等改变,具有较常规X线早期发现病变的优势。

6. 超声检查　关节超声可以清晰显示关节软组织与骨质解剖结构并能够显示炎症与血流,故可用于RA的诊断、疾病活动度评价。

(三)诊断标准

1. 1987年美国风湿病学会(ACR)RA诊断标准:

(1)晨僵至少1小时(≥6周)。

(2)3个或3个以上关节肿(≥6周)。

(3)腕、掌指关节或近端指间关节肿(≥6周)。

(4)对称性关节肿(≥6周)。

(5)皮下结节。

(6)手X线片改变(至少有骨质疏松和关节间隙的狭窄)。

(7)类风湿因子阳性(滴度>1∶32)。

符合以上4项者可诊断。

2. 2009年美国风湿病学会(ACR)和欧洲抗风湿病联盟(EULAR)RA诊断标准:得分6分以上可诊断RA。

关节受累情况		得分(0~5分)
受累关节数	受累关节	
1个	中大关节	0
2~10个	中大关节	1
1~3个	小关节	2
4~10个	小关节	3
>10个	至少1个为小关节	5

续表

血清学	得分(0~3分)
RF 或抗 CCP 抗体均阴性	0
RF 或抗 CCP 抗体至少 1 项低滴度阳性	2
RF 或抗 CCP 抗体至少 1 项高滴度(超过正常值 3 倍以上)阳性	3

滑膜炎持续时间	得分(0~1分)
<6 周	0
≥6 周	1

急性时相反应物	得分(0~1分)
C 反应蛋白或血沉均正常	0
C 反应蛋白或血沉增高	1

二、西医治疗要点

类风湿关节炎的治疗强调早期诊断、早期治疗、达标治疗和严密监测,治疗目的是获得临床缓解或降低临床活动度,延缓病情进展,减少残疾发生,尽可能维护关节功能,以改善患者的生活质量。

(一)对症治疗

急性期以卧床休息为主,并保持关节于功能位。

(二)药物治疗

1. 非甾体抗炎药(NSAIDs)　常用药物有吲哚美辛、布洛芬、双氯芬酸、吡罗昔康、塞来昔布、奈丁美酮、尼美舒利等。常见不良反应有恶心、呕吐、上腹疼痛、胃黏膜糜烂出血、消化性溃疡出血、穿孔,肾功能损害,血小板功能异常,血细胞减少,皮疹,转氨酶升高,哮喘,头晕、头痛等反应。为避免其不良反应,可选外用制剂。

2. 糖皮质激素　可迅速减轻临床症状,但长时间使用可引起水钠代谢和糖、脂肪、蛋白质代谢紊乱,严重感染,骨质疏松,白内障等不良反应。对于难以控制的 RA,宜用小剂量维持。

3. 化学合成类改变病情药物(DMARDs)　RA 确诊后应尽快使用,常见如氨甲蝶呤(MTX)、柳氮磺胺吡啶(SSZ)、抗疟药、来氟米特、环孢素、青霉胺、托法替尼、雷公藤等。

4. 生物类改变病情药物　DMARDs 疗效不佳者,可选择生物制剂联合

MTX。生物制剂包括肿瘤坏死因子(TNF)拮抗剂和白介素-6受体拮抗剂。

（三）外科治疗

根据不同的病期施行不同的手术。

（四）辅助治疗

应用理疗、按摩等,改善循环,使肌肉放松,肿、痛消退,促进关节肌肉功能恢复。

三、中成药应用

（一）基本病机

中医认为类风湿关节炎的基本病机素体本虚,气血不足,肝肾亏损,风寒湿邪病阻经络,流注关节。其病位在骨、关节、筋脉、肌肉,累及肝、脾、肾。临床上大致分为活动期和缓解期。活动期以寒湿,或湿热,或寒热夹杂痹阻经脉为主,缓解期痰瘀互结,正气亏虚为主,正气亏虚多为肝肾亏虚,气血不足。本病初起,外邪侵袭,多以邪实为主。久痹不已,邪留伤正,可出现气血不足、肝肾亏虚之候,并可因之造成气血津液运行无力,或痰阻或成瘀。而风寒湿等邪留于经络关节,直接影响气血津液运行,也可导致痰瘀形成。痰瘀互结可使关节肿大、强直、变形。

（二）辨证分型使用中成药

类风湿关节炎活动期常用中成药一览表

证型	常用中成药
寒湿痹阻证	寒湿痹颗粒、风湿骨痛胶囊
湿热痹阻证	湿热痹颗粒、四妙丸
寒热错杂证	–

类风湿关节炎缓解期常用中成药一览表

证型	常用中成药
痰瘀痹阻证	盘龙七片
肾虚寒凝证	尪痹颗粒、益肾蠲痹丸
肝肾阴虚证	木瓜丸
气血亏虚证	痹祺胶囊
正虚邪恋证	–

类风湿关节炎活动期证治

1. 寒湿痹阻证

〔**证候**〕**主症:**肢体关节冷痛、肿胀或重着,局部皮色不红,触之不热,晨僵,关节屈伸不利,遇寒痛剧,得热痛减,局部畏寒怕风;**次症:**或恶风发热,肌肤麻木不仁;或口淡不渴,恶风寒,阴雨天加重,肢体沉重;**舌脉:**舌质淡或淡红,苔薄白或白腻,脉弦紧或沉紧或浮缓。

〔**治法**〕疏风散寒,祛湿宣痹。

〔**方药**〕蠲痹汤(《杨氏家藏方》)。

〔**中成药**〕(1)寒湿痹颗粒^(医保目录)(由白芍、白术、当归、附子、甘草、桂枝、黄芪、麻黄、木瓜、威灵仙、细辛、制川乌组成)。功能主治:祛寒除湿,温通经络。用于肢体关节疼痛、疲困或肿胀、局部畏寒、风湿性关节炎。用法用量:开水冲服,一次1袋,一日3次。

(2)风湿骨痛胶囊^(医保目录)(由制川乌、制草乌、红花、木瓜、乌梅、麻黄、甘草组成)。功能主治:温经散寒,通络止痛。用于寒湿闭阻经络所致的痹证,症见腰脊疼痛、四肢关节冷痛;风湿性关节炎见上述证候者。用法用量:口服,一次2~4粒,一日2次。

2. 湿热痹阻证

〔**证候**〕**主症:**四肢关节或肌肉局部红肿、重着,疼痛如燎,局部肤温升高,下肢关节尤甚,晨僵,活动受限;**次症:**或关节积液,屈伸不利,或伴发热,口苦口黏,口渴不欲饮;或恶风发热,有汗不解,心烦口渴,便干溲黄;**舌脉:**舌红,苔黄腻或燥,脉滑数或弦滑。

〔**治法**〕清热通络,疏风胜湿。

〔**方药**〕大秦艽汤(《嵩崖尊生全书》)。

〔**中成药**〕(1)湿热痹颗粒^(医保目录)(由苍术、忍冬藤、地龙、连翘、黄柏、薏苡仁、防风、川牛膝、粉萆薢、桑枝、防己、威灵仙组成)。功能主治:祛风除湿,清热消肿,通络定痛。用于湿热痹证,重感发烧。其症状为肌肉或关节红肿热痛,有沉重感,步履艰难,发热,口渴不欲饮,小便黄。用法用量:开水冲服,一次1袋,一日3次。

(2)四妙丸^(医保目录)[由苍术、牛膝、黄柏(盐炒)、薏苡仁组成]。功能主治:清热利湿。用于湿热下注所致的痹证,症见足膝红肿,筋骨疼痛。用法用量:口服,一次1袋,一日2次。

3. 寒热错杂证

〔**证候**〕**主症:**肢体关节疼痛、肿胀;**次症:**局部触之发热但自觉畏寒,关节屈伸不利;自觉发热,但局部触之不热,全身热象不显;**舌脉:**舌淡苔白或黄,或黄白兼见,脉弦数。

〔**治法**〕祛风散寒,清热除湿。

〔**方药**〕桂枝芍药知母汤(《金匮要略》)。

〔**中成药**〕指南暂无推荐。

类风湿关节炎缓解期证治

1. 痰瘀痹阻证

〔**证候**〕**主症:**关节漫肿日久,肌肉关节刺痛,痛处不移,关节肿大,肢体顽麻或重着,甚至强直畸形,屈伸不利,周围可见硬结,肌肤甲错或干燥无光泽;**次症:**或关节肌肤紫黯,肿胀,按之稍硬,或关节僵硬变形,有硬结、瘀斑,面色黧黑,眼睑浮肿,或胸闷痰多,舌质紫黯,或有瘀斑;**舌脉:**苔白腻或黄腻,脉细涩或细滑。

〔**治法**〕活血化瘀,祛痰通络。

〔**方药**〕身痛逐瘀汤(《医林改错》)合指迷茯苓丸(《全生指迷方》)。

〔**中成药**〕盘龙七片^(医保目录)(由盘龙七、壮筋丹、杜仲、当归、珠子参、青蛙七、过山龙、秦艽、木香、祖司麻、络石藤、川乌、白毛七、老鼠七、铁棒锤、草乌、支柱蓼、没药、竹根七、缬草、伸筋草、羊角七、丹参、八里麻、重楼、乳香、红花、五加皮、牛膝组成)。功能主治:活血化瘀,祛风除湿,消肿止痛。用于风湿性关节炎、腰肌劳损、骨折及软组织损伤。用法用量:口服,一次3~4片,一日3次。

2. 肾虚寒凝证

〔**证候**〕**主症:**关节冷痛而肿,肢冷不温,关节屈伸不利,晨僵,关节畸形;**次症:**腰背酸痛,俯仰不利,面色㿠白,畏寒怕冷,神倦懒动,天气寒冷加重;**舌脉:**舌淡胖,苔白滑,脉沉细。

〔**治法**〕祛风散寒,除湿补肾。

〔**方药**〕独活寄生汤(《备急千金要方》)。

〔**中成药**〕(1)尪痹颗粒^(医保目录)〔由地黄、熟地黄、续断、附子(制)、独活、骨碎补、桂枝、淫羊藿、防风、威灵仙、皂角刺、羊骨、白芍、狗脊(制)、知母、伸筋草、红花组成〕。功能主治:补肝肾,强筋骨,祛风湿,通经络。用于久痹体虚,关节疼痛,局部肿大、僵硬畸形,屈伸不利及类风湿关节炎见有上述证候者。用法用量:开水冲服,一次1袋,一日3次。

(2)益肾蠲痹丸^(医保目录)〔由骨碎补、熟地黄、当归、徐长卿、土鳖虫、僵蚕(麸炒)、蜈蚣、全蝎、蜂房(清炒)、广地龙(酒制)、乌梢蛇(酒制)、延胡索、鹿衔草、淫羊藿、寻骨风、老鹳草、鸡血藤、葎草、生地黄、虎杖组成〕。功能主治:温补肾阳,益肾壮督,搜风剔邪,蠲痹通络。用于症见发热、关节疼痛、肿大、红肿热痛、屈伸不利、肌肉疼痛、瘦削或僵硬、畸形的顽痹(类风湿关节炎)。用法用量:口服,一次 1 袋,一日 3 次。

3. 肝肾阴虚证

〔证候〕主症:病久关节肿胀疼痛或酸痛,局部关节灼热疼痛,屈伸不利;次症:形瘦骨立,腰膝酸软,头晕耳鸣,盗汗,失眠;舌脉:舌红少苔,脉细数。

〔治法〕滋阴清热。

〔方药〕左归丸(《景岳全书》)。

〔中成药〕木瓜丸^(医保目录)[由木瓜、当归、川芎、白芷、威灵仙、狗脊(制)、牛膝、鸡血藤、海风藤、人参、制川乌、制草乌组成]。功能主治:祛风散寒,除湿通络。用于风寒湿闭阻所致的痹证,症见关节疼痛、肿痛、屈伸不利,局部畏恶风寒,肢体麻木,腰膝酸软。用法用量:口服,一次 30 丸,一日 2 次。

4. 气血亏虚证

〔证候〕主症:关节疼痛,肿胀僵硬,麻木不仁,行动不利;次症:面色淡白,心悸,自汗,神疲乏力;舌脉:舌淡苔薄白,脉细弱。

〔治法〕补益气血,祛邪通络。

〔方药〕黄芪桂枝五物汤(《金匮要略》)。

〔中成药〕痹祺胶囊^(医保目录)(由马钱子粉、地龙、党参、茯苓、白术、川芎、丹参、三七、牛膝、甘草组成)。功能主治:益气养血,祛风除湿,活血止痛。用于气血不足,风湿瘀阻,肌肉关节酸痛,关节肿大、僵硬变形或肌肉萎缩,气短乏力;风湿性关节炎、类风湿关节炎、腰肌劳损、软组织损伤属上述证候者。用法用量:口服,一次 4 粒,一日 2~3 次。

5. 正虚邪恋证

〔证候〕主症:关节疼痛,经久不愈,痛势绵绵;次症:甚至彻夜不眠,日轻夜重,形体消瘦,面色萎黄,神疲乏力,腰膝酸软;舌脉:舌淡苔薄白,脉细小弦。

〔治法〕益肾培本,蠲痹通络。

〔方药〕益肾蠲痹丸(朱良春验方)。

〔中成药〕指南暂无推荐。

四、单验方

1. 焦树德验方 1——补肾清热治尪汤　生地黄 15~25g,桑寄生 20~30g,桑枝 30g,地骨皮 10~15g,酒浸黄柏 12g,知母 12g,续断 15~18g,骨碎补 15~18g,白芍 15g,威灵仙 12~15g,羌独活各 9g,忍冬藤 30g,桂枝 6~9g,红花 9g,制乳没各 6g，炙山甲 9g，炙虎骨（另煎兑入，现已禁用，用代用品）12g。日 1 剂，水煎分服。主治尪痹，肾虚标热重症。

2. 焦树德验方 2——补肾祛寒治尪汤　补骨脂 9~12g，熟地黄 12~24g，续断 12~18g，淫羊藿 9~12g，炙山甲 6~9g，防风 10g，制附片 6~12g（用到 15g 时，需先煎 10~20 分钟），骨碎补 10~20g，桂枝 9~15g，赤白芍各 9~12g，松节 10g，土鳖虫 6~10g，麻黄 3~6g，苍术 6~10g，威灵仙 12g，伸筋草 30g，牛膝 9~12g，炙虎骨（另煎兑入，现已禁用，用代用品）9~12g。可用透骨草 20g、寻骨风 15g、自然铜石（醋淬、先煎）6~9g，三药同用，以代虎骨。日 1 剂，水煎分服。主治肾虚寒盛之痹证。

3. 朱良春验方——益肾蠲痹丸　熟地黄 120g，当归 120g，淫羊藿 120g，鹿衔草 120g，炙全蝎 25g，炙蜈蚣 25g，炙乌梢蛇（蕲蛇更佳）25g，炙蜂房 90g，炙土鳖虫 90g，炙僵蚕 90g，炙蜣螂虫 90g，甘草 30g，生地黄 120g，鸡血藤 120g，老鹳草 120g，寻骨风 120g，虎杖 120g。将生地黄、鸡血藤、老鹳草、寻骨风、虎杖煎取浓汁，其余药共研极细末，混合作丸如绿豆大，每服 6g，每日 2 次，食后服。可益肾壮督，蠲痹通络。主治风湿性、类风湿关节炎，证属阳虚寒痹者。

4. 董建华验方——川乌石膏汤　川乌 15g，石膏 15g，桂枝 5g，知母 10g，黄柏 10g，生地黄 10g，苍术 10g，秦艽 10g，威灵仙 10g，赤芍 10g，川芎 10g。每日 1 剂，水煎分服。可散外寒，清里热，活血通络。主治类风湿关节炎，中医属外寒内热，寒热错杂之痹证。

5. 史济柱验方——史氏痹痛散　蕲蛇肉 30g，露蜂房 30g，炙土鳖虫 30g，地龙干 3g，晚蚕沙 60g，蜈蚣 2 条。共研细末，每日 3 次餐后吞服，每次服 1.5g。可搜邪剔络，活血止痛。主治类风湿关节炎之久病入络，胀痛难忍，关节畸形，难以屈伸者。

6. 祝谌予验方——四藤一仙汤　鸡血藤 30g，钩藤 15g，络石藤 15g，海风藤 15g，威灵仙 10~15g。每日 1 剂，水煎分服。主治风湿痹痛，可为多种关节疼痛之基本方。

第二节　系统性红斑狼疮

系统性红斑狼疮（SLE）是一种可累及全身多脏器的自身免疫性结缔组织疾病，病因尚未十分明了。目前认为是在遗传素质的基础上，由于环境因素（如紫外线、病毒、药物、化学品）及神经内分泌等的作用而引发本病。其临床表现多样,而发热、蝶形红斑、关节痛及水肿、血中或骨髓中查到红斑狼疮细胞是主要特征。有的可发展为狼疮肾炎,或因中枢神经损害、感染、心脏病变等而致病情危重甚或死亡。本病好发于生育年龄女性,女:男为(7~9):1。

本病属于中医学"红蝴蝶疮""热毒发斑""阴毒发斑"等范畴。

一、诊断要点

(一)临床表现

1. 症状

(1)一般症状:全身不适、疲乏、食欲不振、发热等。常见的热型有两种:一种是长期的低热,大多数是作为亚急性发病的表现;另一种是弛张型高热,很少有寒战。发热很可能是 SLE 活动的表现,但应除外感染因素。疲乏是 SLE 常见但容易被忽视的症状,常是狼疮活动的先兆。

(2)皮肤症状:SLE 的皮肤症状是全身症状的一部分,常在早期出现,包括面部皮疹、皮肤血管炎、乳膜损害及盘状红斑等。

1)蝶形红斑:这是本病所特有的症状,皮损以鼻梁为中心在两颧部出现红斑,两侧分布如蝶状,境界一般比较清楚,扁平或因局部浸润轻度隆起。严重者可见有局部水肿,甚至出现水疱,炎症消退时可出现鳞屑、色素沉着,大部分病例皮疹消退后不留痕迹。

2)盘状红斑:黏膜损害常见在上唇皮肤部分及下唇唇红部位出现红斑、脱屑,境界清楚,有的伴有轻度萎缩。

3)皮肤血管炎:阳性率约 50%,表现虽无特异性,但却提示有结缔组织病的存在。可表现为瘀点、丘疹、结节、网状青斑和浅表溃疡,这些损害都可能是 SLE 的最早表现;常见指趾尖处肿胀、红斑和毛细血管扩张,甲周毛细血管扩张,甲半月板区发红,掌、跖、肘、膝或臀部持续性红斑或紫色斑,附少许鳞屑,微小的毛细血管扩张常见于颜面或其他部位皮肤。

4)狼疮脱发:弥漫性非瘢痕性脱发形成在额部顶前区的头发参差不齐、短而易折断,称为狼疮发。

5)黏膜损害:见于 25% 患者。可发生结膜炎、巩膜外层炎以及鼻腔与女阴溃疡,当全身症状加剧时,口唇的炎症反应亦常加重,黏膜出现红斑糜烂或小的溃疡,被有黄色的分泌物,疼痛。另外,多形红斑是常见的皮肤症状:一种是光感性多形红斑,另一种是寒冷性多形红斑,发病率高,有辅助诊断价值。

(3)内脏系统表现

1)关节痛与关节炎:70%~80% 患者都有这种症状,常侵犯踝、腕、膝、肘及近端指间关节,多呈游走性关节痛,大关节可以肿痛、压痛,但红肿的不多,而小关节则常伴有轻度红肿。关节痛尤其是关节炎可以作为本病病情活动的一种表现。

2）肾脏受累:肾脏常受累。肾损害可出现在本病的任何阶段,有时在发病多年后才发生,但以 1~2 年较多,并随着病程的迁延而增多,发生率约 75%。分为肾炎型或肾病型,表现为蛋白尿、氮质血症、高胆固醇血症和低血清蛋白血症。在临床上肾外表现与肾损害并无明显平行关系,有明显红斑的患者,不一定有肾损害;相反病期长的肾损害患者,往往无红斑,也无发烧及关节痛。

3）心血管系统:发生率可达 30%。心包炎是 SLE 最常见的心脏损害,可无症状,仅心电图或超声心动图可查出。心肌炎常伴发心包炎,出现率达 25%,休息时无原因的心悸,与体温不成比例的心率加快,心电图检查时 ST-T 段的改变,胸部 X 光检查心脏扩大而无心包液渗出,则要考虑本症。

4）中枢神经系统:是本病的严重损害,可表现为轻偏瘫、抽搐、癫痫、复视、视网膜炎、脉络膜炎、精神病及其他人格障碍。

5）血液系统:贫血最常见,多为正细胞性正色素性贫血,白细胞减少（低于 $4.0 \times 10^9/L$）较常见,严重粒细胞减少者少见,若出现时要注意药物所致白细胞减少。白细胞减少与病情活动相关特发性血小板减少性紫癜有时是 SLE 的先兆,其他异常表现包括中性粒细胞减少症和淋巴细胞减少症。全血减少对 SLE 有一定诊断价值。

6）胃肠系统:肝损害约占 1/3,主要为转氨酶升高,或伴有轻度肝大、胃纳差。

7）呼吸系统:SLE 有肺及胸膜被累及者占 40%~50%,胸膜炎或胸膜渗出常呈双侧性,是最常见的临床表现。肺受累显示渗出性胸膜炎、间质性肺炎和急性肺炎。

2. 体征　可触及淋巴结肿大,或脾肿大,以轻度肿大为多。

（二）辅助检查

1. 血常规　红细胞减少,可发生溶血性贫血,白细胞和血小板往往亦降低。

2. 血沉增快。

3. 类风湿因子　20%~40% 阳性。

4. 梅毒生物学假阳性反应　2%~15% 阳性。

5. 尿常规　可见蛋白、红细胞、管型等。

6. 血清蛋白　白蛋白降低,α_2 和 γ 球蛋白升高,纤维蛋白原升高,冷球蛋白和冷凝集素可升高。

7. 免疫球蛋白　活动期血 IgG、IgA、IgM 均增高,以 IgG 为著,非活动期患者可正常或轻度升高。有大量蛋白尿的慢性患者,血中 IgG 值可降低。

8. **免疫学检查** 抗核抗体(ANA)阳性率达 95% 以上;抗双链 DNA (dsDNA)抗体的特异度 96%~99%;抗 Sm 抗体的特异度 99%,但敏感度仅 25%;血清补体常处于低水平,常提示病情活动和肾脏受累。其他抗心磷脂抗体、RNP 抗体、抗单链 DNA(ssDNA)抗体可阳性。

9. **皮肤病理** 75% SLE 患者皮损处或正常皮肤狼疮带试验阳性(沿真-表皮交界处有颗粒型免疫球蛋白和补体沉着)。

(三)诊断标准

1. 1997 年美国风湿病学会(ACR)SLE 诊断标准:

(1)颊部红斑:固定红斑,扁平或高起,在两颧突出部位红斑。

(2)盘状红斑:片状高起于皮肤的红斑,黏附有角质脱屑和毛囊栓;陈旧性病变可发生萎缩性瘢痕。

(3)光过敏:对日光有明显的反应,引起皮疹,从病史中得知或医生观察。

(4)口腔溃疡:经医生观察到的口腔或鼻咽部溃疡,一般为无痛性。

(5)关节炎:非侵蚀性关节炎,累及 2 个或更多的外周关节,有压痛、肿胀或积液。

(6)浆膜炎:胸膜炎或心包炎。

(7)肾脏病变:尿蛋白 >0.5g/24h 或(+++),或管型(红细胞、血红蛋白、颗粒或混合管型)。

(8)神经病变:癫痫发作或精神病,除外药物或已知的代谢紊乱。

(9)血液学疾病:溶血性贫血或白细胞减少,或淋巴细胞减少,或血小板减少。

(10)免疫学异常:抗 dsDNA 抗体阳性,或抗 Sm 抗体阳性,或抗磷脂抗体阳性(包括抗心磷脂抗体或狼疮抗凝物或至少持续 6 个月的梅毒血清试验假阳性三者中具备一项阳性)。

(11)抗核抗体:在任何时间和未用药物诱发"药物性狼疮"的情况下,抗核抗体滴度异常。

该诊断标准的 11 项中,符合 4 项或 4 项以上者,在除外感染、肿瘤和其他结缔组织病后,可诊断系统性红斑狼疮,同时具备第 7 条肾脏病变者,可诊断为狼疮性肾炎。

2. 2009 年美国风湿病学会(ACR)SLE 诊断标准

(1)临床标准:①急性或亚急性皮肤狼疮;②慢性皮肤狼疮;③口腔或鼻咽部溃疡;④非瘢痕形成引起的脱发;⑤炎性滑膜炎,医生观察到的 2 个或 2

个以上肿胀关节或者伴有晨僵的压痛关节；⑥浆膜炎；⑦肾脏，尿蛋白/肌酐异常（或 24 小时尿蛋白 >500mg）或红细胞管型；⑧神经系统，癫痫发作、精神异常、多发性单神经炎、脊髓炎、外周或脑神经病及脑炎（急性精神错乱状态）；⑨溶血性贫血；⑩白细胞减少（$<4×10^9$/L，至少 1 次）或淋巴细胞减少（$<1×10^9$/L，至少 1 次）；⑪血小板减少（$<100×10^9$/L，至少 1 次）。

（2）免疫学标准：① ANA 高于实验室正常参考值范围；②抗 dsDNA 抗体高于实验室正常参考值范围（ELISA 方法则需 2 次均高于实验室正常参考值范围）；③抗 Sm 抗体；④抗磷脂抗体包括狼疮抗凝物、梅毒试验假阳性，抗心磷脂抗体至少 2 次异常或中高滴度及抗-$β_2$GP1 抗体；⑤低补体包括低 C3、低 C4、低 CH50；⑥直接 Coombs 试验阳性（非溶血性贫血状态）。

确诊 SLE 需符合：肾活检证实为狼疮肾炎且 ANA 阳性或抗 dsDNA 阳性；或满足 4 条标准，包括至少 1 条临床标准和至少 1 条免疫学标准。

二、西医治疗要点

（一）一般治疗

教育患者树立正确的疾病观，理解规则用药和长期随访的意义和必要性；鼓励其生活规律化，注意劳逸结合，适当休息，预防感染，避免过多紫外线暴露。

（二）药物治疗

目前尚无根治办法，但合理有效的治疗方案可使大多数患者达到病情缓解。

1. 轻度 SLE 的治疗

（1）局部用药：对于少量局限性皮损，可使用中效至超强效的糖皮质激素软膏和钙神经素抑制剂（如 0.1% 他克莫司软膏和 1% 吡美莫司栓剂）。

（2）抗疟药：可控制皮疹和减轻光敏感，可用羟氯喹。

（3）沙利度胺：对抗疟药不敏感的顽固性皮损可选择。

（4）非甾体抗炎药（NSAIDs）：如布洛芬缓释胶囊、双氯芬酸钠和美洛昔康等，可用于控制关节炎。

（5）小剂量激素：泼尼松（≤10mg/d）有助于控制病情。

（6）免疫抑制剂：硫唑嘌呤、甲氨蝶呤和吗替麦考酚酯等免疫抑制剂对大量浆膜腔积液有效。

2. 中度活动型 SLE 的治疗

（1）糖皮质激素：个体化糖皮质激素治疗可显著抑制炎症反应，对淋巴细胞有直接细胞毒作用，抑制抗原抗体反应，常用泼尼松剂量为 0.5~1mg/（kg·d），初始剂量必须用足。

（2）免疫抑制剂：若激素效果不好，可考虑联用氨甲蝶呤 7.5~15mg，每周一次，或硫唑嘌呤 1~2.5mg/（kg·d）。

3. 重型 SLE 治疗

（1）糖皮质激素：是目前重型 SLE 的首选药物，泼尼松（强的松）的剂量为 1~1.5mg/（kg·d），病情稳定后开始减量，维持量尽可能小于 10mg。

（2）免疫抑制剂：适用情况如下：单独用糖皮质激素无效者；不能耐受长期大量糖皮质激素治疗者；狼疮性肾炎；狼疮危象；急性症状控制后需进一步减少激素维持量或更顺利地逐渐递减激素者。常用药物包括环磷酰胺、环孢素、吗替麦考酚酯、来氟米特、氨甲蝶呤、硫唑嘌呤等。

4. 狼疮危象的治疗　通常采用大剂量甲泼尼龙冲击治疗。

（三）辅助治疗

1. 血浆置换　一般在多脏器损害、激素疗效不明显、器质性脑病综合征、全血细胞减少及急进性肾炎等重症病例进行。

2. 自体干细胞移植　对于难治性患者经自体干细胞移植后可缓解。

3. 透析疗法与肾移植　晚期肾损害病例伴肾衰竭者，如一般情况尚好可进行。

三、中成药应用

（一）基本病机

中医认为系统性红斑狼疮的基本病机为阴阳失调，阴虚内热。因肝肾精血不足，易致阴虚火旺，虚火上炎，兼因腠理不密，外邪入侵，两热相搏，热毒入里，瘀阻脉络，内伤及脏腑，外阻于肌肤而发病。劳倦内伤，七情郁结，妊娠分娩，冲任受损，日光曝晒，内服药物等均为发病的诱因。

（二）辨证分型使用中成药

系统性红斑狼疮常用中成药一览表

证型	常用中成药
热毒炽盛证	紫雪散、新雪颗粒
阴虚内热证	六味地黄丸、知柏地黄丸
脾肾阳虚证	金匮肾气丸、龟鹿补肾丸
脾虚肝旺证	八珍丸、丹栀逍遥丸
气滞血瘀证	逍遥丸

1. 热毒炽盛证

〔证候〕**主症**:面部蝶形红斑鲜艳,皮肤紫斑;**次症**:伴有高热,烦躁口渴,神昏谵语,抽搐,关节肌肉疼痛,大便干结,小便短赤;**舌脉**:舌红绛,苔黄腻,脉洪数或细数。

〔治法〕清热凉血,化斑解毒。

〔**方药**〕犀角地黄汤(《外台秘要》)合黄连解毒汤(《肘后备急方》)。

〔**中成药**〕(1)紫雪散^(药典)[由石膏、北寒水石、滑石、磁石、玄参、木香、沉香、升麻、甘草、丁香、芒硝(制)、硝石(精制)、水牛角浓缩粉、羚羊角、人工麝香、朱砂组成]。功能主治:清热开窍,止痉安神。用于热入心包、热动肝风证,症见高热烦躁、神昏谵语、惊风抽搐、斑疹吐衄、尿赤便秘。用法用量:口服,一次 1.5~3g,一日 2 次;1 岁小儿一次 0.3g,5 岁以内小儿每增 1 岁递增 0.3g,一日 1 次;5 岁以上小儿酌情服用。

(2)新雪颗粒^(医保目录)(由磁石、石膏、滑石、南寒水石、硝石、芒硝、栀子、竹心、广升麻、穿心莲、珍珠层粉、沉香、人工牛黄、冰片组成)。功能主治:清热解毒。用于外感热病、热毒壅盛证,症见高热、烦躁;扁桃体炎、上呼吸道感染、气管炎、感冒见上述证候者。用法用量:口服,一次 1 袋(瓶),一日 2 次。

2. 阴虚内热证

〔证候〕**主症**:斑疹黯红;**次症**:伴有不规则发热或持续低热,五心烦热,自汗盗汗,面浮红,关节痛,足跟痛,月经量少或闭经;**舌脉**:舌红,苔薄,脉细数。

〔治法〕滋阴降火。

〔**方药**〕六味地黄丸(《小儿药证直诀》)合大补阴丸(《丹溪心法》)、清骨散(《证治准绳》)、二至丸(《医便》)。

〔**中成药**〕(1)六味地黄丸^(医保目录)(由熟地黄、酒萸肉、牡丹皮、山药、茯苓、泽泻组成)。功能主治:滋阴补肾。用于肾阴亏损,头晕耳鸣,腰膝酸软,骨蒸潮热,盗汗遗精,消渴。用法用量:口服,水丸一次 5g,水蜜丸一次 6g,小蜜丸一次 9g,大蜜丸一次 1 丸,一日 2 次。

(2)知柏地黄丸^(医保目录)(详见第四章第三节急性肾盂肾炎)。

3. 脾肾阳虚证

〔证候〕**主症**:面色无华,眼睑、下肢浮肿;**次症**:胸胁胀满,腰膝酸软,面热肢冷,口干不渴,小便清长,尿少或尿闭;**舌脉**:舌淡胖,苔少,脉沉细。

〔治法〕温肾壮阳,健脾利水。

〔**方药**〕肾气丸(《金匮要略》)、右归丸(《景岳全书》)或附子理中汤(《三因极一病证方论》),重者用参附汤(《正体类要》)。

〔**中成药**〕(1) 金匮肾气丸^(医保目录)(详见第二章第七节病毒性心肌炎)。

(2) 龟鹿补肾丸^(药典)[由盐菟丝子、淫羊藿(蒸)、续断(盐蒸)、锁阳(蒸)、狗脊(盐蒸)、酸枣仁(炒)、制何首乌、炙甘草、陈皮(蒸)、鹿角胶(炒)、熟地黄、龟甲胶(炒)、金樱子(蒸)、炙黄芪、山药(炒)、覆盆子(蒸)组成]。功能主治:补肾壮阳,益气血,壮筋骨。用于肾阳虚所致的身体虚弱、精神疲乏、腰腿酸软、头晕目眩、精冷、性欲减退、小便夜多、健忘、失眠。用法用量:口服,水蜜丸一次 1~2 袋,大蜜丸一次 1~2 粒,一日 2 次。

4. 脾虚肝旺证

〔**证候**〕**主症**:皮肤紫斑,胸胁胀满,腹胀纳呆;**次症**:头昏头痛,耳鸣失眠,月经不调或闭经;**舌脉**:舌紫黯或有瘀斑,脉细弦。

〔**治法**〕健脾清肝。

〔**方药**〕四君子汤(《太平惠民和剂局方》)合丹栀逍遥散(《内科摘要》)。

〔**中成药**〕(1) 八珍丸^(医保目录)(由党参、炒白术、茯苓、甘草、当归、白芍、川芎、熟地黄组成)。功能主治:补气益血。用于气血两虚,面色萎黄,食欲不振,四肢乏力,月经过多。用法用量:口服,水蜜丸一次 6g,大蜜丸一次 1 丸,一日 2 次。

(2) 丹栀逍遥丸^(医保目录)[由牡丹皮、焦栀子、柴胡(酒制)、酒白芍、当归、茯苓、白术(土炒)、薄荷、炙甘草、生姜组成]。功能主治:疏肝解郁,清热调经。用于肝郁化火,胸胁胀痛,烦闷急躁,颊赤口干,食欲不振或有潮热,以及妇女月经先期,经行不畅,乳房与小腹胀痛。用法用量:口服,一次 1~1.5 袋,一日 2 次。

5. 气滞血瘀证

〔**证候**〕**主症**:红斑黯滞,角栓形成及皮肤萎缩;**次症**:倦怠乏力;**舌脉**:舌黯红,苔白或光面舌,脉沉细。

〔**治法**〕疏肝理气,活血化瘀。

〔**方药**〕逍遥散(《太平惠民和剂局方》)合血府逐瘀汤(《医林改错》)。

〔**中成药**〕逍遥丸^(医保目录)(详见第三章第八节非酒精性脂肪肝病)。

四、单验方

1. 赵炳南验方 1 生玳瑁 12g,生地黄、金银花各 30g,白茅根 30g,丹皮 10g,天花粉 15g,玄参 30g,黄柏、石斛各 15g,知母 10g。水煎服,每日 1 剂,早、晚分服。主治红斑狼疮属毒热炽盛者。

2. 赵炳南验方 2 南北沙参各 24g,石斛 15g,玄参 24g,丹参 10g,玉竹 10g,党参 10g,生黄芪 24g,当归 15g,乌梢蛇 10g,赤白芍各 10g,秦艽 10g。水煎服,每日 1 剂,早、晚分服。主治阴血亏虚型红斑狼疮。

3. 赵炳南验方 3 紫石英 30g,石莲子、白人参各 10g,北沙参、生黄芪各 30g,当归、乌梢蛇、远志各 10g,秦艽 15g,川黄连 6g,丹参 15g,合欢花 10g。水煎服,每日 1 剂,早、晚分服。主治邪毒攻心型红斑狼疮。

4. 汪履秋验方——化斑解毒汤 制首乌 12g,桑椹子 15g,紫草 10g,土茯苓 15g,虎杖 30g,生地黄 15g,丹皮 10g,水牛角 30g。每日 1 剂,水煎分服。主治系统性红斑狼疮之营阴热毒证,以皮损为主者。

第三节 干燥综合征

干燥综合征(SS)是累及多种外分泌腺体为主的慢性炎症性自身免疫病。临床上常侵犯涎腺和泪腺,表现为口、眼干燥症,呼吸系统、消化系统、皮肤、阴道等外分泌腺功能亦常受损,还可出现腺体外的病变。SS 分为原发性和继发性两种,前者指单纯性 SS,后者指 SS 合并其他自身免疫性疾病。其发病机制尚不清楚,免疫紊乱是本病的基础。在我国人群中患病率为 0.3%~0.7%,任何年龄都可发病,以中年女性多见,男女比例为 1∶(9~20)。

本病属于中医学"燥病"等范畴。

一、诊断要点

(一) 临床表现

1. 眼 主要呈干燥性角膜炎,眼干燥发痒或疼痛,有异物感或烧灼感、视力模糊似有幕状物,畏光,角膜混浊,可见散在浸润点和小血管增生,有糜烂或溃疡,严重时角膜可穿孔,合并虹膜脉络膜炎、结膜炎时可见球结膜血管扩张、分泌物多、泪液少、少数泪腺肿大,易并发细菌、病毒和真菌感染。

2. 口腔 初起或轻度病变时,常不易察觉或重视,较重时唾液少,常影响食物咀嚼和吞咽,舌红、干燥或有裂隙,活动不便,可发生溃疡,常有龋齿和齿眼炎,牙齿可呈粉末状或小块破碎掉落,口腔、唇和口角黏膜干燥破裂,有口臭。约半数病例腮腺可反复发生肿大,严重肿大时状如松鼠样脸,质地中等硬度。若腮腺质地坚硬或呈结节状,提示有肿瘤可能,颌下腺亦可肿大。

3. 皮肤 表现为皮肤干燥,表面有鳞屑,如鱼鳞病样,有的患者诉全身性瘙痒,外生殖器、肛门、阴道等皮肤黏膜可干燥或萎缩,毛发干枯、稀疏、易脆断,或可发生结节性红斑、非血小板减少性紫癜、雷诺现象和血管炎等。

4. 呼吸道 鼻黏膜腺体受侵犯引起分泌物减少,发生鼻腔干燥,鼻痂形成,常有鼻出血和鼻中隔炎。或可发生浆液性中耳炎,导致传导性耳聋。咽喉干燥,有声音嘶哑,痰液稠黏。可并发气管炎、支气管炎、间质性肺炎、肺纤维化、肺不张和胸膜炎,有的无临床明显肺部病变的患者经肺功能检测,可有限制性换气障碍和气体弥散能力下降。

5. 消化道 食管干燥可使吞咽困难,偶见环状软骨后食管狭窄,胃黏膜可因腺体淋巴细胞浸润增大,胃酸分泌物减少形成鹅卵石样假癌。急性或慢性复发性胰腺炎少见,对胃泌素和促胰酶素的反应有障碍,提示亚临床型胰腺炎较常见。约20%病例肝脾肿大。

6. 泌尿道 约30%病例发生肾病变,常见的为间质性肾炎。有肾小管功能缺陷,呈肾小管酸中毒,低钾软瘫有时为SS病的早期表现。尚可有肾性糖尿、氨基酸尿、磷酸盐尿和尿酸排出增多,亦有并发肾小球肾炎。

7. 淋巴结 局部或全身淋巴结可肿大。

8. 神经系统 有单发或多发性脑神经累及,以三叉神经受累多见,亦有周围神经炎。

9. 其他 可有局灶性肌炎和轻型复发性侵蚀性关节炎,亦可有动脉炎,累及小动脉至中等大小动脉并引起皮肤溃疡和周围神经病变等。

继发性干燥综合征常合并结缔组织病和相关疾病,最多见的为类风湿关节炎(35%~55%),其他有系统性红斑狼疮、硬皮病、结节性多动脉炎、混合结缔组织病、桥本甲状腺炎、原发性胆汁性肝硬化、慢性活动性肝炎、糖尿病等。

(二) 辅助检查

1. 自身抗体 抗SS-A抗体与抗SS-B抗体均为阳性时,首先考虑SS的可能;IgG增高最明显,IgA和IgM亦可增高;大部分患者有血沉增快,抗人球蛋白试验(Coombs试验)可阳性;无关节症状者RF亦可为阳性。

2. 泪腺功能检测 Schirmer试验≤5mm/5min为阳性;泪膜破碎时间(BUT试验)<10秒为不正常;角膜染色指数≥4为阳性(Van Bijsterveld计分法)。

3. 涎腺功能检测 唾液流率测定≤1.5ml/15min为阳性;腮腺造影用于明确腮腺及其导管的形态。

4. 组织学检查 唇腺聚集的淋巴细胞50个以上为一个病灶,计数$4mm^2$组织中的病灶数,若病理活检示淋巴细胞灶≥1个病灶为阳性。

(三) 诊断标准

2002年干燥综合征国际诊断标准:

Ⅰ 口腔症状:3项中有1项或1项以上

（1）每日口干持续 3 个月以上；

（2）成年后腮腺反复或持续肿大；

（3）吞咽干性食物时需用水帮助。

Ⅱ　眼部症状：3 项中有 1 项或 1 项以上

（1）每日感到不能忍受的眼干燥，持续 3 个月以上；

（2）有反复砂子进眼或砂磨感觉；

（3）每日需用人工泪液 3 次或 3 次以上。

Ⅲ　眼部体征：下述检查任 1 项或 1 项以上阳性

（1）Schirmer 试验（+）（≤5mm/5min）；

（2）角膜染色（+）（≥4，Van Bijsterveld 计分法）。

Ⅳ　组织学检查：下唇腺病理活检示淋巴细胞灶≥1（指 4mm^2 组织内至少有 50 个淋巴细胞聚集于唇腺间质者为 1 个灶）。

Ⅴ　涎腺受损：下述检查任 1 项或 1 项以上阳性

（1）唾液流率（+）（≤1.5ml/15min）；

（2）腮腺造影（+）；

（3）涎腺同位素检查（+）。

Ⅵ　自身抗体：抗 SSA 或抗 SSB（+）（双扩散法）

要求：原发性 SS，无任何潜在疾病的情况下，符合下述 a 或 b 之一的则可诊断：

a. 符合表中 4 条或 4 条以上，但必须含有条目Ⅳ（组织学检查）和 / 或条目Ⅵ（自身抗体）

b. 条目Ⅲ、Ⅳ、Ⅴ、Ⅵ条中任 3 条阳性

继发性 SS：患者有潜在的疾病（如任一结缔组织病），且符合表的 Ⅰ 和 Ⅱ 中任 1 条，同时符合条目Ⅲ、Ⅳ、Ⅴ中任 2 条

必须除外：头颈面部放疗史、丙型肝炎病毒感染、艾滋病（AIDS）、淋巴瘤、结节病、移植物抗宿主（GVH）病、抗乙酰胆碱药的应用（如阿托品、莨菪碱、溴丙胺太林、颠茄等）

二、西医治疗要点

目前尚无根治方法，治疗目的是改善症状，控制和延缓因免疫反应引起的组织器官损害和防治继发感染。

（一）局部治疗

1. 口干燥症　主要是补充水分，使用含氟的漱口液，保持口腔清洁，减少

龋齿和口腔继发感染的可能。

2. 干燥性角结膜炎　人工泪液可治疗眼干燥症;增加空气湿度有助于保持眼睛湿润;另有特制的含水眼罩可以减轻眼睛水分的蒸发。

（二）全身治疗

1. 非系统受累治疗　针对关节痛、关节炎、肌肉疼痛乏力、皮疹等关节受累情况,可使用 NSAIDs,滑膜炎时加用羟氯喹,难治性关节炎考虑使用免疫抑制剂。

2. 系统受累治疗　SS 的病理基础是以淋巴细胞浸润为主的炎性病变,控制炎症反应是治疗的核心。对合并有神经系统、肾小球肾炎、肺间质性病变、肝脏损害、血细胞减少尤其是血小板减低、肌炎等要给予糖皮质激素治疗。出现关节肌肉疼痛、乏力以及低热等全身症状时,可予羟氯喹。对于病情进展迅速者可激素合用环磷酰胺、硫唑嘌呤等免疫抑制剂。生物制剂如利妥昔单抗可进行 B 细胞清除以改善 SS 病情,常用于常规治疗疗效不佳的患者。

三、中成药应用

（一）基本病机

中医认为干燥综合征的基本病机为肝肾阴虚,精血不足,不能濡润脏腑、四肢百骸。外感六淫之邪,消灼津液;先天禀赋不足,素体阴虚;情志所伤,劳倦过度;或久病失养,精血内夺;或年高之人天癸将竭;或汗、吐、下太过;或过服辛温升散之剂;或亡血失精等皆可致正气耗损,阴津不足,五官、九窍失于濡润,则燥症遂生。阴虚则内热,内热熏蒸,消灼阴津,久之则津枯血燥;或情志不遂,气机郁滞,血行不畅;或气血阴阳亏虚,血运无力,瘀血内生,阻滞血行,血运不畅,新血不生,则进一步加重燥症。

（二）辨证分型使用中成药

干燥综合征常用中成药一览表

证型	常用中成药
毒热阴虚证	琼玉膏
阴虚燥热证	玄麦甘桔胶囊
湿热蕴阻证	龙胆泻肝丸
气阴两虚证	养阴清肺膏
痰瘀壅滞证	复方丹参片

1. 毒热阴虚证

〔**证候**〕**主症**:目赤,口干喜饮,唇焦燥渴,关节、肌肉酸痛,毛发干燥、稀少而脆、易落;**次症**:身热恶风,偶有壮热;**舌脉**:舌质红,苔少,脉细数。

〔**治法**〕清营解毒,养阴润燥。

〔**方药**〕犀角地黄汤(《外台秘要》)。

〔**中成药**〕琼玉膏^(药监局)(由地黄、党参、茯苓组成)。功能主治:补虚健脾。用于气阴不足,肺虚干咳,形体消瘦。用法用量:口服,一次 15g,一日 2 次。

2. 阴虚燥热证

〔**证候**〕**主症**:口眼干燥,渴不欲饮或饮不解渴,低热,涎腺肿大;**次症**:面色潮红,五心烦热,头晕失眠,或有干咳,或痰黏干不易咯出;**舌脉**:舌质红,苔薄而干,或少苔,脉细数。

〔**治法**〕养阴清热,生津润燥。

〔**方药**〕一贯煎(《续名医类案》)。

〔**中成药**〕玄麦甘桔胶囊^(医保目录)(由玄参、麦冬、甘草、桔梗组成)。功能主治:清热滋阴,祛痰利咽。用于阴虚火旺,虚火上浮,口鼻干燥,咽喉肿痛。用法用量:口服,一次 3~4 粒,一日 3 次。

3. 湿热蕴阻证

〔**证候**〕**主症**:涎腺肿大,口眼干燥,口苦,口臭,口中黏腻不适,口角有白色分泌物;**次症**:伴有胸闷腹胀,尿涩痛难解,或有低热;**舌脉**:舌质红,苔白腻或黄腻,脉滑数。

〔**治法**〕化湿清热,解毒通络。

〔**方药**〕龙胆泻肝汤(《医方集解》)。

〔**中成药**〕龙胆泻肝丸^(医保目录)(详见第二章第九节 PCI 围术期)。

4. 气阴两虚证

〔**证候**〕**主症**:病程较长,多系晚期症状,少气懒言,倦怠乏力,双目干涩,视物不明,口干唇燥,咽干少津;**次症**:五心烦热,形体干瘦,牙齿色枯欠润,皮肤干燥发痒,关节酸痛,大便秘结,阴门干涩;**舌脉**:舌质红边有齿痕,苔少或无苔,脉虚细且数。

〔**治法**〕益气养阴,凉血润燥。

〔**方药**〕七味白术散(《小儿药证直诀》)。

〔**中成药**〕养阴清肺膏^(医保目录)(由地黄、麦冬、玄参、川贝母、白芍、牡丹皮、薄荷、甘草组成)。功能主治:养阴润燥,清肺利咽。用于阴虚肺燥,咽喉干痛,干咳少痰或痰中带血。用法用量:口服,一次 10~20ml,一日 2~3 次。

5. 痰瘀壅滞证

〔**证候**〕**主症**：口鼻干燥，颈项处可触及大小不等的痰核，腮部肿硬，关节、肌肉酸痛；**次症**：肢端冰冷；**舌脉**：舌色泽紫黯而失红活，苔少，脉细涩。

〔**治法**〕活血化瘀，化痰散结。

〔**方药**〕血府逐瘀汤（《医林改错》）。

〔**中成药**〕复方丹参片^{（医保目录）}（由丹参、三七、冰片组成）。功能主治：活血化瘀，理气止痛。用于气滞血瘀所致的胸痹，症见胸闷、心前区刺痛；冠心病心绞痛见上述证候者。用法用量：口服，一次 3 片（薄膜衣小片或糖衣片）或 1 片（薄膜衣大片），一日 3 次。

四、单验方

1. 鲜芦根 30g，甘草 10g，加水适量煎汤，代茶时时饮之，有生津润燥的功效。（《中医内科常见病诊疗指南》）

2. 山药粉 30g，每日早晨空腹用温开水送服，晚上临睡前取蜂蜜 60ml，温开水送服。（《中医内科常见病诊疗指南》）

3. 刘薛乡验方　生地黄、熟地黄、黄连、黄芩、黄柏、当归、天冬、麦冬、玄参、黄精。水煎服，每日 1 剂。主治口干舌燥，皮肤粗糙，眼目干涩。

4. 北京市中医院风湿科协定方　太子参、生黄芪、党参、云苓、天花粉、麦冬、甘草。水煎服，每日 1 剂。主治干燥综合征之口干舌燥，眼目干涩，肌肤粗糙。

5. 谢昌仁验方——消渴方　石膏 20g，知母 10g，甘草 3g，沙参 12g，麦冬 10g，石斛 12g，地黄 12g，山药 12g，茯苓 12g，泽泻 12g，天花粉 15g，内金 6g。每日 1 剂，水煎服。清热养阴，滋肾生津。主治干燥综合征、糖尿病、尿崩症。

第四节　骨质疏松症

骨质疏松症（OP）是一种以骨量低下、骨微结构损坏，导致骨脆性增加，易发生骨折为特征的全身性骨病。其主要特点为单位体积内骨组织量减少，骨皮质变薄，松质骨骨小梁数目及大小均减少，骨髓腔增宽，骨骼荷载能力减弱。临床表现主要为腰背、四肢疼痛，脊柱畸形，甚至骨折。骨质疏松症分为原发性、继发性和特发性三大类，可发生于不同性别和任何年龄，多见于绝经后女性和老年男性。

本病属于中医学"骨痿""骨痹""骨枯"等范畴。

一、诊断要点

(一) 临床表现

疼痛、脊柱变形和发生脆性骨折是骨质疏松症最典型的临床表现。但许多骨质疏松症患者早期往往无明显的症状,常常在骨折发生后经 X 线或骨密度检查时才发现已有骨质疏松改变。

1. 疼痛　患者可有腰背或周身酸痛,负荷增加时疼痛加重或活动受限,严重时翻身、坐起及行走有困难。

2. 脊柱变形　骨质疏松严重者可有身高缩短或驼背。椎体压缩性骨折会导致胸廓畸形、腹部受压,影响心肺功能等。

3. 骨折　轻度外伤或日常活动后发生的骨折为脆性骨折。发生脆性骨折的常见部位为胸、腰椎,髋部,桡、尺骨远端和肱骨近端。其他部位亦可发生骨折。发生过一次脆性骨折后,再次发生骨折的风险明显增加。

(二) 辅助检查

1. 实验室检查

(1) 骨形成指标:血清碱性磷酸酶(ALP)由成骨细胞合成和分泌,可以反映成骨细胞活性;血清骨钙素(BGP)能反映骨形成及骨转换情况,比较适合绝经后骨质疏松症的诊断,在绝经期的妇女中,Ⅰ型原胶原肽(PICP)是反映骨基质形成的良好指标。

(2) 骨吸收指标:空腹尿钙 / 肌酐比值增高说明骨吸收增加;血清抗酒石酸酸性磷酸酶(TRAP)可反映骨吸收程度;血Ⅰ型胶原交联羧基末端肽(CTX)和Ⅰ型胶原交联氨基末端肽(NTX)是敏感性和特异性均较好的骨吸收指标。

2. 影像学检查

(1) X 线检查:主要改变为骨皮质变薄,骨小梁减少、变细,以脊椎和骨盆较明显,特别是胸腰段负重节段。

(2) 骨密度测定:骨密度是指单位体积(体积密度)或者是单位面积(面积密度)的骨量,是目前国际学术界公认的骨质疏松症诊断的金标准。

(三) 诊断标准

临床上用于诊断骨质疏松症的通用指标是:发生了脆性骨折和 / 或骨密度低下。1994 年 WHO 建议的基于骨密度测定的骨质疏松诊断标准:骨密度值低于同性别、同种族正常成人的骨峰值不足 1 个标准差属正常;降低 1.0~2.5

个标准差之间为骨量减少；降低程度等于和大于 2.5 个标准差为骨质疏松；骨密度降低程度符合骨质疏松诊断标准同时伴有一处或多处骨折时为严重骨质疏松。

二、西医治疗要点

（一）调整生活方式

1. 均衡膳食，摄入富含钙、低盐和适量蛋白质。

2. 适当户外活动和日照，有助于骨健康的体育锻炼和康复治疗。

3. 避免嗜烟、酗酒，慎用影响骨代谢的药物。

4. 采取防止跌倒的各种措施，注意是否有增加跌倒危险的疾病和药物。

5. 加强自身和环境的保护措施（使用关节保护器）等。

（二）药物治疗

1. 骨健康基本补充剂　钙剂可以减缓骨丢失，改善骨矿化，但应注意避免超大剂量补充钙剂，以免增加肾结石和心血管疾病的潜在风险。维生素 D 促进钙的吸收，对骨骼健康、保持肌力、改善身体稳定性、降低骨折风险有益，临床使用时需定期监测血钙和尿钙。

2. 抗骨质疏松药物　主要有三类，包括骨吸收抑制剂、骨形成刺激剂和多重作用机制的药物。骨吸收抑制剂主要有双膦酸盐类、降钙素、雌激素类、选择性雌激素受体调节剂（SERMs）等；骨形成刺激剂包括甲状旁腺激素（PTH）、维生素 K_2 等；多重作用机制的药物有骨化三醇、阿法骨化醇、雷奈酸锶等。

三、中成药应用

（一）基本病机

中医认为骨质疏松症的基本病机肾精不足，骨失滋养。其病位在骨，与肝、脾、肾密切相关。肾中精气是骨生长发育的根本，人至中老年，天癸渐竭，加之体质虚弱，烦劳过度，耗伤肾精，而致肾精亏虚，精亏髓减，骨失所养。肝肾同源，肝血不足则精失所养，肝肾精亏或阴虚失养，而发此病。脾胃为后天之本，气血生化之源，脾胃失于运化，则津液不布，久之肾精日涸，渐致髓减骨枯；脾胃又主身之肌肉，若脾胃虚弱，则肌肉失养，甚至痿废不用，骨骼失去肌肉的支撑，愈加骨弱难支。肾气虚馁则血脉鼓动无力，脉络日久生瘀，瘀血停滞，则经络受阻，肾精更难充养，骨髓不满，骨骼失于濡养，均可导致本病发生。

（二）辨证分型使用中成药

骨质疏松症常用中成药一览表

证型	常用中成药
肾阳虚证	淫羊藿总黄酮胶囊、右归丸
肝肾阴虚证	芪骨胶囊、六味地黄丸
脾肾阳虚证	补中益气丸、右归丸、济生肾气丸
肾虚血瘀证	仙灵骨葆胶囊、骨疏康胶囊
脾胃虚弱证	参苓白术散、龙牡壮骨颗粒
血瘀气滞证	活血止痛散

1. 肾阳虚证

〔证候〕**主症**:腰背冷痛,酸软乏力;**次症**:驼背弯腰,活动受限,畏寒喜暖,遇冷加重,尤以下肢为甚,小便频多;**舌脉**:舌淡苔白,脉弱。

〔治法〕补肾壮阳,强筋健骨。

〔方药〕右归丸(《景岳全书》)。

〔**中成药**〕(1)淫羊藿总黄酮胶囊^(药监局)(主要成分为淫羊藿总黄酮提取物)。功能主治:温补肾阳,强筋健骨。用于原发性骨质疏松症肾阳虚证,症见腰脊疼痛,腰膝酸软,形寒肢冷,下肢无力,夜尿颇多,舌淡,苔薄白。用法用量:口服,一次2粒,一日3次,饭后温开水送服,疗程24周。

(2)右归丸^(医保目录)(详见第一章第七节慢性肺源性心脏病)。

2. 肝肾阴虚证

〔证候〕**主症**:腰膝酸痛,手足心热;**次症**:下肢抽筋,驼背弯腰,两目干涩,形体消瘦,眩晕耳鸣,潮热盗汗,失眠多梦;**舌脉**:舌红少苔,脉细数。

〔治法〕滋补肝肾,填精壮骨。

〔方药〕六味地黄汤(《小儿药证直诀》)。

〔**中成药**〕(1)芪骨胶囊^(医保目录)(由淫羊藿、制何首乌、黄芪、石斛、肉苁蓉、骨碎补、菊花组成)。功能主治:滋养肝肾,强筋健骨。用于女性绝经后骨质疏松症肝肾不足证,症见腰膝酸软无力,腰背疼痛,步履艰难,不能持重。用法用量:口服,一次3粒,一日3次;疗程6个月。

(2)六味地黄丸^(医保目录)(详见第七章第二节系统性红斑狼疮)。

3. 脾肾阳虚证

〔证候〕**主症**:腰膝冷痛,食少便溏;**次症**:腰膝酸软,双膝行走无力,弯腰驼背,畏寒喜暖,腹胀,面色㿠白;**舌脉**:舌淡胖,苔白滑,脉沉迟无力。

〔**治法**〕补益脾肾,强筋壮骨。

〔**方药**〕补中益气汤(《脾胃论》)合金匮肾气丸(《金匮要略》)。

〔**中成药**〕(1) 补中益气丸^(医保目录)(由炙黄芪、党参、炙甘草、炒白术、当归、升麻、柴胡、陈皮组成)。功能主治:补中益气,升阳举陷。用于脾胃虚弱、中气下陷所致的泄泻、脱肛、阴挺,症见体倦乏力、食少腹胀、便溏久泻、肛门下坠或脱肛、子宫脱垂。用法用量:口服,小蜜丸一次 9g,大蜜丸一次 1 丸,一日 2~3 次。

(2) 右归丸^(医保目录)(详见第一章第七节慢性肺源性心脏病)。

(3) 济生肾气丸^(医保目录)(详见第一章第七节慢性肺源性心脏病)。

4. 肾虚血瘀证

〔**证候**〕**主症**:腰脊刺痛,腰膝酸软;**次症**:下肢痿弱,步履艰难,耳鸣;**舌脉**:舌质淡紫,脉细涩。

〔**治法**〕补肾活血化瘀。

〔**方药**〕补肾活血方(《伤科大成》)。

〔**中成药**〕(1) 仙灵骨葆胶囊^(医保目录)(由淫羊藿、续断、丹参、知母、补骨脂、地黄组成)。功能主治:滋补肝肾,活血通络,强筋壮骨。用于肝肾不足,瘀血阻络所致骨质疏松症,症见腰脊疼痛,足膝酸软,乏力。用法用量:口服,一次 3 粒,一日 2 次;4~6 周为一疗程。

(2) 骨疏康胶囊^(医保目录)(由淫羊藿、熟地黄、骨碎补、黄芪、丹参、木耳、黄瓜子组成)。功能主治:补肾益气,活血壮骨。用于肾虚气血不足所致的中老年骨质疏松症,症见腰脊酸痛、胫膝酸软、神疲乏力。用法用量:口服,一次 4 粒,一日 2 次,饭后服用。

5. 脾胃虚弱证

〔**证候**〕**主症**:形体瘦弱,肌软无力;**次症**:食少纳呆,神疲倦怠,大便溏泄,面色萎黄;**舌脉**:舌质淡,苔白,脉细弱。

〔**治法**〕益气健脾,补益脾胃。

〔**方药**〕参苓白术散(《太平惠民和剂局方》)。

〔**中成药**〕(1) 参苓白术散^(医保目录)[由人参、茯苓、白术(炒)、山药、白扁豆(炒)、莲子、薏苡仁(炒)、砂仁、桔梗、甘草组成]。功能主治:补脾胃,益肺气。用于脾胃虚弱,食少便溏,气短咳嗽,肢倦乏力。用法用量:口服,一次 6~9g,一日 2~3 次。

(2) 龙牡壮骨颗粒^(医保目录)(由党参、黄芪、山麦冬、醋龟甲、炒白术、山药、醋南五味子、龙骨、煅牡蛎、茯苓、大枣、甘草、乳酸钙、炒鸡内金、维生素 D₂、葡萄糖酸钙组成)。功能主治:强筋壮骨,和胃健脾。治疗和预防小儿佝偻病、软骨病;对小儿多汗、夜惊、食欲不振、消化不良、发育迟缓也有治疗作用。用法用量:开水冲服,2 岁以下一次 1 袋,2~7 岁一次 1.5 袋,7 岁以上一次 2 袋,一日 3 次。

6. 血瘀气滞证

〔证候〕**主症**:骨节刺痛,痛有定处;**次症**:痛处拒按,筋肉挛缩,骨折,多有骨折史;**舌脉**:舌质紫黯,有瘀点或瘀斑,脉涩或弦。

〔治法〕理气活血,化瘀止痛。

〔方药〕身痛逐瘀汤(《医林改错》)。

〔中成药〕活血止痛散[(医保目录)[由当归、三七、乳香(制)、冰片、土鳖虫、煅自然铜组成]。功能主治:活血散瘀,消肿止痛。用于跌打损伤,瘀血肿痛。用法用量:用温黄酒或温开水送服,一次 1.5g,一日 2 次。

四、单验方

1. **鹿茸汤**　鹿茸 2g,水煎服,治疗肾虚精亏之骨质疏松症。(《中医内科常见病诊疗指南》)

2. **枣骨脂汤**　党参 20g,大枣 12g,补骨脂 20g,水煎服,治疗脾肾虚弱之骨质疏松。(《中医内科常见病诊疗指南》)

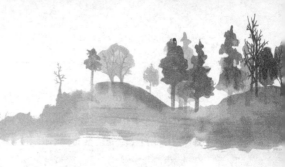

第八章 感染性疾病

第一节 流行性脑脊髓膜炎 •

　　流行性脑脊髓膜炎,简称流脑,是由脑膜炎球菌引起的化脓性脑膜炎。致病菌由鼻咽部侵入血液循环,形成脓毒血症,最后局限于脑膜及脊髓膜,形成化脓性脑脊髓膜病变。主要临床表现有发热、头痛、呕吐、皮肤瘀点及颈项强直等脑膜刺激征。脑脊液呈化脓性改变。本病一般为散在发生,常在冬春季节流行,儿童患病者最为多见。

　　本病属于中医学"春温""冬温"范畴。

一、诊断要点

　　凡在流行季节突起高热、头痛、呕吐,伴神志改变,皮肤和黏膜发现有瘀斑、瘀点,以及脑膜刺激征阳性者,临床诊断即可初步成立。确诊有赖于脑脊液生化常规检查及病原菌的涂片和培养,免疫学及分子生物学检查亦有利于及早确立诊断。

(一)流行病学史

　　在冬春季节和流行地区内,儿童患病者最为多见。有些患者在发病前7天有明显密切接触史。

(二)临床表现

　　1. 突然寒战、高热,恶心,呕吐,流涕,鼻塞,咽痛,全身疼痛,头痛加重。

　　2. 面色苍白,四肢发凉,皮肤发花并有散在的小出血点,唇周及指端青紫、唇周单纯疱疹。

　　3. 烦躁不安,谵妄、昏迷或惊厥。

　　4. 皮肤、黏膜瘀点典型或融合成瘀斑,血压明显下降,脉搏细速,脉压缩小。

　　5. 颈项强直,角弓反张,克氏征和布氏征阳性。

　　6. 瞳孔大小不等、边缘不整、对光反应迟钝,眼球常凝视。

　　7. 呼吸快慢及深浅不均或呼吸暂停。

8. 幼儿发病多不典型,常见高热、呕吐、嗜睡外,还多见极度不安与惊厥、拒乳、尖叫、腹泻、咳嗽、双目凝视、颈项强直和布氏征阳性,其他脑膜刺激征可能缺如。前囟未闭者多见隆起,呕吐频繁而失水者也可出现囟门下陷。

（三）理化检查

1. 血常规　白细胞数显著增高。

2. 脑脊液（CSF）检查　压力常增高达 1.96kPa 以上;外观混浊如米汤样甚或脓样;白细胞数增多,以中性粒细胞为主;蛋白质显著增高,可达 1~5g/L;糖量常低于 2.22mmol/L,氯化物也稍降低。CFS 涂片可在中性粒细胞内找到革兰氏阴性双球菌。

3. 细菌学检查　从患者 CSF 或急性期血液分离到脑膜炎双球菌。

4. 免疫学检查　从患者急性期血清或尿或 CSF 中检测到脑膜炎双球菌群特异性多糖抗原。检测患者恢复期血清抗体效价较急性期呈 4 倍或 4 倍以上升高。

5. 分子生物学检查　以 PCR 检测到患者急性期血清或 CSF 中脑膜炎双球菌的 DNA 特异片段。

二、西医治疗要点

（一）普通型流脑的治疗

1. 抗菌治疗　抗菌药物的选用原则是早期选用易透过血脑屏障的杀菌剂、联合用药。青霉素需予较大剂量;头孢菌素类宜用容易透过血脑屏障的第三代头孢如头孢噻肟和头孢曲松;磺胺类宜用复方磺胺甲噁唑。

2. 对症治疗　高热时可用乙醇擦浴,安乃近滴鼻或小剂量安乃近肌内注射;头痛可酌情用可待因、阿司匹林,或用高渗葡萄糖液静注;惊厥时可用副醛肌注,或用 10% 水合氯醛灌肠。

（二）暴发型脑膜炎球菌败血症的治疗

1. 抗菌治疗　同普通型流脑,以青霉素及三代头孢菌素如头孢噻肟或头孢曲松为主,也可两者联合应用。

2. 抗休克治疗　关键在于扩容、纠酸及合理应用血管活性药物。

3. 抗 DIC 的治疗　若休克经综合治疗后不见好转,出血点即使未见增加,也应考虑有 DIC 存在,应做有关凝血及纤溶的检查,并开始肝素治疗。

（三）暴发型脑膜脑炎的治疗

1. 抗菌治疗　同暴发型脑膜炎球菌败血症。

2. 脱水剂　主要以甘露醇为主。脱水时应适当补充液体、钾盐等,以保持轻度脱水状态为宜。

3. 呼吸衰竭的处理　须加强脱水治疗,给予吸氧、吸痰、头部降温以防治脑水肿、防止脑疝及呼吸衰竭的发生。如已发生,予呼吸中枢兴奋剂。高热和频繁惊厥者可用亚冬眠疗法。呼吸停止时应立即做气管插管或气管切开,进行间歇正压呼吸。

三、中成药应用

(一) 基本病机

中医认为流行性脑脊髓膜炎属温病范畴,为感受时令温热疫毒之邪所致,其发展过程具有温病卫、气、营、血的各期临床特点,温热疫毒,侵犯人体,由口鼻而入,先犯肺胃,终必入脑。由于感受病毒有轻重,人体正虚的不同,其病机变化又有邪在气分和邪在营分的不同,从而出现胃肠、胆、心、脑等方面的证候。

(二) 辨证分型使用中成药

普通型流脑常用中成药一览表

证型	常用中成药
卫气同病证	芩翘口服液、黄连上清丸
气营两燔证	清瘟解毒片、清开灵注射液
气血两燔证	局方至宝丸、紫雪散

暴发型流脑常用中成药一览表

证型	常用中成药
热郁化风证	牛黄清热胶囊、局方至宝丸、紫雪散
气阴衰竭证	牛黄清心丸、醒脑静注射液

普通型流脑证治

1. 卫气同病证

〔**证候**〕**主症**:发热恶寒,咽喉肿痛,头痛项强,烦躁不安,恶心呕吐;**次症**:或可见皮肤斑疹;**舌脉**:舌尖红,苔薄白或黄,脉滑数。

〔**治法**〕清气和卫,解表透邪。

〔**方药**〕白虎汤(《伤寒论》)合银翘散(《温病条辨》)。

〔**中成药**〕(1) 芩翘口服液^(药监局)[由黄芩、连翘、荆芥、野菊花、玄参、水牛角、大黄(酒炙)、皂角刺、蜂房组成]。功能主治:疏风清热,解毒利咽,消肿止痛。用于急喉痹(急性咽炎)、风热乳蛾(急性充血性扁桃体炎)属内有郁热、外感风邪证者,症见咽痛或吞咽痛,咽干灼热,口渴多饮、咳嗽,痰黄,便干,尿黄,舌质红,苔薄白或黄,脉浮数有力。用法用量:口服,一次 2 支,一日 3 次。急喉痹(急性咽炎)者,5 日为一疗程,风热乳蛾(急性充血性扁桃体炎)者,7 天日为一疗程。本品有少量沉淀,请摇匀后用吸管服用。

(2) 黄连上清丸^(医保目录)[由黄连、栀子(姜制)、连翘、蔓荆子(炒)、防风、荆芥穗、白芷、黄芩、菊花、薄荷、酒大黄、黄柏(酒炒)、桔梗、川芎、石膏、旋覆花、甘草组成]。功能主治:清热通便,散风止痛。用于上焦内热,症见头晕脑涨,牙龈肿痛,口舌生疮,咽喉红肿,耳痛耳鸣,暴发火眼,大便干燥,小便黄赤。用法用量:口服,一次 3~6g,一日 2 次。

2. 气营两燔证

〔**证候**〕**主症**:高热,头痛如劈,呕吐频繁,昏睡或烦躁不安,颈项强直;**次症**:或有抽搐,大便干结;**舌脉**:舌红而绛,苔黄而燥,脉象弦数。

〔**治法**〕清气凉营,息风止痉。

〔**方药**〕清瘟败毒饮(《疫疹一得》)。

〔**中成药**〕(1) 清瘟解毒片^(医保目录)(由天花粉,葛根、白芷、桔梗、连翘、玄参、甘草、大青叶、柴胡、羌活、川芎、赤芍、防风、黄芪、牛蒡子、淡竹叶组成)。功能主治:清瘟解毒。用于时疫感冒,发热,怕冷,无汗头痛,口渴咽干,四肢酸疼,疟腮肿痛。用法用量:口服,一次 6 片,一日 2~3 次。

(2) 清开灵注射液^(医保目录)(详见第一章第五节慢性呼吸衰竭)。

3. 气血两燔证

〔**证候**〕**主症**:高热,头痛,呕吐,躁扰不安,昏狂谵妄,斑疹紫黑或吐衄便血;**舌脉**:舌深绛,苔黄而燥,脉弦数。

〔**治法**〕清气解毒,凉血消斑。

〔**方药**〕犀角地黄汤(《外台秘要》)合白虎汤(《伤寒论》)。

〔**中成药**〕(1) 局方至宝丸^(医保目录)(由水牛角、琥珀、牛黄、麝香、玳瑁、安息香、冰片、雄黄、朱砂组成)。功能主治:清热解毒,开窍镇惊。用于温邪入里,逆传心包引起的高热痉厥,烦躁不安,神昏谵语,小儿高热惊风。用法用量:口服,一次 1 丸,小儿遵医嘱。

(2) 紫雪散^(药典)(详见第七章第二节系统性红斑狼疮)。

暴发型流脑证治

1. 热郁化风证

〔**证候**〕**主症**：突然高热，头痛剧烈，频繁呕吐，躁动不安，抽搐不止，角弓反张；**次症**：神志昏迷；**舌脉**：舌绛苔黄，脉象弦数。

〔**治法**〕清热解毒，凉肝息风。

〔**方药**〕羚角钩藤汤（《重订通俗伤寒论》）。

〔**中成药**〕（1）牛黄清热胶囊^{（药监局）}（由黄连、黄芩、栀子、郁金、寒水石、人工牛黄、水牛角浓缩粉、琥珀粉、玳瑁粉、朱砂、冰片组成）。功能主治：清热镇惊。用于温邪入里引起的高热痉厥，四肢抽动，烦躁不安，痰浊壅塞。用法用量：口服，一次 5 粒，一日 2 次，小儿酌减。

（2）局方至宝丸^{（医保目录）}（详见本节普通型流脑证治"气血两燔证"）。

（3）紫雪散^{（药典）}（详见第七章第二节系统性红斑狼疮）。

2. 气阴衰竭证

〔**证候**〕**主症**：暴发高热，神昏惊厥；**次症**：或突然热势下降，面色苍白，四肢厥冷，面色青灰，大汗淋漓，呼吸微弱，皮肤见花纹，斑疹成片；**舌脉**：苔灰黑而滑，脉微细欲绝。

〔**治法**〕清营解毒，益气固脱。

〔**方药**〕清瘟败毒饮（《疫疹一得》）合生脉散（《医学启源》）。

〔**中成药**〕（1）牛黄清心丸^{（药典）}〔由牛黄、当归、川芎、甘草、山药、黄芩、炒苦杏仁、大豆黄卷、大枣、炒白术、茯苓、桔梗、防风、柴胡、阿胶、干姜、白芍、人参、六神曲（炒）、肉桂、麦冬、白蔹、蒲黄（炒）、麝香或人工麝香、冰片、水牛角浓缩粉、羚羊角、朱砂、雄黄组成〕。功能主治：清心化痰，镇惊祛风。用于风痰阻窍所致的头晕目眩、痰涎壅盛、神志混乱、言语不清及惊风抽搐、癫痫。用法用量：口服，大蜜丸一次 1 丸，水丸一次 1.6g，一日 1 次。

（2）醒脑静注射液^{（医保目录）}（详见第一章第三节慢性阻塞性肺疾病）。

四、单验方

1. 金银花 15g，贯众 9g，板蓝根 30g，龙胆 15g，钩藤（后下）15g，甘草 10g。水煎服，一日 1 剂。（《中医内科常见病诊疗指南》）

2. 生石膏、板蓝根各 120g，大青叶 60g，生地黄、连翘、紫草根各 30g，黄芩 18g。用于急性期水煎服或鼻饲。〔张宏伟.治流脑验方.农村百事通，1994（11）：57.〕

第二节　流行性乙型脑炎

流行性乙型脑炎,简称乙脑,是由乙脑病毒经媒介蚊虫叮咬引起的急性中枢神经系统感染,是一种人兽共患的自然疫源性疾病。主要流行于亚洲,热带、亚热带及温带地区均可发生。此病最早于1870年在日本发现,1934年在日本首次分离到病毒,故又名"日本脑炎"。临床起病急,有发热及不同程度中枢神经系统症状,重型患者病后常留有明显后遗症。

本病属于中医学"暑温""伏暑"范畴。

一、诊断要点

（一）流行病学史

本病多见于7~9月份多蚊季节,易感者以10岁以下儿童为多。

（二）临床表现

1. 急性起病,发热,头痛,喷射性呕吐,嗜睡,可伴有脑膜刺激征阳性。

2. 急性起病,发热2~3日后出现不同程度的意识障碍,如昏迷、惊厥、抽搐、肢体痉挛性麻痹等中枢神经症状,或发展至中枢性呼吸循环衰竭。

（三）理化检查

1. 血常规　白细胞总数（10~20）× 10^9/L,儿童可达 $40 × 10^9$/L。病初中性粒细胞可高达80%以上,1~2日后,淋巴细胞占优势。部分患者血常规始终正常。

2. 脑脊液检查　呈无色透明,压力增高,白细胞计数（50~500）× 10^6/L,个别高达 $1\ 000 × 10^6$/L。病初1~2日以中性粒细胞为主,以后则单核细胞增多。蛋白质轻度增高,糖及氯化物正常。极少数患者脑脊液细胞数可正常。

3. 影像学检查　头颅CT检查可见异常,急性期典型表现为丘脑和基底核出现低密度影。MRI较CT更敏感,突出表现在丘脑、基底核、黑质、小脑、脑桥、大脑皮质和脊髓等部位,T_1加权影像显示为低密度影,T_2为增强影;90%以上有丘脑异常改变,双侧丘脑损害高度提示为乙脑。

4. 脑电图　表现非特异性、弥漫性慢波及癫痫样放电等改变。

5. 血清学检查　乙脑病毒IgM抗体在感染后4日即可出现,2~3周达高峰。建议同时检测血清及脑脊液标本,脑脊液IgM抗体出现更早,起病10日内几乎所有患者两种标本均可获得阳性结果。

6. **病毒分离** 脑组织、脑脊液或血清中分离乙型脑炎病毒阳性。

7. **核酸检测** 疾病早期可采用 RT-PCR 方法检测血乙脑病毒核酸。

二、西医治疗要点

尚无特异性抗病毒治疗,以对症支持治疗为主。

(一)急性期治疗

1. **一般治疗** 保证足够的营养,脱水者静脉补液,注意观察患者精神、意识、呼吸、脉搏、血压及瞳孔变化等。

2. **对症治疗**

(1)高热:高热会加快脑代谢、增加脑血流量,继而形成颅内高压脑水肿。室温应控制在 25℃以下,采用药物及物理降温,控制体温在 38.5℃以下。

(2)控制颅内压:保持 15°~30° 半卧体位,利于脑脊液引流和脑静脉回流,降低颅内压,改善脑灌注压;高热、疼痛、惊厥等均会导致颅内压升高,除控制体温外,还需应用镇静剂,积极控制惊厥,中重度昏迷者需控制液体输入量。

(3)惊厥:使用止痉剂,如地西泮、水合氯醛、苯巴比妥(鲁米那)、异戊巴比妥(阿米妥)钠等。

(4)呼吸障碍和呼吸衰竭:深昏迷患者喉部痰液增多影响呼吸时,应加强吸痰。出现中枢性呼吸衰竭应立即气管插管或气管切开,采取机械通气。

(5)循环衰竭:心源性心力衰竭应用强心药如西地兰或地高辛等洋地黄类药物;血容量不足而致循环衰竭者,应以扩容为主。

(二)恢复期及后遗症治疗

主要以康复治疗为主,包括功能锻炼、针灸、推拿、理疗等。

三、中成药应用

(一)基本病机

中医认为流行性乙型脑炎是由暑热毒邪侵犯人体所致,本病多循卫气营血的顺传或逆传规律发展。由于暑热夹湿、化火化燥,因此在转化之中其卫分证症状常不明显,甚至没有卫分之症状;而进入气分者,常有暑邪夹湿,故在气分阶段表现有偏湿或化燥的特点;入营者营阴受灼,心神受损,而邪陷心包;深入血分则耗血动血,导致亡阴亡阳。在少数患者,病至后期暑热未尽而肝肾阴亏,心营受灼而呈现筋脉失养、神志异常的后遗诸证。

（二）辨证分型使用中成药

乙脑急性期常用中成药一览表

证型	常用中成药
暑犯卫气证	芩翘口服液、黄连上清丸
暑犯气分证	复方牛黄消炎胶囊（牛黄消炎灵胶囊）、双清口服液
气营两燔证	安宫牛黄丸、清瘟解毒片、清开灵注射液
营血俱热证——闭证	安宫牛黄丸、牛黄清心丸、醒脑静注射液
营血俱热证——脱证	参附注射液

乙脑恢复期常用中成药一览表

证型	常用中成药
阴虚邪恋证	知柏地黄丸、大补阴丸
虚风内动证	牛黄清热胶囊、天麻钩藤颗粒、局方至宝丸

乙脑急性期证治

1. 暑犯卫气证

〔证候〕**主症**：发热较高，或微有恶寒，头痛，颈项强直，恶心呕吐，口渴，倦怠及嗜睡；**舌脉**：舌质红，苔微黄，脉浮数。

〔治法〕辛泄暑热，清气解毒。

〔方药〕白虎汤（《伤寒论》）合银翘散（《温病条辨》）。

〔中成药〕（1）芩翘口服液[药监局]（详见第八章第一节流行性脑脊髓膜炎）。

（2）黄连上清丸[医保目录]（详见第八章第一节流行性脑脊髓膜炎）。

2. 暑犯气分证

〔证候〕**主症**：发热，不恶寒，反恶热，大汗出，大烦渴，头痛，项强，呕吐，面赤，轻度嗜睡；**舌脉**：舌质红苔黄，脉滑数。

〔治法〕清气解毒，泄热生津。

〔方药〕白虎汤（《伤寒论》）。

〔中成药〕（1）复方牛黄消炎胶囊（牛黄消炎灵胶囊）[药典]（由人工牛黄、黄芩、栀子、朱砂、珍珠母、郁金、雄黄、冰片、石膏、水牛角浓缩粉、盐酸小檗碱组成）。功能主治：清热解毒，镇静安神。用于气分热盛，高热烦躁；上呼吸道感染、肺炎、气管炎见上述证候者。用法用量：口服，一次3~4粒，一日2次。

（2）双清口服液^(药监局)（由大青叶、金银花、连翘、郁金、知母、广藿香、甘草、地黄、桔梗、石膏组成）。功能主治：清透表邪，清热解毒。适用于风温肺热，卫气同病。症见发热兼微恶风寒，口渴，咳嗽，痰黄，头痛，舌红苔黄或兼白，脉滑数或浮数，以及急性支气管炎见上述证候者。用法用量：口服，一次 2 支，一日 3 次。

3. 气营两燔证

〔证候〕主症：高热持续，头痛呕吐，烦躁不安，或见嗜睡，昏迷，时有谵语，甚则抽搐惊厥，汗多烦渴；舌脉：舌红绛，苔黄燥而干，脉滑数。

〔治法〕清气泄热，凉营解毒。

〔方药〕白虎汤（《伤寒论》）合清营汤（《温病条辨》）。

〔中成药〕（1）清瘟解毒片^(医保目录)（详见第八章第一节流行性脑脊髓膜炎）。

（2）安宫牛黄丸^(医保目录)（详见第一章第一节附 流行性感冒）。

（3）清开灵注射液^(医保目录)（详见第一章第五节慢性呼吸衰竭）。

4. 营血俱热证——闭证

〔证候〕主症：高热稽留，入夜尤甚，神昏谵语，呼吸浅促，舌謇肢凉，反复惊厥，抽搐不止，喉间痰鸣如曳锯；舌脉：舌红绛，脉细数。

〔治法〕清营凉血，开窍息风。

〔方药〕清瘟败毒饮（《疫疹一得》）。

〔中成药〕（1）安宫牛黄丸^(医保目录)（详见第一章第一节附 流行性感冒）。

（2）牛黄清心丸^(药典)（详见第八章第一节流行性脑脊髓膜炎）。

（3）醒脑静注射液^(医保目录)（详见第一章第三节慢性阻塞性肺疾病）。

5. 营血俱热证——脱证

〔证候〕主症：突然喘咳欲脱，呼吸不规则，四肢厥冷，甚则面色苍白，冷汗淋漓；舌脉：脉象细数或微细欲绝，舌红少津。

〔治法〕益气养阴，回阳固脱。

〔方药〕参附汤（《正体类要》）合生脉散（《医学启源》）。

〔中成药〕参附注射液^(医保目录)（详见第一章第一节附 流行性感冒）。

乙脑恢复期证治

1. 阴虚邪恋证

〔证候〕主症：低热不退，午后为甚，烦躁不寐，口干咽燥；舌脉：舌红少津，苔黄，脉细数。

〔治法〕清热育阴，养心安神。

〔方药〕黄连阿胶汤（《伤寒论》）。

〔**中成药**〕（1）知柏地黄丸^(医保目录)（详见第四章第三节急性肾盂肾炎）。

（2）大补阴丸^(医保目录)（由熟地黄、盐知母、盐黄柏、醋龟甲、猪脊髓组成）。功能主治:滋阴降火。用于阴虚火旺,潮热盗汗,咳嗽咯血,耳鸣遗精。用法用量:口服,水蜜丸一次 6g,一日 2~3 次;大蜜丸一次 1 丸,一日 2 次。

2. 虚风内动证

〔**证候**〕**主症**:神情呆钝,手足瘛疭或拘挛,肢体强直或瘫痪;**舌脉**:舌红绛,脉细数。

〔**治法**〕滋补肝肾,镇摄肝阳。

〔**方药**〕大定风珠(《温病条辨》)。

〔**中成药**〕（1）牛黄清热胶囊^(药监局)（详见第八章第一节流行性脑脊髓膜炎）。

（2）天麻钩藤颗粒^(医保目录)（由天麻、钩藤、石决明、栀子、黄芩、牛膝、盐杜仲、益母草、桑寄生、首乌藤、茯苓组成）。功能主治:平肝息风,清热安神。用于肝阳上亢所引起的头痛、眩晕、耳鸣、眼花、震颤、失眠;高血压见上述证候者。用法用量:开水冲服,一次 1 袋,一日 3 次,或遵医嘱。

（3）局方至宝丸^(医保目录)（详见第八章第一节流行性脑脊髓膜炎）。

四、单验方

1. 新鲜大青叶 400g,绞汁内服。主要用于高热不退,神昏抽搐者。(《中医内科常见病诊疗指南》)

2. 江育仁验方　陈胆星 10g,天竺黄 15g,芒硝 10g,远志 10g,雄黄粉 0.3g(冲)。煎成 120ml,另加鲜石菖蒲汁 15~30ml,分 3~4 次鼻饲灌服。用于乙脑痰浊蒙蔽清窍者。

3. 绿豆粥　清热解毒,除烦止渴,适于病后余热未清者。以绿豆 30g,先煮至熟,再入白米 15g,成粥加糖,不拘时服用。(《临床中医内科学》)

第三节 疟疾

　　疟疾是由疟原虫所引起的传染病,临床上以周期性定时性发作寒战、高热、出汗,以及贫血和脾肿大等为特征。因原虫株、感染程度、免疫状况和机体反应性等差异,临床症状和发作规律表现不一。疟疾患者和带疟原虫者是本病的传染源,主要传播途径是雌性按蚊的叮咬,人群对疟疾普遍易感,感染后可产生一定免疫力,预后一般良好。

本病的中医学病名亦是"疟疾"。

一、诊断要点

（一）流行病学史

流行季节中居住流行地区或曾去流行地区的发热患者,以及输血后 1~2 周发热者均须考虑疟疾的可能。有疟疾既往史的患者当出现病因不明的发热时,可能是疟疾的再燃或复发。

（二）临床表现

周期性定时发作寒战、发热、出汗以及间歇期症状消失为主要临床表现。发作多次后可出现脾肿大和贫血。重症病例出现昏迷等症状。

（三）实验室诊断

血涂片查见疟原虫是诊断疟疾的确诊依据。一次血片检查阴性不能否定疟疾,应在发作过程中反复检验。厚滴血片检验所得阳性率比薄片高 2~3 倍。激发试验:皮下注射肾上腺素 0.5mg（成人）,每隔 15 分钟做血片检验一次,共 2~3 次,可提高疟原虫的检出率。血片阴性时可进行骨髓涂片检查,其阳性率较血片为高。

（四）治疗试验

应用抗疟药物（如氯喹或奎宁）治疗后,若体温下降、症状消失而不再出现者可拟诊为疟疾,但仍不可确诊。

二、西医治疗要点

（一）间日疟的治疗

一线药物包括有氯喹、伯氨喹、哌喹。主要有氯喹 + 伯氨喹 8 日疗法以及哌喹 + 伯氨喹 8 日疗法两种方案。二线药物包括蒿甲醚、青蒿琥酯、双氢青蒿素,一线药物治疗失败时可用。

（二）恶性疟的治疗

一线药物有蒿甲醚、青蒿琥酯、双氢青蒿素;二线药物以青蒿素类药物为基础的复方或联合用药,包括双氢青蒿素哌喹片、青蒿琥脂片加阿莫地喹片、复方磷酸萘酚喹片、复方青蒿素片。多主张联合治疗。

（三）重症疟疾的治疗

包括一般治疗、抗疟药物治疗和对症支持治疗。一般治疗原则是保持患者呼吸道通畅,加强昏迷患者的护理,防止继发性感染。抗疟药物治疗原则上应静脉给药,待患者病情缓解后,改用口服剂型完成所需疗程。对症支持治疗包括降温、减轻脑水肿、控制全身性抽搐、纠正酸中毒等,出现休克以及心、肾功能不全时,予相应治疗。

三、中成药应用

(一)基本病机

中医认为疟疾因感疟邪而发病。根据疟疾阴阳偏盛、寒热多少的不同,把通常情况下所形成的疟疾称为正疟;素体阳盛及疟邪引起的病理变化以阳热偏盛为主,临床表现寒少热多者,称为温疟;素体阳虚及疟邪引起的病理变化以阳虚寒盛为主,临床表现寒多热少者,称为寒疟;在南方地区,由瘴毒疟邪引起,以致阴阳极度偏盛,寒热偏颇,心神蒙蔽,神昏谵语者,称为瘴疟。若因疟邪传染流行,病及一方,同期内发病甚多者,称为疫疟;疟病日久,疟邪久留,使人体气血耗伤,正气不足,每遇劳累,疟邪复与卫气相集而引起发病者,称为劳疟;疟病日久,气机郁滞,血脉瘀滞,津凝成痰,气滞血瘀痰凝,结于胁下,则称为疟母。

(二)辨证分型使用中成药

疟疾常用中成药一览表

证型	常用中成药
正疟	截疟七宝丸
温疟	截疟七宝丸
寒疟	－
热瘴	截疟七宝丸、安宫牛黄丸、紫雪散
冷瘴	－
劳疟	截疟七宝丸
疟母	截疟七宝丸

1. 正疟

〔证候〕**主症:**先有呵欠乏力,继则寒栗鼓额,寒罢则内外皆热,头痛面赤,口渴引饮,终则遍身汗出,热退身凉,间隔1日,又有相同的症状发作;**舌脉:**舌红,苔薄白或黄腻,脉弦。

〔**治法**〕祛邪截疟,和解表里。

〔**方药**〕柴胡截疟饮(《医宗金鉴》)。

〔**中成药**〕截疟七宝丸^(药监局)[由常山、草果仁、槟榔、厚朴(姜炙)、青皮(醋炙)、陈皮、甘草组成]。功能主治:行气化瘀,除温截疟。用于食宿停水,腠理失和引起的疟疾、胸胁满闷,不思饮食,肢体酸痛,寒热交作。用法用量:口服,一次 1 袋,一日 2 次。

2. 温疟

〔**证候**〕**主症**:寒少热多,汗出不畅,头痛,骨节酸疼,口渴引饮,尿赤便秘;**舌脉**:舌红,苔黄,脉弦数。

〔**治法**〕清热解表,和解祛邪。

〔**方药**〕白虎加桂枝汤(《金匮要略》)。

〔**中成药**〕截疟七宝丸^(药监局)(详见本节"正疟")。

3. 寒疟

〔**证候**〕**主症**:寒多热少,口不渴,胸脘痞闷,神疲体倦;**舌脉**:舌苔白腻,脉弦。

〔**治法**〕和解表里,温阳达邪。

〔**方药**〕柴胡桂枝干姜汤(《伤寒论》)。

〔**中成药**〕暂无推荐。

4. 热瘴

〔**证候**〕**主症**:热甚寒微,或壮热不寒,头痛面赤,烦渴饮冷,甚则神昏谵语,惊厥;**舌脉**:舌红绛,苔少黑垢,脉洪数。

〔**治法**〕解毒除瘴,清热保津。

〔**方药**〕清瘴汤(《中医内科学》)。

〔**中成药**〕(1) 截疟七宝丸^(药监局)(详见本节"正疟")。

(2) 安宫牛黄丸^(医保目录)(详见第一章第一节附　流行性感冒)。

(3) 紫雪散^(药典)(详见第七章第二节系统性红斑狼疮)。

5. 冷瘴

〔**证候**〕**主症**:寒甚热微,或但寒不热,或呕吐腹泻,甚则神昏不语;**舌脉**:苔白厚腻,脉弦。

〔**治法**〕解毒除瘴,芳化湿浊。

〔**方药**〕不换金正气散(《古今医统大全》)。

〔**中成药**〕指南暂无推荐。

6. 劳疟

〔**证候**〕**主症**:倦怠乏力,短气懒言,食少,面色萎黄,形体消瘦,遇劳复发,寒热时作;**舌脉**:舌质淡,脉细无力。

〔**治法**〕益气养血,扶正祛邪。

〔**方药**〕何人饮(《景岳全书》)。

〔**中成药**〕截疟七宝丸^(药监局)(详见本节"正疟")。

7. 疟母

〔**证候**〕**主症**:久疟不愈,胁下结块,触之有形,按之压痛,或胁肋胀痛;**舌脉**:舌质紫黯,有瘀斑,脉细涩。

〔**治法**〕软坚散结,祛瘀化痰。

〔**方药**〕鳖甲煎丸(《金匮要略》)。

〔**中成药**〕截疟七宝丸^(药监局)(详见本节"正疟")。

四、单验方

1. 马鞭草 30~60g,浓煎服,发作前 2~3 小时应用。(《中医内科常见病诊疗指南》)

2. 青蒿 30g,水煎分 2~3 次服,发作前 2~3 小时应用,连服 3 日。(《中医内科常见病诊疗指南》)

3. 酒炒常山、槟榔、草果仁,煎服,发作前 2~3 小时应用。(《中医内科常见病诊疗指南》)

第四节 血吸虫病

血吸虫病是指人体感染血吸虫导致的寄生虫病。在我国流行的主要是日本血吸虫病,主要发生在长江流域及江南各地。其主要病理改变为血吸虫成虫寄生于门静脉系统内,其虫卵沉积在肝和结肠壁,虫体代谢产物或产生的毒素对机体造成损害,尤以虫卵引起的肝、肠道病变最为严重。本病急性期主要表现为发热、肝肿大压痛,慢性期表现为腹痛、腹泻、肝脾肿大,晚期可见巨脾、腹水、上消化道出血等。

本病急性期属于中医学"暑温""湿温""蛊疫"范畴,慢性及晚期属于"积聚""蛊胀"范畴。

一、诊断要点

（一）流行病学史

疫水接触史是本病诊断的必要条件。患者的籍贯、职业,曾经去过疫区并有与疫水接触史,是确诊本病的重要参考依据。

（二）临床表现

1. 急性血吸虫病　夏秋季节,在流行区有大面积长时间疫水接触史,并有下列表现者应考虑本病的可能:尾蚴皮炎、发热、肝肿大伴压痛、腹痛腹泻;血中白细胞总数和嗜酸性粒细胞显著增多。

2. 慢性与晚期血吸虫病　慢性血吸虫病患者可无明显症状,或有长期不明原因的腹痛、腹泻、便血、肝脾肿大,尤以左叶肝肿大为主者;流行区青壮年近期出现局限性癫痫发作者均应考虑本病。流行区阑尾炎患者,行手术阑尾切除时,应常规做活组织压片检查,注意有无血吸虫卵。流行区有巨脾、腹水、上消化道出血、腹内痞块或侏儒症等患者,均应疑为晚期血吸虫病。

（三）实验诊断

1. 病原学诊断　粪便检查检得虫卵或孵出毛蚴,提示体内有活成虫寄生。但慢性与晚期患者,每因肠壁纤维化,虫卵不易掉入肠腔,粪检常为阴性。必要时可行直肠黏膜活检。如肠黏膜活检虫卵阳性,患者曾有疫水接触史,且从未接受过治疗,则可予以杀虫治疗。

2. 免疫学诊断　目前我国许多地区已消灭或基本消灭血吸虫病,人群血吸虫病感染率与感染度均明显下降,单纯采用病原学诊断方法已不能适应查治的需要,可采用以血清学诊断为主的综合查病方法进行诊断。

二、西医治疗要点

（一）病原治疗

吡喹酮是治疗血吸虫病的首选药物,可用于各型血吸虫病患者的治疗。主要不良反应有头痛、乏力、轻度腹痛、恶心、呕吐和食欲减退等,少数患者可能会有心悸、胸闷、心电图改变等。另外,部分抗疟药物如蒿甲醚、青蒿琥酯、甲氟喹和奎宁等亦对血吸虫治疗有效。

（二）对症治疗

急性血吸虫病患者高热、中毒症状重者,可使用肾上腺糖皮质激素。应补液,保证水、电解质平衡,加强营养及支持疗法。对慢性和晚期血吸虫病患者,应加强营养及支持治疗。对巨脾伴明显脾功能亢进、食管-胃底静脉曲张及有上消化道出血史者,应积极改善全身情况,为外科治疗创造条件。

三、中成药应用

(一)基本病机

中医认为血吸虫病为水毒、虫蛊入侵所致,初起自皮毛腠理而入,继则内外相引,虫蛊与湿热滞留三焦,晚期主要为肝络阻塞、血瘀气滞,并兼有正气虚弱、气血亏损。

(二)辨证分型使用中成药

血吸虫病常用中成药一览表

证型	常用中成药
邪犯肺卫证	正柴胡饮颗粒
肝脾湿热证	正柴胡饮颗粒
肝郁脾虚证	逍遥丸、肝苏颗粒
瘀血内阻证	复方鳖甲软肝片、扶正化瘀胶囊、强肝胶囊
水湿内停证	陆英颗粒、扶正化瘀胶囊
肝肾阴虚证	肝达片
脾肾阳虚证	金匮肾气丸、附子理中丸

1. 邪犯肺卫证

〔证候〕**主症:**发热,畏寒,咳嗽,咯痰或痰中带血,皮肤瘙痒,起风团;**次症:**肢体浮肿,汗出,或腹泻,或便脓血,小便短黄;**舌脉:**舌质红,苔白或薄黄,脉浮数。

〔治法〕疏散风热,宣肺解毒。

〔方药〕桑菊饮(《温病条辨》)。

〔中成药〕正柴胡饮颗粒^(医保目录)(由柴胡、陈皮、防风、甘草、赤芍、生姜组成)。功能主治:发散风寒,解热止痛。用于外感风寒所致的发热恶寒、无汗、头痛、鼻塞、喷嚏、咽痒咳嗽、四肢酸痛;流感初起、轻度上呼吸道感染见上述证候者。用法用量:开水冲服,一次1袋,一日3次,小儿酌减或遵医嘱。

2. 肝脾湿热证

〔证候〕**主症:**胸闷胁痛,口干但不欲饮,腹胀,腹泻伴黏液便或脓血便;**次症:**尿黄,畏寒,发热,或寒热往来;**舌脉:**舌质红,苔白腻或黄腻,脉濡数或弦数。

〔**治法**〕清热化湿,调和肝脾。

〔**方药**〕清脾饮(《济生方》)。

〔**中成药**〕正柴胡饮颗粒(医保目录)(详见本节"邪犯肺卫证")。

3. 肝郁脾虚证

〔**证候**〕**主症**:胁肋胀痛,纳呆乏力,腹胀,腹泻;**舌脉**:舌质淡,苔薄白,脉弦细。

〔**治法**〕疏肝健脾。

〔**方药**〕逍遥散(《太平惠民和剂局方》)。

〔**中成药**〕(1)逍遥丸(医保目录)(详见第三章第八节非酒精性脂肪肝病)。

(2)肝苏颗粒(医保目录)(主要成分为扯根菜)。功能主治:降酶,保肝,退黄,健脾。用于慢性活动性肝炎、乙型肝炎,也可用于急性病毒性肝炎。用法用量:口服,一次1袋,一日3次,小儿酌减。

4. 瘀血内阻证

〔**证候**〕**主症**:胸胁胀痛或刺痛,左胁下巨形癥块,皮肤上见蟹爪纹,血丝缕缕;**次症**:面色灰黯或黧黑,体形消瘦;**舌脉**:舌质黯紫或带紫斑,苔薄白,脉细涩。

〔**治法**〕化瘀通络,活血理气。

〔**方药**〕桃仁红花煎(《陈素庵妇科补解》)。

〔**中成药**〕(1)复方鳖甲软肝片(医保目录)(详见第三章第十节肝硬化与肝纤维化)。

(2)扶正化瘀胶囊(医保目录)(详见第三章第十节肝硬化与肝纤维化)。

(3)强肝胶囊(医保目录)(详见第三章第十节肝硬化与肝纤维化)。

5. 水湿内停证

〔**证候**〕**主症**:腹大如鼓,腹壁青筋暴露,有蟹爪纹,四肢消瘦,腹胀难忍;**次症**:饥不能食,食后胀甚,面色黧黑;**舌脉**:舌质胖大或黯紫,有齿痕,苔白腻,脉濡滑。

〔**治法**〕通阳利水。

〔**方药**〕五苓散(《伤寒论》)。

〔**中成药**〕(1)陆英颗粒(药监局)(主要成分为陆英)。功能主治:疏肝健脾,活血化瘀,利尿消肿。用于急性病毒性肝炎。用法用量:开水冲服,一次1袋,一日3次,7日为一疗程,连服2~4个疗程或遵医嘱,小儿酌减。

(2)扶正化瘀胶囊(医保目录)(详见第三章第十节肝硬化与肝纤维化)。

6. 肝肾阴虚证

〔证候〕**主症**：腹胀胁痛，五心烦热，腹大如箕，口燥，鼻衄，齿衄；**次症**：腰酸背痛，四肢消瘦，尿短赤；**舌脉**：舌质绛，苔光剥，脉细数。

〔治法〕滋养肝肾。

〔方药〕六味地黄丸（《小儿药证直诀》）。

〔中成药〕肝达片（详见第三章第十节肝硬化与肝纤维化）。

7. 脾肾阳虚证

〔证候〕**主症**：神倦肢冷，腹大如鼓，腹胀纳呆；**次症**：或色苍老，身材矮小，性器官发育不全，腰酸背痛，便溏，尿清长；**舌脉**：舌淡红，苔薄白，脉沉细。

〔治法〕健脾温肾。

〔方药〕济生肾气丸（《济生方》）或附子理中汤（《三因极一病证方论》）。

〔中成药〕(1) 金匮肾气丸^{（医保目录）}（详见第二章第七节病毒性心肌炎）。

(2) 附子理中丸^{（医保目录）}〔由附子(制)、党参、炒白术、干姜、甘草组成〕。功能主治：温中健脾。用于脾胃虚寒，脘腹冷痛，呕吐泄泻，手足不温。用法用量：口服，水蜜丸一次 6g，小蜜丸一次 9g，大蜜丸一次 1 丸，一日 2~3 次。

四、单验方

1. 排钱草干根 30g，水 3 碗煎成 1 碗，1 次服，隔日 1 次，14 日为 1 个疗程，对血吸虫病肝脾肿大的软缩有一定作用。（《中医内科常见病诊疗指南》）

2. 鲜茅根 500~750g，加水 600~800ml，文火煎煮浓缩成 250~300ml，分 2~3 次服，30 日为 1 个疗程，对晚期血吸虫病腹水型患者有较好的利尿效果。（《中医内科常见病诊疗指南》）

第五节　伤寒

伤寒是由伤寒杆菌引起的急性消化道传染病，临床以持续高热、相对缓脉、全身中毒症状与消化道症状、脾肿大、玫瑰疹与白细胞减少等为特征。肠出血、肠穿孔为主要并发症。其病理特点为全身单核-吞噬细胞系统的增生性反应，以回肠下段集合淋巴结和孤立淋巴结的增生、坏死最显著。传染源为患者及带菌者，传播途径为粪-口传播。

本病属于中医学"湿温"范畴。

一、诊断要点

（一）流行病学特征

病前 2~3 周有进入流行区或饮食可疑污染水及不洁食物史,本病终年可见,但以夏秋季最多,发病以儿童和青壮年居多。

（二）临床诊断标准

在伤寒流行季节和流行地区有持续性高热（40~41℃）,为时 1~2 周甚至 2 周以上,并出现特殊中毒面容,相对缓脉,皮肤玫瑰疹,肝脾肿大,血常规白细胞总数低下,嗜酸性粒细胞减少或消失,骨髓象中有伤寒细胞,临床可诊断为伤寒。

（三）确诊标准

临床诊断病例如有以下项目之一者即可确诊。

1. 从血、骨髓、尿、粪便或玫瑰疹刮取物等任一种标本中分离到伤寒杆菌。

2. 血清特异性抗体附性,肥达反应“O”抗体凝集效价≥1：80,“H”抗体凝集效价>1：160,如恢复期效价增高 4 倍以上者则更有意义。因预防接种后,“H”抗体凝集效价明显上升,可持续数年之久;或在高发区,许多正常人因既往感染亦可有较高滴度,此时应根据双份血清效价增高 4 倍以上为标准。

（四）鉴别诊断

1. 伤寒早期（第 1 周以内）特征性表现尚未显露,应与病毒感染、疟疾、钩端螺旋体病、急性病毒性肝炎等相鉴别。

2. 伤寒的极期（第 2 周以后）多数病例无典型伤寒表现,需与败血症、粟粒性结核、布鲁菌病、地方性斑疹伤寒、结核性脑膜炎等疾病相鉴别。

二、西医治疗要点

（一）一般治疗

以消化道传染病隔离。发热期间患者必须卧床休息,热退后 2~3 日可在床上稍坐,热退后 2 周可轻度活动。饮食上应给予高热量、高营养、易消化的食物,包括足量碳水化合物、蛋白质及各种维生素,以补充发热期的消耗,促进恢复。忌食难消化、易胀气食物,防止诱发肠穿孔和肠出血。

（二）对症治疗

高热时予物理降温。有严重毒血症者,可在足量有效抗菌药物治疗下使用糖皮质激素。

（三）抗菌治疗

常用抗菌药物主要包括氟喹诺酮类药物、第 3 代头孢菌素、氨苄西林、复方磺胺甲噁唑。氟喹诺酮类药物对伤寒杆菌有较强的抗菌作用,还可降低肠出血、肠穿孔等严重并发症的发生率,是治疗伤寒的首选药物,但孕妇、儿童和哺乳期妇女不宜选用。近年来氟喹诺酮类药物耐率增高,相反由于近年来减少对氨苄西林、复方磺胺甲噁唑等的使用,伤寒杆菌对此类抗菌药物的敏感性有所恢复。第3代头孢菌素抗菌活性强,在胆道内药物浓度高,不良反应小,尤其适用于孕妇、儿童、哺乳期妇女以及氯霉素耐药菌所致伤寒。

（四）并发症的治疗

1. 肠出血　绝对卧床休息,严密观察血压、脉搏、神志和便血情况;禁食,或进少量流质;静脉滴注葡萄糖生理盐水,注意电解质平衡,并加用止血药;根据出血情况,酌量输血;烦躁不安者,可注射镇静剂。

2. 肠穿孔　局限性穿孔者应给予禁食、胃肠减压,并加强有效抗菌药物的联合应用;肠穿孔并发腹膜炎者应及早手术治疗。

3. 中毒性心肌炎　严格卧床休息,加用糖皮质激素、维生素 B_1、ATP,静注高渗葡萄糖液;出现心力衰竭,应给予洋地黄和利尿剂维持至症状消失。

4. 溶血性尿毒综合征　控制伤寒杆菌的原发感染;输血、补液;使用糖皮质激素;必要时行腹膜或血液透析以促进肾功能恢复。

5. 中毒性肝炎、胆囊炎、DIC　采取相应的内科治疗措施进行治疗。

三、中成药应用

（一）基本病机

中医认为伤寒多为外感湿热疫毒之邪,经口鼻而入,蕴结中焦,损伤脾胃,或脾胃素虚,阻滞气机,湿热熏蒸而成。其病理以湿热相合,蕴蒸不化,胶着难解而致病程较长,缠绵难愈为特征。邪遏胃气,病变主要在气分,以脾胃为主要病变部位。病程初期多为表里同病,极期多呈现三焦湿热弥漫,后期多为正虚邪恋、气津两伤;由于湿热合邪,热居湿中,如油入面,病程缠绵,变症丛生。

（二）辨证分型使用中成药

伤寒常用中成药一览表

证型	常用中成药
湿遏卫气证	午时茶颗粒、柴连口服液
胃肠湿热证	中满分消丸、腹可安片

续表

证型	常用中成药
热入营血证	局方至宝丸、紫雪散、苏合香丸
气虚血脱证	断血流颗粒、参附注射液
气阴两伤,余热未清证	参麦注射液

1. 湿遏卫气证

〔证候〕主症:头痛,身重恶寒,身热不扬,午后热甚,口不渴,胸闷不饥;舌脉:苔白腻,脉濡缓。

〔治法〕芳香辛散,宣化表里湿邪。

〔方药〕藿朴夏苓汤(《医原》)。

〔中成药〕(1) 午时茶颗粒^(药典)〔由苍术、柴胡、羌活、防风、白芷、川芎、广藿香、前胡、连翘、陈皮、山楂、枳实、炒麦芽、甘草、桔梗、紫苏叶、厚朴、红茶、六神曲(炒)组成〕。功能主治:祛风解表,化湿和中。用于外感风寒、内伤食积证,症见恶寒发热、头痛身楚、胸脘满闷、恶心呕吐、腹痛腹泻。用法用量:开水冲服,一次1袋,一日1~2次。

(2) 柴连口服液^(药典)(由麻黄、柴胡、广藿香、肉桂、连翘、桔梗组成)。功能主治:解表宣肺,化湿和中。用于感冒风寒夹湿证,症见恶寒发热,头痛鼻塞,咳嗽,咽干,脘闷,恶心。用法用量:饭后半小时口服,一次1支,一日3次,或遵医嘱。

2. 胃肠湿热证

〔证候〕主症:壮热口渴,汗出不解,恶心呕逆,大便溏而不爽,头身困重,胸闷脘痞,纳呆腹胀,渴不思饮,小便短赤;舌脉:苔白腻或黄腻,脉滑数或濡。

〔治法〕清利湿热,理气和中。

〔方药〕王氏连朴饮(《霍乱论》)。

〔中成药〕(1) 中满分消丸^(医保目录)〔由党参、白术(麸炒)、茯苓、甘草、陈皮、半夏(制)、砂仁、枳实、厚朴(姜炙)、猪苓、泽泻、黄芩、黄连、知母、姜黄组成〕。功能主治:健脾行气,利湿清热。用于脾虚气滞,湿热郁结引起:宿食蓄水,脘腹胀痛,烦热口苦,倒饱嘈杂,二便不利。用法用量:口服,一次6g,一日2次。

(2) 腹可安片^(药监局)(由扭肚藤、火炭母、车前草、救必应、石榴皮组成)。功能主治:清热利湿,收敛止痛。用于急性胃肠炎、消化不良引起的腹痛、腹泻、呕吐。用法用量:口服,一次4片,一日3次。

3. 热入营血证

〔**证候**〕**主症**：身热夜甚，烦躁不安；**次症**：或神志昏蒙，循衣摸床，或身发斑疹，或腹痛，甚则大便下血；**舌脉**：舌绛少苔而干，脉细数。

〔**治法**〕清营泄热，凉血散血。

〔**方药**〕犀角地黄汤（《外台秘要》）合清营汤（《温病条辨》）。

〔**中成药**〕（1）局方至宝丸^(医保目录)（详见第八章第一节流行性脑脊髓膜炎）。

（2）紫雪散^(药典)（详见第七章第二节系统性红斑狼疮）。

（3）苏合香丸^(医保目录)〔由苏合香、安息香、冰片、水牛角浓缩粉、人工麝香、檀香、沉香、丁香、香附、木香、乳香（制）、荜茇、白术、诃子肉、朱砂组成〕。功能主治：芳香开窍，行气止痛。用于痰迷心窍所致的痰厥昏迷、中风偏瘫、肢体不利，以及中暑、心胃气痛。用法用量：口服，一次1丸，一日1~2次。

4. 气虚血脱证

〔**证候**〕**主症**：腹部不适，便血量多，头晕乏力，面色苍白，身热骤降，汗出肢冷；**舌脉**：脉象细数。

〔**治法**〕补气固脱止血。

〔**方药**〕先服独参汤（《十药神书》），后用黄土汤（《金匮要略》）。

〔**中成药**〕（1）断血流颗粒^(医保目录)（主要成分为断血流）。功能主治：凉血止血。用于血热妄行所致的月经过多、崩漏、吐血、衄血、咯血、尿血、便血、血色鲜红或紫红；功能失调性子宫出血、子宫肌瘤出血及多种出血症、单纯性紫癜、原发性血小板减少性紫癜见上述证候者。用法用量：口服，一次1袋，一日3次。

（2）参附注射液^(医保目录)（详见第一章第一节附 流行性感冒）。

5. 气阴两伤，余热未清证

〔**证候**〕**主症**：面色苍白，形体消瘦，神疲懒言，口干，低热；**舌脉**：舌质嫩红，苔黄而干或光剥无苔，脉细弱。

〔**治法**〕益气生津，清解余热。

〔**方药**〕竹叶石膏汤（《伤寒论》）。

〔**中成药**〕参麦注射液^(医保目录)（详见第三章第十二节急性胰腺炎）。

四、单验方

1. **凤尾草合剂** 凤尾草、鱼腥草各30g，茵陈（后下）15g，紫苏梗12g，一日1剂，至体温正常后，剂量减半，再服1周。（《中医内科常见病诊疗指南》）

2. 二连汤　黄连 10g,连翘 15g,水煎,分 2 次温服,一日 1 剂。(《中医内科常见病诊疗指南》)

3. 白花蛇舌草 60g,水煎服。治疗伤寒邪犯气分,湿热并重,抗病能力低下者。(《中医内科常见病诊疗指南》)

第六节　细菌性痢疾

细菌性痢疾,是由志贺菌(也称痢疾杆菌)引起的急性肠道传染病。主要通过消化道传播,终年散发,夏、秋季可引起流行。临床上以发热、腹痛、腹泻、里急后重感及黏液脓血便为特征。基本病理损害为结肠黏膜充血、水肿、出血等渗出性炎症改变。根据起病缓急和病情轻重,可分为急性细菌性痢疾、中毒性细菌性痢疾和慢性细菌性痢疾。其中中毒性菌痢病情凶险,死亡率较高,须积极抢救。

本病属于中医学的"肠癖""滞下""痢疾"范畴。急性菌痢和中毒性菌痢多相当于"湿热痢"和"疫毒痢",慢性菌痢多相当于"休息痢"和"虚寒痢"。

一、诊断要点

(一)流行病学史
患者有不洁饮食或与菌痢患者接触史。

(二)临床表现

1. 急性轻型菌痢　症状轻,可仅有腹泻、稀便。

2. 急性普通型菌痢　急性起病,腹泻(除外其他原因的腹泻)、腹痛、里急后重,可伴发热、脓血便或黏液便、左下腹部压痛。

3. 急性中毒型菌痢　发病急、高热、呈严重毒血症症状,小儿起病时可无明显腹痛、腹泻症状,常需经灌肠或肛拭子做粪检才发现是菌痢。根据主要临床表现有以下类型:

(1)休克型:有感染性休克症,如面色苍白、四肢厥冷、脉细数、血压下降、皮肤发花、发绀等。

(2)脑型:有脑水肿表现,如烦躁不安、惊厥、嗜睡或昏迷、瞳孔改变,甚至出现脑疝、呼吸衰竭。

(3)混合型:同时出现休克型、脑型的症状,是最凶险的一型。

4. 慢性菌痢　急性菌痢者病程超过 2 个月以上为慢性菌痢。

（三）理化检查

1. 血常规　急性菌痢白细胞总数增多,以中性粒细胞为主,慢性患者可有贫血表现。

2. 粪便常规检查　白细胞或脓细胞≥15/高倍镜视野(400倍),可见红细胞。

3. 病原学检查　粪便培养志贺菌属阳性为确诊依据。

二、西医治疗要点

（一）急性菌痢的治疗

1. 一般治疗　消化道隔离至临床症状消失,粪便培养连续 2 次阴性。毒血症者必须卧床休息。饮食上以流食为主,忌食生冷、油腻及刺激性食物。

2. 抗菌治疗　轻型菌痢患者可不用抗菌药物,严重病例则需应用抗生素。首选药物为喹诺酮类药物,其他常用药物有匹美西林、头孢曲松、小檗碱（黄连素）等。

3. 对症治疗　有水和电解质丢失,应用口服补液（OSR）,有严重脱水者,先静脉补液,后尽快改为口服补液;高热时物理降温;毒血症状严重者,可予小剂量肾上腺皮质激素;腹痛剧烈者可用颠茄片或阿托品。

（二）中毒性菌痢的治疗

1. 对症治疗　高热时给予物理降温,必要时给予退热药;高热伴烦躁、惊厥者,可予亚冬眠疗法。休克型应迅速扩容并纠正酸中毒、改善微循环障碍、保护重要脏器。脑型可予甘露醇减轻脑水肿,防治呼吸衰竭需保持呼吸道通畅、吸氧必要时可用呼吸机。

2. 抗菌治疗　药物基本同上,病情好转改口服。

（三）慢性菌痢的治疗

1. 一般治疗　注意生活规律,饮食上以易消化吸收的食物为主,忌食生冷、油腻及刺激性食物。

2. 病原治疗　根据药敏结果选择有效抗菌药物;菌群失调引起的慢性腹泻可予微生物制剂。

3. 对症治疗　有肠道功能紊乱者可用镇静或解痉药物。

三、中成药应用

（一）基本病机

中医认为细菌性痢疾的病机主要是邪滞于肠,气血壅滞,肠道传化失司,脂膜血络受伤,腐败化为脓血而成痢。辨证当首辨寒、热、虚、实。一般暴痢多实,久痢多虚。暴痢又可有湿热、寒湿、疫毒之不同。暴痢失治误治,日久正气损伤,邪气留恋,化为久痢,反复发作,则形成休息痢,又有阴虚痢、虚寒痢之别。

(二)辨证分型使用中成药

细菌性痢疾常用中成药一览表

证型	常用中成药
湿热痢	木香槟榔丸、复方黄连素片、香连丸
寒湿痢	参苓白术胶囊
疫毒痢	参附注射液、紫雪散
阴虚痢	痢必灵片
虚寒痢	附子理中丸、泻痢消胶囊
休息痢	复方黄连素片、香连丸

1. 湿热痢

〔**证候**〕**主症**:腹痛阵阵,痛而拒按,痢下赤白脓血,便后腹痛暂缓,里急后重,肛门灼热;**次症**:胸脘痞闷,小便短少;**舌脉**:苔黄腻,脉滑数。

〔**治法**〕化湿解毒,调气行血。

〔**方药**〕芍药汤(《素问病机气宜保命集》)。

〔**中成药**〕(1)木香槟榔丸^(医保目录)[由木香、槟榔、枳壳(炒)、陈皮、青皮(醋炒)、香附(醋制)、醋三棱、莪术(醋炙)、黄连、黄柏(酒炒)、大黄、炒牵牛子、芒硝组成]。功能主治:行气导滞,泄热通便。用于湿热内停,赤白痢疾,里急后重,胃肠积滞,脘腹胀痛,大便不通。用法用量:口服,一次 3~6g,一日 2~3 次。

(2)复方黄连素片^(医保目录)(由盐酸小檗碱、木香、吴茱萸、白芍组成)。功能主治:清热燥湿,行气止痛,止痢止泻。用于大肠湿热,赤白下痢,里急后重或暴注下泻,肛门灼热;肠炎、痢疾见上述证候者。用法用量:口服,一次 4 片,一日 3 次。

(3)香连丸^(医保目录)(由萸黄连、木香组成)。功能主治:清热化湿,行气止痛。用于大肠湿热所致的痢疾,症见大便脓血、里急后重、发热腹痛;肠炎、细菌性痢疾见上述证候者。用法用量:口服,一次 3~6g,一日 2~3 次;小儿酌减。

2. 寒湿痢

〔证候〕**主症**:下痢白多赤少或纯白冻,里急后重;**次症**:腹痛胀满,喜温喜暖;**舌脉**:舌质淡,苔白腻,脉濡缓。

〔治法〕温中燥湿,调气和血。

〔方药〕不换金正气散(《古今医统大全》)。

〔**中成药**〕参苓白术胶囊^(医保目录)[由人参、茯苓、白术(炒)、山药、白扁豆(炒)、莲子、薏苡仁(炒)、砂仁、桔梗、甘草组成]。功能主治:健脾、益气。用于体倦乏力,食少便溏。用法用量:口服,一次3粒,一日3次。

3. 疫毒痢

〔证候〕**主症**:发病急骤,腹痛剧烈,泻下腐臭难闻,里急后重较剧,口渴,头痛烦躁,恶心呕吐;**次症**:或高热,痢下鲜紫脓血,甚或昏迷痉厥;**舌脉**:舌红绛,苔黄燥,脉滑数。

〔治法〕清热,解毒,凉血。

〔方药〕白头翁汤(《伤寒论》)合芍药汤(《素问病机气宜保命集》)。

〔**中成药**〕(1)参附注射液^(医保目录)(详见第一章第一节附 流行性感冒)。

(2)紫雪散^(药典)(详见第七章第二节系统性红斑狼疮)。

4. 阴虚痢

〔证候〕**主症**:脐下急痛,里急后重,痢下脓血黏稠;**次症**:虚坐努责,五心烦热,迁延不愈;**舌脉**:舌红绛少苔,脉细数。

〔治法〕养阴清热,和血止痛。

〔方药〕黄连阿胶汤(《伤寒论》)合驻车丸(《备急千金要方》)。

〔**中成药**〕痢必灵片^(药典)(由苦参、白芍、木香组成)。功能主治:清热,祛湿,止痢。用于大肠湿热所致的痢疾、泄泻,症见发热腹痛、大便脓血、里急后重。用法用量:口服,糖衣片:一次8片;薄膜衣片:小片一次4片或大片一次3片,一日3次。小儿酌减。

5. 虚寒痢

〔证候〕**主症**:腹部隐痛,痢下稀薄或白冻,或滑脱不禁;**次症**:四肢不温,腰酸肢冷,食少神疲;**舌脉**:舌淡,苔薄白,脉沉细而弱。

〔治法〕温补脾胃,收涩固脱。

〔方药〕附子理中汤(《三因极一病证方论》)或桃花汤(《伤寒论》)合真人养脏汤(《太平惠民和剂局方》)。

〔**中成药**〕(1)附子理中丸^(医保目录)(详见第八章第四节血吸虫病)。

(2)泻痢消胶囊^(药典)[由酒黄连、苍术(炒)、酒白芍、木香、吴茱萸(盐炙)、姜厚朴、槟榔、枳壳(炒)、陈皮、泽泻、茯苓、甘草组成]。功能主治:清热燥湿,行气止痛。用于大肠湿热所致的腹痛泄泻、大便不爽、下痢脓血、肛门灼热、里急后重、心烦口渴、小便黄赤、舌质红、苔薄黄或黄腻、脉濡数;急性肠炎、结肠炎、痢疾见上述证候者。用法用量:口服,一次3粒,一日3次。

6. 休息痢

〔**证候**〕**主症**:下痢时发时止,缠绵不愈;**次症**:饮食减少,倦怠畏寒,嗜卧,临厕腹痛里急,大便夹有黏液,或见赤色;**舌脉**:舌质淡,苔腻,脉濡或虚数。

〔**治法**〕温中清肠,调气化滞。

〔**方药**〕连理汤(《秘传证治要诀及类方》)。

〔**中成药**〕(1)复方黄连素片^(医保目录)(详见本节"湿热痢")。

(2)香连丸^(医保目录)(详见本节"湿热痢")。

四、单验方

1. 冬青叶方 新鲜冬青叶100g,水煎至500ml,一日3次,一次20~30ml。适用于急性菌痢。(《中医内科常见病诊疗指南》)

2. 关幼波验方——关老治痢基本方 白头翁10g,川军炭10g,秦皮10g,黄芩10g,生地黄炭10g,白芍15g,当归10g,香附10g,丹皮10g,焦槟榔10g,阿胶珠10g,白茅根30g,木香6g。每日1剂,水煎分服。清热利湿,导滞通下,用于急、慢性痢疾。

3. 汪履秋验方——止痢宁方 白芍10g,黄连3g,黄柏10g,木香5g,槟榔10g,白头翁15g,秦皮10g,马齿苋30g。每日1剂,水煎分服,重者可日服4次。清肠利湿,导滞消瘀,用于急性菌痢或慢性菌痢急性发作属肠腑湿热证者。

第七节 肾综合征出血热 ·

肾综合征出血热是由汉坦病毒引起的、经鼠传播的自然疫源性疾病。临床上以发热、低血压、出血、急性肾损害等为特征,主要病理变化是全身小血管和毛细血管广泛性损害,是我国较常见的急性病毒性传染病。本病主要通过接触宿主动物及其排泄物,经皮肤、消化道或呼吸道传播,也可能经螨媒传播。人群对本病普遍易感。感染后可终身免疫。

本病属于中医学"冬温""伏暑"范畴。

一、诊断要点

（一）流行病学史

包括流行地区、流行季节,与鼠类直接和间接接触史,进入疫区或 2 个月以内有疫区居住史。

（二）临床表现

包括早期典型的临床表现和病程的 5 期经过。早期典型的临床表现为起病急、发热、头痛、眼眶痛、腰痛、酒醉貌,球结膜水肿、充血、出血,软腭、腋下有出血点,肋椎角有叩击痛及肾功能损害。病程的 5 期经过包括发热期、低血压休克期、少尿期、多尿期及恢复期。

1. **发热期**　起病急骤,有畏寒、发热。头痛、腰痛、眼眶痛等"三痛"症状明显,畏光、视力模糊、极度乏力,同时伴有恶心、呕吐、腹痛、腹泻等消化道症状。颜面及眼眶区有明显充血,酒醉貌,上胸部潮红。球结膜水肿、充血,有出血点或出血斑。软腭、腋下可见散在针尖大小的出血点。肋椎角有叩痛,尿中含大量蛋白质,镜下可见红细胞、白细胞及管型。本期一般持续 3~7 日。

2. **低血压休克期**　一般发生于病程的 4~6 日,迟者 8~9 日。多数患者在发热末期或热退同时出现血压下降,少数热退后发生。轻型患者可以不发生低血压或休克。本期持续时间短者数小时,长者可达 6 日以上。一般为 1~3 日。休克持续长短与病情轻重、治疗措施是否及时和正确有关。休克严重者出现脸色苍白、四肢厥冷、脉搏细弱或不能触及,尿量少。当脑供血不足时可出现烦躁、谵妄。少数顽固性休克患者,由于长期组织灌注不良而出现发绀,并促进 DIC、脑水肿、急性呼吸窘迫综合征(ARDS)和急性肾衰竭的发生。

3. **少尿期**　常继低血压休克期而出现,一般发生在病程第 5~8 日。主要表现为尿毒症、酸中毒和水、电解质紊乱。严重者出现高血容量综合征和肺水肿。临床表现为厌食、恶心、呕吐、腹胀、腹泻。常有顽固性呃逆,并有头晕、头痛、烦躁、嗜睡甚至昏迷、抽搐。此期由于 DIC、血小板功能障碍或肝素类物质增加而加重出血。表现为皮肤瘀斑增加、鼻出血、便血、呕血、血尿或阴道出血。少数患者出现颅内出血或其他内脏出血。酸中毒表现为呼吸增快和深大呼吸。水钠潴留则组织水肿加重,可出现腹水和高血容量综合征,后者表现为体表静脉充盈、脉搏洪大、脉压增大、脸部胀满和心率增快。电解质紊乱如低血钠和高血钾时,可出现心律失常或脑水肿。

4. **多尿期**　多始于病程第 10~12 日。由于循环血量增加,肾小球滤过功能改善,肾小管上皮细胞逐渐修复,但再吸收功能仍差;加之少尿期在体内潴留的尿素等代谢产物的排泄,构成渗透性利尿的物质基础,故出现多尿和夜尿症。此期可分为:①移行期:尿量每日由500ml增至2 000ml,此期尿量虽增加,但血肌酐、尿素氮仍上升,症状加重;②多尿早期:尿量每日>2 000ml,氮质血症无改善,症状仍重;③多尿后期:每日可排出超过3 000ml低比重的尿液,并逐日增加,甚至可达10 000ml以上,全身症状明显好转。尿液的大量排出可导致失水和电解质紊乱,特别是低钾血症,同时易继发细菌感染。本期一般持续数日至数周。

5. 恢复期　尿量逐步恢复为2 000ml以下,精神、食欲基本恢复。一般尚需1个月体力才能完全恢复。少数患者可遗留高血压、肾功能障碍、心肌劳损和垂体前叶功能减退等症状。根据发热、中毒症状、出血、休克和肾功能损害等严重程度,可分为轻、中、重、危重和非典型五型:①轻型:体温39℃以下,中毒症状轻,无休克及少尿,除皮肤有瘀点外,无其他出血现象。②中型:即普通型,最常见。体温39~40℃,有明显中毒症状,并有渗出、水肿、出血、休克、少尿及多量尿蛋白。③重型:体温40℃以上,有严重中毒症状,并有渗出、水肿、出血、休克,可有腔道出血,少尿或无尿。④危重型:在重型表现的基础上,出现以下病变之一者:难治性休克,重要脏器出血,少尿超过5天或无尿超过2天,血尿素氮升高,有心力衰竭、肺水肿或中枢神经系统并发症,如脑出血、脑水肿或脑疝,或有严重继发感染。⑤非典型型:体温低于38℃,皮肤有散在瘀点,微量尿蛋白,特异性血清学反应阳性。

（三）实验室检查

血常规白细胞总数及分类中异形淋巴细胞增多,红细胞总数和血红蛋白上升,血小板明显减少。尿变化显著,血肌酐、尿素氮增高。血特异性抗体或汉坦病毒核酸检测阳性。

（四）鉴别诊断

本病早期应与上呼吸道感染、流行性感冒、败血症、伤寒、钩端螺旋体病相区别。有皮肤出血斑者应与血小板减少性紫癜区别,蛋白尿应与急性肾盂肾炎、急性肾小球肾炎相区别。腹痛应与急性阑尾炎、急性胆囊炎相区别;消化道出血应与溃疡病出血相区别,咯血应与支气管扩张、肺结核咯血相区别。

二、西医治疗要点

治疗原则是早诊断、早休息、早治疗以及就地或就近治疗。

（一）发热期的治疗

患者应卧床休息,给予高热量、高维生素半流质饮食。每日补液1 000~

2 000ml。在无肾功能损伤者,可适量选用 20% 甘露醇,具有扩容、减轻组织水肿、利尿作用。早期抗病毒治疗,有利于减轻病毒引起的病理损伤,阻断病程的进展,可用利巴韦林。为防止 DIC 发生,可予低分子右旋糖酐。使用肾上腺皮质激素有降温、抗炎、抗渗出、解除中毒症状等作用。

(二)低血压期的治疗

一旦休克发生,应积极补充血容量,调整血浆胶体渗透压,纠正酸中毒,调节血管舒缩功能,防止 DIC 形成,提高心脏搏出量等。

(三)少尿期的治疗

此期应严格控制输液量,每日补液量为前一日尿量和呕吐量加 400ml。液体成分除纠正酸中毒所需的 5% 碳酸氢钠外,主要输入高渗葡萄糖液,以减少体内蛋白质分解,并使用利尿剂。出血明显者需输给新鲜血或血小板。有明显氮质血症、高血钾或高血容量综合征者,应进行血液透析。对于抽搐患者予镇静剂。

(四)多尿期及恢复期的治疗

多尿主要引起失水和电解质紊乱,如低钾血症等。应补充足量的液体和钾盐,以口服为主。患者恢复后,需继续休息 1~3 个月,病情重者,休息时间宜更长。体力活动需逐步增加。

三、中成药应用

(一)基本病机

中医认为肾综合征出血热的病机主要为温疫热毒之邪,乘机体之虚,侵入人体而发病。本病初起感受寒疫,郁遏不解,或因素体阳盛,寒从热化,或初起以秽浊湿毒为主,郁遏不解而转化为热毒。正气虚弱,热毒可内陷心营;热毒深重,厥而不复,可由厥转脱;热毒炽盛,伤阴耗液,可由热毒转化为阴虚;热毒壅盛,气滞血瘀,瘀血留着,水毒潴留,可由热毒转化为血毒和水毒;病变后期,热毒虽解而未尽,呈现正虚邪留,虚实夹杂之象,或正虚(阴虚)为主。

(二)辨证分型使用中成药

肾综合征出血热常用中成药一览表

证型	常用中成药
热燔阳明证	白石清热颗粒、双清口服液
热入营血证	安宫牛黄丸、清开灵注射液、醒脑静注射液
暑湿厥逆证	参附注射液

续表

证型	常用中成药
肾阴亏损,虚火内生证	知柏地黄丸、大补阴丸
邪陷心包,肝风内动证	安宫牛黄丸、牛黄清心丸、醒脑静注射液
肾气不固证	金匮肾气丸、壮腰健肾丸
脾肾气虚证	十全大补丸

1. 热燔阳明证

〔证候〕主症:壮热多汗,心烦恶热、头痛,酒醉面容,口渴引饮;次症:或见便秘;舌脉:舌红,苔黄,脉洪大而虚。

〔治法〕清气泄热,益气生津。

〔方药〕白虎加人参汤(《伤寒论》)。

〔中成药〕(1)白石清热颗粒^(药监局)(由葛根、薄荷、蝉蜕、白茅根、红花、生石膏、板蓝根、北豆根、白花蛇舌草、金银花、芦根组成)。功能主治:疏风清热,解毒利咽。用于外感风热,或风寒化热,表邪尚在;症见发热、微恶风、头痛鼻塞、咳嗽痰黄,咽红肿痛,口干而渴,舌苔薄白或薄黄,脉浮数。可用于上呼吸道感染、急性扁桃体炎见上述证候者。用法用量:开水冲服,一次1袋,一日3次,小儿酌减,疗程3日。

(2)双清口服液^(药监局)(详见第八章第二节流行性乙型脑炎)。

2. 热入营血证

〔证候〕主症:热邪入营,灼热烦躁,夜寐不安,间有谵语,热邪入血,灼热神昏,谵妄乱语,斑疹紫黑,吐血衄血;舌脉:脉虚数,舌绛,或见苔焦。

〔治法〕凉血解毒,息风镇痉。

〔方药〕清营汤(《温病条辨》)。

〔中成药〕(1)安宫牛黄丸^(医保目录)(详见第一章第一节附　流行性感冒)。

(2)清开灵注射液^(医保目录)(详见第一章第五节慢性呼吸衰竭)。

(3)醒脑静注射液^(医保目录)(详见第一章第三节慢性阻塞性肺疾病)。

3. 暑湿厥逆证

〔证候〕主症:神昏惊悸,身热气粗,汗出如油,手足厥冷,或大汗淋漓,畏寒厥冷,气微神昧,面白唇青;舌脉:脉洪大而数或脉伏,或脉散大无伦,或沉细欲绝。

〔治法〕清心开窍,清气凉营。

〔方药〕安宫牛黄丸(《温病条辨》)或紫雪丹(《太平惠民和剂局方》)。

〔**中成药**〕参附注射液^{（医保目录）}（详见第一章第一节附　流行性感冒）。

4. 肾阴亏损，虚火内生证

〔**证候**〕**主症**：突然高热，头痛剧烈，频繁呕吐，躁动不安，抽搐不止，角弓反张；**次症**：神志昏迷；**舌脉**：舌绛苔黄，脉象弦数。

〔**治法**〕清热解毒，凉肝息风。

〔**方药**〕羚角钩藤汤（《重订通俗伤寒论》）。

〔**中成药**〕（1）知柏地黄丸^{（医保目录）}（详见第四章第三节急性肾盂肾炎）。

（2）大补阴丸^{（医保目录）}（详见第八章第二节流行性乙型脑炎）。

5. 邪陷心包，肝风内动证

〔**证候**〕**主症**：极度衰竭，精神萎靡，嗜睡腰酸，小便涩少，口干咽燥，心烦失眠；**舌脉**：舌红苔干，脉细数。

〔**治法**〕滋肾生津，滋阴降火。

〔**方药**〕知柏地黄丸（《医宗金鉴》）。

〔**中成药**〕（1）安宫牛黄丸^{（医保目录）}（详见第一章第一节附　流行性感冒）。

（2）牛黄清心丸^{（药典）}（详见第八章第一节流行性脑脊髓膜炎）。

（3）醒脑静注射液^{（医保目录）}（详见第一章第三节慢性阻塞性肺疾病）。

6. 肾气不固证

〔**证候**〕**主症**：尿少尿闭，头痛呕吐，神昏谵语，痉厥抽搐；**舌脉**：舌绛苔干，脉弦细数无力。

〔**治法**〕清心开窍，息风镇痉。

〔**方药**〕清营汤（《温病条辨》）合羚角钩藤汤（《重订通俗伤寒论》）。

〔**中成药**〕（1）金匮肾气丸^{（医保目录）}（详见第二章第七节病毒性心肌炎）。

（2）壮腰健肾丸^{（医保目录）}（由狗脊、黑老虎、千斤拔、桑寄生、女贞子、鸡血藤、金樱子、牛大力、菟丝子组成）。功能主治：壮腰健肾，养血，祛风湿。用于肾亏腰痛，膝软无力，小便频数，风湿骨痛，神经衰弱。用法用量：口服，小蜜丸一次3.5g（瓶装者约半瓶盖），大蜜丸一次1丸，一日2~3次。

7. 脾肾气虚证

〔**证候**〕**主症**：疲倦懒言，口渴多饮，日夜多尿，腰膝酸软；**舌脉**：舌淡红，苔少而干，脉虚大。

〔**治法**〕补肾固摄，益气生津。

〔**方药**〕八仙长寿丸（《寿世保元》）。

〔**中成药**〕十全大补丸^{（药典）}（由党参、炒白术、茯苓、炙甘草、当归、川芎、酒白芍、熟地黄、炙黄芪、肉桂组成）。功能主治：温补气血。用于气血两虚，面色苍白,气短心悸,头晕自汗,体倦乏力,四肢不温,月经量多。用法用量:口服,水蜜丸一次 6g,小蜜丸一次 9g,大蜜丸一次 1 丸,一日 2~3 次。

四、单验方

1. 周仲瑛验方 1　大青叶 30g,银花 30g,青蒿 30g,白茅根 30g,赤芍 15g,知母 15g,生石膏 60g,大黄 10g。湿热偏盛,内蕴中焦,脘痞呕恶,便溏,苔黄腻,脉濡数,酌加法半夏、藿香、苍术各 10g,厚朴 6g,黄连 5g,去大黄、知母。用于肾综合征出血热发热期。

2. 周仲瑛验方 2　柴胡 10g,大黄 10g,广郁金 10g,枳实 15g,知母 15g,鲜石菖蒲 15g。用于肾综合征出血热休克期之热厥者。

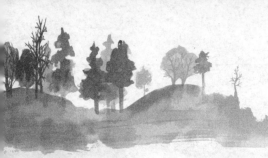

第九章　神经系统疾病

第一节 偏头痛

　　偏头痛是一种周期性发作的神经-血管功能障碍引起的头痛，以反复发作的一侧或两侧搏动性头痛为主要表现，具有病程长、间歇性反复发作、缠绵难愈的特点。偏头痛的病因尚未完全明确，其发生与遗传、内分泌、代谢、饮食、精神等因素均有关。其发病机制可概括为血管源学说和神经源学说两大类。

　　本病属于中医学的"头风""头痛""偏头风"等范畴。

一、诊断要点

(一) 临床表现

　　1. 一般情况与病史　具有明显的发作与缓解特点，一般女性多于男性，以青年和成年人较为常见，首次发病多在 50 岁以前，病程一般比较长。部分偏头痛患者有明显的家族遗传史。

　　2. 头痛特点　从头痛的程度、发作时间、持续时间、性质、部位、频率、严重程度、缓解和加重因素等方面进行诊断。偏头痛发作前数小时到 1~2 日，可出现前驱症状，包括疲倦、注意力难以集中、颈部僵硬、对光或声音敏感、恶心、视觉模糊、打呵欠及脸色苍白等。偏头痛一次发作时间可持续 4~72 小时，多为搏动性头痛或胀痛，可以一侧也可以双侧，多于活动或劳累时诱发或加重，休息后减轻或缓解。

　　3. 先兆症状　是区别有先兆偏头痛与无先兆偏头痛的重要依据，典型先兆包括完全可逆的视觉症状，包括正向特征（如：闪烁的光、点或线）和 / 或负向特征（即视力丧失）；完全可逆的感觉症状，包括正向特征（即针刺感）和 / 或负向特征（即麻木感），以及完全可逆的失语性语言障碍等。先兆症状一般持续 5~60 分钟。

　　4. 伴随症状　伴随症状是诊断偏头痛的依据之一，主要有视觉症状（眼前闪光，亮点、线或失明）；感觉症状（针刺感、麻木）；言语障碍；恶心、呕吐、畏声、畏光等。

5. 精神心境和睡眠状况 对于病程较长的患者，多伴有精神心境的改变和睡眠障碍，要详细询问患者的心境和睡眠状况，以提高诊断准确性，并指导治疗。

（二）体征

在偏头痛发作间期，体格检查无阳性体征，在发作过程中不同类型的偏头痛具有各自的体征。

对于有先兆的偏头痛，经常伴有眼肌麻痹、偏身麻木、偏瘫或失语等神经系统局灶体征，但这些症状通常在 5~20 分钟内逐渐产生，持续不超过 60 分钟，且反复发作。如果体征持续超过 60 分钟，则应考虑是否为短暂性脑缺血发作、脑梗死或脑出血等脑血管疾病。如果症状持续且逐渐加重，要注意除外颅内肿瘤。

偏头痛的诊断需要除外其他疾患引起的头痛，因此建议对就诊的患者进行详细而全面的体格检查和神经系统查体。

（三）辅助检查

1. 影像学检查 除外颅内器质性疾患，对诊断提供依据。

2. 经颅彩色多普勒（TCD） 可表现为血流速度的改变，多见于两侧或单侧大脑中动脉和 / 或大脑前动脉流速轻度增高，两侧血流速度不对称，还可能有血管杂音。

3. 脑电图 偏头痛患者有 11%~14% 脑电图不正常。

（四）鉴别诊断

临床上需要与紧张性头痛、丛集性头痛以及各类继发性头痛相鉴别。

二、西医治疗要点

1. 预防性治疗 以避免易发因素为原则。每月发作 2~3 次或 3 次以上的患者需用预防偏头痛发作药物，有效的药物应持续至少 6 个月。临床上常用有普萘洛尔、美托洛尔、丙戊酸钠、氟桂利嗪、苯噻啶、托吡酯。

2. 发作期治疗 以止痛为原则，通常应在症状起始时立即服药。发作先兆期或早期可用麦角胺咖啡因片，但注意每次发作不超过 3 片，每周总量不超过 6 片。或可用曲坦类药，如舒马曲坦、佐米曲坦、那拉曲坦、利扎曲坦等。

三、中成药应用

（一）基本病机

中医认为偏头痛的病因病机可归结为由于外感或内伤，致使脉络拘急或失养,清窍不利。其是在脏腑功能失调、气血阴阳逆乱的基础上,内有痰浊、瘀血内阻,外受风、寒、湿、热等六淫邪气引发,而产生的一种发作性疾病。病位在头,风、火、痰、瘀、虚为致病之主要因素,脉络受阻、神明受累、清窍不利为其病机,临床多虚实夹杂、本虚标实证。

(二) 辨证分型使用中成药

偏头痛常用中成药一览表

证型	常用中成药
寒凝肝脉证	复方羊角颗粒、通天口服液
肝阳上亢证	天麻钩藤颗粒、全天麻胶囊
风痰上扰证	半夏天麻丸
瘀血阻络证	大川芎口服液、天舒胶囊、血府逐瘀胶囊
气血不足证	脑络通胶囊、养血清脑颗粒、天麻头痛片
肝肾亏虚证	健脑安神片、天麻首乌片、天麻头风灵胶囊

1. 寒凝肝脉证

〔**证候**〕**主症**:多见于发作期,常因感受寒邪诱发,头痛较剧,呈掣痛,多位于巅顶,面色发青;**次症**:呕吐清水痰涎,甚至四肢厥冷,或兼口唇青紫或紫黯,**舌脉**:舌质淡黯或青紫,苔薄白,脉沉细弦。

〔**治法**〕温经散寒,活血通络。

〔**方药**〕吴茱萸汤(《伤寒论》)。

〔**中成药**〕(1) 复方羊角颗粒^(药监局)(由羊角、川芎、白芷、制川乌组成)。功能主治:平肝、镇痛。用于偏头痛,血管性头痛,紧张性头痛,也可用于神经痛。用法用量:开水冲服,一次1袋,一日2~3次。

(2) 通天口服液^(医保目录)(由川芎、赤芍、天麻、羌活、白芷、细辛、菊花、薄荷、防风、茶叶、甘草组成)。功能主治:活血化瘀,祛风止痛。用于瘀血阻滞、风邪上扰所致的偏头痛,症见头部胀痛或刺痛、痛有定处、反复发作、头晕目眩、或恶心呕吐、恶风。用法用量:口服。第一日:即刻、服药1小时后、2小时后、4小时后各服1支,以后每6小时服1支。第二日、第三日:一次1支,一日3次。3日为一疗程,或遵医嘱。

2. 肝阳上亢证

〔**证候**〕**主症**:多见于发作期,常因情志过激、劳累过度等诱发。头痛常于大怒或劳累后突然出现,一侧尤甚或两侧跳痛或胀痛;**次症**:伴头晕或目眩,常波及巅顶,颜面潮红,眼目抽痛,心烦易怒,夜眠不宁;或兼胁痛,口干口苦,尿赤、便秘;**舌脉:**舌红或绛,苔薄黄,脉弦或弦数。

〔**治法**〕平肝潜阳,息风止痛。

〔**方药**〕天麻钩藤饮(《中医内科杂病证治新义》)。

〔**中成药**〕(1)天麻钩藤颗粒^(医保目录)(由天麻、钩藤、石决明、栀子、黄芩、牛膝、盐杜仲、益母草、桑寄生、首乌藤、茯苓组成)。功能主治:平肝息风,清热安神。用于肝阳上亢所引起的头痛、眩晕、耳鸣、眼花、震颤、失眠;高血压见上述证候者。用法用量:开水冲服,一次1袋,一日3次。

(2)全天麻胶囊^(医保目录)(主要成分为天麻)。功能主治:平肝,息风,止痉。用于肝风上扰所致的眩晕、头痛、肢体麻木、癫痫抽搐。用法用量:口服,一次2~6粒,一日3次。

3. 风痰上扰证

〔**证候**〕**主症:**多见于发作期,常因情志不遂、劳逸过度或饮食不节等诱发。头痛突然出现,起止无常,头部昏痛或胀痛,头重如裹,胸脘满闷;**次症:**恶心、呕吐痰涎,口淡食少;或口中黏腻,口苦,大便不爽;**舌脉:**舌胖大,苔白腻或黄腻,脉弦滑或弦滑数。

〔**治法**〕息风化痰,通络止痛。

〔**方药**〕半夏白术天麻汤(《医学心悟》)。

〔**中成药**〕半夏天麻丸^(医保目录)(由法半夏、天麻、炙黄芪、人参、苍术、白术、茯苓、陈皮、泽泻、六神曲、炒麦芽、黄柏组成)。功能主治:健脾祛湿,化痰息风。用于脾虚湿盛、痰浊内阻所致的眩晕、头痛、如蒙如裹、胸脘满闷。用法用量:口服,一次1袋,一日2~3次。

4. 瘀血阻络证

〔**证候**〕**主症:**发作期和缓解期均可见到。多为病程日久患者,头痛反复,痛如锥刺,或左或右,固定不移,经久不愈;**次症:**面色晦滞,妇女行经色黯或夹血块,唇舌紫黯或见瘀斑;**舌脉:**舌紫黯,有瘀点或瘀斑,脉细涩。

〔**治法**〕活血化瘀,通络止痛。

〔**方药**〕通窍活血汤(《医林改错》)。

〔**中成药**〕(1)大川芎口服液^(医保目录)(由川芎、天麻组成)。功能主治:活血化瘀,平肝息风。用于瘀血阻络,肝阳化风所致的头痛、头胀、眩晕、颈项紧张不舒、上下肢或偏身麻木、舌部瘀斑。用法用量:口服,一次1支,一日3次。

(2)天舒胶囊^(医保目录)(由川芎、天麻组成)。功能主治:活血平肝,通络止痛。

用于瘀血阻络或肝阳上亢所致的头痛日久、痛有定处,或头晕胁痛、失眠烦躁、舌质黯或有瘀斑;血管神经性头痛、紧张性头痛、高血压头痛见上述证候者。用法用量:饭后口服,一次4粒,一日3次;或遵医嘱。

（3）血府逐瘀胶囊^(医保目录)（详见第一章第三节慢性阻塞性肺疾病）。

5. 气血不足证

〔证候〕主症:多见于缓解期,患者多为脑力劳动,饮食作息无常。头痛隐隐,反复发作,遇劳加重;次症:心悸,食少纳呆,夜眠易醒或多梦,神疲乏力,或自汗气短,面色苍白;舌脉:舌质淡,苔薄白,脉沉细而弱。

〔治法〕益气养血,息风止痛。

〔方药〕加味四物汤（《医学正传》）。

〔中成药〕（1）脑络通胶囊^(药监局)（由丹参、川芎、黄芪、甲基橙皮苷、盐酸托哌酮、维生素 B_6 组成）。功能主治:补气活血,通经活络。具有扩张血管,增加脑血流量作用。用于脑血栓、脑动脉硬化、中风后遗症等各种脑血管疾病气虚血瘀证引起的头痛、眩晕、半身不遂、肢体发麻、神疲乏力等症。用法用量:口服,一次1~2粒,一日3次。

（2）养血清脑颗粒^(医保目录)（由当归、川芎、白芍、熟地黄、钩藤、鸡血藤、夏枯草、决明子、珍珠母、延胡索、细辛组成）。功能主治:养血平肝,活血通络。用于血虚肝旺所致的头痛眩晕、心烦易怒、失眠多梦。用法用量:开水冲服,一次1袋,一日3次。

（3）天麻头痛片^(药典)（由天麻、白芷、川芎、荆芥、当归、乳香组成）。功能主治:养血祛风,散寒止痛。用于外感风寒、瘀血阻滞或血虚失养所致的偏正头痛、恶寒、鼻塞。用法用量:口服,一次4~6片,一日3次。

6. 肝肾亏虚证

〔证候〕主症:多见于缓解期,头痛隐隐且空,每兼眩晕,时轻时重,腰膝酸软,遗精带下;次症:视物模糊,耳鸣少寐,五心烦热,口干;舌脉:舌红少苔,脉弦细或细数。

〔治法〕滋肝养肾,益髓止痛。

〔方药〕大补元煎（《景岳全书》）。

〔中成药〕（1）健脑安神片^(药典)（由酒黄精、淫羊藿、枸杞子、鹿茸、鹿角胶、鹿角霜、红参、大枣、茯苓、麦冬、龟甲、炒酸枣仁、南五味子、制远志、熟地黄、苍耳子组成）。功能主治:滋补强壮,镇静安神。用于神经衰弱,头痛,头晕,健忘失眠,耳鸣。用法用量:口服,一次5片,一日2次。

（2）天麻首乌片^(药典)（由天麻、白芷、何首乌、熟地黄、丹参、川芎、当归、炒蒺藜、桑叶、墨旱莲、女贞子、白芍、黄精、甘草组成)。功能主治:滋阴补肾,养血息风。用于肝肾阴虚所致的头晕目眩、头痛耳鸣、口苦咽干、腰膝酸软、脱发、白发;脑动脉硬化、早期高血压、血管神经性头痛、脂溢性脱发见上述证候者。用法用量:口服,一次 6 片,一日 3 次。

(3)天麻头风灵胶囊^(药监局)(由天麻、钩藤、当归、川芎、地黄、玄参、杜仲、槲寄生、牛膝、野菊花组成)。功能主治:滋阴潜阳,祛风,强筋骨。用于一般性头痛,手足麻木,慢性腰腿酸痛。用法用量:口服,一次 4 粒,一日 2 次。

四、单验方

1. 杜雨茂验方——加味散偏汤 川芎 30g,白芍 15g,白芥子 6g,香附 9g,白芷 9g,郁李仁 6g,柴胡 9g,细辛 3g,蔓荆子 9g。每日 1 剂,水煎分服。用于风寒、瘀或痰瘀交加为患所致之偏、正头风痛。

2. 李寿山验方——通络头风汤 川芎 10~30g,当归 10~20g,细辛 5g,蜈蚣 2 条。先将药物用冷水浸泡 15 分钟,浸透后煎煮。首煎沸后文火煎 30 分钟,二煎沸后文火煎 20 分钟。煮好后两煎混匀,量以 200ml 为宜,每日服 1~2 剂,早、晚分服或 6 小时 1 次。用于风痰血瘀阻滞清窍络脉所致之偏正头痛顽症。注意宜在头痛发作时服药,效果更好;患感冒时不宜服此药;服此汤剂,一般不需用其他止痛剂。

3. 周超凡验方——偏头痛Ⅰ、Ⅱ号方 Ⅰ号方:当归 10g,川芎 10g,白芍 10g,香附 10g;Ⅱ号方:当归 10g,川芎 10g,白芷 10g,防风 10g。每日 1 剂,水煎分服。用于偏头痛,Ⅰ号方用于女性患者,Ⅱ号方用于男性患者。

4. 清肝偏头痛方 珍珠母(先煎)30g,龙胆 2~3g,滁菊花 9~12g,防风 3~5g,当归 6~9g,白芍 9g,生地黄 12~18g,川芎 5g,全蝎 2~4 只,䗪虫 5~9g,地龙 9g,牛膝 9g。每日 1 剂,水煎分服。用于血管神经性头痛。

第二节 短暂性脑缺血发作 •⋯⋯⋯⋯⋯⋯⋯⋯⋯⋯⋯⋯⋯⋯⋯⋯⋯

短暂性脑缺血发作(TIA),又称一过性脑缺血发作,是由颅内血管病变引起的一过性或短暂性可反复发作的脑或视网膜局灶功能障碍,导致短暂性神经功能缺失的一种临床综合征。多由动脉粥样硬化、动脉狭窄、心脏疾患、血液成分异常和血流动力学变化等多因素所致。临床症状通常持续 10~15 分钟,多在 1 小时内,最长不超过 24 小时。不遗留神经功能缺损症状和体征,影像学检查无责任病灶。TIA 是缺血性卒中重要的危险因素,患者发生卒中的概率明显高于正常人群。

短暂性脑缺血发作属于中医学的"中风先兆""小中风"范畴。

一、诊断要点

(一)症状

具有突发性、短暂性、反复性和恢复较完全,常不遗留神经功能缺损体征的临床特点。常见一过性一侧肢体无力、偏身或麻或木、失语、黑蒙、雾视或眼前阴影晃动,光线减少;或表现为眩晕、复视、偏盲或双侧视觉丧失,共济失调、构音障碍,面部口周麻木;TIA 较少出现晕厥、头痛、一单纯尿便失禁、嗜睡、记忆缺失或癫痫症状。

(二)体征

缺血症状与体征主要取决于受累血管的分布。发作时通常存在如下体征:

1. 颈内动脉系统 TIA 轻偏瘫,偏身感觉减退,可伴有偏瘫同侧的中枢性面瘫,言语困难或失语;单眼一过性黑蒙、视野模糊及自发性闪光,同时可伴有对侧偏瘫和 / 或感觉障碍。

2. 椎-基底动脉系统 TIA 眩晕,复视,平衡障碍,异常的眼球运动,构音障碍,单侧或双侧面部、口周麻木,交叉性运动或感觉障碍,偏盲或双侧视力丧失,跌倒发作。

(三)辅助检查

1. CT 和 MRI CT 有助于排除与 TIA 类似的颅内病变。MRI 的阳性率更高,但一般不常规应用于筛查。

2. 超声检查 颈动脉超声检查及经颅彩色多普勒超声(TCD)检查是发现颈部、颅内大血管狭窄的有力手段,有助于发现血管痉挛或狭窄,了解侧支循环情况。

3. 脑血管造影检查 选择性动脉导管脑血管造影是颅内外血管检查的金标准,但具有一定风险;计算机成像血管造影(CTA)和磁共振显像血管造影(MRA)是评价颅内外血管的无创方法。

4. 实验室检查 主要是针对血栓前状态的进一步检查,尤其是对于有明确卒中危险因素的患者,应进行高凝状态评价。

(四)诊断标准

根据 1995 年中华医学会第四次全国脑血管病学术会议修订的《各类脑血

管疾病诊断要点》,诊断标准如下:

1. 为短暂的、可逆的、局部的脑血液循环障碍,可反复发作,少者1~2次,多至数十次。多与动脉硬化有关,也可以是脑梗死的前驱症状。

2. 表现为颈内动脉系统和/或椎基底动脉系统的症状和体征。

3. 一次发作时间通常在数分钟至1小时左右,症状和体征在24小时内完全消失。

（五）鉴别诊断

1. 癫痫　癫痫的部分性发作特别是单纯部分性发作,常表现为持续数秒至数分钟的肢体抽搐或麻木针刺感,从躯体的一处开始,并向周围扩展,可有脑电图异常,影像学检查可能发现脑内局灶性病变。

2. 梅尼埃病　梅尼埃病发作性眩晕、恶心、呕吐与椎基底动脉TIA相似,但每次发作持续时间往往超过24小时,伴有耳鸣、耳阻塞感、反复发作后听力减退等症状,除眼球震颤外,无其他神经系统定位体征。发病年龄多在50岁以下。

3. 阿-斯综合征　严重心律失常导致发作性全脑供血不足而出现头昏、晕倒和意识丧失,但常无神经系统局灶性症状和体征,动态心电图监测、超声心动图检查常有异常发现。

二、西医治疗要点

（一）临床评估

应重视TIA患者短期内再发造成缺血性卒中的风险,防范于未然。

（二）一般治疗

加强血压、血糖、血脂等相关卒中危险因素的管理。

（三）药物治疗

首选口服抗栓药物治疗,有明确心源性栓子来源的TIA应该首选抗凝治疗,并关注血压波动。频繁发作的TIA可选择低分子肝素或普通肝素进行治疗,病情稳定后应针对病因治疗和/或继续抗凝或抗血小板治疗。

三、中成药应用

（一）基本病机

中医认为短暂性脑缺血发作卒然为病,旋即而复,符合风邪致病的特点;同时具有痰瘀互结,络脉痹阻的病理特征。在此基础上来势凶猛,急骤而至为肝阳亢盛,阳亢化风,内风扰动致络脉绌急,表现为风动频频,风动不已,小动不休,症状时发时止,或在近期中风的基础反复发作 TIA,为正气不足,阴虚风动。平素或病情缓解后多表现肝肾不足,气血亏损的本虚证候。其病位在脑,病性属本虚标实。

（二）辨证分型使用中成药

短暂性脑缺血发作常用中成药一览表

证型	常用中成药
肝阳上亢证	天麻钩藤颗粒、清开灵注射液
痰浊壅滞证	半夏天麻丸
气虚血瘀证	消栓通络片、脑安胶囊
肾虚血阻证	杞菊地黄丸、刺五加注射液

1. 肝阳上亢证

〔证候〕**主症**:阵发性眩晕,发作性偏身麻木,短暂性言语謇涩,一过性偏身瘫软,瞬时性视歧昏瞀;**次症**:面色发红,头脑胀痛,目赤口苦,急躁易怒,手足颤抖,尿黄赤;**舌脉**:舌红,苔薄黄或黄干,脉弦数。

〔治法〕平肝潜阳。

〔方药〕天麻钩藤饮(《中医内科杂病证治新义》)或平肝潜阳汤(《常见病中医治疗研究》)。

〔中成药〕(1)天麻钩藤颗粒(医保目录)(详见第九章第一节偏头痛)。

(2)清开灵注射液(医保目录)(详见第一章第五节慢性呼吸衰竭)。

2. 痰浊壅滞证

〔证候〕**主症**:阵发性眩晕,发作性偏身麻木,短暂性言语謇涩,一过性偏身瘫软,瞬时性视歧昏瞀,头沉重感;咳嗽,痰黄,咽干甚则咽痛,发热,恶风;**次症**:或伴有胸闷痰多,纳呆多寐,肢体困重;**舌脉**:舌质淡红或黯红,舌体胖大或有齿痕,苔白腻或黄腻,脉弦滑或濡数。

〔治法〕化痰通络。

〔方药〕半夏白术天麻汤(《医学心悟》)。

〔中成药〕半夏天麻丸(医保目录)(详见第九章第一节偏头痛)。

3. 气虚血瘀证

〔证候〕**主症**:阵发性眩晕,发作性偏身麻木,短暂性言语謇涩,一过性偏身瘫软,瞬时性视歧昏瞀,面色无华,心悸气短;**次症**:自汗乏力,大便溏薄;**舌脉**:舌质黯淡或有瘀斑或边有齿痕,苔白腻,脉沉细。

〔**治法**〕益气活血。

〔**方药**〕补阳还五汤(《医林改错》)。

〔**中成药**〕(1)消栓通络片^(医保目录)(由川芎、丹参、黄芪、泽泻、三七、槐花、桂枝、郁金、木香、冰片、山楂组成)。功能主治:活血化瘀,温经通络。用于瘀血阻络所致的中风,症见神情呆滞、言语謇涩、手足发凉、肢体疼痛;缺血性中风及高脂血症见上述证候者。用法用量:口服,一次6片,一日3次。

(2)脑安胶囊^(医保目录)(由川芎、当归、红花、人参、冰片组成)。功能主治:活血化瘀,益气通络。用于脑血栓形成急性期,恢复期属气虚血瘀证候者,症见急性起病、半身不遂、口舌歪斜、舌强语謇、偏身麻木、气短乏力、口角流涎、手足肿胀、舌黯或有瘀斑、苔薄白。用法用量:口服,一次2粒,一日2次。

4. 肾虚血阻证

〔**证候**〕**主症**:阵发性眩晕,发作性偏身麻木,短暂性言语謇涩,一过性偏身瘫软,瞬时性视歧昏瞀;**次症**:步履不正,胫软乏力,筋惕肉瞤;**舌脉**:舌质嫩红,少苔,脉细尺弱或弦。

〔**治法**〕补肾通络。

〔**方药**〕益肾化瘀汤(《中医内科常见病诊疗指南》)。

〔**中成药**〕(1)杞菊地黄丸^(医保目录)(由枸杞子、菊花、熟地黄、酒萸肉、牡丹皮、山药、茯苓、泽泻组成)。功能主治:滋肾养肝。用于肝肾阴亏,眩晕耳鸣,羞明畏光,迎风流泪,视物昏花。用法用量:口服,水蜜丸一次6g,小蜜丸一次9g,大蜜丸一次1丸,一日2次。

(2)刺五加注射液^(医保目录)(由刺五加组成)。功能主治:平补肝肾,益精壮骨。用于肝肾不足所致的短暂性脑缺血发作、脑动脉硬化、脑血栓形成、脑栓塞等。亦用于冠心病、心绞痛合并神经衰弱和更年期综合征等。用法用量:静脉滴注,一次300~500mg,一日1~2次。

四、单验方

1. 防栓汤　黄芪30g,菊花30g,玄参30g,稀莶草30g,当归30g,川芎15g,昆布15g,海藻15g为基本方。适用于中风先兆气虚血瘀证。(《中医内科常见病诊疗指南》)

2. 葛根红花汤　葛根20g,丹参30g,红花10g,天麻10g,法半夏9g,川芎9g。适用于中风先兆肝风夹瘀证。(《中医内科常见病诊疗指南》)

第三节 脑梗死

脑梗死是缺血性卒中的总称,包括脑血栓形成、腔隙性梗死和脑栓塞等,指脑部血液供应障碍,缺血、缺氧引起局限性脑组织坏死或软化而出现相应的神经系统症状。该病在脑血管疾病中最为常见,占全部脑卒中的60%~80%。血管壁病变、血液成分和血流动力学改变是引起本病的主要原因。脑梗死发病率为(95~110)/10万人口。急性期病死率较高,达到5%~15%,死亡原因多数缘于脑部病变本身和较为严重的并发症。存活的患者中,70%左右残留较严重的后遗症,半年之内复发率最高,尤其是脑栓塞患者。

本病属于中医学的"中风病"范畴。

一、诊断要点

(一)临床表现

1. 发病形式 大部分患者静态下急性起病,动态起病者以心源性脑梗死多见,部分病例在发病前可有TIA发作,如短暂的肢体麻木、无力等。病情一般在数小时或数日内达到高峰,也可能症状进行性加重或病情波动。

2. 临床表现 取决于梗死病灶的部位和大小,主要表现为局灶性神经功能缺损的症状和体征,如偏瘫、偏身感觉障碍、认知功能障碍、颅神经麻痹、共济失调等,部分可出现全脑症状和体征,如头痛、恶心呕吐、昏迷和生命体征异常等。

3. 病程分期

(1)超早期:发病后6小时以内。

(2)急性期:一般发病后2周左右为急性期,但应注意与病情的程度有关,轻型者可能提前进入恢复期,危重型的恢复期可能延迟。

(3)恢复期:发病2周~6个月。

(4)后遗症期:6个月以后。

(二)辅助检查

1. 血液检查 血小板、凝血功能、血糖等。有条件的医院可以进行血浆同型半胱氨酸等检查。

2. 影像学检查

(1)头颅CT:头颅CT检查应常规进行,对于脑梗死和脑出血的鉴别有重要价值。但是对于超早期（发病 6 小时以内）缺血性病变和皮质或皮质下小的梗死灶不敏感，不能显示脑干和小脑较小梗死灶。多数病例在发病 24 小时后逐渐显影，大面积脑梗死可以较早显示病灶。主要表现为低密度灶，大面积梗死可以伴有脑水肿和占位效应，出血性梗死呈现混杂密度。超早期阶段可以有微小改变，如大脑中动脉高密度征、皮质边缘（尤其岛叶）及豆状核区灰白质分界不清、脑沟消失等。

（2）头颅 MRI：可以清晰地显示早期缺血性梗死灶，对脑干和小脑梗死显示清楚，主要表现为 T_1 低信号、T_2 高信号病灶，出血性梗死显示其中混杂 T_1 高信号。对于超早期脑梗死和脑出血则难以鉴别。弥散加权成像（DWI）在发病 2 小时即可显示病变，对早期梗死敏感，为早期治疗提供重要信息。灌注加权成像（PWI）显示的病灶区域较弥散加权范围大，目前认为弥散-灌注不匹配区域为半暗带，为溶栓治疗提供信息。

（3）经颅彩色多普勒超声（TCD）：有利于判断颅内外血管狭窄、闭塞和侧支循环建立程度。

（4）血管造影：磁共振血管成像（MRA）、CT 血管成像（CTA）等属于无创检查，可以了解血管情况及疗效等。数字减影血管造影（DSA）在进行血管内介入治疗、动脉溶栓时有意义，但有一定的风险。

（5）其他：正电子发射断层扫描（PET）、单光子发射计算机断层扫描（SPECT）等在有条件的单位用于临床研究。

（三）分型

1. 急性卒中治疗试验（TOAST）分型

（1）动脉粥样硬化性血栓性脑梗死：常于安静状态下发病；大多数发病时无明显头痛和呕吐；发病较缓慢，多逐渐进展，或呈阶段性进行，多与脑动脉粥样硬化有关，也可见于动脉炎、血液病等；一般发病后 1~2 日内意识清楚或轻度障碍；有颈内动脉系统和 / 或椎-基底动脉系统症状和体征；应做 CT 或 MRI 检查；腰穿脑脊液一般不应含血。

（2）脑栓塞：多为急骤发病；多数无前驱症状；一般意识清楚或有短暂性意识障碍；有颈内动脉系统和 / 或椎-基底动脉系统症状和体征；腰穿脑脊液一般不含血，若有红细胞可考虑出血性脑梗死；栓子的来源可为心源性或非心源性，也可同时伴有其他脏器、皮肤、黏膜等栓塞症状。

（3）腔隙性梗死：发病多由于高血压动脉硬化引起，呈急性或亚急性起病；多无意识障碍；应进行 CT 或 MRI 检查，以明确诊断；临床表现多不严重，较常见的为纯感觉性卒中、纯运动性轻偏瘫、共济失调性轻偏瘫，构音不全-手笨拙综合征或感觉运动性卒中等;腰穿脑脊液无红细胞。

（4）无症状性脑梗死 为无任何脑及视网膜症状的血管疾病,仅为影像学所证实,可视具体情况决定是否作为临床诊断。

2. 牛津社区卒中计划（OCSP）分型

（1）完全前循环梗死:大脑高级功能障碍;同侧视野损害;同侧面部或上肢、下肢中至少两个部位的运动和／或感觉障碍。

（2）部分前循环梗死:只表现完全前循环中所列三方面中的两项,或只表现大脑高级功能障碍,或较腔隙性梗死中所规定的更局限的（如局限于部分肢体或面部和手但不是整个肢体）运动／感觉障碍。

（3）后循环梗死:表现为头晕、走路不稳、复视等,偏瘫或四肢瘫、交叉性感觉障碍。

（4）腔隙性脑梗死:纯运动性、纯感觉性、感觉运动混合性、共济失调轻偏瘫、构音障碍手笨拙综合征。

（四）鉴别诊断

主要脑血管病的鉴别诊断

临床鉴别要点	缺血性卒中		出血性卒中	
	动脉硬化性脑梗死	脑栓塞	高血压性脑出血	蛛网膜下腔出血
发病年龄	老年（60岁以上）	青壮年	中老年（50~60岁）	不定
发病情况	安静、休息时	不定	活动、激动时	活动、激动时
发病缓急	较缓（小时、日）	最急（秒、分）	急（分、小时）	急（分）
头痛（意识清醒时）和呕吐	多无	多无	常有,早期呕吐	剧烈头痛
意识障碍	多无或较轻	多无或较轻	常有进行性加重	无或有谵妄
局灶体征（偏瘫、失语、脑神经麻痹）	明显,常为主诉	明显,常为主诉	常有,但患者意识不清,不能诉述或不易检查	常无,或偶有轻偏瘫及动眼神经麻痹
脑膜刺激征	多无	多无	偶有	明显
TIA史	多见	无	少见	无
高血压病史	有或无	无	常见	无
常见病因	动脉粥样硬化	心脏病、瓣膜病	高血压	动脉瘤或动静脉畸形破裂

续表

临床鉴别要点	缺血性卒中		出血性卒中	
	动脉硬化性脑梗死	脑栓塞	高血压性脑出血	蛛网膜下腔出血
CT	颅内低密度区	颅内低密度区	颅内低高度区	蛛网膜下腔或脑室内高密度区
MRI	T_1 低信号区, T_2 稍高信号区	T_1 低信号区, T_2 稍高信号区	T_1 颅内高信号区	T_1 蛛网膜下腔或脑室内高信号区
DSA	可见阻塞的血管	可见阻塞的血管	可见破裂的血管	可见动静脉畸形或动脉瘤

二、西医治疗要点

对于脑梗死的治疗,临床上应根据不同分期及病情程度的不同类型而采取相应的治疗方法。

(一) 超早期

脑血管阻塞以后血液供应的相应区域的脑组织迅速出现一个缺血中心的坏死区及其周围的缺血半暗带,此期迅速恢复缺血区血流,可以挽救缺血半暗带,缩小脑梗死的面积。因此,超早期的溶栓治疗、机械取栓是最根本的治疗方法。此期只要符合溶栓的适应证要分秒必争,开展溶栓治疗。

(二) 急性期

1. 抗栓与抗凝治疗　一般是指抗血小板药物或抗凝药物的应用。抗血小板药物和抗凝药物对于已经形成的血栓或栓塞无直接溶解作用,但有助于阻止已经形成的血栓的扩大,预防新的血栓或栓塞的形成,用于溶栓后的辅助治疗。注意有轻度增加症状性颅内出血的风险。

2. 改善脑循环　对于不能进行溶栓者,改善脑循环是促进病情恢复的重要手段,应早期进行。改善脑循环涉及的主要药物有丁苯酞、人尿激肽原酶、扩容等。

3. 脑保护治疗　针对急性缺血或再灌注后细胞损伤的药物(神经保护剂)可保护脑细胞,提高对缺血缺氧的耐受性,常用药物主要有依达拉奉、胞二磷胆碱、脑活素。

4. 对症治疗　急性期高峰阶段病情已经发展到高峰,轻型患者病情稳定,但重型、危重型患者脑水肿明显,容易出现脑疝,危及患者生命。对于病情较轻患者参照急性期的早期阶段的方案进行治疗,应早期介入康复治疗和针灸治疗。对于伴昏迷的重症患者应在急性期的高峰阶段治疗的基础上要做好对症处理,包括脑部病变的脑水肿、脑部病变造成的其他脏器的损害(如呼吸障碍等)、并发症(如消化道出血等)以及合并症(如心力衰竭等)。

5. 康复治疗　急性期康复治疗的时机为病情稳定 48h 后进行,可根据病情的程度的不同采取不同的康复方式。如瘫痪完全者可进行早期良肢位摆放、体位转换和关节活动度训练等,预防可能发生的压疮、关节肿胀、下肢静脉血栓形成、尿路感染和呼吸道感染等并发症,以及相关的床边康复治疗(如言语、吞咽、呼吸功能)。病情轻者,可以进行床边康复、早期离床期的康复训练,康复训练应以循序渐进的方式进行,必要时在监护条件下进行。

（三）恢复期

此期脑水肿消退,病情进入恢复期。恢复期病情稳定,可分为恢复早期、恢复中期、恢复后期。主要以康复治疗以及预防治疗为主。

1. 恢复早期的康复治疗　主要在康复科或康复中心进行。可根据病情程度的不同分别采用床上与床边活动,坐位活动,站立活动,步行、肌力、肌张力的康复训练,其训练强度要考虑到患者的体力、耐力和心肺功能情况确定。有言语功能障碍、认知功能障碍、吞咽困难等症状的患者应进行相应的康复治疗。

2. 恢复中、后期的康复治疗　对于肌张力增高明显者主要是抑制痉挛,纠正异常运动模式,结合日常生活活动进行上肢和下肢实用功能的强化训练。可采用抗痉挛肢位、关节活动度训练、痉挛肌肉缓慢牵伸、夹板疗法等方法可以缓解肢体的痉挛。痉挛影响肢体功能时,可使用替扎尼定、丹曲林和巴氯芬等口服抗痉挛药。如有言语障碍、认知障碍、吞咽困难等仍需继续进行相应的康复治疗。

（四）后遗症期

后遗症期的康复治疗,应加强代偿性功能训练,包括矫形器、步行架和轮椅等的应用,以适应日常生活的需要。同时注意防止异常肌张力和挛缩的进一步加重,避免废用综合征,帮助患者下床锻炼,进行适当的户外活动。

三、中成药应用

（一）基本病机

中医认为脑梗死病因病机可归纳为在气血内虚的基础上,因劳倦内伤、忧思恼怒、饮食不节等诱因,引起脏腑阴阳失调,气血逆乱,直冲犯脑,导致脑脉痹阻而发病。病位在脑髓血脉,与肝、心、脾、肾有关。病性属本虚标实,肝肾不足、气血亏虚为本,风、火、痰、瘀等为标。急性期常以风、火、痰、瘀等标实为主,可兼见正气不足;恢复期和后遗症期则多为虚实夹杂。大多数脑梗死患者以半身不遂、口舌歪斜、言语謇涩或语不达意或不语为主症而无神志障碍,病位较浅,属于中医"中经络"范畴,经治疗可逐渐恢复。少数起病即见神志障碍,病位深,属于中医"中脏腑"范畴,病情重,预后差。

(二)辨证分型使用中成药

脑梗死常用中成药一览表

证型	常用中成药
风痰阻络证	全天麻胶囊、中风回春丸
痰热腑实证	新清宁片、牛黄清心丸、清开灵注射液
气虚血瘀证	脑心通胶囊、脑安胶囊、消栓通络片
阴虚风动证	大补阴丸、天麻钩藤颗粒
痰蒙清窍证	苏合香丸、醒脑静注射液
痰热内闭证	安宫牛黄丸、牛黄清心丸、紫雪散
元气败脱证	参附注射液、参麦注射液

1. 风痰阻络证

〔证候〕**主症**:多见于急性期,半身不遂,口舌歪斜,言语謇涩或不语,偏身麻木;**次症**:头晕目眩,痰多而黏;**舌脉**:舌质黯淡,舌苔薄白或白腻,脉弦滑。

〔治法〕息风化痰,活血通络。

〔方药〕化痰通络汤(《临床中医内科学》)。

〔中成药〕(1)全天麻胶囊^(医保目录)(详见第九章第一节偏头痛)。

(2)中风回春丸^(医保目录)[由酒当归、酒川芎、红花、桃仁、丹参、鸡血藤、忍冬藤、络石藤、地龙(炒)、土鳖虫(炒)、伸筋草、川牛膝、蜈蚣、炒茺蔚子、全蝎、威灵仙(酒制)、炒僵蚕、木瓜、金钱白花蛇组成]。功能主治:活血化瘀,舒筋通络。用于痰瘀阻络所致的中风,症见半身不遂、肢体麻木、言语謇涩、口舌歪斜。用法用量:口服,一次 1.2~1.8g,一日 3 次。

2. 痰热腑实证

〔证候〕**主症**:多见于急性期,半身不遂,口舌歪斜,言语謇涩或不语,偏身麻木,咯痰或痰多;**次症**:腹胀,便干便秘,头痛目眩;**舌脉**:舌质黯红,苔黄腻,脉弦滑或偏瘫侧脉弦滑而大。

〔治法〕化痰通腑。

〔**方药**〕星蒌承气汤(王永炎方)。

〔**中成药**〕(1)新清宁片^(医保目录)(由熟大黄组成)。功能主治:清热解毒,泻火通便。用于内结实热所致的喉肿、牙痛、目赤、便秘、下痢、发热;感染性炎症见上述证候者。用法用量:口服,一次3粒,一日3次。

(2)牛黄清心丸^(药典)(详见第八章第一节流行性脑脊髓膜炎)。

(3)清开灵注射液^(医保目录)(详见第一章第五节慢性呼吸衰竭)。

3.气虚血瘀证

〔**证候**〕**主症**:多见于恢复期和后遗症期,急性期亦可出现。半身不遂,口舌歪斜,言语謇涩或不语,偏身麻木,面色㿠白,气短乏力;**次症**:口角流涎,自汗出,心悸便溏,手足肿胀;**舌脉**:舌质黯淡,有齿痕,舌苔白腻,脉沉细。

〔**治法**〕益气活血。

〔**方药**〕补阳还五汤(《医林改错》)。

〔**中成药**〕(1)脑心通胶囊^(医保目录)(由黄芪、赤芍、丹参、当归、川芎、桃仁、红花、醋乳香、醋没药、鸡血藤、牛膝、桂枝、桑枝、地龙、全蝎、水蛭组成)。功能主治:益气活血,化瘀通络。用于气虚血滞、脉络瘀阻所致中风中经络,半身不遂、肢体麻木、口眼歪斜、舌强语謇及胸痹心痛、胸闷、心悸、气短;脑梗死、冠心病心绞痛属上述证候者。用法用量:口服,一次2~4粒,一日3次。

(2)脑安胶囊^(医保目录)(详见第九章第二节短暂性脑缺血发作)。

(3)消栓通络片^(医保目录)(详见第九章第二节短暂性脑缺血发作)。

4.阴虚风动证

〔**证候**〕**主症**:多见于恢复期和后遗症期,急性期亦可出现。半身不遂,口舌歪斜,言语謇涩或不语,偏身麻木,眩晕耳鸣;**次症**:手足心热,咽干口燥;**舌脉**:舌质红而体瘦,少苔或无苔,脉弦细数。

〔**治法**〕育阴息风,活血通络。

〔**方药**〕育阴通络汤(秦振华方)。

〔**中成药**〕(1)大补阴丸^(医保目录)(详见第八章第二节流行性乙型脑炎)。

(2)天麻钩藤颗粒^(医保目录)(详见第九章第一节偏头痛)。

5.痰蒙清窍证

〔**证候**〕**主症**:多见于急性期或由中经络演化而来。神志昏蒙,半身不遂,口舌歪斜;**次症**:痰鸣辘辘,面白唇黯,肢体松懈,瘫软不温,静卧不烦,二便自遗,周身湿冷;**舌脉**:舌质紫黯,苔白腻,脉沉滑缓。

〔**治法**〕温阳化痰,醒神开窍。

〔**方药**〕涤痰汤(《奇效良方》)配合灌服或鼻饲苏合香丸(《太平惠民和剂

局方》)。

〔**中成药**〕(1)苏合香丸^(医保目录)(详见第八章第五节伤寒)。

(2)醒脑静注射液^(医保目录)(详见第一章第三节慢性阻塞性肺疾病)。

6. 痰热内闭证

〔**证候**〕**主症**:多见于急性期,重症患者发病即可出现,亦可由痰热腑实证演化而来。神志昏蒙,半身不遂,口舌歪斜,鼻鼾痰鸣,肢体强痉拘急,项强身热;**次症**:气粗口臭,躁扰不宁,甚则手足厥冷,频繁抽搐,偶见呕血;**舌脉**:舌质红绛,舌苔褐黄干腻,脉弦滑数。

〔**治法**〕清热化痰,醒神开窍。

〔**方药**〕清心宣窍汤(《中医内科常见病诊疗指南》)配合灌服或鼻饲安宫牛黄丸(《温病条辨》)。

〔**中成药**〕(1)安宫牛黄丸^(医保目录)(详见第一章第一节附 流行性感冒)。

(2)牛黄清心丸^(药典)(详见第八章第一节流行性脑脊髓膜炎)。

(3)紫雪散^(药典)(详见第七章第二节系统性红斑狼疮)。

7. 元气衰败证

〔**证候**〕**主症**:多见于病情危笃临终之时,属中风危候,多难救治。昏愦不知,目合口开,四肢松懈瘫软;**次症**:肢冷汗多,二便自遗;**舌脉**:舌痿,舌质紫黯,苔白腻,脉微欲绝。

〔**治法**〕益气回阳固脱。

〔**方药**〕参附汤(《正体类要》)。

〔**中成药**〕(1)参附注射液^(医保目录)(详见第一章第一节附 流行性感冒)。

(2)参麦注射液^(医保目录)(详见第三章第十二节急性胰腺炎)。

四、单验方

1. 杨百茀验方——通脉汤 黄芪 30g,当归 15g,白芍 15g,桃仁 10g,生地黄 15g,川芎 10g,丹皮 10g,桂枝 10g,茯苓 10g。水煎,每日 1 剂,分 3 次温服。主治中风症见半身不遂,口眼㖞斜,语言謇涩,口角流涎,脉迟缓或浮弱,舌苔薄白。

2. 金振堂验方——通栓汤 黄芪 30g,当归 15g,川芎 6g,赤芍 15g,桃仁 6g,红花 6g,地龙 10g,水蛭 3g,草决明 15g,首乌 20g,泽泻 10g。每日 1 剂,水煎分服。主治中风先兆、中风、复中风、中风后遗症等气虚血瘀证,血脂增高、血黏增高的血栓病。

3. 张学文验方——通脉舒络汤 黄芪 30g,红花 10g,川芎 10g,地龙 15g,

川牛膝 15g,丹参 30g,桂枝 6g,山楂 30g。每日 1 剂,水煎分服。主治中风、痹证等偏于气虚血瘀者。

第四节 脑出血

脑出血是指非外伤性原发性脑实质内出血。脑出血病因多种多样,常见的有高血压、脑血管畸形、脑淀粉样血管病、溶栓或抗凝后、瘤卒中和脑梗死后出血等,其中高血压性脑出血最为常见。高血压性脑出血是在血管病变基础上,血压升高使动脉破裂所致。脑出血的发病率为每年(60~80)/10 万人口,在我国占急性脑血管病的 30% 左右。急性期病死率为 30%~40%,是急性脑血管病中最高的。在脑出血中,大脑半球出血约占 80%,脑干和小脑出血约占 20%。脑出血预后与出血部位、出血量、病因和全身状态有关,脑干、丘脑、脑室大量出血预后差。重症脑出血多在发病数小时至数天内因脑疝死亡,部分患者可生活自理或恢复工作。

本病属于中医学的"中风病"范畴。

一、诊断要点

(一)临床表现

脑出血起病突然,常无先兆。常见诱发因素有情绪波动、体力劳动、饭后酒后、性生活、用力解便和气候变化等。患者常突感头痛、头胀,随之呕吐,可很快出现意识和神经功能障碍,并进行性加重。脑叶出血者常表现为癫痫。发病时血压常明显升高。不同出血部位的临床表现如下:

1. 基底核出血 偏瘫或轻偏瘫、偏身感觉障碍和同向性偏盲(三偏),均发生于出血灶的对侧。患者双眼向病变侧凝视,可有局灶性抽搐和失语(优势半球出血)。随着出血量增多,患者意识障碍加重,并出现颅内压增高症状;甚至小脑幕裂孔下疝,导致呼吸和循环衰竭而死亡。

2. 脑叶出血 头痛明显。如出血位于脑中央区,有偏瘫、偏身感觉障碍,特别是辨别觉丧失。如出血在枕顶叶,可有同向偏盲。如发生在额叶,可有强握、吸吮反射,排尿困难,淡漠和反应迟钝。如有抽搐,多为局灶性并限于偏瘫侧。优势半球出血者尚有失语、失读、记忆力减退和肢体失认等。

3. 丘脑出血 临床表现类似壳核出血,但有双眼垂直方向活动障碍或双眼同向上或向下凝视,瞳孔缩小。患者长期处于滞呆状态。如血肿阻塞第三脑室,可出现颅内压增高症状和脑积水。

4. 脑桥出血　发病后患者很快进入昏迷状态。出血常先自一侧脑桥开始,表现出血侧面瘫和对侧肢体弛缓性偏瘫痪(交叉性瘫痪)。头和双眼转向非出血侧,呈"凝视瘫肢"状。出血扩大并波及两侧脑桥,则出现双侧面瘫和四肢瘫痪。后者多为弛缓性瘫痪,少数为痉挛性瘫痪或呈去脑强直;双侧病理征阳性;眼球自主活动消失,瞳孔为针尖样,对光反应迟钝或消失。此征为脑桥出血特征症状,见于1/3患者,这由于脑桥内交感神经纤维受损所致。持续高热(≥39℃),乃因出血阻断下丘脑对体温的调节。由于脑干呼吸中枢受影响,常出现不规则呼吸和呼吸困难。如双瞳孔散大,对光反应消失,呼吸不规则,脉搏和血压异常,体温不断上升或突然下降,均示病情危重。

5. 小脑出血　大多数患者有头痛、眩晕、呕吐,伴共济失调,站立时向病侧倾倒,病侧肢体不灵活,但无偏瘫、无失语,有构音障碍。少数患者发病迅速,短期内昏迷,出现脑干受压征、眼肌麻痹和小脑扁桃体下疝或急性脑积水表现。

6. 脑室出血　可由实质性出血破入脑室,也可以是单纯脑室出血。病情多很危重。常在发病后1~2小时内进入昏迷,出现四肢抽搐或瘫痪,双侧病理征阳性。可有脑膜刺激征、多汗、呕吐、去脑强直。呼吸深沉带鼾声;后转为不规则。脉搏也由缓慢有力转为细速和不规则。血压不稳定。如血压下降、体温升高则多示预后不良。

(二)辅助检查

1. 血液检查　可有白细胞增高、血糖升高等。

2. 影像学检查

(1)头颅CT:是诊断脑出血安全有效的首选方法,可准确、清楚地显示脑出血的部位、出血量、占位效应、是否破入脑室或蛛网膜下腔及周围脑组织受压的情况。头颅CT扫描示血肿灶为高密度影,边界清楚,CT值为75~80Hu,在血肿被吸收后显示为低密度影。

(2)头颅MRI:脑出血后的不同时期血肿的MRI表现各异。急性期脑出血的诊断CT优于MRI,但MRI检查能更准确地显示血肿演变过程,对某些脑出血患者的病因探讨会有所帮助,如能较好地鉴别瘤卒中,发现脑动静脉畸形及动脉瘤等。

(3)脑血管造影:中青年非高血压性脑出血或者CT和MRI检查怀疑有血管异常时,应进行脑血管造影检查。脑血管造影可清楚地显示异常血管及显示出造影剂外漏的破裂血管和部位。可检出脑动脉瘤、脑动静脉畸形、烟雾病和血管炎等。

3. 腰穿检查　在没有条件或不能进行 CT 扫描者,可进行腰穿检查以协助诊断脑出血。对大量的脑出血、小脑出血或脑病早期,腰穿应慎重,以免诱发脑疝。

（三）诊断标准

根据 1995 年中华医学会第四次全国脑血管病学术会议修订的《各类脑血管疾病诊断要点》:脑出血的好发部位为壳核、丘脑、尾状核头部、中脑、桥脑、小脑、皮质下白质,即脑叶、脑室及其他。主要是高血压性脑出血,也包括其他病因的非外伤性脑内出血。高血压性脑出血的诊断要点如下:

1. 常于体力活动或情绪激动时发病。

2. 发作时常有反复呕吐、头痛和血压升高。

3. 病情进展迅速,常出现意识障碍、偏瘫和其他神经系统局灶症状。

4. 多有高血压病史。

5. 腰穿脑脊液多含血和压力增高(其中 20% 左右可不含血)。

6. 脑超声波检查多有中线波移位。

7. 鉴别诊断有困难时可做 CT 检查。

二、西医治疗要点

脑出血处理的关键在"防患于未然",其中控制高血压是预防的核心。对已发生脑出血者,其治疗目标是控制增高的颅内压防止脑疝形成;防止血肿扩大并保证脑灌注;治疗各种并发症和合并症;减少死亡率和伤残率。

（一）内科治疗

1. 卧床休息　头位抬高 20°~30°,低血容量者不适合此措施。

2. 控制血压　血压过高可加重脑水肿,诱发再出血。血压降低的程度应根据每个患者的具体情况而定,原则上应逐渐降到脑出血前原有的水平或 150/90mmHg 左右。如果舒张压 >180mmHg 或平均动脉压 >130mmHg,要考虑静脉给药。可选择的药物有尼卡地平、拉贝洛尔、硝普钠、硝酸甘油等。

3. 控制颅内压　脑出血后颅内压升高是威胁生命的主要原因。控制颅内压是治疗的关键。常用药物有 20% 甘露醇、呋塞米、10% 人体白蛋白、甘油果糖。

4. 高血压性脑出血者止血药物无效。由于血凝集功能障碍或血液病者,则应参考该疾病的止血治疗原则。

5. 保证每日热量、维生素需求量以及水和电解质平衡。

6. 防治各系统并发症　积极防治呼吸道阻塞和感染、心血管病和消化道出血、尿路感染、压疮。保持水、电解质平衡很重要。20% 脑出血有癫痫发作，可选用抗癫痫药物如卡马西平、丙戊酸钠等。高热者采用物理和 / 或药物降温。

（二）外科治疗

1. 立体定向穿刺和引流　参考影像诊断，用螺旋钻等将颅骨钻孔，导入引流管。用尿激酶等纤溶药物溶解凝固血块。一般持续引流 3~5 日。因不能直视下止血及减压，效果较差。

2. 手术治疗　选择年龄在 70 岁以下；半球血肿量在 30ml 以上或血肿占位效应明显，造成中线明显移位；小脑血肿 10ml 以上，病情进行性加重，使意识状态处于浅昏迷或昏迷之间和格拉斯哥（GCS）评分不小于 6 分者。进行去骨瓣开颅血肿清除术或小骨窗开颅血肿清除。

三、中成药应用

（一）基本病机

中医认为脑出血的基本病机是脏腑功能失调，阴阳失衡，气血逆乱，上犯于脑，络破血溢于脑脉之外，重症者可闭塞清窍，蒙蔽神明。病位在脑，与心、肾、肝、脾密切相关。病性是本虚标实，上盛下虚。在本为肝肾阴虚，气血亏虚；在标为风火相煽，痰湿壅盛，气血逆乱，络破血溢。"风证""火证""痰证""阴虚证"为出血性中风急性期的基本证候，"风证"为发病的启动因素，急性期以"火证"最为明显，而"瘀证"贯穿于疾病的始终。

（二）辨证分型使用中成药

脑出血常用中成药一览表

证型	常用中成药
肝阳暴亢，风火上扰证	天麻钩藤颗粒、清开灵注射液
痰热腑实，风痰上扰证	牛黄清心丸、清开灵注射液
阴虚风动证	大补阴丸、知柏地黄丸、生脉注射液
痰热内闭清窍证	安宫牛黄丸、清开灵注射液
痰湿蒙塞清窍证	苏合香丸、醒脑静注射液
气虚血瘀证	脑安胶囊、生脉注射液
元气败脱，神明散乱证	参附注射液、参麦注射液

1. 肝阳暴亢,风火上扰证

〔证候〕**主症:**半身不遂,口舌歪斜,言语謇涩或不语,偏身麻木,头晕头痛,面红目赤;**次症:**口苦咽干,心烦易怒,尿赤便干;**舌脉:**舌质红或红绛,舌苔薄黄,脉弦有力。

〔治法〕平肝潜阳,清热息风。

〔方药〕天麻钩藤饮(《中医内科杂病证治新义》)。

〔**中成药**〕(1)天麻钩藤颗粒^(医保目录)(详见第九章第一节偏头痛)。

(2)清开灵注射液^(医保目录)(详见第一章第五节慢性呼吸衰竭)。

2. 痰热腑实,风痰上扰证

〔证候〕**主症:**半身不遂,口舌歪斜,言语謇涩或不语,偏身麻木,咯痰或痰多;**次症:**腹胀,便干便秘,头晕目眩;**舌脉:**舌质黯红或黯淡,苔黄或黄腻,脉弦滑或偏瘫侧脉弦滑而大。

〔治法〕化痰通腑。

〔方药〕星蒌承气汤(王永炎方)。

〔**中成药**〕(1)牛黄清心丸^(药典)(详见第八章第一节流行性脑脊髓膜炎)。

(2)清开灵注射液^(医保目录)(详见第一章第五节慢性呼吸衰竭)。

3. 阴虚风动证

〔证候〕**主症:**半身不遂,口舌歪斜,言语謇涩或不语,偏身麻木,手足心热;**次症:**烦躁失眠,头晕耳鸣,咽干口燥;**舌脉:**舌质红绛或黯红,或舌红瘦,少苔或无苔,脉弦细或弦细数。

〔治法〕滋养肝肾,潜阳息风。

〔方药〕镇肝熄风汤(《医学衷中参西录》)。

〔**中成药**〕(1)大补阴丸^(医保目录)(详见第八章第二节流行性乙型脑炎)。

(2)知柏地黄丸^(医保目录)(详见第四章第三节急性肾盂肾炎)。

(3)生脉注射液^(医保目录)(详见第一章第一节附 流行性感冒)。

4. 痰热内闭清窍证

〔证候〕**主症:**神昏,半身不遂,鼻鼾痰鸣,项强身热;**次症:**气粗口臭,躁扰不宁,甚则手足厥冷,频繁抽搐,偶见呕血;**舌脉:**舌质红绛,舌苔黄腻或干腻,脉弦滑数。

〔治法〕清热化痰,醒神开窍。

〔方药〕羚羊角汤(《医醇賸义》)配合灌服或鼻饲安宫牛黄丸(《温病条辨》)。

〔**中成药**〕(1)安宫牛黄丸^(医保目录)(详见第一章第一节附 流行性感冒)。

（2）清开灵注射液^{（医保目录）}（详见第一章第五节慢性呼吸衰竭）。

5. 痰湿蒙塞清窍证

〔**证候**〕**主症**：神志昏蒙，半身不遂，口舌歪斜；**次症**：痰鸣流流，面白唇黯，肢体松懈，瘫软不温，静卧不烦，二便自遗，或周身湿冷；**舌脉**：舌质紫黯，苔白腻，脉沉滑缓。

〔**治法**〕温阳化痰，醒神开窍。

〔**方药**〕涤痰汤（《奇效良方》）配合灌服或鼻饲苏合香丸（《太平惠民和剂局方》）。

〔**中成药**〕（1）苏合香丸^{（医保目录）}（详见第八章第五节伤寒）。

（2）醒脑静注射液^{（医保目录）}（详见第一章第三节慢性阻塞性肺疾病）。

6. 气虚血瘀证

〔**证候**〕**主症**：半身不遂，口舌歪斜，言语謇涩或不语，偏身麻木，面色㿠白，气短乏力；**次症**：口角流涎，自汗出，心悸便溏，手足肿胀；**舌脉**：舌质黯淡，或舌边有齿痕，舌苔薄白或白腻，脉沉细、细缓或细弦。

〔**治法**〕益气活血。

〔**方药**〕补阳还五汤（《医林改错》）。

〔**中成药**〕（1）脑安胶囊^{（药典）}（详见第九章第二节短暂性脑缺血发作）。

（2）生脉注射液^{（医保目录）}（详见第一章第一节附　流行性感冒）。

7. 元气败脱，神明散乱证

〔**证候**〕**主症**：神昏，肢体瘫软，目合口张，呼吸微弱，手撒肢冷；**次症**：汗多，重则周身湿冷，二便失禁；**舌脉**：舌痿不伸，舌质紫黯，苔白腻，脉沉缓或沉微。

〔**治法**〕益气回阳固脱。

〔**方药**〕参附汤（《正体类要》）或合生脉散（《医学启源》）。

〔**中成药**〕（1）参附注射液^{（医保目录）}（详见第一章第一节附　流行性感冒）。

（2）参麦注射液^{（医保目录）}（详见第三章第十二节急性胰腺炎）。

四、单验方

1. 焦树德验方——镇肝复遂汤　生石决明（先煎）25~35g，生牡蛎（先煎）20~30g，生代赭石（先煎）20~30g，胆南星10g，制半夏10g，化橘红12g，茯苓15g，钩藤（血压高者后下）30g，全蝎6~9g，桑枝30g，红花10g，桃仁10g，赤芍12g，白芍12g，菖蒲10g，郁金10g，炙山甲6~9g，竹沥汁50~60ml，羚羊角粉1~1.5g。每日1剂，水煎分服。方中竹沥汁兑入药汁中同服，服时滴入姜汁

2~3滴,羚羊角粉冲服。主治脑血栓形成刚发病后,或突患脑出血轻症(出血量少,未出现神志昏迷者)。

2. 任应秋验方——制豨莶至阴汤　制豨莶30g,干地黄9g,盐知母12g,当归9g,枸杞子9g,炒赤芍12g,龟板6g,牛膝9g,甘菊花9g,郁金9g,丹参9g,黄柏3g。每日1剂,水煎分服。主治中风阴虚证,症见头晕耳鸣,目眩少寐,舌强语謇,口眼㖞斜、半身不遂。

3. 张觉人验方——益气通络汤　黄芪30g,赤芍6g,川芎5g,当归12g,地龙9g,桃仁9g,红花6g,丹参12g,桑枝12g,川牛膝9g。每日1剂,水煎分服。主治中风以气虚血滞为主要表现者,症见半身不遂,肢体乏力,患侧手足浮肿,面色萎黄少华或紫黯,语言謇涩,口眼㖞斜,舌淡紫,脉细涩无力。

第五节　蛛网膜下腔出血

蛛网膜下腔出血(SAH)是各种原因的颅内出血,导致血液流入蛛网膜下腔的统称。临床上可分自发性与外伤性两类,自发性又分为原发性与继发性两种。由各种原因引起软脑膜血管破裂,血液流入蛛网膜下腔者,称为原发性蛛网膜下腔出血;因脑实质内出血,血液流入蛛网膜下腔者,称继发性蛛网膜下腔出血。临床上一般指的是原发性蛛网膜下腔出血,约占急性脑血管病的15%。蛛网膜下腔出血的预后与病因、年龄、动脉瘤部位及瘤体大小、出血量、血压增高及波动、合并症和手术治疗时机等有关。发病时意识模糊或昏迷、高龄、收缩压高、出血量大、大脑前动脉或椎-基底动脉较大动脉瘤预后差,半数存活者遗留有永久性脑损害,常见认知障碍。

本病属于中医学的"真头痛""中风"等病证范畴。

一、诊断要点

(一) 临床表现

轻者可没有明显临床症状和体征,重者可突然昏迷甚至死亡。以中青年发病居多。起病突然(数秒或数分钟内发生)。多数患者发病前有明显诱因(剧烈运动、过度疲劳、用力排便、情绪激动等)。

1. 一般症状

(1) 头痛:动脉瘤性的典型表现是突发异常剧烈全头痛,多伴发一过性意识障碍和恶心、呕吐。约 1/3 的动脉瘤性蛛网膜下腔出血患者发病前数日或数周有头痛的表现,这是小量前驱(信号性)出血或动脉瘤受牵拉所致。

(2)脑膜刺激征:在蛛网膜出血后 7~8 小时后逐渐明显。20% 患者眼底可见玻璃体下片状出血,是急性颅内压增高和眼静脉回流受阻所致,对诊断具有提示意义。

(3)其他有精神症状:如谵妄、欣快等。少数患者有消化道出血、脑心综合征、急性肺水肿。

(4)可有动脉瘤或血管畸形存在的局灶性定位体征,如后交通动脉动脉瘤的同侧动眼神经麻痹。大脑额顶叶凸面的血管畸形可引起癫痫、轻偏瘫或失语等。

2. 常见并发症

(1)脑血管痉挛:发生于病后 3~5 日。如在 5~14 日后发生者称为迟发性脑血管痉挛。脑血管痉挛可持续 1~4 周。通常在没有蛛网膜下腔再出血的情况下,病情突然恶化、发热、头痛、意识障碍或出现局限性体征(偏瘫等)。这些症状在数小时或数天内急剧进展加重。

(2)再出血:指病情稳定后再次发生剧烈头痛、呕吐、痫性发作、昏迷甚至去脑强直,颈强直、Kernig 征加重,复查脑脊液为鲜红色。20% 的动脉瘤患者病后 10~14 日可发生再出血,再出血增加蛛网膜下腔出血的死亡率约一倍。动静脉畸形急性期再出血者较少见。目前由于神经血管外科手术和介入治疗的普及,再出血并发症日趋减少。

(3)病后 1 周内 15% 左右患者有脑积水或病后数周内出现嗜睡、双眼上视困难、颅内压增高等,因 CT 的普遍应用而极易发现。

(二)辅助检查

(1)头颅 CT 检查:CT 是诊断蛛网膜下腔出血最首要的检查方法。

(2)脑脊液(CSF)检查:若 CT 检查不能确定蛛网膜下腔出血诊断,对疑似患者可进行腰椎穿刺和脑脊液检查。

(3)数字减影血管造影(DSA)检查:明确蛛网膜下腔出血诊断后有条件者需进行全脑血管造影。

(4)头颅 MRI 检查:MRI 对蛛网膜下腔出血的敏感性不及 CT 检查,急性期 MRI 检查可能诱发再出血。

(5)经颅彩色多普勒(TCD)检查:TCD 检查作为非侵入性技术对监测蛛网膜下腔出血后脑血管痉挛状况具有一定价值。

(6)其他检查:心电图可显示 T 波高尖或明显倒置、P-R 间期缩短、出现高

U 波等异常;血常规、凝血功能和肝功能检查可提示其他方面的出血原因。

（三）诊断标准

根据《中国脑血管病防治指南》(2005 年试行版)：多有情绪激动或用力等诱因，突然剧烈头痛持续不缓解或进行性加重，伴有呕吐、颈强直等脑膜刺激征，伴或不伴有意识障碍，少数可有局灶性神经系统体征如轻偏瘫、失语、动眼神经麻痹等，可高度提示蛛网膜下腔出血。如 CT 证实脑池和蛛网膜下腔高密度出血征象，腰穿压力明显增高和血性脑脊液，眼底检查玻璃体下片块状出血等临床可确诊本病。

二、西医治疗要点

蛛网膜下腔出血患者先经神经外科除外动脉瘤和动静脉畸形后，再经神经内科诊断和处理。

（一）一般处理及对症治疗

急诊住院监护。绝对卧床（床头抬头 15°~20°），保持安静，使血压稳定到正常水平。应注意低钠血症，心电监护后注意心律失常，如果发现及早妥善处理。

（二）治疗颅内压升高

首先 20% 甘露醇 250ml，每 6~8 小时一次或用呋塞米。次选白蛋白或甘油果糖注射液。

（三）防止再出血

1. 抗纤溶药物　用氨基己酸（EACA）4~6g 加于生理盐水 100ml 静脉滴注，或氨甲苯酸（PAMBA）0.2g 溶于 5% 葡萄糖液中静脉滴注。

2. 介入手术、外科手术及放疗　迅速行 DSA 血管造影，以证实有无血管畸形或动脉瘤，以便迅速做外科手术等处理或迅速查明其他原因，做出相应处理。显微外科对大多数脑动脉瘤（特别是颈动脉系统）手术成功率高，死亡率低。当然有些巨大动脉瘤、基底动脉瘤等手术有难度和巨大风险。血管内介入治疗动脉瘤也有一定帮助。甚至先介入治疗后手术或先手术后介入治疗某些难治的动脉瘤，以提高颅内动脉瘤的治愈率。

（四）防治脑血管痉挛

及时发现和处理脑血管痉挛，脑血管痉挛是病情加重导致死亡的另一原因。因此重在预防。常用钙通道阻滞药类药物。一般在蛛网膜下腔出血 3 日内应用尼莫地平按 0.5~1.0mg/h 静脉缓慢滴注（微泵控制输液），维持 7~14 日。如果初用时血压未降到正常，剂量可增至 1~2mg/h。

（五）其他

在严重心、肺、肾功能不佳及年老不适手术的蛛网膜下腔出血者，有人提出放脑脊液方法，每周 2 次，每次 10~20ml。放液需十分缓慢，以防脑疝、颅内感染和再出血。

三、中成药应用

（一）基本病机

中医认为蛛网膜下腔出血发病急骤，多因情绪激动、用力排便、咳嗽等诱发。青壮年平素多性情急躁，五志过极皆可化火，心肝火旺，灼伤肝阴，肝阳偏亢；中老年人肝肾渐亏，水不涵木，肝阳偏亢，复因暴怒，肝阳暴张，风煽火炽，或因用力，气机升降失常，气血逆乱，上冲于脑，脑脉破裂发为本病。本病初起多以实邪阻滞为主要表现，风火痰瘀诸邪胶结互现。其轻者邪阻脉络，不通则痛，表现为剧烈头痛；其重者则邪闭脑窍，神志不清。本病顺证，经调治将息，邪去正衰，后期出现肝肾阴虚、气血不足的表现；逆证，邪气独留，正气衰败，元气败脱，多为不治。总之，本病主要为肝经病变，以实证居多，风、火、痰、瘀为其标，肝肾阴虚、气血亏虚为其本，情志内伤为其最常见的诱发因素，风（肝风）、火（心火、肝火）、痰、瘀乃其重要的病理因素，相兼互化，互为因果；病变部位在脑，病变脏腑涉及肝、心、肾，病性以实证为主。

（二）辨证分型使用中成药

蛛网膜下腔出血常用中成药一览表

证型	常用中成药
肝阳暴亢，瘀血阻窍证	天麻钩藤颗粒、安宫牛黄丸、羚羊角胶囊
肝风上扰，痰蒙清窍证	安宫牛黄丸、清开灵注射液、痰热清注射液
瘀血阻络，痰火扰心证	牛黄宁宫片、安脑丸、清开灵注射液
心神散乱，元气败脱证	生脉注射液、参附注射液、生脉饮口服液

1. 肝阳暴亢，瘀血阻窍证

〔证候〕主症：多有情绪激动、用力等诱因，突发头痛，疼痛剧烈，痛如刀劈；次症：伴有恶心呕吐、烦躁激动、口干口苦、渴喜冷饮；舌脉：舌黯红，或有瘀斑，舌下脉络迂曲，苔黄，脉弦。

〔治法〕平肝潜阳，活血止痛。

386

〔**方药**〕镇肝熄风汤(《医学衷中参西录》)。

〔**中成药**〕(1) 天麻钩藤颗粒^(医保目录)(详见第九章第一节偏头痛)。

(2) 安宫牛黄丸^(医保目录)(详见第一章第一节附　流行性感冒)。

(3) 羚羊角胶囊^(药典)(由羚羊角组成)。功能主治:平肝息风,清肝明目,散血解毒。用于肝风内动,肝火上扰,血热毒盛所致的高热惊痫,神昏痉厥,子痫抽搐,癫痫发狂,头痛眩晕,目赤,翳障,温毒发斑。用法用量:口服,一次0.3~0.6g,一日 1 次。

2. 肝风上扰,痰蒙清窍证

〔**证候**〕**主症:**突然发病,头痛剧烈,伴有神志昏蒙;**次症:**恶心呕吐,嗜睡,项背强直,或肢体抽搐,可伴有头晕谵妄,口苦咽干,痰鸣;**舌脉:**舌红,苔腻,脉弦滑。

〔**治法**〕平肝息风,化痰开窍。

〔**方药**〕羚角钩藤汤(《重订通俗伤寒论》)合温胆汤(《三因极一病证方论》)。

〔**中成药**〕(1) 安宫牛黄丸^(医保目录)(详见第一章第一节附　流行性感冒)。

(2) 清开灵注射液^(医保目录)(详见第一章第五节慢性呼吸衰竭)。

(3) 痰热清注射液^(医保目录)(详见第一章第二节急性气管-支气管炎)。

3. 瘀血阻络,痰火扰心证

〔**证候**〕**主症:**头痛剧烈,恶心呕吐,躁扰不宁或谵妄;**次症:**呼吸急促,痰鸣口臭,发热,可有偏瘫,偏身麻木,口眼歪斜,大便干,小便短赤;**舌脉:**舌红,苔黄腻,脉洪大数。

〔**治法**〕活血化瘀,清化痰热。

〔**方药**〕通窍活血汤(《医林改错》)合涤痰汤(《奇效良方》)。

〔**中成药**〕(1) 牛黄宁宫片^(药监局)[由人工牛黄、琥珀、蒲公英、珍珠、猪胆膏、板蓝根、朱砂、雄黄、连翘、冰片、金银花、甘草、黄连、石决明、天花粉、郁金、地黄、赭石、黄芩、石膏、钩藤、大黄、磁石(煅)、玄参、栀子、葛根、麦冬组成]。功能主治:清热解毒,镇静安神,息风止痛。用于外感热病,高热神昏,惊风抽搐,肝阳眩晕,耳鸣头痛,心烦不寐及癫痫狂躁,对精神分裂症有一定的抗复发作用。用法用量:口服,一次 3~6 片,一日 3 次。小儿酌减。

(2) 安脑丸^(药典)(由人工牛黄、猪胆粉、朱砂、冰片、水牛角浓缩粉、珍珠、黄芩、黄连、栀子、雄黄、郁金、石膏、煅赭石、珍珠母、薄荷脑组成)。功能主治:清热解毒,醒脑安神,豁痰开窍,镇惊息风。用于高热神昏,烦躁谵语,抽搐惊厥,中风窍闭,头痛眩晕;高血压、脑中风见上述证候者。用法用量:口服,小蜜丸一次 3~6g,大蜜丸一次 1~2 丸,一日 2 次;小儿酌减或遵医嘱。

（3）清开灵注射液^(医保目录)（详见第一章第五节慢性呼吸衰竭）。

4. 心神散乱,元气败脱证

〔**证候**〕**主症**:神昏或昏愦,肢体瘫软,呼吸微弱或不规则呼吸,目合口开;**次症**:汗出肢冷,二便自遗;**舌脉**:脉沉弱或沉微。

〔**治法**〕益气固脱,回阳救逆。

〔**方药**〕独参汤(《十药神书》)或参附汤(《正体类要》)。

〔**中成药**〕（1）生脉注射液^(医保目录)（详见第一章第一节附　流行性感冒）。

（2）参附注射液^(医保目录)（详见第一章第一节附　流行性感冒）。

（3）生脉饮口服液^(医保目录)（详见第一章第一节急性上呼吸道感染）。

四、单验方

王松龄验方——血肿消方　三七 12g,大黄 6g,莪术 10g,川芎 12g,黄芩 10g,茯苓 40g,蒲黄 12g。功效清热凉血,逐瘀泄浊,解毒息风,主治蛛网膜下腔出血继发脑积水。

第六节　特发性面神经麻痹

特发性面神经麻痹,又称贝尔(Bell)麻痹,即由面神经管内急性非化脓性面神经炎所引起的周围性面神经麻痹。目前本病病因尚未明确,越来越多的资料表明,面神经麻痹的主要病因是潜伏在颅神经节的疱疹病毒(单纯疱疹 I 型病毒和带状疱疹病毒),极少是 Lyme 病、Ramsay-Hunt 综合征(面神经受带状疱疹病毒感染所引起)。本病的预后取决于病情的严重程度及处理是否及时适当,约 75% 的病例在 1~3 个月内恢复,年轻患者预后好。轻度面瘫无论治疗与否,痊愈率可达92%以上。老年患者发病时伴有乳突疼痛,合并糖尿病、高血压、动脉硬化、心绞痛或心肌梗死者,预后较差。

本病属于中医学的"口僻"范畴。

一、诊断要点

(一)临床表现

1. 任何年龄均可发病,以 20~40 岁最为多见。男性略多于女性。通常呈急性起病,症状可于数小时或 1~3 日内达到高峰。

2. 一侧性多见,双侧者甚少。有的患者在起病前几天有同侧耳后、耳内、乳突区轻度疼痛。

3. 病侧面部表情肌瘫痪,前额皱纹消失、眼裂扩大、鼻唇沟平坦、口角下垂、面部被牵向健侧。面部肌肉运动时,健侧面部的收缩牵引,使上述体征更为明显。病侧不能做皱额、整眉、闭目、露齿、鼓气和吹口哨等动作。鼓气和吹口哨时,因患侧口唇不能闭合而漏气。进食时,食物常滞留于病侧的齿颊间隙内,并常有口水自该侧淌下。闭目时瘫痪侧眼球转向上内方,露出角膜下的白色巩膜,称贝尔(Bell)现象。泪点随下睑而外翻,使泪液不能正常吸收而致外溢。

4. 除上述症状外,不同部位的面神经损害出现不同临床症状:①膝状神经节前损害:因鼓索神经受累,出现舌前 2/3 味觉障碍、镫骨肌分支受累,还有听觉过敏、过度回响;②膝状神经节病变:除表现有面神经麻痹、听觉过敏和舌前 2/3 味觉障碍外,还有耳郭和外耳道感觉迟钝、外耳和耳郭内出现疱疹,称亨特综合征,系带状疱疹病毒感染所致;③茎乳孔附近病变:出现上述典型的周围性面瘫体征。

（二）诊断标准

1. 急性起病。

2. 周围性面瘫为主要临床表现,可伴有同侧耳后、耳内、乳突区的轻度疼痛。

3. 除外其他原因引起的周围性面瘫即可诊断。

（三）鉴别诊断

临床上需与引起周围性面神经麻痹的其他疾病鉴别。如吉兰-巴雷综合征、莱姆病、中耳炎并发症、脑膜炎、桥小脑角肿瘤、脑血管病中的中枢性面瘫。中枢性面瘫仅限于病变对侧面下部表情肌麻痹,而上部肌肉不受损害,并伴肢体瘫痪。

二、西医治疗要点

本病有相当的自愈率。急性期泼尼松 10mg/ 次,每日 3 次,1 周后逐渐减量。1 个月减完。也可应用阿昔洛韦、B 族维生素。

急性期茎乳孔附近红外线或短波透热。急性期患眼处用眼药膏和眼罩保护角膜。恢复期应用针灸。面-舌下、面-副神经吻合术可改善面肌运动。

三、中成药应用

（一）基本病机

中医认为特发性面神经麻痹多因起居不慎、烦劳体倦，或因素体亏虚，气血不足，导致脉络空虚，卫外不固，外邪乘虚入侵面部经络，或夹伏痰走窜经络，致经络痹阻，气血不通，筋脉失养，经筋功能失调，筋肉失于约束而出现。病性属本虚标实，病位在面部经筋。

（二）辨证分型使用中成药

特发性面神经麻痹常用中成药一览表

证型	常用中成药
风寒阻络证	玉屏风颗粒、通天口服液
风热阻络证	–
风痰阻络证	全天麻胶囊
瘀血阻络证	血府逐瘀胶囊

1. 风寒阻络证

〔证候〕主症：突然口眼歪斜，眼睑闭合不全；次症：伴恶风寒、发热、肌肉酸痛；舌脉：苔薄白，脉浮紧。

〔治法〕祛风散寒，解表通络。

〔方药〕小续命汤（《普济方》）。

〔中成药〕（1）玉屏风颗粒^{（医保目录）}（详见第一章第二节急性气管-支气管炎）。

（2）通天口服液^{（医保目录）}（详见第九章第一节偏头痛）。

2. 风热阻络证

〔证候〕主症：突然口眼歪斜，眼睑闭合不全，额纹消失；次症：伴口苦咽干、肌肉酸痛；舌脉：舌边尖红，苔薄黄，脉浮数。

〔治法〕祛风清热，解表通络。

〔方药〕大秦艽汤（《嵩崖尊生全书》）。

〔中成药〕指南暂无推荐。

3. 风痰阻络证

〔证候〕主症：突然口眼歪斜，口角流涎，眼睑闭合不全；次症：伴脘闷恶心；舌脉：苔白腻，脉浮滑。

〔**治法**〕祛风化痰通络。

〔**方药**〕牵正散（《杨氏家藏方》）。

〔**中成药**〕全天麻胶囊^(医保目录)（详见第九章第一节偏头痛）。

4. 瘀血阻络证

〔**证候**〕**主症**：口眼㖞斜，面肌不仁，日久不愈；**舌脉**：舌质紫黯，脉细涩。

〔**治法**〕活血通络。

〔**方药**〕通窍活血汤（《医林改错》）。

〔**中成药**〕血府逐瘀胶囊^(医保目录)（详见第一章第三节慢性阻塞性肺疾病）

四、单验方

1. 李仲愚验方——乌附星香汤　制川乌 10g，制白附子 10g，制南星 10g，木香 10g。水煎服，一日 3 次，饭后服。制川乌、制白附子、制南星先煎 1 小时，待药液不麻口后再加其他药物煎 10 分钟即可。主治面瘫、面痛、中风偏瘫、痹证等。

2. 用活鳝鱼一条捣烂，左斜敷右，右斜敷左。嘴正则将鳝鱼血洗净，免口角又扯向一边。（《验方新编》）

3. 蓖麻子三钱（去壳）、冰片五分，共捣融。左扯贴右，右扯贴左，以正为止。（《验方新编》）

第七节　癫痫

癫痫是慢性反复发作性短暂脑功能失调综合征，以脑神经元异常放电引起反复痫性发作为特征。由于异常放电神经元的位置不同，放电扩布的范围不等，患者的发作可表现为感觉、运动、意识、精神、行为、自主神经功能障碍或兼而有之。癫痫是可治性疾病，大多数患者预后较好。但不同类型的癫痫预后差异较大。近年来长期追踪结果显示有 67%~75% 的患者可完全控制发作，其中约半数患者治疗一段时间后可停药。

本病属于中医学的"痫证"范畴。

一、诊断要点

(一) 临床表现

癫痫是一组疾病或综合征的总称，临床诊断主要根据患者发作史。其有两个特征,即癫痫的临床发作和脑电图上的痫样放电。癫痫发作为其主要的临床表现,癫痫发作具有发作性、短暂性、重复性和刻板性。

1. 部分性发作

(1)单纯部分性发作(无意识障碍):包括部分运动性发作、部分感觉性发作、自主神经发作和精神性发作。

(2)复杂部分性发作(伴有意识障碍,但无意识丧失):仅有意识障碍,或表现为意识障碍与自动症,或表现为意识障碍与运动症状。

(3)部分发作发展至继发全面性发作:单纯部分性发作发展至全面性发作;复杂部分性发作发展至全面性发作;单纯部分性发作发展至复杂部分性发作和全面性发作。

2. 全面性发作

(1)强直-阵挛性发作:简称大发作,是最常见的发作类型之一,以意识丧失和全身对称性抽搐为特征。发作可分强直期、阵挛期和痉挛后期三期。

(2)失神发作:①典型失神(小发作):表现意识短暂中断,患者停止当时的活动,呼之不应,两眼瞪视不动,状如"愣神",3~5 秒,无先兆和局部症状;可伴有简单的自动性动作,一般不会跌倒,手中持物可能坠落,事后对发作全无记忆,一日可发作数次至数百次。主要见于儿童失神性癫痫。②非典型失神:意识障碍发生及休止较典型者缓慢,肌张力改变则较明显。

(3)强直性发作:多见于儿童及少年期,睡眠中发作较多,表现为全身肌肉强烈的强直性肌痉挛,使头、眼和肢体固定在特殊位置,伴有颜面青紫、呼吸暂停和瞳孔散大;躯干强直性发作可造成角弓反张,伴短暂意识丧失,一般不跌倒,常持续 30 秒 ~1 分钟,发作后立即清醒;常伴自主神经症状。

(4)阵挛性发作:仅见于婴幼儿,表现全身重复性阵挛性抽搐伴意识丧失,而无强直表现。

(5)肌阵挛发作:多为遗传性疾病,呈突然短暂的快速的某一肌肉或肌群收缩,表现颜面或肢体肌肉突然的短暂跳动,可单个出现,亦可有规律地反复发生;发作时间短,间隔时间长,一般不伴有意识障碍,清晨欲觉醒或刚入睡时发作较频繁。

(6)失张力性发作:部分或全身肌肉张力突然降低,造成颈垂、张口、肢体下垂或躯干失张力而跌倒,持续 1~3 秒,可有短暂意识丧失或不明显的识障碍,发作后立即清醒和站起。

3. 癫痫持续状态:或称癫痫状态,是癫痫连续发作之间,意识尚未完全恢复又频繁再发,或癫痫发作持续 30 分钟以上不能自行停止。任何类型的癫痫均可出现癫痫状态,通常是指全面性强直-阵挛发作持续状态,表现为强直—阵挛发作反复发生,意识障碍(昏迷)伴高热、代谢性酸中毒、低血糖、休克、电解质紊乱(低血钾、低血钙等)和肌红蛋白尿等,可发生脑、心、肝、肺等多脏器功能衰竭,自主神经和生命体征改变。

(二)辅助检查

1. 脑电图(EEG)　是诊断癫痫最重要的辅助检查方法。对癫痫诊断有特异性,也是癫痫分类的依据。

2. 脑电图监测　可提高异常脑电图阳性率,还可记录到发作期发放的癫痫性放电脑电图改变,从而促进了对癫痫的诊断及鉴别诊断。

3. 结构影像学　如头颅 CT、MRI 对癫痫和癫痫综合征的诊断和分类颇有帮助。

4. 实验室检查　有助于对引起癫痫发作的基础疾病做出诊断。在开始用抗癫痫药之前,均应查血常规、尿常规、肝肾功能等以便于药物的选择和毒副作用的监测。

(三)诊断依据

根据典型的发作类型及至少 2 次以上的发作可初步确定为癫痫,再结合脑电图即可确诊。除做出发作类型的分类诊断外,还应进一步明确癫痫或癫痫综合征的诊断,并尽可能做出病因诊断。

(四)鉴别诊断

癫痫应与下列疾病进行鉴别:

1. 脑氧利用率下降　青紫型屏气发作、反射性缺氧发作、晕厥、心律失常。

2. 短暂脑缺血发作(TIA)　一过性全面遗忘症、低血糖、低血钙。

3. 睡眠障碍　夜间恐怖、梦游、梦话、梦魇、睡眠呼吸暂停综合征、发作性肌张力障碍、发作性睡病、磨牙病、夜间遗尿、良性婴儿睡眠肌阵挛、睡眠中肢体周期运动。

4. 与精神障碍有关的发作　假性癫痫发作、杜撰的癫痫发作、过度换气综合征、惊恐发作综合征、交叉摩腿合征、儿童手淫。

5. 运动疾病　良性阵发性眩晕、肌张力障碍、发作性舞蹈手足徐动、寒战反应、惊恐状态、眼球运动失用症、抽动、一侧面肌痉挛。

二、西医治疗要点

(一)发作时的处理

1. 全身性强直-阵挛发作　对全身性强直-阵挛发作时的患者,注意防止跌伤和碰伤。应立即使患者侧卧,头转向一侧,让唾液等流出口外,不致吸入气道。在患者张口时,可将折叠成条状的小毛巾或手帕等塞入其上下白齿之间,以免舌部咬伤。衣领及裤带应该放松。抽搐时不可用力按压患者的肢体,以免造成骨折。发作大都能在几分钟内中止,不必采取特殊的治疗措施,亦不要采取所谓"掐人中"的方法,因为此举不仅不能中止发作,还有可能对患者造成新的伤害。对自动症发作的患者,在发作时应防止其自伤、伤人或毁物。

2. 抽搐性癫痫持续状态　抽搐性癫痫持续状态是一种严重而紧急的情况,必须设法于最短时间内使其中止,并保持24~48小时不再复发。应保持气道的通畅和正常换气。在积极治疗病因的同时,选用地西泮、苯妥英钠、丙戊酸钠、异戊巴比妥、咪达唑仑等镇静类药物做静脉注射(均为成人剂量)。这些药物对呼吸、循环功能都有不同程度的抑制,使用时必须严密观察。

反复的全身强直-阵挛发作会引起脑水肿,后者又能促使癫痫发作,可静脉注射20%甘露醇等以消除脑水肿。还应注意维持患者的呼吸道畅通,防止缺氧,必要时做气管切开并人工辅助呼吸。还应保持循环系统的功能、预防和治疗各种并发症,如使用抗生素治疗继发感染等。

(二) 发作间歇期的抗癫痫药物应用

1. 应用原则

(1) 最好在2次或2次以上自发性癫痫发作后开始用药。

(2) 首先用单药,小剂量开始,逐步达到有效浓度。

(3) 服药后不应随意更换或停药,有良好控制持续5年没有发作者方可考虑逐步撤减药物直至停药。失神性发作应持续用药,停止发作后2年,逐渐停药。

(4) 药物选择必须依发作类型或癫痫综合征而异,药物选择不当不仅不能控制癫痫,有时反能加剧发作,如卡马西平用于肌阵挛发作,反而加重肌阵挛。

(5) 根据癫痫临床发作类型,正确选择抗癫痫药物。

(6) 每个单药应至少足量后观察1~2个月疗效不佳后才能加用或换用新药。除非单药有不良反应。

(7) 合并用药可选用化学结构相似和作用机制不同的药物,如扑痫酮和苯巴比妥。

(8) 不选用有相同副作用的药物。

(9) 不选用同一类型的药物,如扑痫酮和苯巴比妥,丙戊酸钠与丙戊酸镁以及丙戊酰胺等。

（10）合并用药以两药联合为宜,除某些"难治性癫痫"外,不要同时使用三种以上药物。

2. 常用的抗癫痫药物

（1）传统抗癫痫药物

1）苯妥英钠:对全身性强直-阵挛发作和部分性发作有效,可加重失神和肌阵挛发作。胃肠道吸收慢,代谢酶具有可饱和性,饱和后增加较小剂量即达到中毒剂量,小儿不易发现毒副反应,婴幼儿和儿童不宜服用,成人剂量200~300mg/d,加量时要谨慎。半衰期长,达到稳态后成人可日服1次,儿童日服2次。注意剥脱性皮炎、血小板减少、肝功能损害、心脏传导阻滞等不良反应。

2）卡马西平:是部分性发作的首选药物,对复杂部分性发作疗效优于其他抗癫痫药物,对继发性全面性强直阵挛发作已有较好的疗效,但可加重失神和肌阵挛发作。由于对肝酶的自身诱导作用,半衰期初次使用时为20~30小时,常规治疗剂量10~20mg/（kg·d）,1周后逐渐增加至治疗量。治疗3~4周后,半衰期为8~12小时,需增加剂量维持疗效。注意皮疹、肝功能损害、血白细胞减少。

3）丙戊酸:是一种广谱抗癫痫药,是全面性发作,尤其是合并典型失神发作的首选药,也用于部分性发作。胃肠道吸收快,可抑制肝的氧化、结合、环氧化功能,与血浆蛋白结合力高,故与其他抗癫痫药有复杂的交互作用。半衰期短,联合治疗半清除期为8~9小时。常规剂量成人600~1 800mg/d,儿童10~40mg/（kg·d）。

4）苯巴比妥:常作为小儿癫痫的首选药物,起效快,对全身性强直阵挛疗效好,也用于单纯与复杂部分性发作,较广谱抗癫痫药。半衰期长达37~99小时,常规剂量为60~90g/d,小儿2~5mg/（kg·d）。

（2）近年来合成的抗癫痫药

1）托吡酯:为天然单糖基右旋果糖硫代物,对难治性部分性发作、继发全身性强直阵挛性发作、Lennox-Gastaut综合征等均有一定疗效。半清除期20~30小时。常规剂量成人75~200mg/d,儿童3~6mg/（kg·d）,应从小剂量起始,在3~4周内逐渐增至治疗剂量。远期疗效好,无明显耐药性,大剂量也可用作单药治疗。卡马西平和苯妥英钠可降低托吡酯的血药浓度,托吡酯也可降低苯妥英钠和口服避孕药的疗效。

2）拉莫三嗪:对部分性发作、全身强直阵挛发作、Lennox-Gastaut综合征、失神发作和肌阵挛发作有效。胃肠道吸收完全,经肝脏代谢,半衰期14~50小时,合用丙戊酸可延长 70~100 小时。成人起始剂量 25mg/d,之后缓慢加量,维持剂量 100~300mg/d;儿童起始剂量 2mg/(kg·d),维持剂量 5~15mg/(kg·d);与丙戊酸合用剂量减半或更低,儿童起始剂量 0.2mg/(kg·d),维持剂量 2~5mg/(kg·d)。经 4~8 周逐渐增加至治疗剂量。

3)加巴喷丁:可作为部分性发作和全身强直阵挛发作的添加治疗。不经肝脏代谢,以原型由肾脏排出。起始剂量 100mg,3 次/d,维持剂量 900~1 800mg/d,分 3 次服。

4)非尔氨醋:对部分性发作和 Lennox-Gastaut 综合征有效,可作为单药治疗。起始剂量 400mg/d,维持剂量 1 800~3 600mg/d。90% 以原型经肾脏排泄。

(三)癫痫的外科治疗

1. 适应证　对于一侧颞叶结构的致痫者需经药物长期治疗,手术切除该侧颞叶可在 60% 以上的患者中获得发作终止或明显改善;药物难治性癫痫、癫痫导致功能障碍、癫痫发作进行性加重与癫痫影响了生长发育。通过多电极或深电极的脑电图证实或 PET 证实,全脑血管造影(DSA)或 MRI 影像和强化证实单一致痫灶更适合手术。

2. 禁忌证　活动性精神病和智商低于 70 者被认为是手术禁忌。多元性致痫灶的癫痫患者不宜手术。

3. 手术方法　局部皮质切除术、大脑半球切除术、胼胝体切开术。

三、中成药应用

(一)基本病机

中医认为癫痫之形成,大多由于七情失调,禀赋不足,脑部外伤,或病后脏腑失调,痰浊阻滞,气机逆乱,风阳内动所致,尤其与痰邪关系密切。其中痰浊内阻,脏气失和,阴阳偏胜,神机受累,元神失控是病机关键所在。其病位在脑,与心、肝、脾、肾关系密切,但主要责之于心、肝。痫病的病性比较复杂,但多为虚实兼杂之证。虚多为气虚、阴虚,实多为风、痰、热、瘀。

(二)辨证分型使用中成药

癫痫常用中成药一览表

证型	常用中成药
风痰上扰证	医痫丸、癫痫宁片、羚羊角胶囊
痰火扰神证	礞石滚痰丸、珍黄安宫片、牛黄清心丸
瘀阻脑络证	血府逐瘀胶囊

续表

证型	常用中成药
心脾两虚证	人参归脾丸、归脾丸
肝肾阴虚证	大补阴丸

1. 风痰上扰证

〔证候〕**主症**：发则卒然昏仆，目睛上视，口吐白沫，手足抽搐，喉中痰鸣，移时苏醒如常人；**次症**：病发前多有眩晕，头昏，胸闷乏力，痰多，心情不悦；**舌脉**：舌质淡红，苔白腻，脉滑。

〔治法〕涤痰息风，开窍定痫。

〔方药〕定痫丸（《医学心悟》）。

〔中成药〕(1) 医痫丸^(药典)[由生白附子、天南星（制）、半夏（制）、猪牙皂、僵蚕（炒）、乌梢蛇（制）、蜈蚣、全蝎、白矾、雄黄、朱砂组成]。功能主治：祛风化痰，定痫止搐。用于痰阻脑络所致的癫痫，症见抽搐昏迷、双目上吊、口吐涎沫。用法用量：口服。一次 3g，一日 3 次，不宜久服。

(2) 癫痫宁片^(药监局)（由蜘蛛香、石菖蒲、钩藤、牵牛子、千金子、缬草、甘松、薄荷脑组成）。功能主治：豁痰开窍，息风安神。用于风痰上扰癫痫病，发作时症见突然昏倒，不省人事，四肢抽搐，喉中痰鸣，口吐涎沫或眼目上视，少倾清醒等症。或用于癔症、失眠等。用法用量：口服。一次 2~4 片，一日 3 次。

(3) 羚羊角胶囊^(药典)（详见第九章第五节蛛网膜下腔出血）。

2. 痰火扰神证

〔证候〕**主症**：卒然仆倒，不省人事，四肢强直拘挛，口中有声，口吐白沫，烦躁不安；**次症**：气高息粗，痰鸣辘辘，口臭便干；**舌脉**：舌质红或黯红，苔黄腻，脉弦滑。

〔治法〕清热化痰，开窍定痫。

〔方药〕龙胆泻肝汤（《医方集解》）合涤痰汤（《奇效良方》）。

〔中成药〕(1) 礞石滚痰丸^(医保目录)[由金礞石（煅）、沉香、黄芩、熟大黄组成]。功能主治：逐痰降火。用于痰火扰心所致的癫狂惊悸，或喘咳痰稠、大便秘结。用法用量：口服。一次 6~12g，一日 1 次。

(2) 珍黄安宫片^(医保目录)（由人工牛黄、珍珠、冰片、竹沥、朱砂、大黄、郁金、青黛、石菖蒲、胆南星、天竺黄、水牛角片、黄芩、小檗根组成）。功能主治：镇惊安神，清热解毒。适用于高热，烦躁不安，失眠多梦，神昏谵语，惊风抽搐，癫狂痫症，头痛眩晕。用法用量：口服。一次 4~6 片，一日 3 次。

（3）牛黄清心丸^{（药典）}（详见第八章第一节流行性脑脊髓膜炎）。

3. 瘀阻脑络证

〔**证候**〕**主症**：发则卒然昏仆，瘈疭抽搐，或单以口角、眼角、肢体抽搐；**次症**：颜面口唇青紫；**舌脉**：舌质紫黯或瘀点，脉弦或涩。

〔**治法**〕活血化瘀，息风通络。

〔**方药**〕血府逐瘀汤（《医林改错》）或通窍活血汤（《医林改错》）。

〔**中成药**〕血府逐瘀胶囊^{（医保目录）}（详见第一章第三节慢性阻塞性肺疾病）。

4. 心脾两虚证

〔**证候**〕**主症**：久发不愈，卒然昏仆，或仅头部下垂，四肢抽搐无力；**次症**：伴面色苍白，口吐白沫，口噤目闭，二便自遗；**舌脉**：舌质淡，苔白，脉弱。

〔**治法**〕补益气血，健脾宁心。

〔**方药**〕六君子汤（《医学正传》）合归脾汤（《济生方》）。

〔**中成药**〕（1）人参归脾丸^{（医保目录）}（详见第二章第七节病毒性心肌炎）。

（2）归脾丸^{（医保目录）}（详见第二章第八节双心疾病）。

5. 肝肾阴虚证

〔**证候**〕**主症**：发则卒然昏仆，或失神发作，或语謇，四肢逆冷，肢搐瘈疭，手足蠕动；**次症**：健忘失眠，腰膝酸软；**舌脉**：舌质红绛，少苔或无苔，脉弦细数。

〔**治法**〕滋阴补肾，养阴柔肝。

〔**方药**〕大补元煎（《景岳全书》）。

〔**中成药**〕大补阴丸^{（医保目录）}（详见第八章第二节流行性乙型脑炎）。

四、单验方

1. 彭静山验方——止痉除痫散　生龙骨 60g，生牡蛎 60g，紫石英 45g，寒水石 45g，白石脂 45g，赤石脂 45g，生石膏 45g，滑石粉 45g，生赭石 45g，桂枝 15g，降香 60g，钩藤 60g，干姜 15g，大黄 15g，甘草 15g。研极细末，成人每次 5g，每日 2~3 次；小儿 3 岁以内可服 0.5~1g；5~10 岁可酌加至 2g。连服 1~3 个月，不可间断。主治癫痫。

2. 任继学验方——治癫宝丹　白花蛇头 3 具，玳瑁 20g，郁金 25g，天麻 15g，天竺黄 30g，真沉香 10g，胆南星 15g，白芍 5g，清半夏 10g，全蝎 10g，蜈蚣 5 条，天虫 15g，牛黄 1.5g，麝香 0.3g，琥珀 5g，西红花 5g，动物脑（猪或羊）1 具。共研细末，每服 5g，每日 2 次，温水送服。适用于癫痫经常发作。

3. 张立生验方——镇心安神汤　远志 10g，柏子仁 10g，茯苓 12g，菖蒲 60g，郁金 10g，钩藤 12g，益智仁 10g，莲子心 6g，厚朴 6g，枣仁 10g，香附 10g，朱砂 3g,琥珀 1.5g。每日 1 剂,水煎分服。可镇心安神,疏肝解郁,涤痰清热。主治癫痫、精神分裂症、抑郁症。

第八节　帕金森病

帕金森病(PD)是一种常发生于中老年的缓慢进展的黑质和黑质纹状体通路变性的疾病。流行病学研究认为许多因素可以增加本病的易感性,例如杀虫剂、除草剂、一些工业或农业废物,以及人们的居住环境都可能与之有关。本病与遗传因素有一定关系,患者中 5%~10% 有家族史,表现为常染色体显性遗传。

本病属于中医学的"震颤""颤病"等范畴。

一、诊断要点

(一) 临床表现

1. 症状

(1)震颤:为首发症状,多由一侧上肢开始,然后扩展到同侧下肢,渐及对侧上下肢,上肢一般较下肢明显,静止时较随意运动时明显,精神紧张时加剧,睡眠时震颤一般消失。

(2)强直:表现为伸肌和屈肌的肌张力都增高,在肢体做被动运动时,增高的肌张力始终保持一致,称为铅管样强直。如患者合并有震颤,则出现齿轮样强直;因肌肉强直,可出现头部前倾、躯干俯屈及面具脸等表现。

(3)运动障碍:上肢肌强直,使患者上肢不能做精细动作,表现为书写困难,写字过小症;走路以小碎步前进,越走越快,呈慌张步态;上肢的协同摆动较正常人慢,甚至消失;因口、舌、腭及咽部肌肉运动障碍,使唾液不能自然下咽,可出现大量流涎及食物无法下咽、语言不清。

(4)其他:包括自主神经功能紊乱,如多汗、顽固性便秘等;精神症状,如痴呆等。

2. 体征　临床以静止性震颤、运动迟缓、肌强直和姿势步态异常为主要特征。

(二) 辅助检查

1. 生化检查　采用高效液相色谱法(HPLC),可检测出患者脑脊液及血液

399

中高香草酸（HVA）含量降低。

2. 功能显像检查　采用正电子发射断层扫描（PET）或在脑单光子发射计算机断层扫描（SPECT）与特定的放射性核素检测，可发现患者脑内多巴胺转运载体（DAT）功能下降。

3. 左旋多巴试验　患者在24小时内停用所有与帕金森病治疗有关的药物；在试验前30分钟及试验开始前各进行一次评分；早上患者先排大小便后，口服多巴丝肼375~500mg；服药后45~150分钟内反复测患者功能分级；病情改善25%者为阳性。

4. madopar DM试验　madopar DM（弥散型）吸收快，很快可达有效的血药浓度，短时间内能确定患者对左旋多巴的反应。

（三）诊断标准

1. 患者必须存在下列2个以上的主要特征：静止性震颤（节律性，每秒4~7次）；齿轮样或铅管样肌强直；运动迟缓或减少；姿势性反射障碍；至少包括静止性震颤或运动迟缓中一项。

2. 患者的帕金森病症状和体征不是由于脑外伤、脑肿瘤、病毒感染、脑血管病或其他已知的神经系统疾病，以及已知的药物和/或化学毒物所引起。

3. 患者排除下列体征：明显的眼外肌麻痹（如核上性共视障碍）、小脑体征、锥体系损害、肌萎缩及体位性低血压的现象。

4. 患者的症状和体征在初发时或病程中有不对称性的表现。

5. 起病为逐渐缓慢发生并呈进行性加重。

6. 左旋多巴制剂治疗有效。

（四）鉴别诊断

帕金森病主要需与其他原因所致的帕金森综合征相鉴别。帕金森综合征是一个大的范畴，包括原发性帕金森病、帕金森叠加综合征、继发性帕金森综合征和遗传变性性帕金森综合征。症状体征不对称、静止性震颤、对左旋多巴制剂治疗敏感多提示原发性帕金森病。

二、西医治疗要点

（一）治疗原则

药物治疗是帕金森病最主要的治疗手段。左旋多巴制剂仍是最有效的药物。手术治疗是药物治疗的一种有效补充。康复治疗、心理治疗及良好的护理也能在一定程度上改善症状。目前应用的治疗手段主要是改善症状，但尚不能阻止病情的进展。

（二）药物治疗

用药宜从小剂量开始逐渐加量。以较小剂量达到较满意疗效，不求全效。用药在遵循一般原则的同时也应强调个体化。根据患者的病情、年龄、职业及经济条件等因素采用最佳的治疗方案。药物治疗时不仅要控制症状，也应尽量避免药物副作用的发生，并从长远的角度出发尽量使患者的临床症状能得到较长期的控制。常用治疗药物主要有：抗胆碱能药物（如盐酸苯海索、丙环定、苯甲托品、东莨菪碱等）、金刚烷胺、单胺氧化酶 B（MAO-B）抑制剂、DR 激动剂、复方左旋多巴（包括左旋多巴／苄丝肼和左旋多巴／卡比多巴）、儿茶酚-氧位-甲基转移酶（COMT）抑制剂等。

（三）手术治疗

帕金森病患者出现明显疗效减退或异动症，经药物调整不能很好地改善症状者可考虑手术治疗。手术对肢体震颤和肌强直的效果较好，而对中轴症状如姿势步态异常、吞咽困难等功能无明显改善。手术与药物治疗一样，仅能改善症状，而不能根治疾病，也不能阻止疾病的进展。术后仍需服用药物，但可减少剂量。继发性帕金森综合征和帕金森叠加综合征患者手术治疗无效。早期帕金森病患者，药物治疗效果好的患者不适宜过早手术。

三、中成药应用

（一）基本病机

中医认为帕金森病多因肝、脾、肾阴精气血虚损，上不能充养髓海，下不能濡润肢体，虚风内动致颤；或因先天禀赋不足、后天失养而加重耗血伤津、痰瘀内阻，致虚风内动；或外邪侵扰而发颤动等诸多因素导致虚、瘀，由虚生风，因风致颤。故肝肾亏虚为帕金森病的本源，其标在风痰，病位主要在肝、脾、肾，以肝、脾、肾亏虚，气血不足为其本，风、火、痰、瘀引动内风为其标，总属本虚标实证。以虚实并治为原则，以化痰通络、息风潜阳、益气养血、滋补肝肾为基本治疗大法。

（二）辨证分型使用中成药

帕金森病常用中成药一览表

证型	常用中成药
风阳内动证	六味地黄丸、全天麻胶囊
痰热动风证	清开灵注射液、全天麻胶囊
气血不足证	补中益气丸、参苓白术散、人参养荣丸

续表

证型	常用中成药
肝肾阴虚证	杞菊地黄丸、清开灵注射液
脾肾阳虚证	金匮肾气丸
气虚血瘀证	丹参注射液

1. 风阳内动证

〔**证候**〕**主症**：头摇肢颤，不能自止，头晕头胀；**次症**：面红，口干舌燥，急躁易怒，或项强不舒；**舌脉**：舌质红苔黄，脉弦或弦数。

〔**治法**〕育阴潜阳。

〔**方药**〕六味地黄丸（《小儿药证直诀》）合天麻钩藤饮（《中医内科杂病证治新义》）。

〔**中成药**〕（1）六味地黄丸^{（医保目录）}（详见第七章第二节系统性红斑狼疮）。

（2）全天麻胶囊^{（医保目录）}（详见第九章第一节偏头痛）。

2. 痰热动风证

〔**证候**〕**主症**：神呆懒动，形体稍胖，头或肢体震颤；**次症**：胸脘痞满，头晕或头沉，咯痰色黄，小便短赤，大便秘结；**舌脉**：舌质红或黯红，苔黄或黄腻，脉弦滑。

〔**治法**〕清热化痰，息风止颤。

〔**方药**〕导痰汤（《济生方》）、涤痰汤（《奇效良方》）、黄连温胆汤（《六因条辨》）合天麻钩藤饮（《中医内科杂病证治新义》）。

〔**中成药**〕（1）清开灵注射液^{（医保目录）}（详见第一章第五节慢性呼吸衰竭）。

（2）全天麻胶囊^{（医保目录）}（详见第九章第一节偏头痛）。

3. 气血不足证

〔**证候**〕**主症**：病久气血不足，不能荣于四末，筋脉拘急震颤；**次症**：面色无华，神疲乏力，动作困难，自汗头晕，纳差便溏；**舌脉**：舌淡苔白，脉细。

〔**治法**〕益气养血，息风通络。

〔**方药**〕人参养荣汤（《三因极一病证方论》）或八珍汤（《瑞竹堂经验方》）或归脾汤（《济生方》）等合天麻钩藤饮（《中医内科杂病证治新义》）。

〔**中成药**〕（1）补中益气丸^{（医保目录）}（详见第七章第四节骨质疏松症）。

（2）参苓白术散^{（医保目录）}（详见第七章第四节骨质疏松症）。

（3）人参养荣丸^{（医保目录）}〔由人参、土白术、茯苓、炙甘草、当归、熟地黄、白芍(麸炒)、炙黄芪、陈皮、制远志、肉桂、五味子(酒蒸)组成〕。功能主治:温补气血。用于心脾不足,气血两亏,形瘦神疲,食少便溏,病后虚弱。用法用量:口服。水蜜丸一次 6g,大蜜丸一次 1 丸,一日 1~2 次。

4. 肝肾阴虚证

〔证候〕主症:四肢震颤,日久不愈,拘急强直;次症:头晕目眩,耳鸣,腰膝酸软,肢体麻木,五心烦热,大便秘结;舌脉:舌红苔少,脉弦细。

〔治法〕补益肝肾,滋阴息风。

〔方药〕一贯煎(《续名医类案》)、或大补阴丸(《丹溪心法》)、或杞菊地黄丸(《医级宝鉴》)合大定风珠(《温病条辨》)。

〔中成药〕(1)杞菊地黄丸[医保目录](详见第九章第二节短暂性脑缺血发作)。

(2)清开灵注射液[医保目录](详见第一章第五节慢性呼吸衰竭)。

5. 脾肾阳虚证

〔证候〕主症:头摇肢颤,筋脉拘挛,畏寒肢冷,四肢麻木;次症:心悸懒言,动则气短,自汗,小便清长或自遗,大便溏;舌脉:舌淡苔薄白,脉沉细无力。

〔治法〕补肾助阳,温煦筋脉。

〔方药〕地黄饮子(《圣济总录》)。

〔中成药〕金匮肾气丸[医保目录](详见第二章第七节病毒性心肌炎)。

6. 气虚血瘀证

〔证候〕主症:动作减少,迟缓,表情呆板,肢体僵硬,屈伸不利;次症:乏力气短,自汗,时有头部刺痛或头部摇动;舌脉:舌黯红,或有瘀点瘀斑,苔薄,脉弦涩。

〔治法〕健脾益气,活血化瘀。

〔方药〕补阳还五汤(《医林改错》)。

〔中成药〕丹参注射液[医保目录](详见第四章第二节慢性肾小球肾炎)。

四、单验方

停颤方　黄芪 30g,龟板 15g,白芍 10g,当归 12g,丹参 15g,川芎 12g,地龙 15g,全蝎 6g,珍珠母 20g,白花蛇 15g,僵蚕 10g,秦艽 10g,白蒺藜 10g,甘草 5g。水煎分服,30 日为一疗程。主治震颤麻痹。[闫玲,孙秀英.自拟停颤汤治疗老年性震颤麻痹.河南中医,2000(2):41.]

第九节　阿尔茨海默病

阿尔茨海默病（AD），又称老年性痴呆，是一种病因不明的中枢神经系统进行性变性疾病。本病起病缓慢隐袭，呈进行性加重，主要表现为获得性认知功能障碍综合征，智能障碍包括记忆、语言、视空间功能不同程度受损，人格异常和认知（概括、计算、判断、综合和解决问题）能力降低，常伴行为和情感异常，患者日常生活、社交和工作能力明显减退，根据临床表现可分为早、中、晚期。本病发病率随年龄增长而增高，65岁以上人群患病率约5%，85岁以上约20%，男性与女性经年龄校正的患病率相等。通常为散发，约5%的患者有明确家族史。一般总病程为2~12年，多死于感染、衰竭，发病年龄越大存活时间越短，目前对病尚无确切有效的治疗措施。

本病属于中医学的"痴呆""呆病""善忘"范畴。

一、诊断要点

（一）临床表现

1. 症状

（1）早期症状（病期1~3年）

1）记忆障碍：以近事记忆力障碍为主，健忘出现于本病早期，是家属或同事发现的第一个症状，出现反复问同样的问题和重复回答，忘记东西放在哪里，难以学习新事物，即使一时记住的事，日后也回忆不起来。

2）其他的认知功能障碍：随着健忘的加重，其他的认知功能障碍也日渐明显。出现时空定向、图形定向障碍，判断力和解决问题的能力下降。语言也出现找词困难，口语词汇减少，命名困难，不能写文章。

3）人格改变：情感淡漠，变得被动，对事物丧失兴趣，闷居家里，有时易激惹，这也可作为最早出现的症状。日常生活能够自理，可以处理自己周围的事情。可有妄想等精神症状。

（2）中期症状（病期2~10年）

1）远期记忆严重受损：很容易忘记新事物，出现远期记忆障碍，如弄错与亲属的关系以及与其他人的关系。

2）其他的认知功能障碍逐渐进展：视空间定向障碍，在熟悉的地方也容易迷路。判断力和解决问题的能力明显下降。言语啰嗦,有流畅性失语,抽象词汇概念模糊。计算能力下降或不能计算,理解能力和阅读能力恶化。

3)人格明显改变:给别人添麻烦的行为明显,不稳重和易激惹,昼夜颠倒和睡眠障碍,有攻击性言语或行为,疑心重。

4)生活自理困难:若无人帮助,洗碗和穿衣等简单活动也变得困难。

5)精神状态:烦躁不安,某些患者有妄想等精神症状。

(3)晚期症状(病期 8~12 年)

1)记忆力严重衰退:只残留片断记忆,连亲近的家属也不认识。

2)其他的认知功能障碍:模仿及重复语言,只能反复重复简短的话和词语,仅能理解极其简单的口语,视觉、定向及运动功能障碍。可有失语、失认、失用,肢体强直,瘫痪或癫痫样发作,易跌倒。对外界刺激无反应,大小便失禁,基本的生活均依赖于护理人员。

2. 体征　可有肌张力增高、震颤等锥体外系受损表现,可有额叶征如强力握持、摸索反射阳性等,也可见伸趾、吸吮等原始反射。晚期可见癫痫样发作。

(二)神经心理学量表检测

量表检测是辅助诊断有无痴呆,判断痴呆严重程度,鉴别其他病因所致痴呆的重要方法。临床常用:①认知功能检测量表,如简易精神状态检查量表(MMSE);②因智能减退而影响社会活动或生活能力量表,常用 blessed 行为量表(BBS)、社会功能活动调查表(FAQ)、日常生活活动量表(ADL)等;③除外其他病因的痴呆,如在与血管性痴呆鉴别时采用 hachinski 缺血评分表。

(三)辅助检查

1. CT 或 MRI　可用于排除脑肿瘤、硬膜下血肿、脑积水、脑脓肿等引起痴呆的其他疾病。AD 的 CT 改变为弥漫性脑皮质萎缩,脑沟、脑池扩大。

2. 单光子发射计算机体层摄影(SPECT)和正电子发射体层摄影(PET)　SPECT 在 AD 发病早期可显示颞叶和顶叶的脑代谢和脑血流(代谢下降引起的继发性改变)减低,这种异常变化与痴呆程度有关。

3. 脑电图(EEG)　脑瘤、脑血管病、癫痫等非变性病所致痴呆的 EEG 常有相应改变。

4. 诱发电位　事件相关电位 P300 潜伏期延长,波幅减低或消失。听觉和视觉诱发电位潜伏期不正常延长,反应波幅不正常。

(四)诊断标准

本病的诊断主要根据患者详细的病史和临床症状,辅以精神心理、智能检测和神经系统检查,但确诊的金标准为病理诊断(包括活检与尸检)。根据病理诊断金标准对临床诊断进行评价,临床诊断要点的敏感度平均为 81%,特异性平均为 70%。

临床诊断应包括以下内容:发病年龄 40~90 岁,多在 65 岁以后;起病隐袭,进行性加重的记忆力减退(以近记忆为主)及其他智能障碍,病程缓慢进展至少持续 6 个月;必须有 2 种或 2 种以上的认知功能障碍;根据临床症状确定有痴呆,神经心理检测符合有痴呆存在;无意识障碍,可伴有精神、行为异常;排除可导致进行性记忆和认知功能障碍脑病。

(五)鉴别诊断

1. 谵妄状态　谵妄均可影响多个认知领域,多为急性或亚急性起病,症状波动,持续时间较短,注意力显著受损,常有口齿含糊、视幻觉、震颤、肌阵挛等。需要注意的是,痴呆患者在感染、发热和电解质紊乱时易发生谵妄,痴呆和谵妄可共存于同一患者,此时痴呆的诊断需等谵妄完全消失后方可确定。

2. 血管性痴呆　大血管多发梗死、关键部位脑卒中所致血管性痴呆,常相对突然起病(以天到周计),逐步进展,呈波动性进程的认知障碍。

3. 抑郁性认知损害　老年期抑郁症患者常伴有不典型认知损害,抑郁相关假性痴呆者常倾向于暴露甚至夸大其认知缺损。对认知检查不是尽力完成,而常常回答“我不知道”。自知力完好,主诉多,频繁抱怨记忆丧失。此外,其远、近事记忆均受累,不同于痴呆患者近事记忆受损、远事相对保留的特征。如患者既往存在抑郁症史,更易诊断。

4. 朊蛋白病　如克-雅病,比阿尔茨海默病的病程短(常常在 1 年内死亡),有显著的肌阵挛、小脑功能障碍、更多的锥体系和锥体外系体征、视觉紊乱和脑电图以周期性复合波形式为特征。

二、西医治疗要点

当前阿尔茨海默病的治疗主要集中在神经递质替代。未来治疗则很可能在更接近串联反应发生的水平,以疾病的生物学基础(β 淀粉和 tau 蛋白)为靶点。

痴呆症状药物治疗:

1. 胆碱能制剂　乙酰胆碱酯酶抑制剂是疗效肯定因而目前临床应用比较多的一类药物,有多奈哌齐、卡巴拉汀、加兰他敏和石杉碱甲。

2. 美金刚　是一种 NMDA 受体拮抗剂,通过阻滞 N-甲基-D-天冬氨酸盐(NMDA)受体部位的结合位点,可以防止或减轻兴奋毒性损害。NMDA 介导的兴奋毒性使 tau 磷酸化增加,用于中晚期患者,控制精神和行为障碍。

3. 脑血流和脑代谢改善剂　本病患者的认知损害不仅与胆碱能神经元功能低下有关,也涉及脑灌注的减少和代谢降低。AB 可累及软脑膜血管、脑实质内小动脉和微血管。三维测定发现阿尔茨海默病患者较正常老年对照组有明显的毛细血管直径和密度改变。常用药物包括茴拉西坦类、麦角碱类、钙通道阻滞药等。

4. 其他治疗方法　包括维生素 E、司来吉兰和银杏制剂等。

三、中成药应用

(一)基本病机

中医认为阿尔茨海默病病位在脑,与心、肾、肝、脾均有关,与肾的关系尤为密切。病性以虚及虚实夹杂为主。虚者多为肝肾精亏,脾肾俱虚,气血衰少,髓海不足;实者常见痰浊、痰热、气滞及血瘀。脑络为痰瘀浊毒所塞滞,脑髓消减,神明失养,神机失用。初期常由肝肾阴亏,脾肾不足,气血失养,髓海失充,或兼痰瘀火郁所致。病情进展,可出现因虚致实,而邪盛壅积又更耗气血阴精,进而导致心、肝、脾、肾功能俱损,阴阳气血失调,痰瘀壅塞脑络,脑髓消减之势更甚,终可致五脏形神俱损,而为难治之候。

(二)辨证分型使用中成药

阿尔茨海默病常用中成药一览表

证型	常用中成药
髓海不足证	安神补脑液
肝肾阴虚证	六味地黄丸、杞菊地黄丸
脾肾阳虚证	–
痰浊阻窍证	–
瘀血阻窍证	–

1. 髓海不足证

〔证候〕**主症**:年老渐呆,智能减退,或仅有遇事多忘,近记忆力减退;**次症**:头晕耳鸣,齿枯发焦,腰酸腿软,懈惰思卧,步行艰难;**舌脉**:舌瘦色淡,苔白,脉沉细弱。

〔**治法**〕补肾养神,益精填髓。

〔**方药**〕补肾益髓汤(《中医内科常见病诊疗指南》)。

〔**中成药**〕安神补脑液(医保目录)(由鹿茸、制何首乌、淫羊藿、干姜、甘草、大枣组成)。功能主治:生精补髓,益气养血,强脑安神。用于肾精不足、气血两亏所致的头晕、乏力、健忘、失眠;神经衰弱症见上述证候者。用法用量:口服,一次 1 支,一日 2 次。

2. 肝肾阴虚证

〔**证候**〕**主症**:记忆力、理解力和计算力减退,神情呆滞,反应迟钝,沉默寡言,举动不灵;**次症**:头晕目眩或耳鸣,或肢麻,腰膝酸软;**舌脉**:舌质黯红,或舌体瘦小,苔薄白或少苔,脉沉细弱或沉细弦。

〔**治法**〕补益肝肾,滋阴潜阳。

〔**方药**〕左归饮(《景岳全书》)。

〔**中成药**〕(1) 六味地黄丸(医保目录)(第七章第二节系统性红斑狼疮)。

(2) 杞菊地黄丸(医保目录)(详见第九章第二节短暂性脑缺血发作)。

3. 脾肾阳虚证

〔**证候**〕**主症**:记忆力减退,失认失算,表情呆滞,沉默寡言,口齿含糊;**次症**:腰膝酸软,倦怠流涎,四肢欠温,纳呆乏力,腹胀便溏;**舌脉**:舌淡体胖,苔白或白滑,脉沉细弱。

〔**治法**〕补益脾肾,生精益智。

〔**方药**〕还少丹(《洪氏集验方》)。

〔**中成药**〕指南暂无推荐。

4. 痰浊阻窍证

〔**证候**〕**主症**:智力减低,表情呆钝若木鸡,喃喃自语或终日无语,或哭笑无常;**次症**:头重如裹,口多涎沫,不思饮食,倦怠嗜卧,脘腹胀痛或痞满;**舌脉**:舌质淡,苔白腻,脉细滑。

〔**治法**〕健脾化湿,涤痰开窍。

〔**方药**〕指迷汤(《辨证录》)。

〔**中成药**〕暂无推荐。

5. 瘀血阻窍证

〔**证候**〕**主症**:智力低减,神情呆滞,肢体酸胀麻木;**次症**:或兼胸闷太息,唇甲色黯,心烦失眠;**舌脉**:舌黯淡有瘀斑或瘀点,脉弦细或涩。

〔**治法**〕活血化瘀,通络开窍。

〔**方药**〕血府逐瘀汤(《医林改错》)。

〔**中成药**〕暂无推荐。

四、单验方

谢海洲验方——三黑荣脑汤　黑桑椹子 30g,黑大豆 30g,黑芝麻 30g,黄芪 15g,党参 10g,熟地黄 15g,菟丝子 15g,枸杞子 10g,全蝎 10g,地龙 10g,水蛭 6g,土鳖虫 6g,柴胡 6g,羌活 6g,陈皮 6g,谷芽 30g,麦芽 30g。每日 1 剂,水煎分服。主治脑萎缩、老年性痴呆等。

第十节　血管性痴呆

血管性痴呆(VaD)是主要发生在脑血管疾病基础上的以记忆、认知功能缺损,或伴有视空间技能和情感人格障碍的疾病。动脉粥样硬化是主要病因,脑血管狭窄、梗死、灌注不足或脑出血等原因造成智能相关部位脑组织缺血变性为主要发病机制。VaD 患者常有高血压、糖尿病、心脏疾患、房颤、血脂异常,以及有吸烟、饮酒等不良生活方式,即所谓卒中痴呆相关危险因素导致脑动脉硬化或狭窄。VaD 患者比正常老年人死亡率高,并随痴呆的严重程度呈递增趋势。

本病属于中医学的"痴呆""呆病""善忘"等病证范畴。

一、诊断要点

(一)临床表现

血管性痴呆是一组因血管病变导致的痴呆综合征。一般卒中相关的血管性痴呆具有如下特点:起病相对较急;病情呈波动性或呈阶梯性加重;智能损害呈斑片状,损害范围及程度与缺血损伤的部位和范围密切相关;多有自知、内省能力;一般早期人格相对保持完整,晚期出现人格改变;多具有神经系统局灶损害的症状和定位体征;有高血压或卒中发作史和脑动脉硬化等证据。

因病理类型不同,临床表现各异。其中,皮层下动脉硬化性脑病起病相对隐匿,多有长期高血压病史,以精神运动性动作缓慢为特征,临床常见步态障碍(以蹒跚步态、小碎步或伴前冲状为特征)、尿急迫或失禁、记忆减退三联征。常伴有共济失调、假性球麻痹及帕金森综合征(多无震颤)。

肢体运动障碍比较轻微,病情相对稳定,但也可在一次卒中或短暂性脑缺血发作(TIA)后病情迅速加重,智能明显降低,并且进行性恶化。

核心症状以记忆、注意力减退、反应迟钝及语言功能、执行功能减退为主；或伴有视空间技能和情感人格障碍，以及社交、工作和日常活动能力下降等表现。

（二）神经心理学检查

简易精神状态检查量表（MMSE）用于评价认知、记忆、语言、视空间技能等四方面功能；Blessed 行为量表（BBS）用于评价社会生活能力、个人生活能力、人格个性改变三方面；社会功能活动调查表（FAQ）和工具性日常生活能力量表（IADL）用于评价社会活动能力和工具性活动能力。

（三）辅助检查

1. 实验室检查

（1）血脂、血糖检测：血脂、血糖异常提示存在血管损害因素，多见于血管性痴呆。

（2）载脂蛋白 E（ApoE）基因检测：含 s4 等位基因的人群脂质代谢紊乱发生率高，由此引起的高血清胆固醇水平及动脉粥样硬化与 VaD 的发病有关。

2. 影像学检查

（1）头颅 CT、MRI：检查脑的形态学改变，确定脑部梗死或出血、梗死体积、白质病变、脑萎缩的存在和范围等。

（2）单光子发射计算机体层摄影（SPECT）、正电子发射体层摄影（PET）：用于检查脑功能方面的改变。SPECT 反映脑血流和氧代谢率。PET 显示脑代谢改变，在鉴别 VaD 和 AD 中有一定作用。VaD 脑代谢改变的方式更多变且常累及基底核或丘脑和额叶皮层。而 AD 患者脑代谢的改变则以累及颞顶叶及额叶皮层为特征，这有助于鉴别两种类型的痴呆。

（3）脑电图：出现 α 波慢化，慢活动增强。常有与脑血管病相关的局灶性异常波。

（4）事件相关电位：事件相关电位 P300 潜伏期延长，波幅减低或消失。听和视觉诱发电位潜伏期不正常延长，反应波幅不正常。

（四）诊断标准

1. 神经心理学检查证实的认知功能明显减退，并有显著的社会功能下降。

2. 通过病史、临床表现以及各项辅助检查，证实有与痴呆发病有关的脑血管病依据。

3. 痴呆发生在脑血管病后 3~6 个月以内，痴呆症状可突然发生或缓慢进展，病程呈波动性或阶梯样加重。

4. 除外其他痴呆的病因。

（五）鉴别诊断

1. 阿尔茨海默病（AD） AD 起病隐匿，进展缓慢，记忆等认知功能障碍突出，可有人格改变，神经影像学表现为显著的脑皮层萎缩，Hachacinski 缺血量表≤4 分（改良 Hachacinski 缺血量表≤2 分）支持 AD 诊断。

2. Pick 病 进行性痴呆，早期即有明显的人格改变和社会行为障碍、语言功能受损，记忆等认知功能的障碍相对较晚。CT 或 MRI 主要是显著的额叶和 / 或颞叶萎缩。

3. 路易体痴呆（DLB） 波动性的认知障碍、反复生动的视幻觉、锥体外系症状。但影像学上无梗死灶，神经系统检查无定位体征。

4. 帕金森病痴呆 帕金森病痴呆早期出现锥体外系受累症状如静止性震颤、肌强直等表现。以注意力、计算力、视空间、记忆力等受损为主。一般无卒中病史。

二、西医治疗要点

目前尚无肯定的可以改变血管性痴呆的整个病程的治疗方法。脑梗死后坏死的脑细胞不可能逆转，但对供血不足的脑细胞的治疗以缓解症状、预防再损害仍是必要的。

常用在促认知药物的基础上，联合积极改善脑细胞供氧、改善微循环、预防心脏血栓与再梗死的药物等。

三、中成药应用

（一）基本病机

中医认为血管性痴呆的发生是在虚、痰、瘀、络脉阻滞的基础上，痰瘀互结、蕴积化毒，毒损脑络、损害脑髓，致神明失用、灵机记忆减退或丧失的疾病。VaD 病位在脑，与心、肾、肝、脾密切相关。病性为本虚标实，本虚以肾精亏虚，肝肾阴亏，脾肾不足为主；标实则为痰、瘀、风、火、毒。肾虚、痰瘀阻络贯穿疾病始终。在疾病相对平稳的平台期，以虚夹痰瘀阻络为主；至病情波动期则痰浊、痰热、风痰诸邪壅滞，络脉结滞之势加重；下滑期，则以痰瘀浊毒损伤络脉为主。VaD 早期病情较平稳，平台期相对较长，虚中夹实，络脉结滞之势尚轻；至中期，虚损日重而络脉瘀阻更甚，浊实之邪易壅滞，酿生浊毒，病情易波动下滑；至晚期，虚痰瘀毒胶结深伏，病情深重。

（二）辨证分型使用中成药

血管性痴呆常用中成药一览表

证型	常用中成药
肝肾精亏,痰瘀内阻证	活力苏口服液
脾肾两虚,痰浊瘀阻证	—
肝肾阴虚,风痰瘀阻证	天麻首乌片、天麻钩藤颗粒
痰热内扰证	牛黄清心丸、安脑丸
痰浊蒙窍证	心脑健胶囊、苏合香丸

1. 肝肾精亏,痰瘀内阻证

〔**证候**〕**主症**:善忘失算,反应迟钝,动作笨拙,头目眩晕,耳鸣耳聋,腰膝酸软;**次症**:肢体麻木,或见夜尿频或尿有余沥、失禁,大便秘结;**舌脉**:舌体偏瘦,舌质黯红或有瘀点瘀斑,苔腻或薄,脉细弦或细数。

〔**治法**〕益精补肾,化痰通络。

〔**方药**〕六味地黄丸(《小儿药证直诀》)或左归丸(《景岳全书》)。

〔**中成药**〕活力苏口服液^(医保目录)[由制何首乌、淫羊藿、黄精(制)、枸杞子、黄芪、丹参组成]。功能主治:益气补血,滋养肝肾。用于年老体弱,精神萎靡,失眠健忘,眼花耳聋,脱发或头发早白属气血不足,肝肾亏虚者。用法用量:睡前口服,一次 1 支,一日 1 次。

2. 脾肾两虚,痰浊瘀阻证

〔**证候**〕**主症**:神情呆滞,善忘迟钝,嗜卧懒动,头昏沉或头重如裹;**次症**:神疲倦怠,面色㿠白,气短乏力,肢体瘫软,手足不温,夜尿频或尿失禁,尿后余沥不尽,大便黏滞不爽或便溏;**舌脉**:舌体胖大有齿痕,舌质黯红或有瘀点,苔腻或水滑,脉沉。

〔**治法**〕益肾健脾,化痰通络。

〔**方药**〕还少丹(《洪氏集验方》)。

〔**中成药**〕暂无推荐。

3. 肝肾阴虚,风痰瘀阻证

〔**证候**〕**主症**:神情呆滞较重,嗜睡,烦躁,头晕头痛,目眩,口舌㖞斜,吞咽困难,言语不利反复发作;**次症**:舌强舌麻或颜面发麻,肢麻阵作或肢体抽搐,半身不遂,便秘;**舌脉**:舌红,苔白或腻,脉弦或弦滑。

〔**治法**〕平肝息风,化痰通络。

〔**方药**〕天麻钩藤饮（《中医内科杂病证治新义》）合化痰通络汤（《临床中医内科学》）。

〔**中成药**〕（1）天麻首乌片^(药典)（由天麻、白芷、何首乌、熟地黄、丹参、川芎、当归、炒蒺藜、桑叶、墨旱莲、女贞子、白芍、黄精、甘草组成）。功能主治:滋阴补肾，养血息风。用于肝肾阴虚所致的头晕目眩、头痛耳鸣、口苦咽干、腰膝酸软、脱发、白发;脑动脉硬化、早期高血压、血管神经性头痛、脂溢性脱发见上述证候者。用法用量:口服,一次6片,一日3次。

（2）天麻钩藤颗粒^(医保目录)（详见第九章第一节偏头痛）。

4. 痰热内扰证

〔**证候**〕**主症**:神情呆滞较重,躁扰不安,头昏头胀;**次症**:胸脘痞闷,口气臭秽或口苦口黏,呕恶,痰多黄黏,不寐,大便秘结;**舌脉**:舌红,苔黄腻,脉滑数。

〔**治法**〕化痰通腑,清热解毒。

〔**方药**〕星蒌承气汤（王永炎方）合黄连解毒汤（《肘后备急方》）。

〔**中成药**〕（1）牛黄清心丸^(药典)（详见第八章第一节流行性脑脊髓膜炎）。

（2）安脑丸^(药典)（详见第九章第五节蛛网膜下腔出血）。

5. 痰浊蒙窍证

〔**证候**〕**主症**:双目无神,呆滞深重,面垢如蒙油腻污浊,头昏沉,嗜卧懒动;**次症**:口多黏液,口角流涎,喉间痰鸣,痰多而黏,呃逆,恶心呕吐或干呕,呕吐痰涎;**舌脉**:苔腻或水滑、厚腻,脉滑或濡。

〔**治法**〕涤痰醒神,泄浊开窍。

〔**方药**〕涤痰汤（《奇效良方》）。

〔**中成药**〕（1）心脑健胶囊^(药典)（由茶叶提取物组成）。功能主治:清利头目,醒神健脑,化浊降脂。用于头晕目眩,胸闷气短,倦怠乏力,精神不振,记忆力减退。亦可用于心血管病伴高纤维蛋白原症及动脉粥样硬化,肿瘤放疗、化疗所致的白细胞减少症。用法用量:口服,一次2粒,一日3次。

（2）苏合香丸^(医保目录)（详见第八章第五节伤寒）。

四、单验方

颜德馨验方——活血通窍汤　生地黄15g,赤芍15g,川芎9g,红花9g,水蛭粉（吞）3g,石菖蒲15g,远志9g,茯苓9g,黄连3g,通天草9g。水煎服,每日1剂。主治老年性痴呆、多发性脑梗死性痴呆。

413

第十一节 失眠症

失眠是最为常见的睡眠障碍。失眠是指睡眠的发生和 / 或维持发生障碍致使睡眠缺失，睡眠的质和量不能满足个体的生理需要，加之对睡眠所持心态的影响，导致白日瞌睡、萎靡和一系列症状。失眠的年患病率占普通人群的30%~40%。影响失眠的高危因素包括老年、女性、离异或单身、无业、存在其他躯体疾病或精神障碍。需要注意的是，心理社会应激会诱发失眠和致失眠迁延，而长期的失眠会增加抑郁症、焦虑症及物质滥用的风险。

本病属于中医学"不寐"范畴。

一、诊断要点

（一）分类

失眠包括入睡困难、睡眠维持困难、早醒。是睡眠量的不足和 / 或质的不佳。

1. 按临床表现分类

（1）睡期失眠（入睡困难）：睡眠潜伏期≥30min。

（2）睡眠维持期失眠（睡眠不实）：指觉醒的次数过多和 / 或时间过长，包括以下 1 至数项。

1）全夜≥5min 的觉醒次数在 2 次以上；

2）全夜觉醒时间≥40min；

3）觉醒时间占睡眠总时间的 10% 以上。

4）由于频繁觉醒的睡眠周期零乱，称为睡眠破碎。

（3）睡眠表浅：主要指 NREMs、Ⅲ、Ⅳ 期深睡眠减少，不到总睡眠时间的10%。NREMs 所占比例减少，也表明睡眠的深度不足。睡眠质量下降，睡眠浅、多梦。

（4）早醒（睡眠结束期失眠）：睡眠觉醒时间较正常时间提前 30min 以上，甚至比平时早醒 1~2h，总的睡眠时间少于 6h。

（5）日间残留效应：次晨感到头昏、精神不振、嗜睡、乏力等。

2. 按病程分类

（1）一过性或急性失眠：一过性即是偶尔失眠；急性失眠病程小于 4 周。

这类失眠一般由多种应激刺激所引起。大部分人在经历压力、刺激、兴奋、焦虑时;生病时;至高海拔的地方;或者睡眠规律改变时(如时差、轮班工作等)都会有短暂性失眠障碍。这类失眠一般会随着应激刺激的消失或时间的延长而改善,具有自限性。

(2)短期或亚急性失眠:病程大于 4 周,小于 3~6 个月;严重或持续性压力,如重大躯体疾病或手术,亲朋好友的过世,严重的家庭、工作或人际关系问题等可能会导致短期性失眠。这种失眠与压力有明显的相关性。

(3)长期或慢性失眠:病程大于 6 个月;慢性失眠的原因很复杂,且较难发现,许多慢性失眠是由多种原因所致,应当及时加以鉴别。

3. 按严重程度分类

(1)轻度:偶发,对生活质量影响小。

(2)中度:每晚发生,中度影响生活质量,伴随一定症状(易怒、焦虑、疲乏等)。

(3)重度:每晚发生,严重影响生活质量,临床症状表现突出。

4. 按原因分类

(1)内因性失眠:心理生理性失眠、主观感觉性失眠、特发性失眠。

(2)外因性失眠:睡眠卫生不良性失眠、环境性失眠、高原性失眠、食物过敏性失眠、药物依赖性失眠、酒精依赖性失眠、肢体运动障碍性失眠、醒-眠节律失调性失眠。

(3)继发性失眠:心理障碍伴发的失眠、躯体疾病伴发的失眠。

5. 按原发、继发分类

(1)原发性失眠症:是与心理因素或躯体疾病有明显直接关系的长期失眠。

(2)继发性失眠症:是由疼痛、焦虑或抑郁引起的失眠。

(二)辅助检查

1. 多导睡眠图(PSG)检查　包括心电图(ECG)、呼吸、血压、脉搏、睡眠结构图、REM 睡眠所占的百分比、NREM 睡眠所占的百分比、血氧饱和度、脑电图(ECG)、眼球运动、肌电图、鼾声频谱分析等。

2. 多次睡眠潜伏试验(MAST)。

3. 心理学量表的使用。

(三)诊断标准

根据 DSM-5,诊断标准如下:

1. 主诉对睡眠数量或质量不满意,伴有至少下列 1 项症状:①入睡困难;

②维持睡眠困难,其特征表现为频繁地觉醒或醒后再入睡困难;③早醒,且不能再入睡。

2. 该睡眠困难引起有临床意义的痛苦,或导致社交、职业、教学、学业、行为或其他重要功能方面的损害。

3. 每周至少出现 3 晚睡眠困难。

4. 至少 3 个月存在睡眠困难。

5. 尽管有充足的睡眠时间,仍出现睡眠困难。

6. 失眠不能用其他睡眠-觉醒障碍来更好地解释,也不仅仅出现在其他睡眠-觉醒障碍的病程中。

7. 失眠不能归因于某种物质(例如滥用的毒品、药物)的生理效应。

8. 共病的精神障碍和躯体疾病不能充分解释失眠的主诉。

二、西医治疗要点

注重睡眠卫生,心理、行为和药物相结合是治疗失眠障碍的原则。

(一) 睡眠卫生

睡眠卫生教育在失眠治疗中具有重要地位。包括:定时作息;卧室舒适;床勿作他用;规则运动;傍晚以后忌烟、酒、茶、咖啡;睡前忌大吃大喝;上床 20 分钟仍睡不着,可起来做一些简单事情,待有睡意再睡;放松;尽量避免午睡。

(二) 心理治疗

解释、疏导等一般心理技术运用让患者了解睡眠基本知识,减少焦虑反应,改善睡眠。行为治疗与心理治疗旨在通过改变干扰睡眠的行为、习惯及认知来缩短睡眠潜伏期、增强睡眠的稳定性。具体干预措施包括:限制绝对卧床时间,与实际睡眠时间相匹配;每天定时起床;只有在有睡意时才上床;觉醒后尽快离床等。

(三) 药物治疗

理想的镇静催眠药物应具备下列条件:快速诱导睡眠、对睡眠结构无影响、无次日残留作用、不影响记忆功能、无呼吸抑制作用、长期使用无依赖或戒断症状。

1. 苯二氮䓬类　该类药物应用广泛,具有镇静、催眠作用,常用药物有阿普唑仑、艾司唑仑等。需要注意该类药物容易成瘾,撤药时容易发生反跳性失眠。老年人长期用药需要注意认知功能的影响和预防跌倒。

2. 非苯二氮䓬类药物　主要包括唑吡坦、佐匹克隆和扎兰普隆。作用机制是选择地与中枢神经系统 GABA 受体的 ω_1 亚型结合,增加 GABA 传递,抑制神经元兴奋。由于该类药物基本不改变正常的生理睡眠结构,不易产生耐药性和依赖性等特点,是目前推荐的首选镇静催眠药物,近年来对失眠的治疗理念不提倡每天药物治疗,而是根据患者具体情况"按需治疗"。

3. 抗抑郁药 相当一部分长期失眠者可能存在情绪问题,因此用抗抑郁药物有效,尤其是具有一定镇静作用的多塞平、曲唑酮、米氮平等。

4. 非典型抗精神病药 如喹硫平、奥氮平等原则上在上述药物治疗无效后方可考虑。

5. 抗组胺类 苯海拉明、异丙嗪等具有弱的镇静催眠作用,有抗胆碱及抗组胺作用。对有癫痫倾向的患者慎用。

6. 褪黑素 是松果体分泌的主要激素,其独特作用是转换光周期调节睡眠节律信号,可以用来治疗由于生理节律紊乱引起的周期性失眠,用量为睡前3~10mg,但本药的疗效不确切。

三、中成药应用

(一) 基本病机

中医认为失眠症的病位主要在心,与脾、胃、肝、肾等脏腑相关。病因多为心神失养或邪扰心神。脏腑功能失调,阴阳失衡是其上要病机。若暴怒、思虑、忧郁、劳倦等伤及诸脏,精血内耗,彼此影响,每多形成顽固性不寐。临床上多以虚证或虚实夹杂者居多,亦有为瘀血所致者。

(二) 辨证分型使用中成药

失眠症常用中成药一览表

证型	常用中成药
肝郁化火证	—
痰热内扰证	—
阴虚火旺证	天王补心丹
胃气失和证	—
瘀血内阻证	七叶神安片
心火炽盛证	朱砂安神丸
心脾两虚证	枣仁安神液、人参养荣丸、归脾丸

续表

证型	常用中成药
心胆气虚证	柏子养心丸
心肾不交证	乌灵胶囊、健脑补肾丸

1. 肝郁化火证

〔证候〕**主症**：心烦不能入睡，性情急躁易怒，或入睡后多梦易惊；**次症**：胸胁胀闷，善太息，口苦咽干，目赤，小便黄，大便秘结；**舌脉**：舌红苔黄，脉弦数。

〔治法〕疏肝解郁，清热化火。

〔方药〕龙胆泻肝汤（《医方集解》）。

〔中成药〕指南暂无推荐。可使用龙胆泻肝丸。

2. 痰热内扰证

〔证候〕**主症**：失眠时作，恶梦纷纭，易惊易醒；**次症**：头口昏沉，脘腹痞闷，口苦心烦，不思饮食，口黏痰多；**舌脉**：舌红苔黄腻或滑腻，脉滑数。

〔治法〕化痰清热，和中安神。

〔方药〕温胆汤（《三因极一病证方论》）。

〔中成药〕指南暂无推荐。

3. 阴虚火旺证

〔证候〕**主症**：虚烦不眠，入睡困难，夜寐不安，甚则彻夜难眠；**次症**：手足心热，盗汗，口干少津，健忘耳鸣，腰酸梦遗，心悸不安；**舌脉**：舌红少苔，脉细数。

〔治法〕滋阴降火，清热安神。

〔方药〕黄连阿胶汤（《伤寒论》）。

〔中成药〕天王补心丹^(医保目录)〔由丹参、当归、石菖蒲、党参、茯苓、五味子、麦冬、天冬、地黄、玄参、远志（制）、酸枣仁（炒）、柏子仁、桔梗、甘草、朱砂组成〕。功能主治：滋阴养血，补心安神。用于心阴不足，心悸健忘，失眠多梦，大便干燥。用法用量：口服，水蜜丸一次 6g，小蜜丸一次 9g，大蜜丸一次 1 丸，一日 2 次。

4. 胃气失和证

〔证候〕**主症**：失眠多发生在饮食后，脘腹痞闷；**次症**：食滞不化，嗳腐酸臭，大便臭秽，纳呆食少；**舌脉**：舌红苔厚腻，脉弦或滑数。

〔治法〕消食导滞，和胃降逆。

〔**方药**〕保和丸(《丹溪心法》)。

〔**中成药**〕指南暂无推荐。可配合使用中成药保和丸。

保和丸^(医保目录)〔由焦山楂、六神曲(炒)、半夏(制)、茯苓、陈皮、连翘、炒莱菔子、炒麦芽组成〕。功能主治:消食,导滞,和胃。用于食积停滞,脘腹胀满,嗳腐吞酸,不欲饮食。用法用量:口服,小蜜丸一次 9~18g,大蜜丸一次 1~2 丸,一日 2 次;小儿酌减。

5. 瘀血内阻证

〔**证候**〕**主症**:失眠日久,躁扰不宁,胸不任物,胸任重物,夜多惊梦,夜不能睡,夜寐不安;**次症**:面色青黄,或面部色斑,胸痛、头痛日久不愈,痛如针刺而有定处,或呃逆日久不止,或饮水即呛,干呕,或内热瞀闷,或心悸怔忡,或急躁善怒,或入暮潮热,唇黯或两口黯黑;**舌脉**:舌黯红、舌面有瘀点,脉涩或弦紧。

〔**治法**〕气滞血瘀,脉络瘀阻。

〔**方药**〕血府逐瘀汤(《医林改错》)。

〔**中成药**〕七叶神安片^(医保目录)(由三七组成)。功能主治:益气安神,活血止痛。用于心气不足,心血瘀阻所致的心悸、失眠、胸痛、胸闷。用法用量:口服,一次 50~100mg(1~2 片),一日 3 次;饭后服或遵医嘱。

6. 心火炽盛证

〔**证候**〕**主症**:心烦难眠,五心烦热;**次症**:头晕耳鸣,口舌生疮,口干腰酸,梦遗滑精;**舌脉**:舌红苔干,脉细数。

〔**治法**〕清心泻火,养血安神。

〔**方药**〕导赤汤(《小儿药证直诀》)合交泰丸(《韩氏医通》)。

〔**中成药**〕朱砂安神丸^(医保目录)〔由朱砂(另研,水飞为衣)、黄连(去须,净,酒洗)、炙甘草、生地黄、当归组成〕。功能主治:镇心安神,清热养血。用于心火亢盛,阴血不足证。失眠多梦,惊悸怔忡,心烦神乱:或胸中懊忱,舌尖红,脉细数。用法用量:口服,一次 1 丸,一日 1~2 次。

7. 心脾两虚证

〔**证候**〕**主症**:头蒙欲睡,睡而不实,多眠易醒,醒后难以复寐;**次症**:心悸、健忘,神疲乏力,纳谷不香,面色萎黄,口淡无味,食后作胀;**舌脉**:舌淡苔白,脉细弱。

〔**治法**〕益气健脾,养心安神。

〔**方药**〕人参归脾汤(《正体类要》)。

〔**中成药**〕(1) 枣仁安神液^(医保目录)〔由酸枣仁(炒)、丹参、五味子(醋制)组成]。功能主治:补心安神。用于失眠、头晕,健忘。用法用量:口服,临睡前服,一次 1~2 支,一日 1 次。

(2) 人参养荣丸(医保目录)(详见第九章第八节帕金森病)。

(3) 归脾丸(医保目录)(详见第二章第八节双心疾病)。

8. 心胆气虚证

〔证候〕主症:心悸胆怯,不易入睡,寐后易惊;次症:遇事善惊,气短倦怠;舌脉:舌淡苔白,脉弦细。

〔治法〕益气养心,镇静安神。

〔方药〕安神定志丸(《医学心悟》)。

〔中成药〕柏子养心丸(医保目录)(由柏子仁、党参、炙黄芪、川芎、当归、茯苓、制远志、酸枣仁、肉桂、醋五味子、半夏曲、炙甘草、朱砂组成)。功能主治:补气,养血,安神。用于心气虚寒,心悸易惊,失眠多梦,健忘。用法用量:口服,水蜜丸一次 6g,小蜜丸一次 9g,大蜜丸一次 1 丸,一日 2 次。

9. 心肾不交证

〔证候〕主症:夜难入寐,甚则彻夜不眠;次症:心中烦乱,头晕耳鸣,潮热盗汗,男子梦遗阳痿,女子月经不调,健忘,口舌生疮,大便干结;舌脉:舌尖红少苔,脉细。

〔治法〕交通心肾,补血安神。

〔方药〕交泰丸(《韩氏医通》)或天王补心丹(《校注妇人良方》)。

〔中成药〕(1) 乌灵胶囊(医保目录)(详见第二章第八节双心疾病)。

(2) 健脑补肾丸(药典)[由红参、鹿茸、狗鞭、肉桂、金牛草、炒牛蒡子、金樱子、杜仲炭、川牛膝、金银花、连翘、蝉蜕、山药、制远志、炒酸枣仁/砂仁、当归、龙骨(煅)、煅牡蛎、茯苓、炒白术、桂枝、甘草、豆蔻、酒白芍组成]。功能主治:健脑补肾,益气健脾,安神定志。用于脾肾两虚所致的健忘、失眠、头晕目眩、耳鸣、心悸、腰膝酸软、遗精;神经衰弱和性功能障碍见上述证候者。用法用量:口服,一次 15 丸,一日 2 次。

四、单验方

1. 张琪验方——潜阳宁神汤 首乌藤 30g,熟枣仁 20g,远志 15g,柏子仁 20g,茯苓 15g,生地黄 20g,玄参 20g,生牡蛎 25g,生赭石(研)30g,川连 10g,生龙骨 20g。水煎服,每日 1 剂。主治心烦不寐,惊悸怔忡,口舌干燥,头晕耳鸣,手足烦热,舌红苔薄,脉象滑或弦数。

2. 朱良春验方 1——半夏枯草煎 姜半夏、夏枯草各 12g,薏苡仁 60g,

珍珠母 30g 为基本方,随诊化裁。主治失眠。

3. 朱良春验方 2——甘麦芪仙磁石汤　甘草 6g,淮小麦 30g,炙黄芪 20g,淫羊藿 12g,五味子 6g,灵磁石 15g,枸杞子、丹参各 12g,远志 6g,茯苓 15g,彻夜不眠加蝉衣 5g。温补镇摄法治失眠。

4. 印会河验方——除痰安寐汤　北柴胡 10g,枳实 10g,制南星 6g,珍珠母(先煎)60g,青礞石(先煎)30g,合欢皮 15g,首乌藤 3g,葛根 30g。每日 1 剂,水煎分服。可祛痰镇静,解郁疏肝,安神除烦。主治由情志引起的失眠烦躁,乱梦,头痛昏晕,多愁善感,疑虑妄想,惊悸夜游等。

中成药索引

388

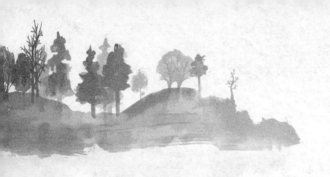

方剂索引

三画

（《伤寒论》）大黄（后下）　芒硝（冲服）　枳实　厚朴

（《嵩崖尊生全书》）秦艽　石膏　甘草　川芎　当归　羌活　独活　防风　黄芩　白芍　白芷　白术　生地黄　熟地黄　茯苓　细辛

（《伤寒论》）柴胡　黄芩　芍药　半夏　生姜　枳实　大黄　大枣

（《金匮要略》）大黄　牡丹　桃仁　瓜子　芒硝

（《伤寒论》）麻黄　芍药　细辛　干姜　炙甘草　桂枝　五味子　半夏

（《伤寒论》）大黄　厚朴　枳实

（《伤寒论》）柴胡　黄芩　人参　炙甘草　生姜　半夏　大枣

（《伤寒论》）黄连　半夏　瓜蒌

（《普济方》）麻黄　防己　人参　黄芩　桂心　甘草　芍药　川芎　杏仁　附子　防风　生姜

（《济生方》）生地黄　小蓟　滑石　木通　淡竹叶　炒蒲黄　藕节　当归　栀子　炙甘草

四画

（《太平圣惠方》）王不留行　蒴藋细叶　桑白皮　甘草　川椒　厚朴　黄芩　干姜　芍药

（《霍乱论》）厚朴　黄连　石菖蒲　半夏　炒豆豉　焦栀子　芦根

（《校注妇人良方》）生地黄　当归　天门冬　麦门冬　炒柏子仁　炒酸枣仁　人参　玄参　丹参　茯苓　炒远志　炒五味子　炒桔梗　朱砂（为衣）

五画

肉桂　制附子

右归饮 / 82,241,260

　(《景岳全书》)熟地黄　山药　山茱萸　枸杞　炙甘草　杜仲　肉桂　制附子

龙胆泻肝汤 / 67,107,172,184,190,208,297,319,397,418

　(《医方集解》)龙胆　栀子　黄芩　泽泻　木通　车前子(包煎)　当归　生地黄　柴胡　生甘草

平肝潜阳汤 / 367

　(《常见病中医治疗研究》)生牡蛎　夏枯草　石决明　桑寄生　生地　生杜仲　黄芩　草决明　菊花　茺蔚子

归脾汤 / 69,96,101,108,259,264,271,398,402

　(《济生方》)白术　茯苓　黄芪　龙眼肉　炒酸枣仁　人参　木香　炙甘草

四君子汤 / 158,176,260,314

　(《太平惠民和剂局方》)人参　炙甘草　茯苓　白术

四妙散 / 242

　(《丹溪心法》)黄柏　苍术　薏苡仁　怀牛膝

四物汤 / 253

　(《太平惠民和剂局方》)当归　川芎　白芍　熟地黄

四逆加人参汤 / 42,89,110

　(《伤寒论》)炙甘草　生附子　干姜　人参

四逆汤 / 57,191

　(《伤寒论》)炙甘草　干姜　生附子

四逆散 / 151

　(《伤寒论》)炙甘草　炙枳实　柴胡　芍药

四神丸 / 152,253

　(《证治准绳》)肉豆蔻　补骨脂　五味子　吴茱萸

四磨汤 / 140

　(《症因脉治》)人参　槟榔　沉香　乌药

生脉地黄汤 / 211

　(《医宗金鉴》)熟地黄　山茱萸　山药　牡丹皮　茯苓　泽泻　人参　麦门冬　五味子

生脉散 / 7,19,33,42,49,58,62,74,82,89,110,191,203,234,248,259,282,290,330,334,382

　(《医学启源》)人参　麦门冬　五味子

失笑散 / 89,123,129

六画

七画

（《温病条辨》）桑叶　菊花　杏仁　连翘　薄荷　桔梗　甘草　苇根

十一画

十四画及以上